Haug

Homöopathie bei psychischen Erkrankungen

Claudia de Laporte

4 Abbildungen
38 Tabellen

Karl F. Haug Verlag · Stuttgart

Bibliografische Information der Deutschen Nationalbibliothek

Die Deutsche Nationalbibliothek verzeichnet diese Publikation in der Deutschen Nationalbibliografie; detaillierte bibliografische Daten sind im Internet über http://dnb.d-nb.de abrufbar.

Anschrift der Autorin:

Dr. med. Claudia de Laporte
Tobias-Mayer-Str. 2
73732 Esslingen

Wichtiger Hinweis: Wie jede Wissenschaft ist die Medizin ständigen Entwicklungen unterworfen. Forschung und klinische Erfahrung erweitern unsere Erkenntnisse, insbesondere was Behandlung und medikamentöse Therapie anbelangt. Soweit in diesem Werk eine Dosierung oder eine Applikation erwähnt wird, darf der Leser zwar darauf vertrauen, dass Autoren, Herausgeber und Verlag große Sorgfalt darauf verwandt haben, dass diese Angabe **dem Wissensstand bei Fertigstellung des Werkes** entspricht.
Für Angaben über Dosierungsanweisungen und Applikationsformen kann vom Verlag jedoch keine Gewähr übernommen werden. **Jeder Benutzer ist angehalten,** durch sorgfältige Prüfung der Beipackzettel der verwendeten Präparate und gegebenenfalls nach Konsultation eines Spezialisten festzustellen, ob die dort gegebene Empfehlung für Dosierungen oder die Beachtung von Kontraindikationen gegenüber der Angabe in diesem Buch abweicht. Eine solche Prüfung ist besonders wichtig bei selten verwendeten Präparaten oder solchen, die neu auf den Markt gebracht worden sind. **Jede Dosierung oder Applikation erfolgt auf eigene Gefahr des Benutzers.** Autoren und Verlag appellieren an jeden Benutzer, ihm etwa auffallende Ungenauigkeiten dem Verlag mitzuteilen.

Unsere Homepage: www.haug-verlag.de

Printed in Germany

Zeichnungen: Heike Hübner, Berlin
Umschlaggestaltung: Thieme Verlagsgruppe
Umschlagfoto: MEV Verlag, Augsburg; PixelQuelle.de
Satz: OADF, Holzgerlingen
Satzsystem: Adobe InDesign
Druck: Grafisches Centrum Cuno, Calbe

ISBN 3-8304-7170-X
ISBN 978-3-8304-7170-7 1 2 3 4 5 6

Widmung

Meinen Söhnen Roman und Leander

Geleitwort

Wir leben in einer Zeit voller Leistungsdruck, deren Kennzeichen bei hohem individuellem Freiraum und gleichzeitig – zunehmend – mangelnder Planbarkeit beruflicher Zukunft ein deutliches Anwachsen psychischer und psychosomatischer Krankheiten ist.

Insbesondere mit depressiven Störungen und/oder Angsterkrankungen kommt ein erheblicher Teil der Patienten in die Allgemeinarztpraxis – teils für den Behandler offen erkennbar, teils durch multiple Beschwerden psychosomatisch „verschlüsselt".

Experten sprechen für den Bereich seelischer Störungen mittlerweile von der „Epidemie des 21. Jahrhunderts" (siehe DÄB 2006, Heft 13, S. 384 ff.).

Auf dem Feld seelischer Gesundung hat nun die homöopathische Behandlungsweise seit jeher für ihre Patienten einen wesentlichen Beitrag geleistet.

Es ist der Kollegin Claudia de Laporte zu danken, dass jetzt ein ausführliches und zeitgemäßes Praxishandbuch erscheint, das den homöopathischen Praktiker in die Grundlagen der Neurosenpsychologie einführt, um darauf aufbauend die besonderen Aspekte der Anamnesetechnik und Verlaufsbeurteilung unter Integration psychotherapeutischer Konzepte herauszuarbeiten.

Insbesondere die Fallvignetten zeigen auch für Psychotherapeuten beispielhaft, wie durch korrekte homöopathische Behandlung allein durchgreifende Besserung erzielt, Medikamente eingespart oder in Kombination mit Psychotherapie die Nachhaltigkeit des Therapieerfolgs gesichert werden kann.

Aber auch mögliche Grenzen werden deutlich angesprochen.

Das Buch ist getragen von der langen Praxiserfahrung der Autorin in beiden Bereichen und es macht deutlich: „Homöopathie und Psychotherapie reichen einander die Hand"!

Besonders freut es mich, im Eingangsteil des Buches einige nachdenkenswerte Aspekte der „Entstehung und Erhaltung von Glück und Gesundheit" zu finden – schon Samuel Hahnemann sah als Therapieziel den Leibeszustand in „... harmonischem Lebensgang in Gefühlen und Thätigkeiten, so dass unser inwohnende, vernünftige Geist sich dieses lebendigen, gesunden Werkzeugs frei zu dem höheren Zweck unsers Daseins bedienen kann" (nach § 9 Organon der Heilkunst, 6. Auflage).

Möge dieses Buch viele Leser finden, die die Erfahrungen der Autorin mit Gewinn in ihre Praxis integrieren, oder, neugierig geworden, sich mit der homöopathischen Heilweise zum Wohle ihrer Patienten näher vertraut machen!

Kissing, im Sommer 2006

Lars Broder Stange
Arzt für Allgemeinmedizin
und Homöopathie

Vorwort

Anlass für die Idee zu diesem Buch war die Geschichte einer Kollegin, die ihre fundierte homöopathische Arbeit aufgab, weil sie sich den in der homoöpathischen Praxis üblicherweise sehr häufig auftretenden psychischen Problemen ihrer Patienten nicht gewachsen fühlte. Auch in anderen Bereichen der Medizin scheinen Menschen mit psychischen Problemen ihre Behandler immer wieder an Grenzen ihres Wissens und ihrer Belastbarkeit zu führen.

So entstand dieses Buch: Es wendet sich in erster Linie an Homöopathen, die sich mehr psychotherapeutisches Rüstzeug für die Einschätzung und den Umgang mit psychischen Symptomen wünschen. Darüber hinaus richtet es sich jedoch auch an Psychotherapeuten, die mehr über das Zusammenwirken von Homöopathie und Psychotherapie erfahren wollen, um hierüber einen Einstieg zur Integration der Homöopathie in ihre Arbeit zu finden.

Ziel des Buches ist es, in komprimierter, gut verständlicher Form Grundlagen aus der Psychotherapie zu vermitteln. Erläutert werden nicht nur die Entstehung von Neurosen, sondern auch das Erkennen und die Differenzialdiagnose neurotischer Erkrankungen und eine Übersicht über die in der Praxis am häufigsten vorkommenden psychischen Störungen wie Depressionen, Angststörungen und psychosomatische Erkrankungen. Thematisch sortierte Repertoriumsrubriken erleichtern es, den seelischen Zustand eines Menschen einzuschätzen und die besonderen Symptome in die homöopathische Mittelwahl einfließen zu lassen. Neben konkreten Anleitungen zu Verlaufsbeurteilungen und Dosierungen werden viele einfache, in der täglichen Praxis verwirklichbare Strategien aus der Psychotherapie aufgeführt, die die Heilung unterstützen.

Esslingen, im Sommer 2006

Claudia de Laporte

Inhalt

Anhang 235

1 Einleitung: Was leistet Homöopathie bei psychischen Erkrankungen?

Überblick

Gezielte homöopathische Behandlung schafft einen **Raum für seelische Weiterentwicklung**, indem sie (hier am Beispiel von Depressionen gezeigt) ähnlich einem Antidepressivum quälende Symptome wie zum Beispiel Grübeln, Konzentrations- und Schlafstörungen mildert. Darüber hinaus bewirkt sie häufig ein Bewussterwerden des Patienten, indem sie Vergessenes wieder hervorholt und die Erinnerung an Träume fördert. Mittels geschickter Führung durch den Homöopathen und eventuell zusätzliche Psychotherapie kann ein motivierter Patient diesen neu entstandenen Raum zu seiner persönlichen Weiterentwicklung nützen. Persönliche Weiterentwicklung an den entscheidenden Punkten ist in den meisten Fällen mit einem dauerhaften Abklingen der Symptomatik zumindest außerhalb spezieller Belastungssituationen verbunden. Ist ein Patient nicht motiviert oder nicht in der Lage, in die Tiefe zu gehen und an sich zu arbeiten, und kann er auch durch den Homöopathen nicht in die Lage versetzt werden, so wird er doch immerhin vom Effekt der vorübergehenden Symptomlinderung profitieren. Für viele Patienten ist eine doppelgleisige Behandlung durch Homöopathie und Psychotherapie am effektivsten.

In **ersten Teil** dieses Buches werden Grundlagen aus der Neurosenpsychologie behandelt.

Es folgt ein **zweiter Teil** über Fallaufnahme, homöopathische Mittelwahl und Verlauf der Behandlung. Im Vordergrund steht dabei, wie sich psychotherapeutische Konzepte in diese Arbeit integrieren lassen, mit besonderem Augenmerk auf der Interaktion zwischen Homöopath und Patient.

Im **dritten Teil** werden die häufigsten Neurosen in Symptomatik, Verlauf und Prognose sowie therapeutische Ansätze beider Heilmethoden – der Homöopathie und der Psychotherapie – dargestellt.

Unter Homöopathen ist längst bekannt, dass Homöopathie und Psychotherapie sich gegenseitig sehr gut ergänzen. Sie ähneln sich in der Art und der Dauer der **Gesprächsführung** sowie der prinzipiellen **Wirkungsweise**. Doch geht der Erfolg eines Zusammenwirkens weit über eine gute Verträglichkeit dieser beiden Heilmethoden hinaus.

- Homöopathie ermöglicht einen besonders guten Zugang zur Psyche der Patienten.
- Homöopathie kann Psychopharmaka ersetzen. Sie mildert akute psychische Symptome in ähnlicher Weise und stützt durch die Symptomentlastung die Arbeit des Patienten an sich selbst.
- Homöopathie kann eine Psychotherapie stützen oder sogar ersparen. Sie öffnet den Zugang des Patienten zu seinem Unterbewussten und kann so persönliche Weiterentwicklung in Gang setzen.
- Je fundierter der Homöopath auch psychotherapeutische Kenntnisse in seine Arbeit zu integrieren weiß, desto besser lassen sich diese Ziele realisieren.

Klassische Homöopathie ermöglicht einen besonders guten Zugang zu Patienten mit psychischen Symptomen

In homöopathischen Praxen kommen **Neurosen** und **psychosomatische Erkrankungen** besonders häufig vor. Die Gründe dafür finden wir zum Teil in der Sichtweise seelisch erkrankter Patienten, zum anderen aber auch in der Zwischenstellung, die die Homöopathie zwischen Psychotherapie und rein körperorientierter Medizin einnimmt, und in den besonderen Eigenarten einer klassischen homöopathischen Behandlung.

„Hemmschwelle Psychotherapie"

Für viele psychisch erkrankte Menschen ist der Gang zum Homöopathen leichter als der zum Psychotherapeuten, denn noch immer haftet demjenigen, der sich zur Psychotherapie entschließt, „Verrücktheit" und Labilität an.

Psychiater, aber auch viele Hausärzte und bei ausgeprägter Symptomatik auch Psychotherapeuten, raten schneller als Homöopathen zum Einsatz von Psychopharmaka. Die Angst, dadurch „ruhig gestellt" zu werden und womöglich starke Nebenwirkungen hinnehmen zu müssen, wirkt auf viele Menschen verständlicherweise sehr abschreckend. Die Befürchtung, durch Medikamenteinwirkung eine Persönlichkeitsveränderung erfahren zu müssen, ist besonders beunruhigend und geht meist über die Angst vor Nebenwirkungen bei anderen, körperbezogenen Medikamenten hinaus. Auch aus diesem Grund wenden sich viele psychisch Kranke zunächst an einen Homöopathen, weil sie sich von ihm Hilfe erhoffen, ohne diese extrem beunruhigenden Nebenwirkungen in Kauf nehmen zu müssen.

Psychosomatische Erkrankungen

Zudem geben sich viele psychische Störungen vordergründig nicht als solche zu erkennen, sondern verstecken sich hinter diversen körperlichen Symptomen, die auch nach sorgfältiger Diagnostik unklar und meist ohne organischen Befund bleiben. Das ist oft der Anlass, sich in alternativmedizinische Behandlung zu begeben. Nicht wenige Patienten, die psychosomatische Beschwerden haben, hätten lieber eine körperliche Erkrankung und wollen den seelischen Hintergrund ihrer Beschwerden nicht gerne wahrhaben. Lieber nehmen sie immer noch mehr quälende Untersuchungen in Kauf, als sich als psychisch krank „abgestempelt" zu fühlen. Gerade diese Patienten fordern oft unser ganzes Geschick, denn sie müssen sich mit ihrer seelischen Thematik auseinander setzen, um geheilt werden zu können.

Geistes- und Gemütssymptome in der Homöopathie

Doch haben Homöopathen ganz besonders bei diesen Patienten einen großen Vorteil gegenüber den schulmedizinisch körperorientiert arbeitenden Kollegen.

> In der Homöopathie spielen Geistes- und Gemütssymptome eine große Rolle und werden ebenso detailliert erfragt wie Körper- und Allgemeinsymptome. Die Dauer eines homöopathischen Erstkontakts übersteigt in der Regel sogar die Dauer der biographischen Anamnese eines Psychotherapeuten.

Es ist wohltuend, zu einem Behandler zu gehen, der nicht nur von einem Teil des Körpers etwas wissen will, sondern sich für Körper und Seele interessiert. Ganz besonders unterstützend ist das, wenn man möglicherweise ganz tief in seinem Herzen spürt, dass hinter den vielen Körpersymptomen doch noch etwas Psychisches verborgen ist, auch wenn man es nicht so recht zugeben mag. Die Erfahrung, über alle, körperliche sowie seelische Symptome sprechen zu dürfen, ohne dass in irgendeiner Form gewertet wird, und die Erfahrung, dass der eigenen Person so viel Zeit und Aufmerksamkeit gewidmet wird, hat schon per se einen heilenden Effekt.

Schulmedizin und Psychotherapie

Sucht der Patient einen Psychotherapeuten auf, wird er häufig auf ein gewisses Desinteresse und ausbildungsbedingtes Unwissen bezüglich körperlicher Symptome stoßen. Geht er zum Arzt, bringt dieser selten Zeit, Geduld und Interesse für die seelischen Nöte auf. Das, obwohl in der allgemeinärztlichen Praxis psychische Beschwerden oder zumindest psychische Mitverursachung körperlicher Probleme zur täglichen Arbeit gehören. Ein gutes Drittel aller psychoneurotischen Erkrankungen sind psychosomatische Störungen und die meisten Neurosen gehen mit Körpersymptomen einher. Wird der psychoneurotische Hintergrund solcher Beschwerden in der Arztpraxis nicht erkannt, können diese Patienten lange und quälende Leidensgeschichten durchleben.

Es könnte fast scheinen, als ob der Mensch in zwei „Abteilungen" gespalten sei, die miteinander nichts zu tun haben. Das **medizinische Fach Psychosomatik** wird in Deutschland zwar universitär gelehrt und in speziellen Krankenhausabteilungen und von niedergelassenen Ärzten für psychotherapeutische Medizin praktiziert, doch hat es eine ausgesprochen starke psychotherapeutische Ausrichtung, bei der körperliche Beschwerden meist sehr zweitrangig behandelt werden.

Konsultiert man Fachärzte, ist die Trennung ebenso deutlich: Beispielsweise scheint in der Dermatologie die Haut nichts mit der Seele zu tun zu haben, auch nicht mit dem Magen oder dem Darm. Zeigt man dem Gastroenterologen oder HNO-Arzt ein Problem an den Lippen, winkt dieser ab und verweist auf den Hautarzt.

Die Aufteilung der Medizin in die verschiedenen Disziplinen, ist gut und wichtig. Doch fehlt der **Generalist**, der den Überblick wahrt. Denn die Spezialisierung vermittelt das Gefühl, dass nichts in einem Individuum wirklich verbunden und zusammengehörig ist, dass womöglich beliebig ein Teil herausgeschnitten werden kann, ohne dass andere Anteile davon betroffen wären. Dies ist für viele Menschen zu Recht irreführend und unangenehm.

Ganzheitlicher Zugang der Homöopathie

Der menschliche Organismus ist ein kompliziertes Zusammenspiel verschiedenster Funktionen, die wiederum auf alle möglichen Einflüsse ganz individuell reagieren. Die Homöopathie trägt dem voll und ganz Rechnung, indem sie sich bemüht, genau diese **individuelle Art und Weise**, in der alle Körperfunktionen sich an die Umwelt anpassen und zusammenwirken, zu beobachten und mittels **sanfter Heilmittel** subtil und spezifisch darauf einzuwirken.

> Deutlicher kann man Psychosomatik, das Zusammenspiel zwischen Körper und Seele, nicht anerkennen. Es ist der Respekt vor der Komplexität des Lebens, der dabei imponiert.

Denn wie kann ein so vielschichtiges Phänomen wie der menschliche Organismus folgenlos mit dem plumpen Holzhammer bearbeitet werden? Liegt es nicht nahe, dass ein kompliziertes Lebewesen wie der Mensch auf subtile, behutsame Art behandelt werden muss, um das Zusammenspiel der einzelnen Funktionen zu erhalten? Es tut vielen Menschen gut, zu erfahren, dass sich ein Therapeut die Mühe macht, die Vielschichtigkeit des Patienten in ihren unterschiedlichen Gesichtspunkten zu erfassen und mit einer in ihrer Subtilität und Komplexität angepassten Heilmethode zu behandeln.

Eine ebenso große Bedeutung für die heilsame Rolle, die die Homöopathie bei seelischen Erkrankungen einnimmt, ist die **Zeit**, die sich der Behandler für den Patienten nimmt, und ist das **bedingungslose Interesse** auch für scheinbare Belanglosigkeiten, die den Patienten beschäftigen.

Die Schulmedizin kann heute – nicht zuletzt aufgrund administrativer und abrechnungstechnisch bedingter Zwänge – dem Patienten nicht die bei seelischen Nöten gewünschte bedingungslose Aufmerksamkeit entgegenbringen, die der Homöopath durch seinen individuellen und umfassenden Heilungsansatz wie selbstverständlich anbietet.

Das homöopathische Interesse geht über ein psychotherapeutisches Erstgespräch hinaus, denn alles, was der Patient an Beschwerden berichtet, ist wichtig. Die seelischen und die körperlichen Bedrängnisse, auch wenn sie noch so belanglos erscheinen mögen. Bereits diese **bedingungslose Aufmerksamkeit** schafft Entlastung für den Patienten und kann einen Prozess in Gang bringen. Die Erfahrung, im Therapeuten einen **achtsamen Zuhörer** gefunden zu haben, ist für viele Patienten neu und wird in der Regel als eine große Wertschätzung empfunden. Ihm wird vermittelt, dass er bis hinein in die kleinsten Symptome einmalig und wichtig ist, dass er sich für keine seiner Empfindungen schämen muss, sondern ganz im Gegenteil in seiner Einzigartigkeit angenommen wird. Allein diese Botschaft kann entlastend für den Patienten sein. Durch die heilsame Wirkung des homöopathischen Medikaments wird sie noch weiter unterstützt.

Viele Patienten beginnen während einer Erstanamnese erst wirklich zu spüren, wie aufwändig und komplex sie selbst als Individuum sind. Gerade im kranken Zustand kann diese Komplexität überfordern und hilflos machen. Manches Mal wäre es wohl angenehmer für Patient und Arzt, wenn es eine einfache, beseitigbare Ursache für die Beschwerden gäbe, wie beispielsweise die schmerzende Stelle am Fuß, die abheilen kann, sobald der darin steckende Dorn gezogen ist.

Doch auf diese Art zeigt sich Krankheit eher selten, im Gegenteil – oft genug ist keine wirkliche Ursache für die Beschwerden zu finden. Verschiedene Einflüsse müssen in Betracht gezogen werden. Viele unserer Patienten haben bereits eine lange Odyssee der vergeblichen „Ursachensuche" hinter sich und sind resigniert.

> Für die Behandlung durch den Homöopathen ist es aber glücklicherweise zweitrangig, die genaue Ursache für die Beschwerden zu wissen. Viel wichtiger ist es, die individuelle Art und Weise zu erfassen, in der der Organismus reagiert und bestimmte Symptome hervorbringt. Dadurch ergibt sich ein völlig neuer Behandlungsansatz und das Scheitern der Vorgänger ist deshalb für den Homöopathen nicht unbedingt Anlass zur Beunruhigung.

Eine von der Ursachenfindung unabhängige Heilmethode ist vor allem für bereits resignierte Patienten entlastend und gibt neue Hoffnung.

Homöopathie kann Psychopharmaka ersetzen

Sie mildert akute psychische Symptome in ähnlicher Weise und stützt durch diese Symptomentlastung die Arbeit des Patienten an sich selbst.

Ein häufiges Symptom bei vielen psychischen Problemen sind beispielsweise **Schlafstörungen**. Nehmen diese überhand, sodass der Patient permanent unausgeruht ist, dass er weder denken noch sich konzentrieren, noch Gedanken wieder loslassen kann, dann wird eine psychische Weiterentwicklung nur sehr schwer zu realisieren sein. Die Voraussetzungen sind dafür einfach nicht gegeben. Es geht dem Patienten zu schlecht, als dass er sich auf einen (oft anstrengenden) seelischen Prozess einlassen könnte.

Werden diese Schlafstörungen gemildert, kann der Patient sich besser konzentrieren, Ängste besser überwinden und klarer denken. Je wohler er sich fühlt, desto eher ist er zu Veränderungen bereit und fähig.

Hierzu ein Fallbeispiel:

Fall 1

Eine 52-Jährige berichtet, an Schlafstörungen zu leiden. Nachts wache sie mit Herzklopfen und Panik auf und könne dann nicht mehr einschlafen. Tagsüber sei sie zappelig und zittrig. Diese Symptome habe sie seit zwei Jahren, seit sie begonnen habe, ganztags zu arbeiten. Bei der Arbeit fühle sie sich überfordert und von einer Kollegin gemobbt.

Als die Patientin acht Jahre alt war, ließen sich ihre Eltern scheiden. Unglücklicherweise waren beide der Ansicht, dass es für die Patientin besser sei, zum Vater zu kommen, da dieser eine neue Frau habe, die im Gegensatz zur Mutter nicht gezwungen sei, ganztags zu arbeiten und die die Patientin deshalb zu Hause betreuen könne. Diese Stiefmutter habe ihr dann sogar verboten, mit der leiblichen Mutter Kontakt zu haben. Um Ärger zu vermeiden, habe die Patientin sich sehr an die Stiefmutter angepasst und viele ihrer Bedürfnisse unterdrückt.

Weitere Symptome:
- extreme Unruhe,
- Achselschweiß bei Aufregung,
- Zählzwang,
- Migräne alle zwei Monate, < vor Mens, einseitig, pulsierend, mit Übelkeit,
- Angst vor finanziellem Ruin,
- Angst vor dem Alleinsein,
- sehr penibel,
- friert viel,
- bei Erkältung Herpes an Nase und Oberlippe,
- Verlangen nach warmen Getränken.

Arsenicum album C200 am 10.7.2003 und Psychotherapie.

Am 02.09.2003 berichtet sie in der Psychotherapiestunde, dass sie sich viel gelassener und ruhiger fühle und auch viel besser schlafe. Anstatt im Gespräch wie zuvor in erster Linie über ihre ungerechte Situation am Arbeitsplatz zu sprechen und sich damit mehr oder weniger im Kreis zu drehen, kommen viel tiefer liegende Themen hoch, wie zum Beispiel Überanpassung, Passivität und Opferrolle.

Eine Woche später wird eine homöopathische Folgeanamnese gemacht. Da ist die Unruhe schon fast ganz weg, obwohl sich in ihrem Umfeld sonst nichts verändert hat. Sie schläft gut und hatte in der Zwischenzeit weder Migräne noch Herpes. Auch der Achselschweiß ist deutlich reduziert, sie fühlt sich entscheidungsfreudiger und kann wieder leichter einkaufen ohne Verarmungsängste.

An diesem Fall kann die unmittelbare **Entlastungsfunktion der homöopathischen Behandlung** gut beobachtet werden: Vor der Erstanamnese hatten drei psychotherapeutische Gespräche stattgefunden, die stockten, weil die Patientin sich mit ihren Ängsten und Beschwerden im Kreise drehte. Die Homöopathie brachte ihr außer der Symptommilderung die Freiheit, sich tiefer auf die Psychotherapie einzulassen. *Arsenicum* wird hier mehr im Sinne einer **Akutmedikation** zur schnellen Symptomlinderung eingesetzt. Eine konstitutionell orientierte Homöotherapie mit einem anderen Mittel folgte nach (s. Kapitel Verlauf homöopathisch behandelter Neurosen, S. 170).

Genau dieser Effekt ist im weitesten Sinne auch von Psychopharmaka erwünscht: eine Entlastung, die der Situation die Spitze nimmt und im günstigsten Fall Potenziale freisetzt. Allerdings bezahlt man diese Entlastung häufig mit unangenehmen **Nebenwirkungen**. Je nachdem, welches Medikament verabreicht wurde, können diese von lästigen Befindlichkeitsstörungen wie Mundtrockenheit oder Obstipation über organische Beeinträchtigungen wie Störungen im Herzreizleitungssystem bis zur Dämpfung der geistigen Aktivität, Verlangsamung und anderen Veränderungen der Psyche reichen.

Mit homöopathischer Behandlung hat man solche Nebenwirkungen nicht. Ein oft beklagter Nachteil homöopathischer Behandlung ist es, dass mehrere Medikamente ausprobiert werden müssen, bis das passendste und damit heilsamste gefunden ist. Besonders in akut bedrohlichen Notfällen, für die es sicher und schnell wirksame schulmedizinische Medikamente gibt, wird der Einsatz von Homöopathika deshalb problematisch.

Die bei Psychoneurosen am häufigsten verordneten schulmedizinischen Medikamente sind Antidepressiva. Der Wirkungseintritt von Antidepressiva gegen Depressionen liegt im Durchschnitt bei zehn Tagen bis drei Wochen nach Behandlungsbeginn. Ähnlich wie Homöopathika sind Antidepressiva nicht absolut sicher wirksam, sondern es müssen oft mehrere Präparate langwierig ausprobiert werden, bis eines gefunden wird, das Wirkung zeigt.

Somit ist die Homöopathie den Antidepressiva in ihrer Wirkungsweise gleichwertig, weist aber klare Vorteile bezüglich Auslösung von Nebenwirkungen auf.

Homöopathie kann eine Psychotherapie stützen oder sogar ersparen

Zur Veranschaulichung drei Fallbeispiele:

Fall 2

Der erste Fall beschreibt eine knapp über 60-jährige Frau, die seit 5 Jahren an einer phasenweise sehr schweren Depression leidet. Sie fühle sich fast empfindungslos, apathisch und gleichgültig, ein Gefühl „wie abgeschnitten", als ob „der Körper stehen bliebe". Dieser Zustand sei unerträglicher als die tiefste Traurigkeit.

Dazu habe sie einen Druck auf der Herz-Magen-Gegend und ausgeprägte Schlafstörungen trotz großer Müdigkeit.

Es hat bereits ein achtwöchiger Klinikaufenthalt in einer psychosomatischen Klinik stattgefunden. Zu ihrem Klinikeinzeltherapeuten, aber auch zu dem niedergelassenen Therapeuten, bei dem sie insgesamt ein Jahr in Behandlung blieb, habe sie keinen Draht gefunden. In den Therapien habe sie nicht gewusst, was sie sagen solle.

Kurz vor Ausbruch ihrer Depression seien ihre beiden Eltern im selben Jahr verstorben, nachdem sie sie einige Zeit gepflegt habe, mit einem ständig schlechten Gewissen. Sie sei nie fähig gewesen, zu trauern und zu weinen. Stattdessen habe sie Angstattacken bekommen, die später in eine Depression umschlugen.

Sie hat insgesamt nicht viel Zugang zu ihren Gefühlen. Der Hausarzt gibt ihr schon seit Jahren ein trizyklisches Antidepressivum, das aber ihre Depression nicht beeinflusst.

Weitere Symptome:

- Zwei Längsfalten zwischen den Brauen.
- Gefühl, klein zu sein, schlimmer beim Liegen auf dem Rücken.
- Sie kann nicht vergessen, spüre die Kränkung durch den ersten Mann noch jetzt.
- Sie sei eher verschlossen, wobei sie Trost aber gerne hätte.
- Sie hat einen Wiederholungstraum vom Umzug in eine andere Stadt, in die sie aber nicht will, weil sie dann von ihren noch kleinen Kindern weg müsste.
- Immer wieder Blasen- und Nierenentzündungen, ausgelöst durch Kälte. Sie spürt den Harndrang nicht, sodass oft etwas Urin „daneben geht".
- Verlangen nach Obst, Saurem, Kräftig-Würzigem.
- Hysterektomie vor 15 Jahren wegen eines großen Myoms.
- Sonne mag sie gerne, auch Wind, frische Luft und Bewegung.

In der Erstanamnese wird eine erneute Psychotherapie zusätzlich zur homöopathischen Behandlung erwogen. Bei der Schwere des Krankheitsbildes scheint das fast unerlässlich zu sein. Auch die Patientin hält das für richtig und notwendig, allerdings etwa in der Art, wie man sich der Notwendigkeit einer Operation beugt.

Sepia Q3 für 14 Tage (Differenzialtherapie: *Natrum muriaticum*). Das trizyklische Antidepressivum soll bei Besserung langsam ausgeschlichen werden.

Drei Wochen später berichtet sie per Telefon, dass es ihr nach der Mitteleinnahme sehr schlecht gegangen sei. Sie habe überhaupt nicht mehr schlafen können und habe Panikattacken bekommen. Jetzt wäre es wieder etwas besser, aber eigentlich unverändert gegenüber der Zeit vor der Mitteleinnahme.

Procedere: Abwarten.

Sechs Wochen nach Beginn der Mitteleinnahme erscheint sie wieder und erzählt, dass es ihr jetzt sehr gut ginge. Sie schlafe besser und ihr Blasenproblem sei wie in Luft aufgelöst.

Ihr Wiederholungstraum hat sich ein wenig verändert: Sie zieht in die fremde Stadt, zusammen mit ihren kleinen Kindern oder ihren Eltern. Dort geht sie hinaus auf die Straße und findet nicht mehr zur Wohnung zurück.

An einer Psychotherapie hat sie vorerst kein Interesse mehr. Sie ist guter Dinge und verspricht, sich zu melden, sobald es ihr wieder schlechter geht. Ich entlasse sie mit *Sepia* Q4 und einem etwas mulmigen Gefühl, weil ich mir kaum vorstellen kann, dass dieser tatsächlich im Moment recht ausgeglichene Zustand sehr lange anhalten wird.

Den vereinbarten Folgetermin sagt sie vier Wochen später telefonisch ab, weil es ihr gut ginge.

Über drei Jahre später kommt sie wieder und erzählt, sie sei die ganze Zeit über nicht mehr depressiv gewesen. Erst in der jüngsten Vergangenheit seien die Symptome wiedergekommen. Ihre Tochter habe ein Baby bekommen und sie könne nichts empfinden, keine Freude, keine Anteilnahme. Ein quälender unerklärlicher Zustand für alle Beteiligten. Wieder ist das Bild ihrer Depression so schwer, dass wir eine Psychotherapie erwägen, sollte die Homöopathie nicht genügend helfen. Die Patientin scheint erleichtert über diese Möglichkeit, freut sich, dass zufällig gerade ein Therapieplatz frei wurde.

Sepia C200.

Sechs Wochen später erscheint sie erneut und berichtet, dass die depressiven Gefühle sich verflüchtigt hätten. Wenige Tage nach Mitteleinnahme seien ihre Gefühle zurückgekehrt. Sie freue sich jetzt sehr über ihren Enkel und sie zeigt mir, was sie schon alles für ihn gestrickt hat. Das Verhältnis zu ihrer Tochter habe sich drastisch verbessert. Das sei eine große Erleichterung für sie, denn gerade zu dieser Tochter habe sie schon lange kein besonders gutes Verhältnis gehabt. Von Psychotherapie ist keine Rede mehr.

Eine echte Therapiemotivation scheint bei dieser Patientin von Anfang an nicht wirklich vorhanden gewesen zu sein, wie auch der Verlauf der vorausgegangenen Psychotherapien zeigte. Im Gespräch gibt sie wenig von sich preis, bleibt sehr passiv, bezieht kaum Position und versucht vor allem, ihrem Gegenüber Recht zu geben. Ein wenig bekommt man das unangenehme Gefühl, gegen eine Gummiwand zu laufen.

Dies ist eine Art, wie sich der Widerstand gegen eine Psychotherapie äußern kann; ein passiver Widerstand, der einen Therapeuten aber dauerhaft verzweifeln lässt. Es ist ein Segen, wenn einem solchen Menschen mit der Homöopathie so gut geholfen werden kann. Allerdings muss dann häufiger als bei bewusster Bearbeitung in der Psychotherapie damit gerechnet werden, dass die Probleme wieder auftauchen werden. Durch fortgesetzte homöopathische Therapie könnte man solche Patienten vielleicht darin unterstützen, dass sie nach und nach etwas „introspektiver" werden, d.h. fähiger, sich mit ihren Gefühlen bewusst auseinanderzusetzen, sodass ihr Rückfallrisiko abgemildert wird.

Fall 3

Der nächste Fall ist eine Frau Mitte dreißig, die wegen ausgeprägter Menstruationskrämpfe, Migräne und depressiven Stimmungsschwankungen in die homöopathische Praxis kommt. Die körperlichen Beschwerden werden bei Behandlungsbeginn von ihr stark in den Vordergrund gestellt und reagieren ebenfalls ausgezeichnet auf *Sepia*. Auch die Stimmungseinbrüche werden durch das Mittel seltener. Es wird mit aufsteigenden C-Potenzen behandelt, die von erstaunlich langer Wirkdauer sind. Alles scheint in Ordnung. Das Mittel ist vorerst gefunden, der Patientin geht es deutlich besser als vorher.

Dann trennt sich – für sie völlig unerwartet – ihr langjähriger Partner von ihr. Die Patientin fällt in ein tiefes Loch, was zunächst einmal als einigermaßen natürlich hingenommen wird. Mittels *Sepia* und abwarten kommt sie aus dem Loch auch wieder leidlich heraus; die körperlichen Beschwerden reagieren weiter bestens auf das Mittel. In den einzelnen Folgeanamnesen gelangt das Gespräch immer öfter bei ihrer schwierigen Mutterbeziehung an. Nach und nach taucht die Erkenntnis auf, dass sie eigentlich keine schöne Erinnerung an ihre Kindheit hat und eines Tages gesteht sie unter Tränen, sie habe die Trennung von ihrem Freund noch immer nicht verstanden und verarbeitet und wünsche sich, besser zu verstehen, was eigentlich mit ihr los sei.

Die Körperbeschwerden reagieren dabei noch immer hervorragend auf die einzelnen Gaben von *Sepia*: Jede Mittelgabe ist gefolgt von drei bis sechs Monate dauernden Etappen des völligen Wohlbefindens.

Seelisch hat bei dieser Patientin nach jeder Mittelgabe eine Entlastung stattgefunden, die einige Zeit anhielt, aber der Wunsch, in die Tiefe zu gehen, die Angst davor zu überwinden und tatsächlich eine Psychotherapie zu beginnen, musste langsam, über die Jahre reifen, bis der Zeitpunkt dafür da war. Möglicherweise wäre er ohne homöopathische Behandlung bei dieser stark verdrängenden und ins Körperliche verschiebenden Frau niemals entstanden. Aber in den Folgeanamnesen lernte sie durch die immer gemeinsam gestellten Fragen nach körperlicher und seelischer Befindlichkeit einen Zusammenhang herzustellen, der ihr bis dahin nicht klar gewesen war.

Dieses Fallbeispiel zeigt, wie die Homöopathie zuerst lindern und helfen kann, bevor die Bereitschaft entsteht, bewusst an die Aufarbeitung der Lebensthemen heranzutreten.

Fall 4

Eine 40-jährige Patientin erscheint zum psychotherapeutischen Erstgespräch. Sie berichtet, scheinbar ohne äußeren Anlass Stimmungseinbrüche zu bekommen, mit Herzrasen, hohem Puls und Durchfall und dem Gefühl, ausgeliefert zu sein. Sie sei dann zu nichts mehr fähig, werde völlig antriebslos. Sie könne nicht mehr abschalten, denke nur noch daran, dass es ihr schlecht gehe und jede Handlung werde ihr dann schwer und bewusst. Es sei ein Gefühl, als ob sie sich selbst zuschaue. Ganz plötzlich würden die Beschwerden dann wieder verschwinden.

Die Beschwerden bestünden seit ca. einem Jahr gleichzeitig mit hormonellen Problemen und erfolgten in raschem Wechsel mit „normalen" Phasen. Meist ginge es ihr eine Woche gut, eine Woche schlecht. Das Antidepressivum, das sie seit vier Monaten deshalb einnehme, habe bisher kaum Wirkung gezeigt.

Mit Anfang 20 musste ihr der linke Eierstock entfernt werden, weil sich eine langstielige Zyste drumherum gedreht hatte. Ein halbes Jahr später hätten sich dann die oben beschriebenen Beschwerden entwickelt, seien dann aber wieder verschwunden und in nur ganz seltenen Phasen wiedergekehrt. Dazwischen sei sie viele Jahre beschwerdefrei gewesen. Vor allem in Schwangerschaft und Stillzeiten (die Patientin hat zwei Kinder) sei es ihr immer gut gegangen und erst im letzten Jahr seien die Probleme so massiv aufgetreten.

Sie gehe ziemlich sicher davon aus, dass es eine hormonelle Ursache für ihre Probleme gebe, da gleichzeitig auch ihre Menstruation immer schwächer geworden sei, bis sie im letzten halben Jahr schließlich ganz aussetzte. Von der homöopathisch arbeitenden Frauenärztin habe sie *Sepia, Argentum nitricum* und am Schluss Östrogene bekommen, die ihre Regel zwar wiedergebracht hätten, die aber so viele Nebenwirkungen gehabt hätten, dass sie sie wieder absetzte. *Sepia* schien aber immer wieder gut zu helfen und habe unter anderem auch zu den zwei lang ersehnten Schwangerschaften geführt, mit denen nach der Eierstockoperation nicht unbedingt zu rechnen war. Auch von einem anderen Kollegen habe sie bis Anfang des letzten Jahres Sepia in Q-Potenzen bekommen.

Die Patientin ist Sozialpädagogin und arbeitet mit allein erziehenden Frauen. Nebenbei unterrichtet sie Tanz.

Mit 14 Monaten sei sie wegen eines Leistenbruchs links zu einer Operation für zwei Wochen alleine im Krankenhaus gewesen und sei angeblich danach ganz verstört und ängstlich nach Hause zurückgekehrt.

Ihre Kindheit hätte sie ansonsten aber als sehr geborgen erlebt. Der Vater habe als Kaufmann viel dienstlich unterwegs sein müssen, während die Mutter als Hausfrau zu Hause gewesen sei. Die Mutter selbst habe ihren eigenen Vater früh verloren und sei deshalb stark an ihre eigene Mutter gebunden. Auch habe sie aus finanziellen Gründen auf eine fundierte Berufsausbildung verzichten müssen. Mit den Kindern sei die Mutter immer sehr besorgt umgegangen, sodass die Patientin das Gefühl bekommen habe, die Mutter nicht belasten zu dürfen. Deshalb habe die Patientin eine Tendenz, alles alleine zu regeln und Schwierigkeiten für sich zu behalten, was oft zu Überlastung führe.

Weitere Symptome:
- Angst, verrückt zu werden,
- Beschäftigung >>,
- Sport >>,
- < beim Lesen, < abends im Bett,
- Gefühl, sich selbst fremd zu sein (Depersonalisation).

Nach dem Erstgespräch bekommt sie noch kein homöopathisches Konstitutionsmittel, da die Informationen nicht ausreichen und die Patientin durch die Kollegin schon vorbehandelt worden war.

Drei Wochen später erscheint sie wieder und berichtet, dass es ihr besser gehe. Nach unserem Gespräch habe sie sich gefühlt, wie eine „offene Wunde". Es sei eine tiefe Trauer in ihr hochgekommen über die Einsamkeit in ihrer Kindheit, die sie bislang so bagatellisiert habe, weil ihre Kindheit vordergründig so harmonisch wirke. Sie habe auch verstanden, wie viel Anerkennung sie über ihre Tüchtigkeit zu erringen versucht habe und wie schlecht und wertlos sie sich selbst findet, wenn sie nicht „funktioniert".

Nach drei Tagen sei es ihr aber wieder gut gegangen. Sie habe dann sogar ihre Menstruation wieder bekommen. Ein paar Mal habe sie die depressive Stimmung aber gehabt und zwar entstünde diese immer aus dem Wohlbefinden und der Muße heraus, so als ob sie es sich nicht gestatten könne, müßig zu sein.

Weitere Symptome:
- Sommersprossen,
- häufig Kopfschmerzen, Bewegung >, wenig Schlaf <,
- Knieschmerzen beidseits nach Belastung, regelmäßiger Sport >,
- Kreislaufprobleme, niedriger Blutdruck, Ohnmachtstendenz, Sport >,
- Frieren an Händen und Füßen,
- Verlangen nach Saurem, Abneigung gegen und Unverträglichkeit von Fett,
- Verstopfungstendenz.

Sepia C200.

Zusätzlich versuchen wir gemeinsam, anhand eines Bildes, das sie für ihre depressiven Zustände findet, eine Technik zu erarbeiten, wie sie sich besser dagegen wehren kann.

Nach Telefonat sechs Wochen nach der ersten Mittelgabe noch einmal *Sepia* C200.

Weitere sechs Wochen später geht es ihr recht gut. Nach der ersten *Sepia*-Einnahme hat sie ganz kurz und leicht eine vaginale Pilzinfektion bekommen, die von selbst wieder verschwand. Sie fühlt sich fast wiederhergestellt, hat deutlich seltener depressive Phasen. Zehn Tage zuvor hatte sie depressive Stimmungen, aber das erarbeitete Bild half wie vorher auch schon, sie abzuwenden. Die Kopfschmerzen kommen oft, sind aber nicht mehr so stark.

Sepia M in Reserve.

Zwei Monate später geht es ihr deutlich besser. Die Mens ist wieder da. Wenige Tage nach dem vorausgegangenen Termin sei es psychisch wieder schlechter gegangen. Da habe sie dann *Sepia* M eingenommen, woraufhin sich ihr Zustand wieder stabilisiert habe. Schlaf und Energie seien gut, die Knie besser, auch der Kreislauf und die Kopfschmerzen. Sie habe eine NLP-Ausbildung begonnen und arbeite daran, sich von ihren Emotionen weniger stark beeinflussen zu lassen. Sie wolle raus aus der Opferrolle, wolle nicht mehr so ausgeliefert sein.

Seit einigen Tagen habe sie allerdings das Gefühl, dass ihr Zustand wieder am Kippen sei.

Nun erhält sie zum zweiten Mal *Sepia* M.

Zwei Monate später geht es ihr nach wie vor gut. Sie fühle sich immer stabiler, habe nur noch selten Stimmungseinbrüche.

Nach und nach kann unter der *Sepia*-Einnahme in aufsteigenden Potenzen das Antidepressivum ausgeschlichen werden.

Ungefähr ein Jahr nach der Erstkonsultation hat sie über sechs Monate lang keinen Rückfall gehabt. Ein paar alte Körpersymptome sind wieder aufgetreten: eine Nebenhöhlenentzündung und Heuschnupfen. Die Menstruation ist unregelmäßig und es scheint, als ob sie nun tatsächlich verfrüht in die Wechseljahre kommt, was ihr schon etwas Angst macht.

Nach einer *Sepia*-Einnahme bekommt sie noch einmal eine kurze depressive Phase. Danach geht es ihr lange sehr gut. Die *Sepia*-Medikation wird fortgeführt.

Im September zwei Jahre nach dem Erstkontakt ist es eindeutig, dass sie in den Wechseljahren ist. Sie hat gelernt, das zu akzeptieren. Ansonsten geht es ihr wirklich gut. Die Depression scheint überstanden.

Fazit der drei Sepia-Fallbeispiele

In allen drei Fällen leiden die Patientinnen an **depressiven Symptomen**, die auf *Sepia* gut reagieren. Die Lebensgeschichten, das Alter und der soziale Hintergrund sind aber bei den dreien sehr verschieden und bedingen einen unterschiedlichen Verlauf und vor allem eine unterschiedliche Prognose.

Die erste Patientin. Sie ist 60 Jahre alt, hat eine sehr schwere Kindheit und eine unglückliche Ehe erlebt. Sie stammt aus einfachen Verhältnissen und hat es nicht gelernt, über sich und ihre Emotionen nachzudenken. Sehr wahrscheinlich ist ihre Angst davor zu groß, weil sie sich vermutlich mit sehr heftigen abgewehrten Gefühlen auseinander setzen müsste. Zwei Versuche einer Psychotherapie sind bereits gescheitert, weil sie sich nicht wirklich einzulassen schien. Die homöopathische Behandlung wirkt bei ihr in erstaunlicher Weise und sogar außergewöhnlich nachhaltig symptomlindernd, mit Rückfällen ist aber zu rechnen, weil der Hintergrund für die Beschwerden nicht von ihr bearbeitet wurde.

Unter den gegebenen Voraussetzungen ist das ein maximaler und äußerst zufriedenstellender Therapieerfolg, der mit anderen Medikamenten bis dahin nicht herstellbar war.

Die zweite Patientin. Sie ist eine Mittdreißigerin mit zahlreichen in den Körper verschobenen Symptomen. Sie stammt aus einer Mittelschichtfamilie, in der mehr gestritten als geredet wurde, bis die Eltern sich trennten. Sie selbst erfuhr ebenfalls das Scheitern einer langjährigen Beziehung, in der sie dann versuchte, jeglicher Auseinandersetzung aus dem Weg zu gehen. Sie sieht sich selbst recht hilflos vor diesen Geschehnissen und unfähig, eine künftige Beziehung zu halten. *Sepia* mildert ihre Symptome zwar auf drastische Weise, doch auch bei ihr werden sie so wie in den vergangenen drei Jahren immer wiederkehren, wenn sie sich der zugrunde liegenden Problematik nicht irgendwann einmal stellt. Anders als bei der dritten Patientin genügen ihr die Hinweise, die während der homöopathischen Folgeanamnesen sozusagen nebenbei gegeben werden können, nicht zum selbstständigen Erhellen ihrer eigenen Psychodynamik. Sie ist aber intelligent, stark genug und motiviert zu der begonnenen Psychotherapie, bei der in zügigen Schritten vorgegangen werden kann.

Die dritte Patientin. Sie ist eine 40-jährige Akademikerin, die sich aufgrund ihrer Berufsausbildung schon viel mit Psychotherapie beschäftigt hat. Ihr familiärer Hintergrund wirkt vordergründig harmonisch und problemlos, was es ihr trotz ihrer therapeutischen Erfahrung schwer macht, die Problematik dahinter zu erkennen. So musste sie einige Zeit mit den Depressionen kämpfen, obwohl das zu ihr passende Konstitutionsmittel schon Jahre vorher gefunden und in Abständen immer wieder gegeben worden war. Sie erfuhr dadurch eine erhebliche Erleichterung ihrer körperlichen Symptomatik und langfristig auch der seelischen. Allerdings erst, nachdem sie in zwei bis drei Gesprächen ein paar Denkanstöße fand, die es ihr ermöglichten, lange unterdrückte Gefühle der Einsamkeit und Bedürftigkeit bei sich selbst wahrzunehmen und zuzulassen.

Die drei Fälle veranschaulichen, was homöopathische Therapie in der Behandlung von Neurosen kann, bzw. wo ihre Grenzen liegen.

> Die Gabe des passenden homöopathischen Mittels führt in der Regel zunächst dazu, dass ein seelisch leidender Mensch Erleichterung erfährt, seine Symptome nicht mehr gar so drückend sind, sodass er Raum und Energie hat, sich weiter zu entwickeln. Wo vorher alles wie blockiert schien, wo alles sich im Kreise drehte und wiederholte, wo Grübeln, Nicht-Loslassen-Können und das Hineinsteigern in die eigenen Symptome alles beherrschten, wird nun die Arbeit an sich selbst ermöglicht.

Die homöopathische Behandlung fördert den Zugang des Patienten zu seinem Unterbewussten

Dazu kann unter Umständen ein anderes Mittel nötig werden, als das zur unmittelbaren Entlastung notwendige.

Hierzu ein Fallbeispiel:

Fall 5

Eine 38-jährige Patientin leidet an rezidivierenden Nasennebenhöhlenentzündungen, chronischer retronasaler Verschleimung, einem permanenten Schwächegefühl und häufigen Kopfschmerzen seit viereinhalb Jahren. Vor fünf Jahren hatte sie eine Totgeburt, wenige Wochen vor dem Geburtstermin. In der Nacht, in der das Kind im Mutterleib vermutlich verstarb, träumte sie davon, ein Kind ohne Gesicht zu gebären. Danach konnte sie sich nie wieder an einen Traum erinnern.

Sie erhält *Natrum muriaticum* in aufsteigenden Potenzen. Auf jede Gabe reagiert sie mit deutlichen körperlichen Symptomen. Zunächst sind dies Menstruations- und Hautsymptome, nach der zweiten Gabe ausschließlich Hautprobleme in Form eines leicht juckenden Ekzems auf dem linken Daumen. Gleichzeitig nimmt ihr Schwächegefühl ab, Kopfschmerzen treten kaum noch auf, die retronasale Verschleimung wird immer geringer und es treten keine Sinusitiden mehr auf. Nach der dritten Gabe *Natrum muriaticum*, diesmal in der Potenz M, beginnt sie wieder zu träumen. Sie träumt von vergangenen unbeschwerten Zeiten als 17-Jährige, einer Unbeschwertheit, die ihr mit dem Tod des Kindes verloren gegangen war.

Diese Patientin hat die Trauer über den Tod ihres Kindes in erster Linie körperlich gelebt. Sie hat „somatisiert". Wenn etwas zu sehr schmerzt, als dass man es bewusst aushalten kann, kann der Abwehrmechanismus der Somatisation einsetzen. Unsere Seele schützt sich dann vor dem Schmerz, doch bleibt der Druck dennoch bestehen und wird an anderer Stelle, hier über den Körper, ausgedrückt. Die Infektanfälligkeit, die Kopfschmerzen und vor allem die Schwäche sind in diesem Fall einer somatisierten Depression zuzuordnen. Der Schutz vor dem seelischen Schmerz ging so tief, dass die Patientin den Zugang zu ihrem Unterbewussten, den uns die Träume geben, abgeschnitten hatte. Dabei hatte sie davor eine ausgesprochen gute intuitive Verbindung zu ihrem Körper und dem Kind gehabt, wie der hellsichtige Traum zeigt, in dem sie den Tod des Kindes erspürte. Die homöopathische Behandlung half ihr, ihre tiefe Trauer anzuschauen und auszuhalten, sodass sie sie nicht mehr körperlich ausdrücken musste. Der Verlauf ist für homöopathische Behandlungen sehr typisch: Die Besserung beginnt mit dem Gefühl von mehr Energie. Danach bessern sich die psychosomatisch einzuordnenden Symptome, während gleichzeitig vorübergehende vorwiegend oberflächlich gelegene Beschwerden auftreten, die häufig etwas mit Ausscheidung zu tun haben, wie in diesem Fall Hautprobleme.

Der obige Fall zeigt, dass neben der Symptomentlastung noch ein weiterer Effekt homöopathischer Therapie eintreten kann, nämlich eine bessere Verbindung des Patienten zu seinem Unterbewussten.

Diese Patientin konnte sich wenige Wochen nach Beginn der Behandlung plötzlich wieder an ihre **Träume** erinnern, die viele Jahre lang wie verschüttet waren.

Über Träume teilt sich uns das Unterbewusste mit. Je besser wir in Kontakt mit unserem Unterbewusstsein sind, desto mehr spüren wir unsere eigenen Gefühle, unsere Intuitionen und desto leichter erinnern wir uns an unsere Träume. Träume, die erinnert werden, können auch verarbeitet werden. In der tiefenpsychologischen Psychotherapie sind Träume von unschätzbarem Wert und erleichtern die Arbeit erheblich.

Auch der Zugang zu **frühen Erinnerungen** kann einem Menschen verschlossen sein. Je belastender die Kindheit war, desto mehr kann die Erinnerung daran verdrängt sein. Die Kindheitserinnerungen eines Patienten begannen beispielsweise erst ab dem Zeitpunkt, ab dem seine Mutter mit den Kindern den alkoholkranken und gewalttätigen Vater verlassen hatte. Damals war der Patient bereits zwölf Jahre alt.

Im Laufe einer homöopathischen Behandlung können ebenso wie in einer Psychotherapie alte Erinnerungen wieder auftauchen. Manche davon sind wahre Fundstücke. Indem sie den Weg dahin weisen, wo der Schmerz am tiefsten sitzt, zeigen sie auch die Richtung zu seiner Heilung an.

> Der beste Verlauf für die homöopathische Behandlung einer Neurose ist die Anregung eines seelischen Prozesses, ermöglicht durch Symptommilderung, mehr Energie, mehr Selbstwertgefühl, Wachheit und Bewusstwerden für unterdrückte Gefühle.

Homöopathie als Katalysator

Über die Beseitigung der Symptome hinaus wünschen wir uns, dass der Patient wachsen kann, dass er eine Entwicklung durchmacht, die ihn davor schützt, dass seine neurotischen Symptome erneut ausbrechen. Die Homöopathie kann dabei wirken wie ein Katalysator, der etwas in Gang setzt.

Ein seelischer Prozess kann durch eine homöopathische Behandlung auch dadurch angeregt werden, dass in der homöopathischen Erstanamnese ähnlich wie in einem psychotherapeutischen Erstgespräch vieles angesprochen und in Bewegung gebracht wurde, was den Patienten erst einmal nachdenklich stimmt. Eine zuvor geringe Bereitschaft, sich selbst zu reflektieren, ist nun gewachsen und angestoßen worden.

Dies hat ein klareres Wahrnehmen, eine größere Wachheit für Seelisches zur Folge. Der Patient, der sich nicht mehr in erster Linie mit seinen Symptomen selbst beschäftigen muss, kann beginnen, Hintergründe zu erfragen. Dies kann durchaus genügen, dass er ausschließlich begleitet durch homöopathische Behandlung Zusammenhänge zu verstehen beginnt.

Stärkung des Selbstbewusstseins und der Introspektionsfähigkeit

Nicht tiefenpsychologische psychotherapeutische Verfahren arbeiten sehr stark damit, primär das Wohlbefinden und das Selbstbewusstsein des Patienten zu verbessern. Ein verbessertes Selbstbewusstsein bringt es oft ganz von alleine mit sich, dass der Patient auch ungeliebtere Seiten seiner Persönlichkeit bewusster zulassen kann, ohne dass dazu aktive tiefenpsychologische Arbeit notwendig wurde. Der verdrängte Konflikt, der die neurotischen Symptome nach sich zog, kann so auf eine reifere Weise gelöst werden als über Symptombildung.

Ähnlich kann homöopathische Behandlung wirken: Über die homöopathische Therapie können Wohlbefinden und Selbstbewusstsein des Patienten erhöht werden. Seine Introspektionsfähigkeit wird angeregt und nach und nach ist er stark genug, seine Schwächen mehr und mehr zu akzeptieren und in sein Selbstbild zu integrieren.

Über die Jahre hinweg kann er an sich arbeiten und sein Leben verändern, sodass seine Symptome nicht mehr, oder nur noch im Extremfall ausbrechen (s. Fall 4). Homöopathie kann den Anstoß dazu geben und heilsam begleiten. Dies umso mehr, je mehr psychotherapeutische Kenntnisse der Homöopath hat und je besser er sein eigenes „Paket" kennt.

Sicher ist: Gute homöopathische Behandlung kann einen nutzbaren Raum mit neuen Orientierungspunkten schaffen – ob allerdings dieser Raum dann tatsächlich zum persönlichen Wachsen genutzt wird oder nicht, hängt wesentlich von der inneren Bereitschaft des Patienten und von der geschickten Führung durch den Homöopathen ab.

Natürlich kann sich ein Mensch, der sich dafür entscheidet, auch ohne Psychotherapie oder Homöopathie seelisch entwickeln. Mit homöopathischer Unterstützung ist eine solche Entwicklung aber leichter und dennoch für alle Beteiligten relativ wenig aufwändig, sodass es für viele psychisch Erkrankte Sinn macht, die Therapie damit zu beginnen. Ganz besonders, wenn Psychotherapieplätze knapp und viele Monate Wartezeit zu bewältigen sind, oder aber bei Patienten, die ihre Probleme lieber weitgehend selbständig lösen wollen und ungern aufwändige Unterstützung annehmen, bietet die Homöopathie eine gute Alternative. Die homöopathische Behandlung nimmt bei psychischen Störungen eine Art Zwischenposition zwischen der Weiterentwicklung aus eigener Kraft und einer psychotherapeutischen Begleitung ein, die für viele durchaus ausreichend ist. Stellt sich im Laufe der homöopathischen Therapie jedoch heraus, dass diese alleine noch nicht zum Ziel führt, kann man noch intensivere, allerdings auch zeit- und kostenaufwändigere Hilfe durch Psychotherapie erfahren. Auch hier gilt: Je umfassender die psychotherapeutischen Kenntnisse des Homöopathen angelegt sind, desto eher kann er erkennen, wann ausschließlich homöopathisch zu behandeln ist, bzw. ab wann eine Psychotherapie günstig erscheint.

Es gibt Fälle, in denen die stützende und klärende Hilfe einer zusätzlichen Psychotherapie (s. Fall 3) unerlässlich ist. Die Kombination der beiden Heilmethoden – ob durch zwei verschiedene Personen oder ein und dieselbe durchgeführt – ist hier besonders effektiv.

Homöopathisch begleitete Psychotherapien sind in der Regel lebendiger, aktiver und verlaufen zügiger. Es kommen weniger Stagnationen vor, denn es gibt die Möglichkeit, in Phasen, in denen der Patient auf der Stelle zu treten scheint, einen homöopathischen Impuls zu setzen. So ergänzen sich die beiden Verfahren gegenseitig.

> Je fundierter der Homöopath auch psychotherapeutische Kenntnisse in seine Arbeit zu integrieren weiß, desto besser kann er die Weiterentwicklung und Heilung unterstützen.

Anforderungen an den Homöopathen

Auf der Suche nach Hilfe führt der Erstkontakt von psychisch Erkrankten oft zu einem Homöopathen. Doch das bedeutet viel Verantwortung für diesen. Bei den geringsten Zweifeln, ob eine organische Erkrankung vorliegen könnte, sollte dies ärztlich sorgfältig abgeklärt werden.

In jedem Fall aber ist der Homöopath aufgefordert, **besonders fundierte Kenntnisse** von psychosomatischen Symptomen und Symptomkomplexen zu besitzen, subtile **Gesprächstechniken** zu beherrschen und **Grenzen** der homöopathischen Behandlung rechtzeitig zu erkennen. In den langen Gesprächen werden viele psychische Faktoren aufgedeckt und erfordern einen angemessenen Umgang seitens des Homöopathen. In der Ausbildung kamen gerade diese Kenntnisse nicht selten viel zu kurz. An den Universitäten zählt die Psychosomatik noch immer zu einem der teilweise sogar belächelten kleinen Nebenfächer, das nebenbei „abgehakt“ wird, sodass wir einem solchen Praxisalltag oft unvorbereitet mit einer Flut von Fragen gegenüberstehen. Viele der psychoneurotischen Beschwerden neigen aber zur Chronifizierung, sodass die frühe Diagnose und das Einleiten entsprechender Maßnahmen von entscheidender Bedeutung sind.

Die Technik einer gut geführten **Erstanamnese** und die **Art des Gesprächs** sind von großer Bedeutung in der homöopathischen Behandlung. Ein in Gesprächsführung geübter, psychotherapeutisch versierter Homöopath kann bereits in den üblichen Behandlungseinheiten von Erst- und Folgeanamnese vieles in Bewegung bringen. Es ist tatsächlich möglich, in diesem Rahmen eine Art „Mini-Psychotherapie“ im Sinne eines **Coachings** durchzuführen.

Es gibt Homöopathen, die das ablehnen, um eine möglichst reine und unverfälschte Wirkung homöopathischer Behandlung beobachten zu können. Doch es gibt keinen Bereich in der Medizin, der nicht auch von der Beziehung zwischen Arzt und Patient mitbeeinflusst wird. Es ist gar nicht möglich, den Einfluss der Arzt-Patient-Interaktion auszuschalten, ganz egal, wie wir uns als Ärzte verhalten.

Ein Arzt, der schon länger mit der Homöopathie arbeitet, hat genügend Erfahrungen, die nachweisen, dass das homöopathische Mittel unabhängig vom Gespräch deutliche Wirkung erzielt. Im Hinblick auf das Wohl der Patienten nutzt er aber gerne zusätzlich alle Möglichkeiten, die sich bieten, um den Kontakt mit ihnen heilsamer zu gestalten.

Inhalt und Aufbau des vorliegenden Buches

Zu zeigen, wie eine „geschickte Führung“ seelisch erkrankter Patienten konkret aussehen kann, welcher „Tricks und Kniffe“ aus dem Bereich der Psychotherapie wir uns als Homöopathen im Praxisalltag mühelos bedienen können, und wie wir es erreichen können, dass die beiden Disziplinen der Homöopathie und der Psychotherapie sich gegenseitig ergänzen und potenzieren, ist eines der Hauptanliegen dieses Buches.

Im **ersten Teil** werden neben der detaillierten Betrachtung von äußeren und inneren Konflikten und deren Lösung einfache Grundlagen aus der Neurosenpsychologie gegeben. Neben diagnostischer Sicherheit soll hiermit ein tieferes Verständnis für die Entstehung und die Psychodynamik von Neurosen über verdrängte Konflikte erzielt werden, um die Basis für einen späteren Heilungsansatz zu legen.

Der **zweite Teil** behandelt Anamnese, Gesprächsführung, Mittelwahl und Behandlungsverlauf. Es wird aufgezeigt, welche Informationen (z. B. der Körpersprache, der auslösenden Situation oder der Biographie usw.) hilfreich sind, um den Kernkonflikt und die am tiefsten verwurzelten Glaubenssätze des Patienten aufzuspüren.

Von großer Bedeutung ist es, wie wir bereits das Erstanamnesegespräch so gestalten können, dass es seine ganze heilsame Wirkung entfalten kann, und welche Rolle die Interaktion zwischen Homöopath und Patient dabei spielt.

Hahnemanns Anweisungen zur Behandlung psychischer Erkrankungen werden berücksichtigt und in den Kontext unserer heutigen Zeit transportiert. Auch Grenzen der Behandlung werden hier aufgezeigt: Wann sind Psychopharmaka oder sogar Krankenhausbehandlung notwendig.

Wenn wir den Kernkonflikt des Patienten und seinen Umgang damit sowie seinen tiefsten Glaubenssatz kennen, haben wir auch einen wichtigen Ansatzpunkt für die Wahl seines individuellen homöopathischen Mittels gefunden. Mittels thematisch sortierter Tafeln wird das Auffinden der passendsten Repertoriumsrubrik erleichtert.

Des Weiteren werden mögliche Schwierigkeiten und ihre Lösung im Behandlungsverlauf sowohl von homöopathischer als auch von psychotherapeutischer Seite geschildert.

Besonderes Gewicht wird auf die Frage gelegt, wie die Interaktion zwischen Behandler und Patient verbessert werden kann, auch im Umgang mit „schwierigen" Patienten.

Der **dritte Teil** beschreibt die häufigsten Neurosen, denen wir in der Praxis begegnen, in Symptomatik, Psychodynamik, Verlauf und Prognose sowie spezifische Heilungsansätze aus den Disziplinen der Homöopathie und der Psychotherapie.

Entstehung, Diagnose und Differenzialdiagnose von Neurosen

Teil 1

Bei der Entstehung von Neurosen sind Mechanismen, die die menschliche Psyche unbewusst einsetzt, um einen **inneren Konflikt** zu bewältigen, von zentraler Bedeutung.

In diesem Teil des Buches wird deshalb veranschaulicht, wie sowohl äußere als auch innere, intrapsychische Konflikte entweder auf konstruktive oder aber auf schädigende, kränkende bzw. krankmachende Art und Weise gelöst werden können.

Ein grundlegendes Verständnis für Nutzen und Schaden verschiedener **Abwehrmechanismen** ist hierbei hilfreich, um eine Vorstellung davon zu erhalten, wie sich die menschliche Psyche versucht, stabil zu halten.

Um zu verstehen, wie Neurosen entstehen, sind einige Grundlagen aus der Neurosenpsychologie notwendig, wie zum Beispiel die Kenntnis der unterschiedlichen Phasen der psychologischen **Kindheitsentwicklung** aus der tiefenpsychologisch orientierten Psychotherapie. Welche Störfelder dabei auftreten und wie diese zu einer neurotischen Entwicklung führen können, ist in der Neurosenpsychologie grundlegend wichtig, weil sich daraus auch die verschiedenen Behandlungsansätze ableiten lassen.

Erkenntnisse aus der Verhaltenstherapie über die Entstehung von negativen Konditionierungen wirken hier ergänzend.

Typische **Auslösefaktoren** für das Manifestwerden von Neurosen werden ebenso Thema sein wie die unterschiedliche Art und Weise bzw. die Symptomatik, über die sich Neurosen äußern können.

So soll der Leser das nötige Rüstzeug erhalten, das es ihm erlaubt, eine Neurose zu erkennen und von anderen psychischen Erkrankungen – wie zum Beispiel Psychosen oder reaktiven Störungen – zu unterscheiden.

Dieses Wissen ist nicht nur wichtig, um Patienten besser zu verstehen und eine realistische **Prognose** bzw. einen **Behandlungsplan** erstellen zu können, sondern auch, um die Wahl des homöopathischen Mittels einzugrenzen. Es sind Kenntnisse, die es uns erleichtern, den zentralen Konflikt des Patienten zu benennen, und die uns dadurch der Entscheidung für ein **homöopathisches Medikament**näher bringen.

Ergänzt wird dies durch die neuesten Erkenntnisse der **Glücksforschung**, um ein klares Bild davon zu erhalten, was den Menschen gesund und glücklich erhält oder macht.

Auf diese Weise wird deutlich, welche Richtung in den Begegnungen des Homöopathen mit dem Patienten eingeschlagen werden muss, um einen heilsamen Kontakt zu verwirklichen. Dies – die möglichst effektive Behandlung von Neurosen mittels Homöopathie – wird Thema des dritten Teils dieses Buches sein.

2 Konflikte

Überblick

Schlechte Erfahrungen mit Wut führen dazu, dass wir **Aggression** als ein ungutes, gefährliches Gefühl ausgrenzen wollen. Besonders, wer als Kind dominiert und/oder überbehütet wurde und zusätzlich starke Verlustängste (durch frühe Trennungserlebnisse oder andere Mangelsituationen in der Kindheit) erlitten hat, wird ein großes Harmoniebedürfnis und viel Angst vor Konflikten haben.

Die Vermeidung von Konflikten setzt sich von Generation zu Generation fort. Aus dem Gefühl heraus, nicht aggressiv sein zu dürfen, entsteht **destruktive Aggression**: Gewalt und Unterdrückung, passive Aggressionsformen und Autoaggression.

Wir brauchen Aggression jedoch, um zu überleben:

- **Abgrenzungsaggression**, um uns zu wehren und unsere Grenzen zu verteidigen,
- **Durchsetzungsaggression**, um etwas, das uns sehr wichtig ist, im Außen zu verwirklichen.

Die Lösung äußerer Konflikte ist die **Kompromissbildung** unter Berücksichtigung der Wünsche beider Konfliktpartner.

Intrapsychische Konflikte äußern sich ähnlich wie äußere Konflikte: Sehr häufig haben wir zwei oder mehrere Wünsche gleichzeitig, die sich scheinbar widersprechen. Wir können zum Beispiel genauso dringend Freiheit wünschen wie auf der anderen Seite Geborgenheit und Sicherheit.

Bei inneren Konflikten kann unsere Psyche genauso ungeschickt und destruktiv verfahren, wie wir mit äußeren Aggressionen umgehen: Anstatt beide Konfliktpartner anzuerkennen und einen Kompromiss zu bilden, bei dem beide Beteiligte gleichermaßen zum Zug kommen, vermeiden wir den Konflikt, indem wir einen der Beteiligten unterdrücken. Wir können ihn so ins Unterbewusste verdrängen, dass uns dieser eine Wunsch, beispielsweise der nach Geborgenheit, überhaupt nicht mehr bewusst ist, sodass wir das Gefühl haben, gar keinen Konflikt mehr zu haben. Doch verursachen solche verdrängten Seiten unserer Persönlichkeit Druck, kosten uns Energie und können psychoneurotische Symptome auslösen. Wenn es gelingt, uns unsere unterdrückten Seiten bewusst zu machen, ist die Konfliktlösung meist nicht mehr sehr schwierig.

2.1 Schwieriger Umgang mit Konflikten und Aggression

Konflikte kommen tagtäglich in unserem Alltag vor. Wir können Konflikte am Arbeitsplatz, mit unserem Ehepartner, mit unseren Kindern oder anderen Familienmitgliedern, mit Freunden, mit Nachbarn oder sonstigen Personen haben, die so schwer wiegend sind, dass sie uns krank machen. Mobbing, Ehekonflikte mit Trennung und Scheidung, Erziehungsprobleme usw. sind Themen, die einen Menschen schwächen und seine Bereitschaft zu Erkrankung erhöhen können. So werden sie nicht selten auch zum Thema in der homöopathischen oder allgemeinmedizinischen Praxis.

Bei einem großen Anteil psychoneurotisch erkrankter Patienten spielt eine hilflose Konfliktbewältigung eine erhebliche Rolle bei der Auslösung und vor allem dem Erhalt ihrer Symptome. So stehen viele psychische Probleme, mit denen wir in der täglichen Praxis zu tun haben, in direktem Zusammenhang mit einem gestörten Verhältnis zur Aggression und der Unfähigkeit, Auseinandersetzungen fair und respektvoll auszutragen.

Konflikte spielen sich nicht nur im **zwischenmenschlichen Bereich** ab, sondern auch innerlich in der Psyche eines Menschen, und zwar dann, wenn jemand zwei sich zunächst widersprechende Bedürfnisse gleichzeitig hat. Die Fähigkeit, einen **intrapsychischen Konflikt** konstruktiv lösen zu können, ist basale Voraussetzung für seelische Gesundheit. Die unzulänglichen Lösungsstrategien, die wir bei intrapsychischen Konflikten anwenden, sind denen bei zwischenmenschlichen Konflikten vergleichbar.

Rolle der Kindheitsentwicklung im Umgang mit Aggressionen

Es ist selten, dass im Elternhaus vermittelt wird, wie man Konflikte auf eine konstruktive Weise meistert. Wohl geben sich viele Eltern Mühe, ihren Kindern beizubringen, wie sie mit ihren Freunden oder Geschwistern Streit lösen können. Doch den größten Einfluss auf das Kind hat immer das elterliche Vorbild. Gelingt es den Eltern untereinander nicht, mit dem Kind selbst oder mit Außenstehenden Zwistigkeiten auf faire Weise auszutragen, sind alle Bemühungen zumeist erfolglos.

So bekommen die meisten Kinder zu Hause durch Ängste und Hilflosigkeit der Eltern mehr oder weniger unzureichende Beispiele für Konfliktlösung vorgelebt und erleben selbst ebenfalls Angst und Hilflosigkeit im Umgang mit spannungsgeladenen Situationen.

Es scheint dem Kind, dass Wut etwas „Schlimmes“ ist, dass man vor Konflikten Angst haben muss und dass derjenige, der wütend die eigenen Bedürfnisse durchsetzt, Gefahr läuft, ungeliebt zu sein und zu vereinsamen.

Eine Folge ist, dass Aggression unterdrückt wird. Aggression ist jedoch nicht wirklich unterdrückbar. Man kann sie nur verbergen und auf passive, versteckte Weise leben, sodass es so scheint, als sei man nicht aggressiv.

Wird die Wut aktiv ausgedrückt, führt dies häufig zu **Schuldgefühlen**. Als Reaktion des Gegenübers folgen möglicherweise Verachtung und Entwertung, die Situation steigert und verschärft sich, die Schuldgefühle verwandeln sich in Trotz, Angriffslust und Rechtfertigung, der Konflikt wird immer schwerer lösbar.

In der Schule lernen wir allerhand, aber kaum, dass Konflikte und Aggression gut und notwendig sind, sofern sie in fairer Art und Weise ausgetragen werden. Dieser konstruktive Umgang mit Spannungen wäre jedoch erlernbar (s. S. 181). Ein erster Ansatz sind die zurzeit an deutschen Schulen zunehmend geförderten Streitschlichterprogramme. Im Grunde könnten wir von einem Schulfach zu diesem Thema fürs Leben und unsere Gesundheit weitaus mehr profitieren als von manchem alltagsfernen Wissen, das in der Schule gelehrt wird.

Der erste Schritt zu einem konstruktiveren Umgang mit Aggressionen ist, anzuerkennen, dass wir nur aufgrund schlechter Erfahrungen mit Konflikten Aggression und Wut als gefährliche, „schlimme“ Gefühle verurteilen und dass wir uns bewusst dazu entscheiden können, damit aufzuhören.

Typische schlechte Erfahrungen mit Aggressionen beginnen schon früh: Bereits das Kleinkind im Trotzalter bekommt von hilflosen Eltern vermittelt, dass es „böse“ ist, wenn es sich den Eltern widersetzt, seinen eigenen Willen durchsetzt und Nein sagt. Besonders die Trotzphase eines Kindes, aber auch die nachfolgende Zeit stellen hohe Anforderungen an die Eltern, denn sie müssen einerseits das Kind vor Gefahren bewahren, andererseits sollten sie ihm aber Gelegenheit geben, eigene Erfahrungen zu machen und sich durchzusetzen in dem sicheren, gewissen Gefühl, dass die Eltern es trotzdem lieb haben und beschützen. Überängstliche, überbehütende Eltern verunsichern ein Kind und werden ihm das Gefühl geben, dass es unerwünscht ist und bestraft wird, wenn es seinen eigenen Weg ausprobiert. Auch dominante, autoritäre Eltern machen es einem Kind schwer, den eigenen Weg zu gehen, da es ständig Strafe fürchten muss.

Selten ist es leicht, den eigenen Weg zu gehen. Oftmals gelingt es sowohl Kindern als auch Erwachsenen nur um den Preis, jemand anderen dabei zu enttäuschen (das betrifft die Überbehüteten) oder gar ihn aggressiv in die Schranken zu verweisen (das betrifft die autoritär Dominierten). Keine der Alternativen ist wünschenswert, beide erwecken **Verlustängste**: Bin ich nicht so, wie von mir erwartet wird, verliere ich vielleicht endgültig die Zuneigung des anderen. Doch der Umkehrschluss ist klar: Verzichte ich aus Furcht vor Ablehnung auf meinen eigenen Weg, sind Unzufriedenheit und Selbstverrat der Preis.

Verstärkt wird ein solcher Konflikt, wenn ich als Kind zusätzlich Erfahrungen mit bedrohlicher, gewaltsamer oder verächtlicher Aggression machen musste. In meiner kindlichen Abhängigkeit von den Eltern habe ich Demütigung und Hilflosigkeit erlebt, ohne mich wirklich dagegen zur Wehr setzen zu können. Ein Erwachsener kann in einem solchen Fall gehen. Ein Kind aber ist abhängig von der Liebe und Fürsorge der Eltern. Behandeln beide Elternteile das Kind auf diese Art und Weise, wird es sich damit identifizieren und selbst bedrohlich und gewalttätig reagieren.

Meist findet aber eine Rollenverteilung bei den Eltern statt: ein Elternteil – sehr häufig der Vater – ist der „böse“, bedrohliche und gewaltsame Täter, der andere Elternteil – sehr häufig die Mutter – ist das „liebe“, eingeschüchterte und wehrlos scheinende Opfer. Beide schaukeln ihr Verhalten gegenseitig hoch: Je einschüchternder der „Täter“ sich verhält, desto demonstrativer pflegt das „Opfer“ seine passive, unschuldige Engelshaltung. Das wiederum verursacht Schuldgefühle beim Täter. Er fühlt sich „nicht in Ordnung“ – dies wird ihm indirekt vom „unschuldigen“, wehrlosen Opfer auch vermittelt – und entwickelt Verlustängste. Zusätzlich wird er – für ihn nicht wahrnehmbar – von den passiven, unbewussten kleinen Racheakten des Opfers gequält (s. Kapitel Passive Aggression, S. 25 f.), die seine Wut enorm reizen. Von Angst und Schuldgefühlen gespeist wird seine Wut umso heftiger.

Ein Kind, das in einer solchen Familie groß wird, möchte keinesfalls so sein, wie dieser „böse“ Vater. Schließlich erlebt es ja nicht nur selbst Demütigungen durch ihn, die sein Selbstbewusstsein meist erheblich beeinträchtigen, sondern es sieht auch, wie vereinsamt der Vater durch sein Verhalten ist. Der Anteil, den die Mutter an der Vereinsamung des Vaters hat, ist für das Kind im Allgemeinen nicht zu sehen.

Die große Wut, die hilflosen Rachegedanken, die durch die permanente Demütigung ausgelöst werden, wird es auch später als erwachsener Mensch in sich tragen. Ein solcher Mensch fühlt sich dann sehr leicht und durch Nichtigkeiten wieder gedemütigt, weil die schmerzhafte Erinnerung an das, was er hat erdulden müssen, in Sekundenschnelle wachgerufen wird. Der hilflose Zorn, den diese leicht erweckbaren Demütigungsgefühle auslösen, muss aber irgendwie verarbeitet werden. Eine Möglichkeit besteht darin, es der Mutter gleichzutun, den Zorn herunterzuschlucken und stets lieb und angepasst zu wirken. Wir wissen aber, dass die Wut damit nicht verschwunden ist, sondern sich in kleinen, unbewussten Racheakten an ganz anderer Stelle Luft machen wird.

In der Psychotherapie spricht man hier von einem **Abwehrmechanismus**, in diesem Fall der **Verdrängung**, weil die eigene Aggression ins Unbewusste verdrängt und nur die des Gegenübers wahrgenommen wird. Die zweite häufige Abwehrmöglichkeit ist die so genannte **Identifikation** mit dem Aggressor: Um die unerträglichen Gefühle der Schwäche, Hilflosigkeit und Demütigung nicht erleiden zu müssen, entwickelt das Kind dieselbe bedrohliche Verachtung wie der Vater und bedroht und unterdrückt seinerseits andere.

Oftmals gerade dann, wenn es keinesfalls so werden wollte wie der Vater, wird es als erwachsener Mensch ganz unmerklich eines Tages genauso, weil es seine eigenen aggressiven, unterdrückenden Seiten nicht wahrnehmen konnte und wollte, niemand ihn darauf ansprechen durfte, und er sie somit auch nicht bekämpfen konnte. So wird auf tragische Weise der Stab immer weitergereicht an die nächste Generation und es bleibt zu hoffen, dass die Betroffenen an sich arbeiten und sich entwickeln lernen, um den Teufelskreis zu stoppen.

Das Arzneimittelbild *Lycopodium* beschreibt die beiden Seiten eines permanent unterdrückten Menschen sehr anschaulich. Das geringe Selbstbewusstsein und die Angst vor Ablehnung kennzeichnen beide Typen: Der eine lebt die Unterdrückung durch schüchterne Angepasstheit aus, der andere mehr durch herrschsüchtige Machtausübung.

> Der tiefere Grund, weshalb wir Konflikte so gerne vermeiden, sind so gut wie immer Verlustängste, die sehr oft unbewusst sind. Verlustängste haben wir alle mehr oder weniger, denn eine Kindheit, in der man sich immer nur sicher, geliebt und zugehörig gefühlt hat, gibt es nicht, außer in einer verzerrten Erinnerung.

Hat jemand aber außer schlechten Erfahrungen mit Aggression auch noch Grund zu besonders tiefen Verlustängsten, beispielsweise durch frühe Trennungserlebnisse, wird ihm seine eigene Aggression noch viel mehr Angst machen. Dies kann so weit gehen, dass er den aggressiven Teil seiner Persönlichkeit vollkommen ins Unterbewusste verschoben hat und er in der Tat seine aggressiven Anteile nicht wahrnehmen kann.

2.2 Konstruktive Aggression

Was wir zu Recht fürchten, ist zerstörerische Aggression. Wut und Aggression sind aber primär sinnvolle Emotionen, die unser Überleben sichern. Im Tierreich ist dies leicht zu beobachten: Jedes Tier muss aus zwei Gründen aggressiv sein, wenn es überleben will. Zum einen braucht es Aggression, um sich zu ernähren bzw. seine Grundbedürfnisse zu befriedigen (**Durchsetzungsaggression**). Zum anderen muss es aggressiv sein, um sich gegen Angreifer zu verteidigen (**Abgrenzungsaggression**).

Der Begriff Aggression leitet sich von „aggredere“ (lat. herangehen, zupacken, angreifen) ab. Darin ist bereits der positive Kern der Aggression beschrieben: Auch Menschen müssen – ebenso wie jedes andere Lebewesen auch – anpacken: sowohl, um ihre Bedürfnisse zu befriedigen, als auch, um sich zu verteidigen.

Abgrenzungsaggression

Sofern wir dabei nicht die Grenze von anderen ignorieren, sind diese beiden Formen der Aggression per se nicht zerstörerisch, sondern überlebensnotwendig: Wer sich nicht deutlich und klar, notfalls aggressiv, gegen das abgrenzt, was er nicht will und was ihn bedroht oder ihm schadet, der wird überfahren. Aggression, die an dieser Stelle gelebt und gezeigt wird, ist Abgrenzungsaggression (Jellouschek 2001). Sie ist nötig und richtig. Fast nie ist es nötig, dass sie mit Aufregung, Geschrei oder gar Handgreiflichkeiten einhergeht. In aller Regel genügt es, dem anderen ruhig und bestimmt zu erklären, dass er diese Grenze bei uns nicht überschreiten darf. Dazu müssen wir uns allerdings unserer Sache auch sehr sicher sein. Wir dürfen keine Zweifel daran haben, ob wir wohl ein Recht auf diese Grenze haben. Es ist sehr hilfreich und macht uns ruhiger, wenn wir wissen, dass wir ein respektvolles Gegenüber haben, das unsere Grenze achtet.

Ausufernde, heftige und lautstarke Auseinandersetzungen haben sehr oft den Hintergrund, dass wir zum einen nicht hundertprozentig sicher sind, ob unsere Grenze berechtigt ist. Zum anderen ist das Grenzensetzen natürlich schwierig und von Angst begleitet, wenn wir wissen, dass unser Konfliktpartner unsere Grenze schon mehrfach gewaltsam und respektlos übergangen hat und wir uns darauf gefasst machen müssen, dass er uns wieder missachten, lächerlich machen oder für überempfindlich oder gar krank erklären wird. Wer schreit, ist nicht etwa im Unrecht, wie die Redewendung sagt, sondern der hat Angst, nicht gehört, nicht wahrgenommen oder nicht ernst genommen zu werden. Diese Angst kann aus einer frühen Beziehung in der Kindheit oder auch später herrühren oder aber mit schlechten Erfahrungen mit dem aktuellen Streitpartner zu tun haben.

Durchsetzungsaggression

Dasselbe gilt für die Durchsetzungsaggression: Es ist nicht nötig, lautstark schreiend und überfahrend seine Bedürfnisse durchzusetzen. Wenn wir wissen, was wir wollen, können wir dies dem anderen ruhig und klar mitteilen. Auch hier brauchen wir das sichere Bewusstsein, dass unsere Bedürfnisse berechtigt und in Ordnung sind, sonst haben wir vielleicht das Gefühl, massiver auftreten zu müssen, als es eigentlich nötig wäre. Aber ebenso brauchen wir auch die Sicherheit, ein Gegenüber zu haben, das unsere Wünsche ernst nehmen und achten und uns nicht etwa für lächerlich oder gestört erklären wird.

Wer dagegen nicht deutlich macht, was er braucht, seine Bedürfnisse nicht mitteilt und es nicht wagt, nötigenfalls seine Wut zu zeigen, der wird unzufrieden. Nicht selten wird sich diese Unzufriedenheit an anderer Stelle zeigen, da, wo sie uns vielleicht gar nicht bewusst wird, indem wir uns unbewusst und „hintenrum" am anderen rächen.

Wut und Selbstkontrolle

Wut kann konstruktiv ausgedrückt werden, indem man sie benennt: „Das macht mich jetzt wütend!", was allerdings in der Regel etwas eher Gelerntes, sehr Erwachsenes ist und vor allem dann funktioniert, wenn die Wut den Betreffenden noch nicht übermannt hat. Je enttäuschter man ist, desto schwieriger ist es, die Kontrolle über sich selbst zu bewahren und desto mehr verleiht sich die Wut zusätzlich Ausdruck durch Erheben der Stimme, einen wütenden Gesichtsausdruck, bestimmte Gesten und eine kraftvolle Sprache. Kinder leben ihre Wut meist sehr stark körperlich aus und lernen erst mit der Zeit, Kontrolle über ihr Verhalten auszuüben. Diese Kontrolle zu erlernen ist vor allem deshalb wichtig, weil es Situationen im Erwachsenenleben gibt, zum Beispiel am Arbeitsplatz oder in der Öffentlichkeit, in denen man sich besser nicht allzu viele Blößen geben sollte. Durch einen starken körperlichen Ausdruck der Wut offenbart man dem Gegenüber indirekt die eigene Verletzlichkeit und Enttäuschung. Die eigentliche Blöße, die man sich dadurch gibt, ist die Unfähigkeit, die man dem anderen gezeigt hat, Enttäuschung direkt auszudrücken.

Dem Partner oder anderen vertrauten Menschen gegenüber ist es aber wichtig, Gefühle offen und ehrlich zeigen zu können. Gerade in der Wut zeigen wir doch, wie sehr wir am anderen interessiert sind, wie sehr wir wünschen, mit ihm in Beziehung zu sein. Natürlich wäre es auch in der Partnerschaft, mit Familienmitgliedern und Freunden wünschenswert, hinter den Zorn zu blicken und die Enttäuschung, ja womöglich sogar die tiefere Wurzel unserer Enttäuschung zu erkennen und zu vermitteln. Doch das sind sehr hohe Ansprüche, die lange Arbeit an sich selbst und vertiefte, geschulte Selbstbeobachtung erfordern. In vielen Fällen gelingen solche Erkenntnisse dann, wenn wir uns eine Nachdenkpause gegönnt haben. Aber selbst wenn wir schon viele Jahre an uns gearbeitet haben, werden wir diese hohe Kunst, die nichts mit Verdrängen der Wut zu tun hat, in den Momenten, in denen wir uns sehr bedroht fühlen, nicht mehr präsent haben und unserer Wut heftig Luft machen müssen. Das ist nichts Schlimmes und wird uns immer wieder passieren, je nachdem, wie tief die Verletzung ist, die uns widerfährt. Wer kann uns schon tiefer enttäuschen als die Menschen, die uns lieb und wichtig sind? Von einem Menschen, der uns viel bedeutet, wollen wir, dass er unsere Enttäuschung erkennt, dass er betroffen mit uns fühlt und einen gemeinsamen Weg mit uns findet.

Viele Menschen haben aber auch oder gerade im Kontakt mit eng vertrauten Menschen Angst vor einem starken Ausdruck der Wut (womit nicht Gewalt und Destruktion gemeint sind). Bei ihrem Gegenüber fürchten sie die Wut, weil sie sich und die Beziehung übermäßig bedroht fühlen und bei sich selbst haben sie Angst davor, weil sie befürchten, die Kontrolle zu verlieren und damit die Beziehung zum anderen aufs Spiel setzen.

Konfliktfähigkeit und Kompromissbildung

Geschieht der Ausdruck der Wut in Respekt und Achtung vor den Grenzen des anderen und in Kompromissbereitschaft, wenn man merkt, dass man zu weit gegangen ist, dann ist Wut primär etwas Positives, was es aus psychotherapeutischer Sicht zu fördern gilt, da sie zu mehr Entwicklung und Selbstzufriedenheit führt.

Gelingt es dann tatsächlich noch, im Nachhinein einen Schritt weiter zu gehen und „die Wurzeln der Wut" für sich selbst herauszufinden, dann haben wir einen hohen Grad an Bewusstheit erlangt, der uns mit viel Freiheit und Selbstsicherheit beschenken wird.

Konfliktfähigkeit bedeutet, die eigenen Bedürfnisse auch dann verdeutlichen zu können, wenn sie den Bedürfnissen anderer widersprechen. Man kann dabei auch vorübergehend heftige Gefühle empfinden und es ist nicht tragisch, wenn man sie auch so heftig ausdrückt. Im Gegenzug sollte man aber in der Lage sein, es auszuhalten, wenn ebensolches vom Gegenüber kommt.

> Die Fähigkeit, auf Gewalt und Unterdrückung anderer zu verzichten und einen Kompromiss zu entwickeln, in dem die Interessen aller Beteiligten gleichermaßen berücksichtigt werden können, ist dabei von grundlegender Bedeutung: Faire Konfliktlösung muss gelernt werden.

Unter solchen Bedingungen kann ein Wutausbruch wirken wie ein erfrischender Regen, der die Dinge klar wäscht und uns lehrt, eine andere Perspektive einzunehmen. So kann Neues entstehen und wenn der Konflikt von beiden Beteiligten gut verarbeitet wird, vertieft sich die Beziehung zueinander.

Ganz besonders bei depressiven oder narzisstischen Patienten ist die Angst davor, die Wut auszudrücken, sehr ausgeprägt. Lieber als gegen das Gegenüber richten sie ihren Zorn gegen sich selbst, aus Angst, den anderen zu verlieren, und gleichzeitig leben sie ihre Wut in einer versteckten, passiven Form aus.

Ein paar einfache Regeln für eine konstruktive Auseinandersetzung können besonders diesen Menschen, aber im Grunde uns allen helfen, Angst vor Konflikten zu verringern. Sie werden im zweiten Teil dieses Buches (s. S. 181 f.) beschrieben.

Die konstruktive Lösung von Konflikten zwischen zwei Konfliktpartnern erfolgt über die **Kompromissbildung**.

Nehmen wir an, zwei erwachsene, ebenbürtige Menschen haben unterschiedliche Bedürfnisse. Partner A hat den Wunsch X, Partner B den Wunsch Y. Wunsch X und Wunsch Y lassen sich aber nicht gleichzeitig verwirklichen. Welche Möglichkeiten der Konfliktlösung bieten sich?

- A kann sich B unterordnen.
- B kann sich A unterordnen.
- A kann sich gegen B durchsetzen.
- B kann sich gegen A durchsetzen.

Diese Lösungen sind für eine ebenbürtige Beziehung so lange passend, als insgesamt ein Gleichgewicht zwischen den Partnern besteht. Ordnet sich mal der eine, mal der andere unter, setzt sich mal der eine, mal der andere durch und hat sich nicht eine starre Rollenverteilung eingespielt, dann bleiben die Partner insgesamt ebenbürtig.

Einer der wichtigsten Unterschiede der Kommunikation zwischen zwei Erwachsenen im Gegensatz zu der Art, wie ein Erwachsener mit einem Kind kommuniziert, ist die **Ebenbürtigkeit**. Beide Gesprächspartner müssen sich gegenseitig als ebenbürtig respektieren und ernst nehmen. Keiner weiß es im Voraus besser oder hat berechtigtere Wünsche als der andere. Natürlich kann aber jeder versuchen, gut zu argumentieren, um den anderen von seinen Beweggründen zu überzeugen. Dies sollte in **Respekt** und **Achtung** vor den Bedürfnissen des anderen geschehen. Nur so kann ein Konflikt fair gelöst werden.

Hat einer der beiden Gesprächspartner das Gefühl, berechtigtere Wünsche zu haben als der andere, respektiert er die Gefühle des anderen nicht. Wird der eine Gesprächspartner vom anderen gar autoritär überfahren, „an die Wand geredet" und kommt er aus diesem Grunde nicht zum Zug, entsteht Druck, der sich vielleicht nicht an dieser, dann zumindest an anderer Stelle Luft verschaffen wird.

Wer Gespräche in einem **drohenden** oder gar **verächtlichen Ton** führt, um den anderen einzuschüchtern, der mag sich vielleicht vordergründig damit erst einmal durchsetzen, wird aber langfristig durchaus die Folgen seines Tuns zu spüren bekommen. Bekanntermaßen rächen sich Opfer solcher Gesprächsstrategien später mit unbewussten, passiv-aggressiven Maßnahmen wie zum Beispiel Vergessen, Zu-spät-Kommen oder sexueller Verweigerung (s. Kapitel Passive Aggression, S. 25 f.).

Die zweite wichtige Voraussetzung für eine gute Konfliktlösung ist, dass jeder der beiden Partner in der Lage ist, zu erkennen und für den anderen deutlich zu **formulieren**, was er möchte und wie dringlich ihm das ist. Das klingt einfacher, als es oft ist. Möglicherweise gelingt es einem oder beiden Konfliktpartnern nicht, seine Wünsche deutlich und mit Nachdruck zu formulieren, weil er vielleicht gar nicht so genau weiß, was ihn innerlich so bewegt, sondern nur einen dumpfen Unmut verspürt. Es ist sehr wichtig, diesen „dumpfen Unmut" nicht zu ignorieren, sondern dem nachzugehen, indem man sich beim anderen etwas Nachdenkzeit erbittet und sich dann Zeit nimmt, zu erspüren, was in einem vorgeht, was man wirklich will.

Wissen beide Konfliktpartner recht gut, was sie wirklich wollen, so muss dennoch **Mut** aufgebracht werden, sich deutlich und ehrlich zu äußern. Schließlich könnte sich der andere durch die eigenen Wünsche brüskiert oder enttäuscht fühlen. Es ist sehr hilfreich, wenn beide gelernt haben, Wut und den Wunsch nach Abgrenzung respektvoll und einigermaßen schonend für den anderen zu äußern.

Häufig hat man keinen Mut, seine Bedürfnisse zu äußern, aus Angst, abgelehnt oder abgewertet zu werden. Hat man ein autoritäres, von sich selbst eingenommenes Gegenüber, ist diese Gefahr ja durchaus da. Muss man beispielsweise seinem Chef verständlich machen, dass man mit dem Arbeitspensum bei weitem überlastet ist, ist die Angst, von diesem für nicht belastbar erklärt zu werden, verständlich. Es braucht Selbstbewusstsein, um sich hier fest hinzustellen und es sich nicht bieten zu lassen, dass man die Rolle des nicht belastbaren Schwächlings bekommen soll.

Haben beide Gesprächspartner ihre Wünsche klar und ehrlich geäußert, kann der Kompromiss gesucht werden. Möglicherweise ist einer bereit, zurückzustecken, weil ihm deutlich wurde, dass ihm sein Wunsch tatsächlich wesentlich weniger wichtig ist als dem anderen. Ist dies aber nicht der Fall, bedeutet ein Kompromiss entweder eine Zwischenlösung, die gleichzeitig sowohl die Wünsche des einen als auch die des anderen respektiert oder die Bedürfnisse der beiden Konfliktpartner können nacheinander berücksichtigt werden.

2.3 Destruktive Aggression

Destruktive Aggressionsformen machen das Gegenüber hilf- und wehrlos. Dies kann durch Gewalt oder überfahrendes Verhalten geschehen, aber auch durch ganz versteckte, passive Aggressionsformen. Destruktive Aggression führt niemals zu einer echten Lösung des Konflikts, sondern nur zu Scheinlösungen (**Abb. 1**).

Sowohl das fehlende klare Bewusstsein für die eigenen Bedürfnisse als auch das Sich-nicht-Äußern sowie das Unterwerfen des Konfliktpartners haben dieselbe Folge: Eine Seite des Konflikts wird unterdrückt.

Vordergründig sieht es wie eine Lösung aus, denn zunächst einmal scheint die Spannung zwischen den beiden entgegengesetzten Polen weggenommen zu sein. Doch sie schwelt untergründig weiter, macht Druck und agiert aus dem Hinterhalt.

Die Rache des unterdrückten bzw. sich selbst unterdrückenden Konfliktpartners erfolgt auf unbewusstem, passiven Wege, meist an ganz anderen Stellen, an denen wir keine Ahnung mehr haben, was unser tieferer Beweggrund eigentlich ist.

Hierzu ein Fallbeispiel:

Fall 6

Eine Frau leidet an ständigen Blasenentzündungen, die durch Sex mit ihrem Mann immer neu ausgelöst werden. Schließlich kann das Paar prak-

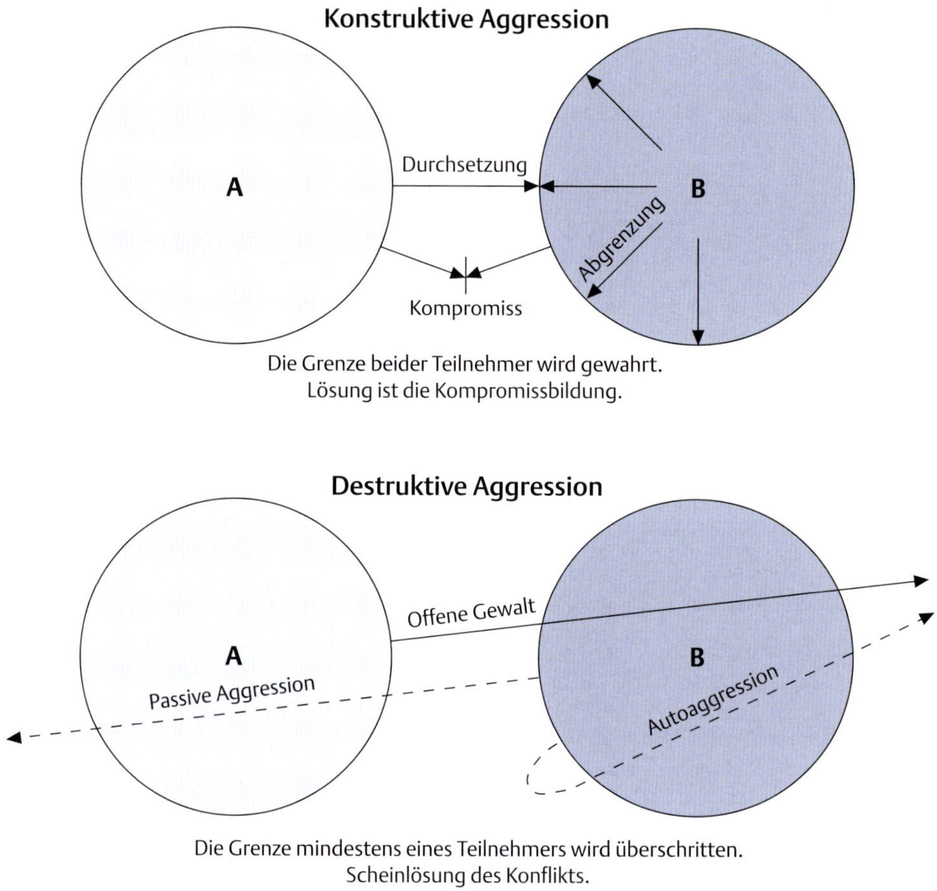

Passive, versteckte Aggressionsformen

- Schweigen, Rückzug,
- Opferhaltung, Märtyrertum, Auslösen von Schuldgefühlen, moralischer Druck,
- Sarkasmus,
- Vergesslichkeit, Zu-spät-Kommen, Schusseligkeit, Nicht-Verstehen,
- Manipulieren, Intrigieren,
- Autoaggression, ggf. Erkrankung.

Offene Gewalt

- körperlich,
- psychisch (Nötigung, Bedrohung, Erpressung, Entwertung, lächerlich machen).

Abb. 1 Formen der Aggression.

tisch keinen Geschlechtsverkehr mehr miteinander haben, weil die Frau jedes Mal sofort wieder erkrankt. (Bei mangelnder Lust oder durch Körpersymptome verhindertem Geschlechtsverkehr lohnt sich für den behandelnden Arzt fast immer die Frage nach Unzufriedenheiten in der Zweierbeziehung.)

Im Gespräch stellt sich bei dieser Patientin heraus, dass der Mann eine große Verwandtschaft hat, zu der sehr enger und häufiger Kontakt gepflegt wird. Der Patientin ist dies eigentlich schon lange zu viel. Der Mann, der vor allem seine alten und kranken Eltern so oft wie möglich sehen möchte, so lange sie noch leben, reagiert sehr gekränkt auf ihre wenigen Versuche, sich aus der Verpflichtung herauszunehmen und hat kein Verständnis für ihre Bedürfnisse. Aus Angst, ihren Mann zu verletzen, oder – noch tiefergründiger – aus Angst, seine Zuneigung zu verlieren, geht sie regelmäßig mit und grenzt sich auch gegen Besuche niemals ab. Dabei fühlt sie sich aber eigentlich zu kurz gekommen und übergangen. Aus diesem Gefühl heraus wird Sexualität vor allem von Frauen häufig so erlebt, als sollten sie nur funktionieren und die Bedürfnisse des Mannes erfüllen. Im selben Maße, wie die Erfüllung ihrer Bedürfnisse „gekürzt" wird, „kürzt" sie unbewusst und wohlgemerkt ganz ohne Absicht auch die Erfüllung der Bedürfnisse ihres Mannes, indem Sexualität auf ganz unschuldige, aber selbstschädigende Weise, nämlich durch Erkrankung, verunmöglicht wird. Auch hier wählt sie aufgrund von Verlustängsten wieder den indirekten Weg: Sie verweigert sich nicht offen, sondern sie erkrankt.

Homöopathisch betrachtet haben wir hier das Bild eines *Staphysagria*-Falles:

- Beschwerden durch unterdrückte Wut/ailments from anger, suppressed
- Blase, Entzündung, durch Geschlechtsverkehr/ Bladder, inflammation, coition,from

Allerdings ist der Patientin ihre unterdrückte Wut ja zunächst nicht bewusst. Diese muss mittels einfühlsamen Gesprächen erst ergründet werden. Im selben Zug, in dem im Gespräch nach und nach die unterdrückte Seite zu Tage tritt, eröffnet sich auch die Lösungsmöglichkeit: Mit der Unterstützung von *Staphysagria* C 200 und klärenden, ermutigenden Gesprächen gelingt es ihr, dem Mann, der im Grunde ein einfühlsamer, verständnisvoller Mensch ist, mit Nachdruck und Deutlichkeit klarzumachen, wie sehr sie sich durch die ständigen Besuche belastet fühlt. Im gleichen Zuge wie sie es in die Realität umsetzt, die Häufigkeit der Besuche mit Unterstützung ihres Mannes mehr ihren Bedürfnissen anzupassen, verschwinden die Blasenbeschwerden.

Passive Aggressionsformen

Es gibt aber noch viele andere subtile, destruktive Aggressionsformen, die sich hinter **scheinbarer Friedlichkeit** verbergen und meistens sogar dem „Täter" selbst nicht bewusst sind. Sie können das Gegenüber vollkommen hilf- und ratlos machen.

Passive destruktive Aggressionsformen werden von **selbstunsicheren Menschen** mit großen Ängsten vor Konflikten unbewusst angewandt. Wer sich dagegen innerlich wirklich stark fühlt, hat es nicht nötig, andere aktiv oder passiv zu unterdrücken, sondern ist zu einer gleichberechtigten Kompromissfindung fähig.

Bei passiv Aggressiven handelt sich um Menschen, die in der Regel große Angst vor dem Verlust des eigenen Selbstwerts und der Liebe anderer haben. Nicht selten wuchsen sie in einer Umgebung auf, in der das im Prinzip natürliche Gefühl der Wut als ausgesprochen unzulässig und „schlecht" verteufelt wurde. Die Angst, als offenkundig wütender Mensch abgelehnt zu werden und somit nicht in Ordnung zu sein, führt zu dem Versuch, die Wut zu unterdrücken. Je ehrgeiziger, erfolgs- und machtorientierter der Betreffende dann ist, desto mehr sucht die Wut sich aber andere, wesentlich destruktivere Wege. Schließlich können wir ohne eine gewisse Durchsetzungsaggression unsere Bedürfnisse und Ziele nur beschränkt leben und ohne Abgrenzungsaggression unsere Grenzen nur bedingt verteidigen.

Die Opfer von passiv Aggressiven spüren zumeist einen permanenten **Ärger**, eine ständige Frustration – die unterdrückten Gefühle des passiv Aggressiven werden mittels Gegenübertragung bei ihnen wirksam. Weil der Angriff aber so versteckt ist, erkennen sie meist gar nicht recht, woher diese Gefühle ursprünglich kommen. Der passiv Aggressive wirkt vordergründig unschuldig und fühlt sich auch so. Man glaubt daher, dass es nicht an ihm liegen kann. Statt den dumpfen Ärger ernst zu nehmen und dessen Ursache zu ergründen, bekommt das Opfer des passiv Aggressiven in der Regel noch Schuldgefühle und zumeist auch Vorwürfe, dass er so ärgerlich sei. Er kann sich selbst nicht recht verstehen, fühlt sich nicht in Ordnung und wird dadurch umso gereizter, während der passiv Aggressive sich unschuldig fühlt. Die Situation wird dadurch immer verzwickter und undurchschaubarer und schaukelt sich gleichzeitig immer mehr hoch.

> Die passiven Aggressionsformen werfen deshalb so viel Sand ins Getriebe, weil sie eine konstruktive Lösung des Konflikts unmöglich machen, indem sie das Problem verschleiern (Kast 1998).
>
> Der passiv Aggressive vermeidet den Konflikt, anstatt ihn auszutragen, was ihm selbst aber nicht bewusst ist.

Durch das fehlende Bewusstsein des „Täters" für seine Tat und seine Angst vor der Rolle des Täters ist es oft auch im Nachhinein nicht möglich, darüber zu sprechen.

Die günstigste Konstellation liegt vor, wenn beide, sowohl das „Opfer" passiver Aggression als auch der passiv Aggressive diese zunächst einmal als Aggression anerkennen (was bereits sehr schwierig ist). Unter einer solchen Vorgabe gelingt es am ehesten, zu ergründen, wodurch sich der passiv Aggressive so in die Enge getrieben fühlte, dass er zu solchen Maßnahmen greifen musste, und wie er in Zukunft seine Bedürfnisse deutlicher zeigen kann.

Eine sehr verbreitete Variante von passiver Aggression ist es, im Gegenüber **Schuldgefühle** zu erzeugen. Dies kann unbewusst oder auch halb bewusst geschehen. Über die Schuldgefühle gelingt es mir, ohne eine offen zur Schau getragene aggressive, fordernde Haltung, den anderen zu manipulieren. So wird er Dinge zu meinen Gunsten tun und ich kann ihn kontrollieren. Personen, die gerne in die Opferrolle oder aber in die Rolle des Märtyrers gehen, üben auf diese Weise oft eine unbeschreibliche **Macht** über ihre Mitmenschen aus, ohne dass es ihnen bewusst wird. Die so harmlos wirkende „arme" Mutter oder der schwache, „arme" Vater sind häufig die unerkannten wahren Machthaber in einer Familie, die von anderen Familienmitgliedern wie von einer Rittergarde verteidigt und beschützt werden.

Versteckt passiv aggressiv ist es beispielsweise auch, wenn ich mich als so vergesslich und chaotisch darstelle, dass ich es einfach nicht schaffe, pünktlich zu sein und Vereinbarungen einzuhalten. Wir vergessen alle einmal oder sind unpünktlich. Ist dies aber zu einer Gewohnheit geworden, ist jemand immer vergesslich und unpünktlich, geht es zumeist um ein tieferes Problem. Wohlwollend könnten wir sagen, dass der Vergessliche sich irgendwann einmal zurückgezogen hat, um sich zu schützen. Handelt es sich um einen Bekannten, von dem man ständig so behandelt wird, ist die Lösung einfach: Man kann ihn ebenfalls „vergessen". Ist ein solcher Mensch aber mein Partner, muss ich mit den ständigen Frustrationen und Entwertungsgefühlen, und vor allem dem Ärger, den ein solches Verhalten bei mir auslöst, fertig werden. Am gefährlichsten ist es, wenn man in die Rolle des „Co-Vergessers" schlüpft. In diesem Fall bedeutet das, dass man beginnt, den anderen ständig zu erinnern, Verantwortung für ihn zu übernehmen und ihn an seine Termine zu mahnen. Dann ist man in der Elternrolle, der Vergesser ist das Kind, die Paarbeziehung wird uneben und die Rollen verteilen sich immer extremer.

Auch die ständige wiederholte Aussage, man könne den anderen einfach nicht verstehen, kann man sein Gegenüber in den Wahnsinn treiben. Die Person, die nicht versteht, beteuert, dass es ihr so Leid tue, dass sie nicht versteht. Sie möchte bemitleidet werden, weil sie so schwer von Begriff sei, und das Gegenüber ist verwirrt. Es spürt Wut, und müsste doch Mitleid haben.

Auch beim **Intrigieren** und Suchen nach **Verbündeten**, stellen wir uns dem Konflikt nicht offen. Wir fühlen uns schwach und glauben, den Konflikt allein nicht bewältigen zu können. Deshalb suchen wir uns wie ein Kind die Unterstützung anderer, „petzen" oder stellen den anderen in ein extra schlechtes Licht, in der Hoffnung, dass dieser dann von anderer Seite „den Kopf gewaschen" bekommt. Oder aber, wir scharen die Kinder um uns als „kleine Ritter", die uns beschützen sollen („die arme, wehrlose Mama"), womit wir diese auch noch in einen schwer wiegenden Loyalitätskonflikt bringen. Wir sollten uns aber darüber im Klaren sein, dass dies Verhaltensweisen sind, die einer Beziehung großen Schaden zufügen, indem sie das Vertrauen des anderen zutiefst erschüttern.

Eine andere, etwas leichter zu entlarvende passiv aggressive Handlung ist **Schweigen**, wenn jemand mit mir spricht. Ich begehe dabei keine offen aggressive Tat. Schließlich sage ich ja nicht: „Ich will nicht mit Dir sprechen. Du interessierst mich nicht." Dennoch wirkt ein solches Verhalten ungeheuer aggressiv.

Auch **Sarkasmus** verletzt sehr. Es soll so scheinen, als hätte man einen Witz gemacht. In Wirklichkeit kränken wir den anderen aber tief. Verteidigt er sich, können wir ihn ganz unschuldig humorlos nennen.

Auch in der Interaktion zwischen Arzt und Patient kann passive Aggression auftauchen. Möglichkeiten, damit umzugehen, werden im zweiten Teil dieses Buches beschrieben.

Gewalt und Zerstörung

Wenn der klar geäußerte Wille eines anderen Menschen mittels Taten überfahren oder ein Mensch körperlich angegriffen und verletzt wird, handelt es sich um Gewalt. Auch Erpressung, Bedrohung und Nötigung (z. B.: „Wenn Du nicht mit mir ins Bett gehst, werde ich mich scheiden lassen") sind auf psychischer Ebene gewaltsam.

Schreien, Brüllen, das Gegenüber mundtot machen, Dinge zerstören oder „gebremste" körperliche Angriffe ohne ernsthafte Folgen können vorübergehend einmal durch tiefe Verletztheit zusammen mit einem übermächtigen Hilflosigkeitsgefühl ausgelöst werden. Hat man ein Gegenüber, das beispielsweise durch Schweigen, Ignorieren, Sarkasmus oder indem es den anderen nicht für voll nimmt, immer wieder tief verletzt und hilflos macht und jegliche Lösungsmöglichkeit blockiert, und fühlt man sich gleichzeitig von einem solchen Menschen abhängig, kann man ausnahmsweise in solche Verhaltensweisen hineinrutschen. Erwachsene, denen das schon einmal passiert ist, plagen sich dann zumeist mit schwer wiegenden Schuldgefühlen und büßen große Teile ihrer Selbstachtung ein – so lange, bis es ihnen gelingt, sich aus dieser Situation zu befreien.

Manche Menschen praktizieren jedoch regelmäßig einen solchen Auseinandersetzungsstil, so genannte Wut-Droh-Typen. Viele von ihnen sind im Grunde ihres Herzens zutiefst unsicher und glauben, nicht zu ihrem Recht zu kommen, wenn sie nicht mit Gewalt dafür sorgen. Die meisten von ihnen haben selbst Gewalt, Bedrohung und Unterdrückung erfahren.

Wir finden sie wieder in den Arzneimittelbildern von *Lycopodium*, *Nux vomica*, *Stramonium*, *Veratrum* und *Hyoscyamus*.

2.4 Autoaggression

Auch Autoaggression ist ein hilfloser Versuch, Konflikte zu lösen. Die meisten Neurosen, im Grunde aber das Phänomen Krankheit an sich, haben etwas mit Autoaggression zu tun.

Was ist Depression anderes als Aggression gegen sich selbst, eine selbstzerstörerische Form, mit unterdrückter Aggression umzugehen? Bei psychosomatischen Syndromen schädigen wir unseren eigenen Körper, bei Depressionen und Angstattacken unsere eigene Psyche, ohne uns dessen bewusst zu werden. Es ist anzunehmen, dass fast jede Körperkrankheit von der Psyche zumindest im Grad ihrer Ausprägung und in der Geschwindigkeit ihres Fortschreitens oder Abheilens beeinflusst wird und dass autoaggressive Prozesse dabei eine nicht unerhebliche Rolle spielen.

2.5 Innere Konflikte

Ähnlich den zwischenmenschlichen Konflikten können wir auch intrapsychische Konflikte konstruktiv oder unzureichend und zerstörerisch „lösen". Ein intrapsychischer Konflikt, also ein Konflikt, den ein Mensch mit sich selbst austrägt, entsteht durch mindestens zwei unterschiedliche, einander widersprechende Bedürfnisse, die er zur selben Zeit hat.

Anders als wir es im Allgemeinen gerne hätten, sind unsere Wünsche und Bedürfnisse häufig ganz und gar nicht eindeutig. Ein und dieselbe Person kann gleichzeitig sowohl den einen Wunsch als auch den völlig entgegengesetzten verspüren.

Daraus entstehen innere Konflikte, die oft unlösbar erscheinen und dadurch so viel Druck machen, dass man sie lieber ins Unbewusste verdrängen möchte.

Ich kann beispielsweise den dringenden Wunsch haben, für einige Zeit ins Ausland zu gehen und das gleichzeitig aber niemals wirklich in die Wege leiten, weil ich mindestens ebenso viele Ängste vor dem Alleinsein und der Selbstständigkeit verspüre. Ich kann den Wunsch haben, etwas zu entscheiden und dann aber doch nicht entscheiden, weil ich befürchte, die falsche Entscheidung zu treffen und dann festgelegt zu sein. Ich kann den Wunsch haben, meinem Partner einen Gefallen zu tun, aber gleichzeitig merke ich, dass ich meine eigenen Bedürfnisse dabei überfahre. Ich kann den Wunsch haben, allein zu wohnen und doch führe ich es nicht durch, weil ich gleichzeitig die Einsamkeit fürchte.

Das klassische Beispiel für zwei **widersprüchliche menschliche Bedürfnisse** ist das Hin- und Hergerissensein zwischen dem Wunsch nach **Nähe**, Sicherheit und Geborgenheit auf der einen Seite und **Freiheit**, Selbstständigkeit und Selbstverwirklichung auf der anderen Seite. Dies ist der vermutlich tiefste Urkonflikt des Menschen, der bereits in der sehr frühen Kindheit beginnt und sich bis ans Lebensende fortsetzt.

Das Problem daran ist: Versuche ich, mehr der **Freiheitsseite** gerecht zu werden, indem ich schaue, dass ich meine eigenen Bedürfnisse verwirkliche, meinen eigenen Weg gehe, so kommen in der Regel gleichzeitig Verlustängste, Schuldgefühle und Ängste vor dem Alleinsein auf, weil ich damit höchstwahrscheinlich andere vor den Kopf stoßen und enttäuschen muss und vielleicht nicht sicher bin, ob mir das verziehen wird. Versuche ich dagegen, mich an andere anzupassen, ihnen möglichst viel recht zu machen, um die Harmonie und mein **Sicherheitsgefühl** nicht zu beeinträchtigen, dann muss ich meine Freiheitsbedürfnisse überfahren und meinen eigenen Wünschen scharfe Grenzen setzen. Es gibt viele Paare, die diese beiden Bedürfnisse sozusagen untereinander aufgeteilt haben.

Einer dieser beiden Urwünsche ist dann an den jeweils anderen delegiert: Der eine lebt fast gänzlich den Freiheitswunsch und spürt die ängstliche Seite, den Wunsch nach Geborgenheit nicht, der andere lebt nur die Verlustangst und kann den Freiheitswunsch nicht mehr verspüren. Je mehr der Ängstliche klammert, desto bedrängter wird sich der Freiheitssuchende fühlen, Schuldgefühle entwickeln und versuchen, sich zu entwinden. Je mehr dieser aber versucht, sich aus dem Klammergriff zu befreien, desto mehr Panik wird der Ängstliche bekommen und ihn deshalb umso mehr bedrängen. So dreht sich die Spirale immer weiter. Welches Bedürfnis überwiegt, ob man mehr zu den Klammerern und Verlustängstlichen oder aber zu den „Bindungsangsthasen“ gehört, ist ganz individuell und lebensgeschichtlich in der Regel erklärbar. Natürlich ist es für ein Paar wesentlich leichter, wenn beide ähnlich starke Wünsche nach Nähe oder Freiheit haben.

Aber auch innerhalb derselben Beziehung können die Rollen wechseln. Also muss jeder für sich entscheiden, an welcher Stelle zwischen diesen beiden Polen er sich am wohlsten fühlt. Geht man eine Beziehung ein, so müssen die Partner untereinander ausloten, wo ihr jeweiliges gemeinsames Gleichgewicht liegt.

Der Ausweg für ein Paar aus einem solchen Konflikt liegt wie bei jedem Konflikt in der Kompromissbildung. Der Klammerer kann versuchen, etwas mehr nachzuspüren, was er selbst unabhängig vom anderen für sich möchte, und dieses Bedürfnis verstärkt in die Realität umsetzen. Er muss lernen, auf eine Antwort zu warten, bevor er erneut drängt, auch wenn es ihm manchmal schwer fallen wird. Er muss darauf achten, nicht mehr zu geben, als der andere zurückgeben kann.

Der Bedrängte wiederum kann die Verlustpanik des Klammerers mildern, indem er in dem ihm möglichen Rahmen auf ihn zugeht. Er muss keine Liebesschwüre leisten oder mit dem Klammerer in einen vierwöchigen Urlaub fahren. Aber vielleicht könnte er positive Gefühle, die er dem anderen gegenüber hat, und auch kleine Wünsche nach Nähe äußern, anstatt zu schweigen. Im Grunde ist jeder der beiden Konfliktpartner aufgerufen, seinen eigenen intrapsychischen Konflikt zwischen Nähe und Distanz zu betrachten, anstatt Anteile an den jeweils anderen zu delegieren: Der Klammerer muss seine Lust auf Freiheit wiederentdecken, der Bedrängte muss seinen Wunsch nach Geborgenheit wahrnehmen. So kann sich jeder der Beteiligten in seiner Ganzheit erspüren und die Beziehung entspannt sich.

Über-Ich

In den meisten intrapsychischen Konflikten spielt eine übergeordnete Instanz eine erhebliche Rolle, das Über-Ich.

Das Über-Ich entspricht dem, wie wir glauben, sein zu müssen, um akzeptiert zu werden und dazuzugehören. Es hat viel mit unserem Gewissen zu tun, mit Werten, Moral und Idealen und steht deshalb in direktem Zusammenhang mit unserer Erziehung und der Gesellschaft, in der wir aufwuchsen. Dort ist verankert, was wir für gut und richtig halten oder für schlecht und böse.

Auch nach langen Jahren der kritischen Auseinandersetzung mit unseren anerzogenen Wertvorstellungen, wirken sie noch tief in uns weiter. Wenn wir Dinge tun, die unseren Idealen und anerzogenen Wertvorstellungen widersprechen, ist das deshalb oft mit Angst verbunden.

Manchmal sind wir uns darüber nicht im Klaren. Wir glauben, die für uns nicht passenden Wertmaßstäbe unserer Eltern längst hinter uns gelassen zu haben. Stattdessen haben wir sie womöglich aber nur verdrängt, sodass sie unbemerkt mit entgegengesetzten eigenen Bedürfnissen in Konflikt geraten, ohne dass wir uns dessen bewusst sind.

Dieser Mechanismus des „Verschüttens" oder **Verdrängens** eines ernst zu nehmenden Konfliktpartners ins Unbewusste ist vergleichbar mit dem „Unterdrücken" eines Konfliktpartners bei äußeren Konflikten: Das Problem scheint vordergründig gelöst, denn einer der Beteiligten ist ja mundtot gemacht. Er ist so mundtot, dass uns gar nicht bewusst ist, dass wir einen inneren Konflikt haben.

Die Lösung oder **Vermeidung innerer Konflikte** verläuft nach genau demselben Muster wie die Lösung äußerer Konflikte. Auch hier gibt es „Konfliktteilnehmer", die nicht genau wissen, was sie eigentlich wollen, die ihre eigenen Bedürfnisse nicht spüren oder sich nicht so recht zu äußern trauen. Auch hier kann es Konfliktpartner geben, die den anderen mit Strenge, Uneinfühlsamkeit und Autorität unterdrücken. Und auch hier werden sich die unterdrückten Konfliktpartner aus dem Hinterhalt zu rächen versuchen. Eine solche Art der „Konfliktlösung" führt ebenso wie bei äußeren Konflikten auch zu Spannung und Druck.

Von Samy Molcho stammt der anschauliche Vergleich eines Wasserballs, den man versucht, unter Wasser zu drücken. Das kostet Kraft und Energie. Nicht selten entwischt der Ball und taucht unkontrollierbar als psychoneurotisches Symptom wieder auf. Je heftiger die unterdrückten Gefühle sind, desto geringere Auslöser genügen, damit der Ball an einer womöglich ganz anderen Stelle des Schwimmbeckens unkontrolliert nach oben „flutscht". Auf der Symptomebene heißt das, dass aus dem Druck, den verdrängte Gefühle verursachen, psychische oder psychosomatische Symptome entstehen.

Am Beispiel des Konflikts zwischen zwei Menschen ist dieser Mechanismus vergleichbar mit der unbewussten, passiv aggressiven Rache des unterdrückten Konfliktpartners: Derjenige, der nicht ernst genommen, der überfahren wird und sich kein Gehör verschaffen kann, äußert seinen Unmut darüber an anderer, nicht richtig kontrollierbarer Stelle.

Das Unterdrücken von Gefühlen ist so betrachtet ein unzureichender Lösungsversuch eines inneren Konflikts und gleichzusetzen mit einem destruktiv aggressiven Verhalten gegenüber einem eigenen Persönlichkeitsanteil.

Unterdrücken können wir sowohl den einen als auch den anderen Konfliktpartner. Haben wir einen ernsthaften Konflikt zwischen unserem Gewissen, also dem Über-Ich, und unseren mehr triebgesteuerten Wünschen und Bedürfnissen, können wir entweder das Gewissen oder unsere triebhaften Bedürfnisse unterdrücken und verdrängen.

Beispielhaft dargestellt könnte der intrapsychische Konflikt einer Person darin bestehen, einerseits den Kontakt mit den alten Eltern anstrengend und lästig zu finden, andererseits aber die Gewissensverpflichtung zu verspüren, sie zu besuchen und sich um sie zu kümmern. Gefühle der Loyalität von erwachsenen Kindern gegenüber den eigenen Eltern sind in fast allen sozialen Gruppierungen ein wichtiger Wert. Ein Weg bestünde darin, die Wünsche nach Abstand zu den Eltern zu ignorieren und aus Pflichtgefühl jedes Wochenende mit ihnen zu verbringen. Dies würde jedoch nicht zu einem befriedigenden Zusammensein mit den Eltern führen, sondern die Eltern würden den Konflikt erspüren, oder er würde sich – mit einer gewissen neurotischen Veranlagung – in Symptomen niederschlagen.

Eine andere Möglichkeit bestünde darin, sich einzureden, dass man ein Recht darauf hat, sich wohl zu fühlen und sein eigenes Leben zu leben, dass man seinen Eltern gegenüber nicht wirklich verpflichtet ist. Mit dieser Begründung könnte der Kontakt bis auf gelegentliche Treffen an Weihnachten oder Geburtstagen abgebrochen werden. In diesem Fall wird also das Bedürfnis unterdrückt, den Eltern Dank zu zeigen, deren Leistungen zu würdigen und ein „gutes" Kind zu sein. Aber auch diese Haltung macht dauerhaft nicht glücklich. Viele Menschen entwickeln in einer solchen Situation ihnen unerklärlich erscheinende Symptome, je nachdem, wie stark das unterdrückte Verpflichtungsgefühl gegenüber den Eltern ist. Dauerhaft am wenigsten Druck wird auch hier die Kompromissbildung machen: Man geht häufig genug zu den Eltern, um nicht erhebliche Schuldgefühle zu haben, aber nicht so oft, dass man sich eingeengt fühlt.

Tagtäglich werden wir vor intrapsychische Konflikte gestellt, auch solche geringeren Ausmaßes: Darf ich meine Pflicht vernachlässigen und nicht zur Arbeit gehen, um eine kleine Erkältung auszukurieren? Soll ich meiner Lust auf Süßes nachgeben und zwei Tafeln Schokolade essen, obwohl ich schon zehn Kilo Übergewicht und Bluthochdruck habe? Am liebsten würde ich meinem Gesprächspartner vor Wut ins Gesicht brüllen, aber so etwas tut man ja nicht.

Damit ein intrapsychischer Konflikt so heftig wird, dass wir ihn nur mittels Verdrängung „lösen" können, müssen die jeweiligen „Teilnehmer" schon beide stark und wichtig sein. Unwichtige „Teilnehmer" können wir schon mal „überreden", sich etwas zurückzunehmen, ohne dass wir dadurch gleich Schaden nehmen.

Je besser auch in kleinen Konflikten die Kompromissbildung gelingt, desto **ausgeglichener** können wir leben. Vielleicht täten es ja auch süße Trockenfrüchte mit weniger Kalorien. Vielleicht kann ich ja zur Arbeit gehen, aber mich gleich nach Feierabend gemütlich ins Bett legen und mein Bedürfnis nach Ruhe und Erholung pflegen. Vielleicht gelingt es mir, meinem Gesprächspartner auf sachliche Art und Weise zu zeigen, wie ärgerlich mich sein Verhalten macht. Möchte jemand mit dem Rauchen aufhören und muss deshalb seine Lust darauf immer wieder unterdrücken, ist es wesentlich leichter für ihn, wenn er sich eine unschädliche, ähnlich ritualartige „Ersatzbefriedigung" schafft, wie zum Beispiel eine Tasse Tee trinken oder einen kleinen Dauerlauf machen.

Diese Art einer kompromisshaften Konfliktlösung ist die so genannte **Sublimierung**: Der Gesellschaft oder dem Individuum selbst schadende Bedürfnisse werden umgelenkt und in etwas Nützliches verwandelt. So können zum Beispiel aggressive, gewaltsame Impulse mittels chirurgischer Tätigkeit sublimiert werden.

Verdrängung unangenehmer Gefühle

> Ins Unbewusste verdrängen wir am liebsten unsere unangenehmsten Gefühle wie Schuld, Angst, Wut, Eifersucht oder Neid, weil diese unser Lebensgefühl am meisten beeinträchtigen.

Je nachdem, welche Erziehung wir genossen oder was für Erfahrungen wir gemacht haben, sind uns manche Bedürfnisse und Gefühle einfach peinlich und unangenehm. Deshalb tun wir gerne vor uns und anderen so, als ob sie nicht vorhanden wären.

Ist ein Gefühl, eine Seite unserer Persönlichkeit aber vollständig ins Unterbewusste verschoben und spüren wir gar nicht, dass wir auch Angst haben oder dass wir manchmal auch sehr wütend werden, dass wir neidisch sind, uns für etwas schuldig fühlen oder uns schämen, dann können diese Gefühle ebenso wie der unter Wasser gedrückte Wasserball eine unkontrollierbare Spannung aufbauen.

Je stärker ein Gefühl oder Bedürfnis also mit der Angst verbunden wird, deshalb von anderen verachtet, ausgestoßen und abgewertet zu werden, desto größer ist die Versuchung, ein solches Gefühl ins Unbewusste zu unterdrücken.

Angst und **Depression** sind noch einigermaßen „gesellschaftsfähig", auch wenn sie natürlich vor allem von Männern mit Schwäche verbunden werden und deshalb oft nicht offen eingestanden werden können.

Anders verhält es sich mit der **Wut**. Wut ist ein Gefühl, mit dem viele Menschen in ihrem Leben schon schlechte Erfahrungen gemacht haben. Wut kann leicht ins Unkontrollierte, Gewaltsame abrutschen. Aus Angst, die Wut könne entgleisen, ist es oft schwer, dieses Gefühl zuzulassen. So wird es nicht selten vor sich und anderen verborgen. Noch schwieriger wird es, wenn es um Neid- und Rivalitäts- oder gar Rachegefühle geht. Zwar sind dies sehr menschliche, aber doch destruktive, der Gesellschaft oft sehr schadende Gefühle, die keiner gerne zugeben mag. Aus der Peinlichkeit heraus, die es bedeutet, ein solches Gefühl zu haben, kann es häufig nicht zugegeben und in schwierigeren Fällen noch nicht einmal bewusst gefühlt werden. Ähnlich wie bei der Angst, etwas Unrechtes getan zu haben, agieren diese unterdrückten Scham- und Schuldgefühle aber im Hintergrund weiter und machen uns krank.

Nicht umsonst beschreibt Hahnemann „ein **schlechtes Gewissen**" als eines der größten Heilungshindernisse. Nicht nur Kriminelle und Perverse, mit denen wir glauben, nichts gemeinsam zu haben, haben ein schlechtes Gewissen. Viele Menschen reagieren mit Schuldgefühlen bei viel weniger augenscheinlichen „Verbrechen", oft ohne sich dessen tatsächlich bewusst zu werden. So gesehen sind die meisten unserer Patienten und oft auch wir selbst einem oder gar mehreren machtvollen Heilungshindernissen ausgesetzt.

Fall 7

Ein junger Mann Mitte zwanzig litt an schweren Panikattacken, schon seit der Pubertät. Er heiratete früh eine lebenslustige junge Frau, doch die Panikattacken schienen sich dadurch eher zu verschlimmern. Aus Angst, seine Frau zu verlieren, konnte er sie kaum aus dem Haus gehen lassen, klammerte an ihr und beschimpfte sie, wenn sie etwas ohne ihn unternehmen wollte. Natürlich trat genau deshalb das Unvermeidliche eines Tages ein und sie verließ ihn. Während der Scheidungsphase begab er sich für zwei Jahre in Psychotherapie, was seinen Zustand deutlich besserte, doch die Panikattacken dauerten an, auch wenn sie etwas seltener geworden waren. In einem ärztlichen Gespräch hatte er dann erstmals den Mut, von einer Situation seiner Kindheit zu erzählen. Damals hatte er zusammen mit Bruder und Schwester eine Art Doktorspiel ausprobiert. Obwohl dies eigentlich eine harmlose Sache gewesen war, bekam er das Gefühl nicht los, etwas von Grund auf Schmutziges und Unrechtes getan zu haben. Natürlich hatte dieses übertriebene Schuldgefühl etwas mit seiner Erziehung und seiner Biographie zu tun. Doch konnte er von der Harmlosigkeit des damaligen Vorfalls leicht überzeugt werden und interessanterweise genügte dies, um ihn von diesem Moment an von seinen Panikattacken endgültig und restlos zu befreien. Natürlich gab es noch genug andere schwierige Themen mit ihm zu bearbeiten. Die Bereitschaft, aufgrund einer solchen Banalität Panikattacken zu entwickeln, zeugt ja bereits von einer gewissen neurotischen Disposition. Doch die Panikattacken tauchten ab diesem Moment tatsächlich nie wieder auf.

An diesem Beispiel wird sehr plakativ deutlich, wie ein Gefühl – in diesem Fall ein Schuldgefühl – unterdrückt und in ein neurotisches Symptom – in diesem Fall Panikattacken – verwandelt wird.

Noch ein Beispiel für einen intrapsychischen Konflikt:

Fall 8

Eine junge Frau möchte gerne aus ihrem wohlbehütenden Elternhaus in eine fremde Stadt ziehen, um selbstständig zu leben. Sie freut sich darauf, sehnt die Freiheit herbei, aber natürlich hat sie auch Angst vor der Trennung und dem Alleinsein. Von dieser Angst will sie aber lieber nichts wissen, weil sie ihr peinlich ist, sie behindern würde oder womöglich sogar zurückhalten. Beide Wünsche widersprechen einander: Sie möchte weg, aber sie will auch dableiben. Beides zugleich ist unmöglich. Sie hat einen inneren Konflikt zu bewältigen. Unbewusst vermeidet sie diesen Konflikt, indem sie sich die Angst einfach nicht eingesteht. So scheint es nur den einen Wunsch zu geben, den nach Freiheit. Sie verspürt keinerlei Angst und zieht guten Mutes in die neue Stadt. Dort allerdings bekommt sie nach einiger Zeit Luftnot und Herzschmerzen. Nun hat sie Angst, schwer krank zu sein, geht deshalb zurück zu den Eltern und lässt sich unter deren schützender Obhut ärztlich untersuchen. Natürlich stellt sich dabei heraus, dass sie körperlich vollkommen gesund ist. Die Beschwerden sind rein psychosomatischer Natur und dienten unbewusst dem Zweck, ihren sehr starken aber uneingestandenen Wunsch nach Geborgenheit und Behütetsein zu erfüllen. Die durch die Unterdrückung entstandene Spannung hat sich einen anderen Ausweg gesucht.

Der innere Konflikt der jungen Frau ist der schon beschriebene Urkonflikt des Menschseins, den wir ständig neu für uns lösen müssen. Es ist der Konflikt zwischen dem Wunsch nach Freiheit und Selbstständigkeit, Unabhängigkeit, Abenteuer und Neuem – und dem Wunsch nach Geborgenheit, Wärme, Vertrautem und Gemeinsamem. Eine reife Lösung wäre es, beide einander widersprechenden Gefühle zunächst einmal zuzulassen und dann in aller Ruhe zu überlegen, wie man einen Kompromiss bilden könnte.

Ähnlich wie in einer guten, ebenbürtigen Paarbeziehung dürfen die beiden sich widersprechenden Gefühle gleichberechtigt nebeneinander stehen. Keines ist besser, berechtigter oder wichtiger als das andere. Natürlich muss man dafür die Bereitschaft entwickelt haben, sich auch scheinbar weniger rühmliche Gefühle und Bedürfnisse einzugestehen, was fast das Schwierigste daran ist und nicht selten lange Jahre Psychotherapie und/oder Lebenserfahrung benötigt.

Ist dies gelungen, ist die Hauptarbeit schon geleistet. Kennt man sich selbst gut genug, um die verschiedenen Facetten der eigenen Persönlichkeit offen und wertfrei anzunehmen, dann ist die Lösung, die Kompromissbildung, meist nicht mehr so schwierig.

Was könnte am Beispiel der jungen Frau eine reife Lösung des Konflikts sein? Wir suchen eine Lösung, die sowohl der Lust auf Freiheit als auch der Angst vor der Trennung gerecht wird. Eine Möglichkeit wären häufige Besuche zu Hause. Vielleicht wäre es besser, für den Anfang erst einmal nicht ganz so weit wegzuziehen, sondern an einen näheren Ort? Vielleicht gäbe es aber auch die Möglichkeit, zusammen mit einer Freundin in die neue Stadt zu ziehen, sodass sie sich beinahe ein Stück Vertrautheit mitnehmen kann. Sie könnte darauf achten, ein gemütliches Zimmer oder eine Wohnung zu haben. Hier könnte sie sich ganz nach ihren Wünschen einrichten, um sich möglichst wohl zu fühlen und um einen geborgenen Rückzugsort zu haben. Vielleicht könnten sie die Eltern und Freunde am Anfang besonders oft dort besuchen. Sie könnte sich aber auch darum bemühen, bald Anschluss zu finden usw. Es ließe sich hier noch mühelos fortführen, wie sie sich die Übergangssituation leichter machen könnte.

Obiges Beispiel zeigt, dass wir auch Gefühle wie Angst, Hilflosigkeit, Schwäche und Abhängigkeit so aus unserem Bewusstsein ausblenden können, dass wir tatsächlich glauben, sie nicht zu haben. Ist Schwäche oder Angst ein besonders unangenehmes Gefühl für uns, kann es sein, dass wir zu sehr die positive Seite, die Stärke, die Selbstständigkeit, die Leistungsfähigkeit und die Unabhängigkeit betonen. Deshalb sind wir in einem solchen Zustand wie mit Blindheit geschlagen und ungeschützt gegen das doch immer wieder geschehende, zum Leben gehörende Unglück, das uns schwächen kann. Geschieht dann unvorhergesehen etwas, das

Gefühle der Abhängigkeit, Schwäche und des Versagens in hohem Maß auslöst, können viele scheinbar starke Menschen plötzlich unerwartet ängstlich und depressiv werden.

So lange wir jung und stark sind und noch von keinen größeren Lebensniederlagen heimgesucht worden sind, gelingt es uns leichter, Angst, Schwächegefühle und Schmerz auszuklammern oder aggressiv abzuwehren. Je früher wir mit Schicksalsschlägen oder Scheitern konfrontiert werden, desto früher bekommen wir die Chance, sofern wir davon nicht erdrückt werden, schon früh „ganzer" zu werden und zu reifen. Allerdings müssen wir dazu bereit sein, Schwächegefühle zuzulassen, anstatt sie dauerhaft in Aggression gegen andere oder gegen uns selbst (Depression) zu verwandeln.

Spätestens der ganz natürliche Prozess des **Altwerdens** beispielsweise bringt es mit sich, dass man sich gezwungenermaßen mit kränkenden und Angst machenden Themen beschäftigen muss: der Angst vor dem Nachlassen der körperlichen Kräfte, vor dem Abhängigwerden oder vor dem Tod. Alte Menschen, die sich mit diesen Themen auseinandergesetzt und ihren Frieden damit geschlossen haben, strahlen meist eine bewundernswerte Ruhe und Gelassenheit aus. Andere werden dagegen zu griesgrämigen, nörgelnden und ewig unzufriedenen Alten, die anderen das Leben schwer machen, oder aber sie entwickeln eine **Altersdepression**, bei der sie die Wut über ihr Schicksal gegen sich selbst richten.

Verdeckung von Gefühlen

Manchmal verdeckt ein oberflächliches Gefühl ein tiefer liegendes, schwerer auszuhaltendes. Dies kann zum Beispiel der Fall sein, wenn statt Angst nur Wut empfunden wird. Das trifft besonders oft auf Männer zu, die dazu erzogen wurden, Gefühle der Schwäche zu unterdrücken. Aber auch Frauen, die als Mädchen sehr viel Anerkennung dafür bekamen, stark, selbstständig und tüchtig zu sein, können dazu neigen, in erster Linie Wut zu verspüren, anstatt des zugrunde liegenden, eigentlichen Gefühls der Angst und der Schwäche. Die tiefer liegende Angst wird dann mit Wut abgewehrt.

Auch Schuldgefühle können sich vordergründig als Aggression äußern: Weil Schuldgefühle für die meisten Menschen sehr schwer zu ertragen sind, werden sie oft blitzschnell und unbewusst für den Betroffenen in Aggression verwandelt.

Wer sich beschuldigt, gekränkt oder nicht in Ordnung fühlt, wird sehr oft selbst vorwurfsvoll sein, wird zum Gegenangriff übergehen und kritisieren. Selbst bei relativ selbstbewussten Menschen ist dies fast so etwas wie ein menschliches Gesetz: Vorwurf wird mit Gegenvorwurf beantwortet.

Zu guter Letzt kann auch die Wut selbst wieder Schuldgefühle machen, da sie natürlich mit der Angst, jemanden nachhaltig zu verletzen und dadurch zu verlieren, besetzt ist, aber auch weil sie gesellschaftlich noch zu weiten Teilen als ein „niederes Gefühl" und verachtenswerter Kontrollverlust ausgegrenzt wird.

So können sich verschiedene Empfindungen übereinander lagern und gegenseitig verdecken. Das kann die Einschätzung für den von außen Beobachtenden sehr schwierig machen.

Als Faustregel gilt: Das am schwersten auszuhaltende Gefühl wird immer das ganz zuunterst liegende sein.

In den meisten Fällen ist dies die evolutionär bedingte, ursprünglich lebensbedrohliche und deshalb tief verankerte Angst nicht dazuzugehören, nicht geliebt und nicht geachtet zu sein. Diese Angst entsteht, weil die Bedingungen, die wir glauben erfüllen zu müssen, um geliebt zu werden und dazuzugehören, mit anderen, scheinbar entgegengesetzten Wünschen und Bedürfnissen in Konflikt geraten.

Von welchem anderen, besser auszuhaltenden Gefühl diese Angst verdeckt wird, ist individuell unterschiedlich und von der jeweiligen Veranlagung, der Erziehung und den Lebenserfahrungen abhängig. Für den einen ist ein aggressives, kritisches Auftreten akzeptabler, für den anderen mehr ein kindliches, angepasstes, der Dritte mag sich mit Witzeln und einer läppischen Haltung durchs Leben schlagen und der Vierte mit einem pflichtbewussten, gewissenhaften Benehmen.

Die individuelle Art und Weise, mit der wir unsere inneren Konflikte abwehren und bewältigen, formt ein Stück weit unsere Persönlichkeit und führt uns so zu den homöopathischen Mitteln, worauf in einem späteren Kapitel noch ausführlich eingegangen werden wird (s. S. 136). Wenn ein innerer Konflikt jedoch unlösbar für unsere Psyche erscheint, wird er von ihr unbewusst gemacht. Hier ist die Wurzel für die neurotische Symptombildung.

3 Entstehung von Neurosen

Überblick

Neurosen entstehen aus **unzureichender Konfliktverarbeitung** heraus. Dabei wird ein innerer Konflikt nicht gelöst, sondern mittels **Verdrängung** ins Unterbewusste vermieden. Neurotisches Erleben ist fehlangepasst, übertrieben, entzieht sich der willentlichen Kontrolle und bereitet dem Betroffenen Leidensdruck. Voraussetzung für die Entwicklung einer Neurose ist aus Sicht der Tiefenpsychologie ein **Entwicklungsdefizit** in der Kindheit. In jeder Lebensphase gibt es typische Lebenskrisen oder -konflikte, die verschieden verarbeitet werden müssen. Diese sind nach Abschluss der Symbiosephase der ersten sechs Monate:

- in der frühen Individuationsphase ab dem sechsten Lebensmonat die Erkenntnis des Kindes, dass die Pflegeperson ein eigenständiger, von ihm getrennter Mensch ist (Individuationskonflikt, orale Phase),
- ab dem dritten Lebensjahr die Wünsche nach Selbstständigkeit und eigenem Willen (Autonomiekonflikt, anale Phase),
- ebenfalls im dritten Jahr der Wunsch nach Hinwendung zu einer dritten Person (früher Triangulierungskonflikt),
- zum Ende des vierten Lebensjahres sexuelle, erotische Bedürfnisse, die auf den gegengeschlechtlichen Elternteil projiziert werden (ödipaler Konflikt).

Jeder dieser Konflikte kann gelöst werden, sofern die Voraussetzungen dafür gegeben sind. Wird er aufgrund äußerer, aber auch zum Teil individueller Umstände nicht gelöst, besteht er ungelöst fort bis ins Erwachsenenalter und kann Anlass zu neurotischen Symptomen und Beeinträchtigungen geben.

Je früher in der Kindheitsentwicklung der ungelöste Konflikt liegt, desto niedriger wird das so genannte **Strukturniveau** der jeweiligen Störung sein und desto ungünstiger ist die Prognose. Bei einer Störung in der Symbiosephase entsteht ein Borderlinesyndrom, bei einer Störung der Lösung des frühen Individuationskonflikts eine narzisstische Neurose, während die „klassischen, „reifen" Neurosen sich bei Problemen nach Abschluss des Individuationskonflikts bilden.

Die psychische Entwicklung eines Kindes ist sehr komplex und vielen möglichen Störfaktoren ausgesetzt. Trotz dieser mannigfaltigen Störmöglichkeiten werden die einen psychisch krank, die anderen dagegen nicht.

Dies hängt zunächst von dem Zeitpunkt im Leben ab, an dem das Problem auftrat, vom Ausmaß des negativen Faktors und von der individuellen, genetisch bedingten Verletzlichkeit des Betroffenen. Ebenso ausschlaggebend ist es, wie viele ausgleichende Faktoren auf der anderen Seite vorhanden waren und ob gesunde, jedoch nicht starre Abwehrmechanismen verfügbar sind. Anhand der Reife der Abwehrmechanismen eines Individuums kann der Psychotherapeut auf die jeweilige Neurosenstruktur rückschließen, während der Homöopath Informationen über die spezifische Art und Weise dieses Menschen, auf seine Umwelt zu reagieren, erhält.

Neurosen dekompensieren in einer aktuellen **auslösenden Situation**. Tritt eine solche nicht ein, kann eine kompensierte Neurose auch niemals manifest werden.

In so genannten **Schwellensituationen** des Lebens, die mit der Übernahme von mehr Verantwortung verbunden sind, treten neurotische Symptome am häufigsten auf.

Als bedrohlich empfundene Erlebnisinhalte können mittels psychischer Abwehrmechanismen oder Copingstrategien (s. S. 46 ff) abgewehrt werden. Es wird zwischen reifen und unreifen Abwehrmechanismen unterschieden. Primär haben Abwehrmechanismen und Copingstrategien einen schützenden Charakter für das Individuum. Pathologisch sind unreife oder starre, übertriebene Abwehrmechanismen. Sowohl die individuelle Art der Abwehr eines Menschen als auch die typische Auslösesituation können uns Hinweise auf das jeweils benötigte homöopathische Mittel geben.

Neurosen entstehen durch **unzureichende Konfliktverarbeitung**. Aufgrund von Überforderungsgefühlen gegenüber dem Konflikt wird dieser, anstatt gelöst zu werden, ins **Unterbewusste verdrängt**. Der daraus entstehende Druck äußert sich in unkontrollierten, „neurotischen" Symptomen.

Der Begriff Neurose (griech.: chronisches Nervenleiden) wurde von dem schottischen Arzt, Pharmakologen und Begründer der Neuropathologie, William Cullen, um 1776 geprägt. Es handelt sich hierbei interessanterweise um denselben Cullen, dessen Materia medica Hahnemann 1790 zu seinem Chinarindenversuch anregte.

Die Bezeichung „Neurose wird heute vornehmlich zur Beschreibung einer Ätiologie, d. h. für ein bestimmtes ... Konzept der Krankheitsursache seelisch bedingter Störungen verwendet. Danach beruhen Neurosen, aus psychoanalytischer Sicht, auf **erlebnisbedingten Beeinträchtigungen** der Spannungs- und Beziehungsregulation und der Konfliktverarbeitung, die durch Erfahrungen bedingt sind und bereits in der Kindheit angelegt werden. Sie treten als Störungen des seelischen und körperlichen Befindens, des Verhaltens und der Persönlichkeit in Erscheinung. Als neurotisch werden demnach Phänomene bezeichnet, die auf **ungelösten, unbewussten Konflikten** beruhen. In diesem Sinn spricht man von neurotischem Erleben und Verhalten, von neurotischen Störungen und Erkrankungen („Neurosen"), neurotischen Persönlichkeiten und neurotischen Entwicklungen" (Ermann 1997).

Eine individuelle, genetisch festgelegte Bereitschaft, eine persönlich bedingte Verletzlichkeit und Schwäche im Umgang mit Konflikten macht einen Menschen empfindlicher für die Entwicklung einer Neurose. Doch ist für eine unzureichende Konfliktverarbeitung aus Sicht der Tiefenpsychologie auf jeden Fall auch ein Entwicklungsdefizit in der frühen Kindheit Voraussetzung.

In den einzelnen Phasen der Kindheitsentwicklung müssen jeweils bestimmte Lernprozesse bewältigt werden. Gelingt dies nicht oder nur unzureichend, kann eine Bereitschaft zur Neurosenentwicklung entstehen. Können diese Entwicklungsdefizite nicht später ausgeglichen werden, kann sich die Persönlichkeit dauerhaft verformen und die Disposition für Neurosen bestehen bleiben.

In einem zweiten Schritt setzt die **Konfliktabwehr** ein, die aufgrund dieses Entwicklungsdefizits unlösbar erscheinende Konflikte unbewusst macht. Auf die verschiedenen Abwehrmechanismen wird noch detaillierter eingegangen werden (s. S. 46).

Die Verhaltenstherapie betrachtet Neurosen als erlerntes Fehlverhalten, das keine angemessene Anpassung an die Erfordernisse der Umwelt erlaubt und durch verschiedene Faktoren, wie zum Beispiel **Vermeidungsverhalten**, verstärkt werden kann. Die verhaltenstherapeutische und die tiefenpsychologische Sichtweise widersprechen sich nicht, sondern wirken im Umgang mit den Patienten ergänzend.

3.1 Diagnose von Neurosen

Neurotisches Verhalten gibt sich durch seine **Unangemessenheit**, seine **Übertriebenheit** zu erkennen. Im Prinzip sind „neurotisches" und „normales" Erleben nahe verwandt und nicht etwas grundsätzlich Verschiedenes. Jeder Mensch kennt in irgendeiner Weise konflikthaftes Erleben, Angst oder Ambivalenz. Vegetative Erschöpfung oder Schlafstörungen, nervöse Magenprobleme, zwanghaftes Grübeln oder Zählen, Traurigkeit und Verstimmung sind häufige Phänomene, die bei den meisten Menschen unter „Stress“ entstehen können.

Neurotisches Erleben und Verhalten unterscheidet sich von gesundem auf quantitative Weise. Der Übergang zwischen Krankheit und Gesundheit ist fließend.

Ambivalenz wird in der Neurose zum dauerhaften Zweifel, der die Entscheidungsfähigkeit beeinträchtigt. Die situationsbezogene Verstimmung wird zum dauerhaften Verlust von Interesse, Vitalität und Lebensfreude ohne erkennbaren Zusammenhang mit inneren oder äußeren Belastungen. Der Gedanke ans Fliegen führt zur angstvollen Vermeidung von Flugreisen.

Neurotisch imponieren negative Gefühle wie Schuld, Angst, Trauer, Neid oder Wut dann, wenn sie so vollständig vereinnahmen, dass sie irrational erscheinen und vorherrschend werden. Der Betroffene merkt selbst, dass seine Reaktionen nicht mehr angemessen sind.

Bei einem Patienten mit Angstsymptomen handelt es sich dann nicht mehr um eine nachvollziehbare, berechtigte Angst, die ihn davor bewahrt, ein zu hohes Risiko einzugehen, sondern die Angst ist gegenüber dem Risiko deutlich übertrieben und unangebracht. Der Patient beginnt, sich beeinträchtigt, krank oder gestört zu fühlen und sucht evtl. Hilfe.

Neurotisches Erleben oder Verhalten:

- ist ein fehlangepasstes, unangemessenes Verhalten, das nicht den geistigen Möglichkeiten des Betroffenen entspricht,
- bereitet ein subjektives Leidensgefühl,
- entzieht sich zumindest längerfristig der willensmäßigen Kontrolle,
- ist aufgrund von Übertragungsphänomenen mit Befangenheit gegenüber wichtigen Menschen im Leben der Betroffenen verbunden,
- eigene Motive und Bedürfnisse und die anderer werden verkannt, Selbstkritik und Empathie sind eingeschränkt, gleichzeitig bestehen Ambivalenz, Selbstzweifel und Minderwertigkeitsgefühle,
- wird ausgelöst durch unbewusste intrapsychische Konflikte,
- wird bedingt durch eine gestörte Erlebnisverarbeitung, deren Entstehung bis in frühe Kindheitsphasen hineinreicht,
- wird begünstigt durch angeborene Eigenschaften wie den Grad der Intelligenz, der Frustrationstoleranz und der Triebstärke.

Von einer neurotischen Erkrankung spricht man dann, wenn sich das neurotische Erleben und Verhalten so zuspitzt, dass es zu einem medizinischen oder psychosozialen Problem wird. Es treten Symptome in Form von Erlebnis- oder Verhaltensstörungen, Störungen körperlicher Funktionen und Körperkrankheiten auf, sofern zusätzliche somatische Krankheitsfaktoren gegeben sind. Oft entsteht die Beeinträchtigung des Betroffenen auch allein durch die Folgen, die neurotisches Erleben und Verhalten in den verschiedenen Lebensbereichen nach sich zieht.

Weil die Ursache für neurotisch übertriebene, irrationale Gefühle in **unbewussten, unverarbeiteten Ängsten aus der Kindheit** liegt, ist es oft nicht ausreichend, eine positivere Bewältigungsstrategie mit den Betroffenen einzuüben, sondern ein tieferes Verständnis für die Entstehung dieser Gefühle ist notwendig, um eine tief greifende Besserung zu erzielen. Hier setzt die tiefenpsychologische Psychotherapie ein, die sich an einem auf Sigmund Freud, seine Tochter Anna, Melanie Klein und andere zurückgehenden Modell der Neurosenentstehung orientiert. Vieles, was wir darüber wissen, fand man durch die Beobachtung von Säuglingen und Kleinkindern.

Auch für den Homöopathen, der zwangsläufig sehr häufig mit neurotischen Patienten arbeitet, ist ein Grundverständnis dieses sehr hilfreichen Modells unerlässlich, weshalb es im Folgenden in einer gut verständlichen, einfachen Form wiedergegeben werden soll.

3.2 Tiefere Wurzeln der Neurosen in der Kindheit

Ein Kind muss sich auf ganz verschiedenen Ebenen seiner Persönlichkeit nach und nach seelisch entwickeln. Zu diesen Ebenen gehören:

- die Triebentwicklung,
- die Affektentwicklung,
- die Entwicklung des Ich und des Selbst,
- die Entwicklung von Beziehungen und die Entwicklung der sexuellen Geschlechtsidentität.

Ein Großteil dieser basalen seelischen Entwicklungsaufgaben ist bereits mit sechs Jahren abgeschlossen, auch wenn die gesamte seelische Weiterentwicklung sich bis ans Lebensende fortsetzt und in den einzelnen Lebensabschnitten eines Menschen weiterhin unterschiedliche Anforderungen von ihm bewältigt werden müssen.

Die Konzepte für die **Phasen der Triebentwicklung** (Freud 1905) wurden in der Psychoanalyse zuerst entworfen. Dabei wurden libidinöse Triebbedürfnisse mit körperlichen Grundvorgängen wie Nahrungsaufnahme und Entleerung betrachtet und psychosexuellen Entwicklungsphasen zugeordnet. Die Triebtheorie wurde später ergänzt durch den Dualismus von lebenserhaltenden und aggressiven Trieben (Anna Freud 1952).

Die **Affekte**, also Gefühle wie zum Beispiel Angst, Trauer, Wut, Neid und Ärger sind schon bei der Geburt in ihrer Grundstruktur vorhanden und entwickeln sich in der Interaktion mit den Bezugspersonen weiter (Stern 1992).

Zur **Entwicklung des Ich** (Hartmann 1972) gehören lebenswichtige Funktionen wie Wahrnehmung, Denken, Impulskontrolle, Abwehrleistungen usw. Bereits mit 18 Monaten sind die entscheidenden Entwicklungsphasen des Ich abgeschlossen. Doch ein Anteil des Ich, das Über-Ich, erfährt erst mit der Lösung des so genannten **Ödipuskomplexes**, einer Entwicklungskrise im 4.–6. Lebensjahr, seine Formung in mehr oder weniger realistische Verbots- und Idealvorstellungen.

Das **Selbstgefühl** (Kohut 1971) bezeichnet eine Vorstellung von der eigenen Person, die das Kind schon bald nach der Geburt als einen präverbalen Keim eines Selbstempfindens hat und vor allem in den ersten beiden Lebensjahren zu einer differenzierten Vorstellung von sich selbst weiterentwickelt. Doch braucht das Selbst in gewisser Weise lebenslange Stützung von außen.

Die Vorstellungen, die das Kind in seiner **Wahrnehmung von anderen Personen** hat, verändern sich vom Säuglingsalter bis zum 5. Lebensjahr kontinuierlich: Der Säugling kann seine Pflegeperson nur in den einzelnen Funktionen, die sie ihm gegenüber erfüllt, also Stillen, Trösten usw., wahrnehmen, ohne sie als zu einer „ganzen" Person gehörig zu erleben. In der Fachsprache wird von **„Teilobjektbeziehungen"** (Jacobson 1973) gesprochen. Im zweiten Lebensjahr gelingt es ihm, diese Aspekte zu integrieren, sodass sich nun realistische, ganzheitliche **„Objektrepräsentanzen"** bilden. Diese inneren Vorstellungen von den Bezugspersonen müssen so weit stabilisiert werden, dass sie auch dann noch erhalten bleiben, wenn die Bezugspersonen nicht real anwesend sind. Damit hat das bis dahin „dyadische Erleben" nun „Objektkonstanz" erreicht. Es kann nun erweitert werden zu **„triangulären Beziehungen"**, d.h. Dreiecken: „Ich in der Beziehung zu Mutter und Vater". Daraus schließlich entstehen Beziehungsnetze, in denen der Mensch sich als Teil eines sozialen Gefüges erlebt.

In der psychoanalytischen Entwicklungstheorie (Mertens 1997) geht man davon aus, dass das Kind anfangs die Vorstellung einer **bisexuellen Vollkommenheit** hat. Es glaubt, im Besitz beider Geschlechtsorgane zu sein. Durch biologische Gegebenheiten und Interaktion mit den Eltern, die auf ein Kind als Junge oder als Mädchen reagieren, entsteht im Laufe der Zeit ein Gefühl dafür, ein Junge oder ein Mädchen zu sein. Durch die Erfahrungen, die man als Junge oder Mädchen mit seiner Umwelt macht, wird eine **Geschlechtsrollenidentität** ausgeformt. Diese wird mit dem Durchleben des Ödipuskomplexes im Vorschulalter durch Identifizierung mit dem gleichgeschlechtlichen Elterteil zu einem dauerhaften Bestandteil des Identitätsgefühls. Hier entwickelt sich auch die „Objektwahlidentität", d. h. die Geschlechtspartnerorientierung, die in der Pubertät weiter stabilisiert wird.

In jeder Lebensphase gibt es typische Entwicklungskrisen und Konflikte, die sich aus den wechselnden Lebens- und Entwicklungsaufgaben ergeben und verschieden verarbeitet werden.

Prinzipiell gibt es zwei Möglichkeiten, wie ein Mensch ganz besonders in seinen ersten drei Lebensjahren, wenn sich seine Persönlichkeit noch nicht herausgebildet hat, Defizite in seiner Entwicklung erleiden kann: Nicht nur wie allgemein bekannt durch Mangel, also frühe Trennungen und Vernachlässigung, sondern auch durch Überbehütung und Einengung können Neurosen oder neurotische Anteile entstehen. Schwierig ist also sowohl das „Zuwenig", als auch das „Zuviel" an Zuwendung.

Welcher Art die Probleme sind, die daraus erwachsen, hängt wesentlich davon ab, wann die Störung einsetzt.

Allgemein gilt: Je früher das Entwicklungsdefizit einsetzt, desto tiefere und schwer wiegendere Folgen hat es für das Kind und desto schwerer ist es zu behandeln.

3.2.1 Orale Phase und frühe Individuationsentwicklung

Die Welt eines Neugeborenen besteht aus Schlafen, Gefüttertwerden, aus Gestreichelt- und Gewickeltwerden. Wenn es sich unwohl fühlt – sei es aus Hunger, Schmerz, Schutzbedürfnis oder anderen Gründen – schreit es. Dann kommt im Normalfall die Mutter bzw. Pflegeperson und bemüht sich, herauszufinden, was dem Kleinen fehlt.

Ein Kind in diesem Alter kann noch nicht unterscheiden zwischen der Mutter und sich selbst. Es weiß nicht, dass dies zwei verschiedene, voneinander getrennte Personen sind. Es ist in höchstem Maße egozentrisch, kennt nur seine eigenen Bedürfnisse und ist darauf angewiesen, eine einfühlsame Mutter zu haben, die diese erkennt und befriedigt.

Im Vordergrund stehen so genannte **orale Bedürfnisse** (oral = mit dem Mund; Begriff, der sich auf die Triebebene bezieht, aufgrund der Lust des Babys, etwas in den Mund aufzunehmen). Orale Bedürfnisse sind Bedürfnisse nach Bindung, Sicherheit, Nähe, Fürsorge und Geborgenheit. Ist die Mutter oder Pflegeperson einfühlsam genug, dass sie erkennt, was das Kind braucht, besteht zwischen Mutter und Kind eine **symbiotische Bindung** (Mahler 1972). Diese bildet die Grundlage dafür, dass der nächste Schritt vom Kind bewältigt werden kann.

Der gesunde Abschluss dieser Phase beginnt mit etwa sechs bis acht Monaten. Es bildet sich die immer auch schmerzhafte Erkenntnis, dass es ein eigener, von der Mutter getrennter Mensch ist, dass diese eine eigene Existenz und einen Willen hat und nicht uneingeschränkt zur eigenen Bedürfnisbefriedigung verwendet werden kann.

Das Erleben im zweiten Lebensjahr wird zunächst geprägt durch den Konflikt zwischen einerseits dem Wunsch zurück in die **Symbiose**, die Verschmelzung, andererseits **Wut** und **Verlassenheitsangst**. Dieser Konflikt wird ausgelöst durch eben diese auch bittere Erkenntnis, ein von der Mutter getrennter, eigenständiger Mensch zu sein.

Beziehungen zu den Bezugspersonen werden in dieser Phase als **Teilobjekte mit verschiedenen Funktionen** erlebt. Das Kind nimmt die Mutter wahr wie zwei verschiedene Personen: eine „gute", die seine Bedürfnisse befriedigt, und eine „böse", die es frustriert und damit Verlassenheitsängste auslöst.

Verarbeitet wird dieser Konflikt durch eine gleichbleibend fürsorgliche, geduldige und einfühlsame Haltung der Mutter.

Ab etwa 18 Monaten mit Beginn der **Sprachentwicklung** hat das Kind erste konstante Vorstellungen von der eigenen Person und der Pflegeperson, kann Gut und Böse zunehmend in einer Person sehen und nun werden auch die Verlassenheitsängste geringer.

Wenn es dagegen zu ungewollten längerfristigen Trennungen vor dieser Zeit kommt, z. B. durch Krankheit, oder wenn aus anderen Gründen tiefgreifende Verlassenheitserlebnisse stattfinden, dann entsteht ein Zuwenig, das sich in dieser Phase gravierend auswirkt. Auch eine angeborene sensorische Schwäche seitens des Kindes führt zu einem „Zuwenig": Das Kind ist nicht in der Lage, die ihm angebotene Zuwendung ausreichend und mit allen Sinnen aufzunehmen.

Wenn es sich um länger anhaltende Störungen handelt, dann erlebt das Kind ein tiefes Gefühl des **Verlassen- und Nicht-geliebt-Seins**. Dieses Gefühl ist verbunden mit Hass und einer zerstörerischen Wut gegen die Person, von der es sich so abhängig und gleichzeitig abgelehnt fühlt. Die Hass- und Wutgefühle sind undefiniert, hilflos machend, diffus und überwältigend und deshalb schwer kontrollierbar.

> Störungen dieser Art können die Weiterentwicklung des Kindes bis zum Abschluss dieser Phase verhindern, weil eine Ursehnsucht – die nach der vollkommenen Symbiose – unbefriedigt bleibt. Das erfüllte Symbiosegefühl ist aber Voraussetzung für den Abschluss dieser Entwicklungsphase. Wer nicht ausreichend zur Mutter „hin" durfte, kann auch nicht weg von ihr, um sein eigenes Ich wahrzunehmen. Der Individuationskonflikt bleibt unbewältigt.

In seinem späteren Leben läuft ein Mensch, der als Kind einem solchen Entwicklungsdefizit ausgesetzt war, Gefahr, immer wieder von diesen Gefühlen überwältigt zu werden. Dies geschieht vor allem dann, wenn er Angst bekommt, von einer Person, von der er sich abhängig fühlt, verlassen zu werden, ganz gleich, ob diese Angst realistisch ist oder von ihm phantasiert wird. Sein **Ich bleibt schwach**, er hat eine basale **Störung seines Selbstwertgefühls** und **gespaltene Vorstellungen** von sich selbst und seinen Bezugspersonen.

Hier ist der Entstehungszeitpunkt von so genannten frühen Störungen wie **Psychosen** und ab dem zweiten Lebenshalbjahr **Borderlinestörungen**, die sich an der Grenze zwischen Neurose und Psychose bewegen.

3.2.2 Anale Phase

Im dritten Lebensjahr entwickelt das Kind immer mehr den Wunsch, sich trotz der realen Abhängigkeit zu verselbstständigen, sich von der Mutter zu lösen und zu entfernen. Es beginnt die Trotzphase, das Kind erprobt **aggressive Bedürfnisse** und die **Selbstständigkeit**. Auch lernt es, Nein zu sagen und seine Ausscheidungsfunktionen selbstständig zu kontrollieren (daher der Begriff „anale" Phase). Gleichzeitig wünscht es aber auch die Nähe der Mutter und hat Angst, sie durch seine Eigenständigkeit zu verlieren. Zwischen diesen beiden Bedürfnissen ist es hin- und hergerissen.

> Damit dieser Konflikt erfolgreich gelöst werden kann, muss die Familie des Kindes tolerant mit seinen widersprüchlichen Bedürfnissen umgehen können. Gelingt dies, ist das Kind danach fähig, sich auch in Phasen des Alleinseins nicht verlassen zu fühlen, sondern eine innere Beziehung zur Bezugsperson zu wahren.

Durch ein Zuwenig oder Zuviel bzw. Vernachlässigung oder Überbehütung in dieser Phase kann deren Bewältigung verhindert werden. In beiden Fällen kann die **Trennungsangst** vom Kind nicht überwunden werden. Im Fall des Zuwenig bleibt der Wunsch nach Nähe zur Mutter übermächtig, im Falle der Überbehütung vermittelt die Mutter dem Kind, dass es überaus gefährlich sei, seine eigenen Wege zu gehen, sodass es entmutigt wird und verzichtet. Diese Menschen bleiben abhängig von ihren Beziehungen, leiden an starken Verlustängsten und fühlen sich schnell nicht mehr geliebt, wenn der andere nicht da ist.

Hier liegt die Wurzel für **narzisstische Störungen**.

Ebenfalls noch im dritten Lebensjahr entwickelt sich der Autonomiekonflikt fort zu einem so genannten **Triangulierungskonflikt**, denn jetzt kann auch eine dritte Person (in den meisten Fällen der Vater) mehr Bedeutung bekommen, indem das Kind lernt, zu ihm eine intensivere Beziehung zu entwickeln.

Das Kind gerät dadurch jedoch in einen **Loyalitätskonflikt**, in dem es wieder Verlustängste und Schuldgefühle erlebt, wenn es sich zu einem Elternteil hinwendet.

> Die Liebe zwischen den Eltern ist es, die dem Kind am Ende die Sicherheit gibt, dass es sich schuldfrei zu einem Elternteil hinwenden kann, während der andere „verlassene" durch eben diese Liebe geschützt wird. Es lernt, die Beziehung zwischen den Bezugspersonen anzuerkennen und „im Dreieck zu leben".

Die Triangulierung kann aus verschiedensten Gründen scheitern, wie zum Beispiel durch eine gestörte Beziehung zwischen den Eltern und übermäßige Bindung an einen Elternteil, durch ständige Abwesenheit eines Elternteils oder weil ein Elternteil abgelehnt wird. Das Kind kann so in einem Loyalitätskonflikt fixiert bleiben. Auch im späteren Leben hat es kein Konzept für Alternativen und bleibt so in der **Trennungsambivalenz** stecken, in Beziehungen, in denen Trennung gewollt und Anklammerung gelebt wird. An dieser Stelle entstehen Neurosen auf einem höheren, so genannten **präödipalen Niveau**.

3.2.3 Ödipale Entwicklung

Der Triangulierungskonflikt gilt als Vorläufer des ödipalen Konflikts, in dem zum Ende des 4. Lebensjahres das **sexuelle Empfinden** des Kindes erwacht und sich im Allgemeinen zunächst auf den gegengeschlechtlichen Elternteil richtet. Der kleine Junge ist verliebt in seine Mutter und empfindet den Vater als Rivalen, mit dem er um sie streitet. Das kleine Mädchen ist dagegen verliebt in den Vater und tritt mit der Mutter in Konkurrenz. Es entsteht ein konflikthafter Mikrokosmos aus Liebe, Hass und Angst vor Strafe.

> Gelöst wird dieser Konflikt durch das sichere Wissen, von der sexuellen Liebe zwischen beiden Eltern ausgeschlossen sein. Die Mutter gehört dem Vater, der Vater gehört der Mutter.

Diesen schmerzhaften Verzicht muss das Kind zu verarbeiten lernen, was ihm durch **Identifizierung mit dem gleichgeschlechtlichen Elternteil** gelingt. Der Junge möchte dann genauso sein wie sein Vater, anstatt ihn zu bekämpfen. Das Mädchen identifiziert sich mit der Mutter und braucht so nicht mehr mit ihr zu rivalisieren. Das Kind lernt, sein Gewissen zu stabilisieren, findet seine Geschlechtsidentität und die Fähigkeit, in sozialen Gruppen zu leben.

Die Lösung dieses Konflikts kann aus verschiedensten Gründen scheitern, denn die Voraussetzungen dafür, dass er bewältigt wird, sind mannigfaltig:

- Die vorausgegangenen Phasen müssen erfolgreich bewältigt sein und die Beziehung der Eltern untereinander sollte nicht zu konfliktbeladen sein.
- Der jeweils gegengeschlechtliche Elternteil sollte zum einen greifbar da sein für das Kind und ihm seine Achtung und Bewunderung schenken, doch sollte er gleichzeitig dem Kind nicht Hoffnungen machen, dass es ernsthaft der bessere Partner für ihn sein könnte.
- Der gleichgeschlechtliche Elternteil wiederum sollte in der Lage sein, dem Kind als Vorbild zu dienen. Dazu muss er zunächst einmal für das Kind da sein, was allein aber noch nicht ausreicht. Auch, wenn er zu schwach und dem anderen Elterteil unterlegen ist oder aber zu bedrohlich und von dem Kind abgelehnt wird, eignet er sich nicht zur Identifizierung.

3.2.4 Bewältigung der Entwicklungsphasen

Die Schilderung der einzelnen Kindheitsentwicklungsphasen und ihrer Störfelder macht deutlich, dass es nicht selbstverständlich ist, dass alle Phasen problemlos abgeschlossen werden können. Doch aus der gescheiterten Lösung eines Kindheitsentwicklungskonflikts muss nicht zwangsläufig eine Neurose entstehen. Manches kann auch später wieder ausgeglichen werden und bestimmte angeborene Eigenschaften des Kindes, wie zum Beispiel gute **Frustrationstoleranz**, aber auch **soziale Faktoren**, wie z. B. Großfamilie, wirken eher schützend.

Jeder Mensch wird also in den ersten sechs Jahren seines Lebens vor mehrere grundlegende innere Konflikte gestellt, die von ihm jeweils entsprechende Entwicklungsschritte abfordern.

Kann er sich in der **Sicherheit elterlicher Liebe** und angemessener, nicht ängstlich-übertriebener Fürsorge bewegen, ist die Chance, dass er diese Entwicklungsschritte erfolgreich gehen kann, sehr groß. Für ähnliche spätere Situationen wird er dann unbewusst auf diese positive Erfahrung zurückgreifen können, die ihm Mut machte und zeigte, dass er in der Lage ist, innere Interessenskonflikte zu bewältigen.

Häufig aber treten Bedingungen wie zum Beispiel **frühe längerfristige Trennungen** von den Eltern, Abwesenheit, Überforderung oder Desinteresse und Uneinfühlsamkeit eines oder beider Elternteile oder aber Überängstlichkeit und Selbstunsicherheit der Eltern und dadurch bedingte **Überfürsorglichkeit** gegenüber den Kindern auf. Dabei mag die Kindheit, die ein Mensch erlebt hat, von außen betrachtet ganz normal, ja, glücklich erscheinen, sodass man von allein gar nicht ohne weiteres darauf kommt, dass es vielleicht doch irgendwelche Schwachstellen gegeben hat.

Erst in den letzten Jahren beginnt man, sich Gedanken darüber zu machen, was Väter, die sehr stark mit ihrem Beruf und ihrer Karriere beschäftigt sind, für deren Kinder bedeuten. Mütter können mit anderen Geschwistern alleingelassen und überfordert gewesen sein, je kürzer der Altersabstand zwischen den Geschwistern ist, umso mehr. Auch Streit zwischen den Eltern oder Krankheit, ob des Kindes selbst, eines Elternteils oder anderer Familienmitglieder, kann die Eltern ebenso stark beansprucht haben wie finanzielle Sorgen und dauerhafte existenzielle Ängste. All diese Faktoren können zu einer Verunsicherung des Kindes führen, sodass es nicht den Mut findet, einen oder mehrere dieser Entwicklungsschritte ausreichend zu bewältigen.

Verläuft die Kindheit einigermaßen problemlos, ausreichend, aber nicht zu viel behütet, kann das Kind auch die illusionäre Vorstellung entwickeln, dass das immer so sein müsse und sich naiv und blauäugig gefährlichen Situationen aussetzen.

In einem begrenzten Rahmen, wenn der Mangel nicht überwältigend ist, können Unzulänglichkeiten in der Kindheit durchaus dazu führen, dass ein Mensch gezwungen wird, schneller zu reifen und zu lernen, sich in einem angemessenen Maß zu schützen oder kritisch zu sein und negative Entwicklungen vorherzusehen: Jemand beispielsweise, der unter der konfliktbeladenen Ehe der Eltern gelitten hat, wird sich seinen eigenen Partner vielleicht mit größerer Sorgfalt aussuchen und bewusster für die Beziehung arbeiten als einer, der mit einem naiven „wird schon schief gehen" in die Ehe geht.

Ob sich aus unzureichend bewältigten Kindheitsentwicklungsschritten eine Neurose entwickelt oder nur eine Empfindlichkeit oder eine ausgeprägte Charaktereigenschaft oder ob der Betroffene das Problem frühzeitig und ohne therapeutische Hilfe bewältigen und daran reifen kann, hängt von verschiedenen Faktoren ab:

- Davon, wie früh dieser Mangel auftrat (je früher, desto gravierender).
- Davon, wie stark und wie traumatisierend der jeweilige Mangel war.
- Davon, ob der Mangel ausgeglichen werden konnte und ob mehrere Mängel gleichzeitig auftraten. (Ein Kind, das aufgrund eines schwerkranken Geschwisters von der überforderten Mutter wenig Aufmerksamkeit bekommt, hat bessere Chancen, sich ge-

sund zu entwickeln, wenn es in einer Großfamilie mit anderen fürsorglichen Familienmitgliedern aufwächst.)
- Von der Persönlichkeit, den geerbten Eigenschaften eines Menschen, seiner Fähigkeit, Probleme in angemessenem Maß zu bearbeiten, aber zum gegebenen Zeitpunkt auch wieder beiseite zu schieben. Immer wieder trifft man schließlich auch auf Menschen, die eine sehr belastende Kindheit erlebt haben und die dennoch mit Selbstbewusstsein und Einfühlsamkeit ihr Leben meistern.

3.3 Strukturniveau der Neurosen

Das Strukturniveau einer Neurose sagt etwas darüber aus, wie früh in der Kindheit sie entstand und wie tief sie verwurzelt ist. Je früher die Störung in der Entwicklung erfolgt, desto „niedriger" wird das so genannte Strukturniveau der daraus entstehenden Neurose sein und desto geringer ist die Heilungschance. Aber auch hier gibt es individuelle Unterschiede.

Niedriges Strukturniveau

Neurosen auf niedrigem Strukturniveau sind die **Borderlinestörungen**, die oft nicht leicht von Psychosen abgrenzbar sind und in den sehr verletzlichen ersten 18 Lebensmonaten eines Kindes entstehen. Tief greifende, dauerhafte Ängste, die in dieser Zeit aufkommen, treffen das Kind im Kern seiner Persönlichkeit. Es hat noch keine Worte und kein Bewusstsein seiner eigenen Person, sodass ihm das, was ihm geschieht, erschütternd und nicht einzuordnen erscheint. Auch später, als Erwachsener, wird es große Mühe haben, diese Gefühle zu kontrollieren oder überhaupt erst bewusst wahrzunehmen. Zur Abwehr dieser tiefen Ängste entwickelt der Erwachsene Symptome.

Zu den Borderlinestörungen gehörende Symptome sind beispielsweise Selbstverletzungen, widersprüchliches Verhalten, Kontaktstörungen, das Nicht-unterscheiden-Können zwischen sich selbst und anderen, Sexualisierung und Abhängigkeit von Beziehungen, Verfolgungsängste, Spaltung in Nur-Gut und Nur-Böse und noch viele andere.

Mittleres Strukturniveau

Neurosen auf mittlerem Strukturniveau sind die **narzisstischen Störungen**. Narzisstische Störungen entstehen durch eine misslungene Lösung des Autonomiekonflikts im zweiten bis dritten Lebensjahr, nachdem die frühe Individuationskrise des ersten Lebensjahres bereits erfolgreich verarbeitet wurde. Mit narzisstischer Störung ist eine unzureichende oder übermäßige Selbstliebe gemeint.

Narzisstisch gestörte Menschen verwenden andere Menschen dazu, unentwegt ihre eigenen Bedürfnisse nach Bewunderung und Anerkennung zu befriedigen und ihr schwaches Selbstwertgefühl zu unterstützen. Dadurch sind sie von anderen abhängig. Bekommen sie die so dringend benötigte Bewunderung nicht, wird das Gegenüber entwertet. Der Partner wird ähnlich behandelt wie eine Mutter: Er wird gebraucht und gleichzeitig bekämpft. Im Gegensatz zu den Borderlinepatienten können sie aber Gut und Böse integrieren.

Reifes Strukturniveau

Neurosen auf reifem Strukturniveau sind die **klassischen Neurosen**. Bei den klassischen Neurosen können ganz bestimmte, thematisch ähnliche Konflikte nicht verarbeitet werden, während die übrige Persönlichkeit unauffällig ist.

Der Inhalt dieser Konflikte sind im Wesentlichen unlösbar erscheinende Widersprüchlichkeiten zwischen den Bedürfnissen und den Idealen und Moralvorstellungen. Diese Konflikte sind ins Unterbewusste verdrängt.

Klassische Neurosen entstehen erst relativ spät in der Kindheitsentwicklung, nämlich dann, wenn sowohl die frühe Individuation als auch die Autonomieentwicklung bereits abgeschlossen sind.

3.4 Auslösende Situationen und Schwellensituationen

Lebensveränderungen, die weder voraussehbar noch kontrollierbar sind, können bei Personen, die über geringe persönliche und soziale **Ressourcen** verfügen, zum körperlichen oder psychischen Krankheitsrisiko werden. Die kritischen Lebensveränderungen werden in der Fachsprache **Life events** genannt. Wenn genügend Ressourcen vorhanden sind, kann das Gefühl der Bedrohung oder Verunsicherung, das meist mit diesen gravierenden Veränderungen verbunden ist, ausgeglichen werden.

In der Herzinfarktforschung konnte der Zusammenhang zwischen Life events und Krankheit beispielhaft belegt werden (Siegrist 1980). Danach gehen der Manifestation des Herzinfarkts lebensgeschichtlich belastende Ereignisse voraus. Bei Frauen sind dies besonders partnerschaftliche Krisen wie Trennung und Scheidung, während Männer eher auf Schwierigkeiten im Arbeitsleben wie Arbeitsplatzbedrohung oder -verlust reagieren.

> Bei entsprechender neurotischer Disposition können Life events zur Auslösesituation für neurotische und psychosomatische Störungen werden.

Zur Auslösesituation werden sie dann, wenn sie einen Konflikt wiederholen, den der Betroffene bereits in einer früheren Lebenssituation nicht gelöst, sondern verdrängt hat. Misslingt die Lösung abermals, können daraus neurotische oder psychosomatische Störungen entstehen.

Die neurotischen oder psychosomatischen Symptome entsprechen dann einer pathologischen Konfliktlösung unter Einbuße des Wohlbefindens. Das Individuum hat die neurotische Symptomatik als das **geringere Übel** gewählt. (Die Wahl des geringeren Übels ist Homöopathen und anderen ganzheitlich denkenden Menschen als ein ubiquitärer Überlebensmechanismus wohl bekannt!) Es ist ein Kompromiss zwischen der bewussten Konfrontation der so extrem bedrohlichen Emotionen und deren Vermeidung durch Unbewusstmachen, doch unter Verzicht auf die Gesundheit.

Anders bei **Borderlinepersönlichkeiten**: Hier versagt aufgrund der Ich-Schwäche auch diese Kompromissbildung, sodass die Konfliktangst selbst zusammen mit anderen Zeichen der Ich-Schwäche ins Bewusstsein tritt. Erst dann setzt die Abwehr als Notreaktion ein, sodass wenigstens ein Teil der psychischen Desintegration aufgefangen werden kann.

> Die Auslösesituation ist für das Verständnis von Neurosen von zentraler Bedeutung.

Als auslösende Situation wird die psychosoziale Lebenssituation bezeichnet, in der sich der Patient befand, als seine psychische oder psychosomatische Symptomatik zum ersten Mal ausbrach. Sie ist durchaus nicht immer als ein offensichtlicher Life event erkennbar, sondern verbirgt sich sehr oft hinter scheinbarer Alltäglichkeit. Zumeist handelt es sich um zwischenmenschliche Probleme, die in ihrer Konflikthaftigkeit von den Betroffenen sehr häufig nicht erkannt werden. Die dabei entstehenden Symptome sind Zeichen einer **unzureichenden Konfliktabwehr**. Sie werden nicht durch beliebige Konflikte hervorgerufen, sondern entstehen unter der Bedingung, dass „alte Wunden wieder aufgerissen werden".

Auch Rajan Sankaran beschreibt in seinem Buch *Das geistige Prinzip der Homöopathie* (1998), wie ein Krankheitszustand durch eine auslösende Situation hervorgerufen wird, wenn es eine „**Wurzel**" dafür gibt. Er beschreibt damit einen „unterschwelligen Zustand", der in einem Menschen schon lange zuvor entstanden ist und durch eine auslösende Situation geweckt werden kann.

Man kann diesen unterschwelligen Zustand „Wurzel" oder „alte Wunde" nennen oder eine **neurotische Disposition**. Es sind Entwicklungsdefizite, misslungene, unverarbeitete Beziehungserfahrungen, Ängste aus dem früheren Leben, die unbewusst wurden und im Inneren der Betroffenen latent fortbestehen.

Angstentwicklung in der Kindheit

Zum besseren Verständnis, um welche Ängste es sich dabei handelt, ist eine Darstellung der Angstentwicklung in der Kindheit hilfreich: Zwei Ängste spielen für das Überleben des Individuums und der menschlichen Art und damit evolutionär eine zentrale Rolle.

Menschliche Babys sind im Vergleich zu anderen Lebewesen ausgesprochen unreif, hilflos, unselbstständig und von der Fürsorge und der emotionalen Zuwendung der Pflegeperson abhängig. Diese Liebe und Fürsorge der Pflegeperson nicht zu bekommen, bedeutet den Tod für das Kind (Spitz 1967).

Ebenso sind der Mensch und besonders das Kind darauf angewiesen, in einer sozialen Gemeinschaft leben zu können. Vor allem in den Frühphasen der Menschheit bedeutete Ausgeschlossensein aus der Gemeinschaft den Verlust von Schutz gegen alle möglichen äußeren Gefahren und den fast sicheren Tod. Einzelgängertum war riskant. Wer genetisch bedingt mehr nach Individualität strebte, hatte somit geringere Chancen, sich fortzupflanzen. Die **Angst, nicht anerkannt zu sein** und deshalb aus der sozialen Gemeinschaft **ausgestoßen** zu werden, ist deshalb ebenso lebensbedrohlich, vermutlich sogar genetisch festgelegt, wie die Angst, von nahen Personen nicht geliebt zu werden. Damit eng verbunden ist die **Schuld- und Gewissensangst**, denn gelingt es nicht, den Regeln und Normen der sozialen Gemeinschaft gerecht zu werden, besteht die Gefahr des Ausgestoßenwerdens.

> Entsprechend ist die Angst, nicht geliebt, verlassen, abgelehnt oder abgewertet zu werden, eine Angst, die sich durch alle Kindheitsphasen in verschiedenen Formen durchzieht.

In der entwicklungsdynamisch „frühen" Phase der Kindheit leiden Kinder in erster Linie an diffuser **Verlassenheitsangst**, aber auch an **Verschmelzungsangst** und **Verfolgungsangst** (Stern 1992). In den mittleren Phasen der Kindheitsentwicklung dominiert – nun differenzierter – die Angst vor Trennungen, die Angst, geliebte Menschen zu verlieren, und die Angst, Bewunderung und Liebe entbehren zu müssen. In den abschließenden Phasen kommen Straf- und Gewissensängste hinzu, als Ausdruck des Bestrebens, sich in die Gemeinschaft einzufügen (Ermann, S. 37).

Auslösende Situationen und Life events

Diese Grundängste geraten in Konflikt mit je nach Kindheitsentwicklungsphase typischen individuellen Bedürfnissen und Entwicklungsschritten in Richtung Erweiterung des Lebens- und Beziehungsraumes, Autonomie, Freiheit und Selbstständigkeit, die bewältigt werden müssen. Misslingt die gesunde Kompromissbildung und trifft der Betroffene nun auf eine ähnliche Situation in der Gegenwart, kann er, ohne es zu wollen, plötzlich in seine alte hilflose Kinderangst zurückfallen und nicht mehr herausfinden. So kann er den Konflikt auch in der Gegenwart nicht lösen.

In der Homöopathie kennen wir diese auslösenden Situationen und die Life events als so genannte **Causae**. Im Kapitel Mind/Geist und Gemüt ist ihnen eine lange Reihe von Rubriken gewidmet unter der Oberrubrik: ailments from/Beschwerden infolge von, das heißt also, psychische Beschwerden, ausgelöst durch bestimmte Lebensereignisse.

Einige von ihnen drücken die typischen Auslöser aus, die eine neurotische Veranlagung wecken und eine Neurose zum Ausbruch bringen können. Wie diese Grundängste beim Einzelnen ausgelöst werden können, wo die empfindlichste Stelle, die schmerzhaftesten Themen des jeweiligen Individuums sind, ist von der jeweiligen Lebensgeschichte und vom Charakter abhängig. Deshalb können wir durch die genaue Erforschung der auslösenden Situation einen sehr wichtigen Hinweis erhalten, wie der jeweilige Patient auf seine Umwelt seelisch reagiert und was seine psychischen Mechanismen sind, um im Gleichgewicht zu bleiben.

> Die Causae oder die auslösenden Situationen von psychischen Beschwerden lassen sich in verschiedene typische Gruppen unterteilen:
> - Kränkung,
> - Verlust,
> - Gewissenskonflikt

Sehr häufig handelt es sich um Lebenssituationen, die eine schwere Kränkung unseres Selbstwertgefühls, eine so genannte **narzisstische Kränkung** bedeuten. Im Repertorium finden wir die narzisstischen Kränkungen unter Rubriken wie enttäuschter Ehrgeiz, enttäuschte Liebe, Enttäuschung allgemein, geschäftlicher Misserfolg, Verlust der Stellung, verletztes Ehrgefühl, Eifersucht, Kränkung und Demütigung, betrogene Freundschaft, Tadel, Grobheit anderer und Geringschätzung durch andere.

Eine zweite Gruppe sind reelle oder auch phantasierte **Verluste von wichtigen Personen im Leben** des Kranken: Im Repertorium finden wir seelische Beschwerden durch Tod eines Kindes, Eltern oder Verwandter, unglückliche, enttäuschte Liebe und Schicksalsschläge. Auch Streit, Uneinigkeit zwischen Eltern, Verwandten und Freunden können Verlustängste auslösen.

Nicht unter den Causae im Repertorium aufgelistet, aber ebenfalls Verlustangst auslösend kann eine schwere Krankheit, eine Operation, ein Unfall eines geliebten Menschen wirken, ein Gefühl, das wir auch mit Angst um andere oder Angst um die Familie umschreiben könnten.

Eine dritte Gruppe von Causae sind Beschwerden durch Verlegenheit, Scham und Furcht, die scham- und schuldbesetzte innere Konflikte ausdrücken, also **Gewissenskonflikte**, die ebenfalls zu Auslösern für Neurosen oder psychosomatische Beschwerden werden können. Dazu gehört in weitestem Sinne auch **Zorn**, für den man sich insgeheim schämt. Dann kann man ihn entweder als Entrüstung ausdrücken, weil man glaubt, sich rechtfertigen zu müssen, oder man kann den Zorn unterdrücken: Beschwerden von unterdrückter Wut oder stillem Kummer.

Schwellensituationen

> Besonders verletzliche Phasen im Leben, in denen leicht einmal neurotische Symptome manifest werden, sind die so genannten Schwellensituationen.

Es gibt Situationen im Leben, in denen unterdrückte Konflikte besonders leicht geweckt werden und nach einer neuen Lösung verlangen, so genannte Schwellensituationen. Es sind dies alles Zeitpunkte im Leben, in denen wir neue Verantwortung bekommen und eine vertraute Situation verlassen. Das kann der Auszug aus dem Elternhaus sein, der Beginn einer neuen Arbeit, ein Umzug in eine andere Stadt, eine Heirat, ein Kind bekommen, ein Haus kaufen, aber auch eine Prüfung, eine Trennung, eine schwere Erkrankung, ein finanzieller Verlust, der Verlust des Arbeitsplatzes, der Tod eines nahestehenden Menschen und so weiter. Je positiver das Ereignis ist, desto leichter werden wir dazu tendieren, unsere Angst nicht wahrzunehmen, aber auch je mehr wir dazu erzogen wurden, uns mutig und selbstständig der Welt zu stellen und je mehr wir für Unselbstständigkeit und Ängstlichkeit getadelt wurden, mit anderen Worten: je stärker die Familie, in der wir aufwuchsen, ängstliche Gefühle unterdrückte.

3.5 Copingstrategien bzw. Abwehrmechanismen

Als bedrohlich empfundene Erlebnisinhalte können bewältigt oder abgewehrt werden. Das **Copingkonzept** stammt aus der Verhaltenspsychologie, das **Abwehrkonzept** aus der Psychoanalyse. Es gibt noch einige andere Strömungen und theoretische Ansätze in der Psychotherapie, doch die Psychoanalyse bzw. tiefenpsychologische Psychotherapie und die Verhaltenstherapie zählen zu den beiden Hauptrichtungen. Beide Konzepte beschreiben ähnliche, zum Teil identische Vorgänge jeweils aus der Sicht von zwei unterschiedlichen theoretischen Gebäuden und sind deshalb schwer voneinander zu trennen.

Copingverhalten

Copingverhalten (engl.: to cope with = umgehen mit, bewältigen) beschreibt tendenziell einen Vorgang, der dazu dient, bewusste Erlebnisinhalte wie zum Beispiel eine Körperbehinderung zu bewältigen, indem man beispielsweise nicht ständig daran denkt.

Wer sich immer aller reellen Gefahren, Risiken oder Beeinträchtigungsmöglichkeiten des Lebens vollständig bewusst ist, kann von seiner Angst bis zur Lebensunfähigkeit beeinträchtigt werden.

Wenn Eltern ständig darüber nachdenken würden, was ihren Kindern alles zustoßen könnte, hätten sie keine ruhige Minute mehr. An solchen Stellen setzt im Normalfall eine **gesunde Verleugnung** ein, mittels derer ein Mittelweg zwischen Vernachlässigung und panikartiger Überbehütung der Kinder eingeschlagen werden kann.

Häufig vorkommende **passive Copingstrategien** sind:

- Verleugnung,
- Sichablenken,
- Nichtwahrnehmen von eigentlich angemessenen Gefühlen,
- Schuldzuweisung an andere,
- Rückzug bzw. Resignation und
- Haltung bewahren.

Aktive Copingstrategien sind:

- Problemanalyse und
- Zupacken.

Eine Übertreibung ist sowohl bei den passiven als auch den aktiven Bewältigungsmechanismen ungünstig, doch ist eine tendenziell aktive Problembewältigung zusammen mit der Fähigkeit, auch mal abzuschalten und zu verdrängen, am effektivsten.

Abwehr

Abwehr ist ein nicht willentlich gesteuerter, unbewusster Prozess und richtet sich im Gegensatz zu den Copingstrategien eher auf unbewusste Erlebnisinhalte, wie z. B. unbewusste Ängste und Phantasien. Sie sorgt dafür, dass das Unbewusste auch unbewusst bleibt.

> Bis zu einem gewissen Grad brauchen wir Abwehrmechanismen, um stabil zu bleiben. Deshalb ist Abwehr an sich nicht krankhaft, sondern lebensnotwendig. Erst eine übertriebene oder zu starre Abwehr wird zum Problem und weist auf stark wirksame innere Konflikte hin.

Es wird unterschieden zwischen „reifen" und „frühen" Abwehrmechanismen. Reife Abwehrmechanismen entstehen eher spät in der Kindheitsentwicklung, ca. ab dem zweiten bis dritten Lebensjahr, und gehören damit zu einem „reifen" Strukturniveau. Frühe Abwehrmechanismen deuten schon in ihrer Bezeichnung auf ihre frühe Entstehung im ersten Lebensjahr hin. Entsprechend kommen sie besonders bei frühen Störungen wie dem Borderlinesyndrom vor.

> Sowohl Abwehrmechanismen als auch Copingstrategien beschreiben im Grunde die jeweilige, individuelle Art eines Menschen, auf psychische Reizsituationen zu reagieren.
>
> Genau dies sind die Symptome, die uns als Homöopathen interessieren (Vithoulkas 2003, Spring 1993). Ziel einer homöopathischen Erstanamnese ist es, sich ein möglichst umfassendes Bild davon zu verschaffen, wie gerade dieses Individuum mit Umweltreizen oder Anforderungen auf körperlicher, allgemeinbefindlicher, emotionaler und geistiger Ebene umgeht.
>
> Die Bildung eines Symptoms wird dabei sowohl auf der körperlichen als auch der psychischen Ebene als ein Mechanismus betrachtet, mittels dessen der Betroffene versucht, die Balance zu halten. Immer wird das kleinste Übel, das für dieses Individuum geringfügigste Symptom gewählt, um im Gleichgewicht bleiben zu können.

Für die Bildung psychischer Symptome heißt das, dass es bedrohlicher, gefährlicher und schmerzhafter für den Betroffenen wäre, bestimmte innere Konflikte bewusst anzuschauen, als sie mittels eines Abwehrmechanismus unbewusst zu machen. Lieber lasse ich aus dem durch die Konfliktabwehr entstandenen Druck heraus ein neurotisches Symptom entstehen, als dass ich mich der größeren Bedrohung der Bewusstmachung stelle.

Hier liegt auch der Schlüssel dazu, warum in Psychotherapien im Allgemeinen behutsam vorgegangen werden muss: Einem Patienten dürfen Abwehrmechanismen nicht einfach „weggenommen" werden. Bevor vorsichtig mit **Konfrontation** begonnen werden darf, muss er stabil genug dafür sein. Der Patient sollte zunächst über einen nicht zu kurzen Zeitraum hinweg ausschließlich gestützt werden. Beachtet der Therapeut diese Regel nicht, beginnt er, zu früh zu konfrontieren, kann es zu heftigen **Dekompensationen** und **Therapieabbrüchen** kommen.

Natürlich ist es von erheblicher Bedeutung, wie der Therapeut den Patienten konfrontiert. Gelingt es ihm, dem Patienten in einer liebevollen, nicht wertenden, vielleicht sogar humorvollen Weise lediglich den Spiegel vorzuhalten, kann dieser selbst bestimmen, wie viel der Information er an sich heranlässt.

Homöopathie und Abwehrmechanismen

Mit der Homöopathie haben wir die Möglichkeit, den Spiegel mittels eines Arzneimittels auf sanfte Weise vorzuhalten. In der Erstanamnese machen wir uns ein Bild davon, wie dieser Mensch mit seiner Umwelt, äußeren Reizen und Konflikten umgeht. Dazu sammeln wir seine Symptome sowohl auf körperlicher, auf allgemeinbefindlicher und auf psychischer Ebene. Einen guten Zugang zu den individuellen psychischen „Regulierungsmechanismen" eines Individuums erhalten wir unter anderem, wenn wir in der Lage sind, die bei ihm aktiven Abwehrmechanismen zu erkennen und mit den jeweiligen homöopathischen Mitteln in Beziehung zu setzen. Durch die Gabe eines, dem Zustand des Patienten möglichst ähnlichen Medikaments können wir ihn dann behutsam und kaum merklich konfrontieren.

3.5.1 Wichtige Abwehrmechanismen

Im Folgenden werden einige wichtige Abwehrmechanismen erläutert.

Sublimierung

Bei der schon erwähnten Sublimierung als einem reifen Abwehrmechanismus werden verdrängte Triebimpulse in sozial gewertete Tätigkeiten umgesetzt, wobei es sowohl zu einer Abfuhr als auch zu einer Befriedigung der Triebimpulse kommt. Zum Beispiel werden Aggressionen künstlerisch ausgedrückt. Freud sieht Sublimierung als Voraussetzung von Kulturerleben und Kreativität. Diese Ansicht ist jedoch von psychoanalytischen Autoren sowie von Seiten der Kreativitätsforschung kritisiert worden.

Verdrängung

Die nicht übertriebene, nicht starre Verdrängung ist ein ebenfalls reifer Abwehrmechanismus, d. h. sie gehört zu einem reifen psychischen Strukturniveau. Sie beschreibt den Mechanismus des Unbewusstmachens von Absichten, Impulsen, Vorstellungen oder äußeren Wahrnehmungen mit dem Ziel der Konfliktabwehr. Im vorausgegangenen Kapitel wurde die unbewusste Bewältigung konflikthaften Erlebens beschrieben: Verdrängung ist auch der Prozess, mittels dessen ein Konfliktpartner „mundtot" gemacht wird, wenn der Konflikt anders nicht lösbar erscheint. Ein Übermaß an Verdrängungsmechanismen kennzeichnet den neurotischen Patienten.

Gefühlsverdrängung ist ein Abwehrmechanismus, der darauf abzielt, unangenehme Gefühlsreaktionen, die mit Erlebnissen verbunden sind, unbewusst zu machen. Er kommt vorwiegend bei zwanghaften oder schizoiden Persönlichkeiten vor.

Intellektualisierung und **Rationalisierung** sind Teilaspekte der Gefühlsverdrängung. Dabei werden dem Erlebnis unbewusst nachträglich rationale Motive hinzugefügt. Beispielsweise kann Hass als beunruhigende Emotion folgendermaßen behandelt werden: „Mir ist Hass unbekannt, aber mich interessiert das Problem der Gewalt in unserer Gesellschaft."

Auch die **Affektisolierung** gehört zur Gefühlsverdrängung. Hier werden Erlebnis und Gefühl getrennt: Statt des zum Erlebnis passenden Gefühlsausdrucks wird ein anderes oder gar kein Gefühl ausgedrückt.

Verleugnung

Bei der Verleugnung werden überwältigende Wahrnehmungen nicht anerkannt und die Realität verneint. Bei der Bewältigung von Belastungen spielt die Verleugnung als Copingmechanismus eine große Rolle.

Verschiebung

Verschiebung von Bedeutendem zu Unbedeutendem ist ein Abwehrmechanismus, mittels dessen beispielsweise Wut, die sich gegen einen Vorgesetzten richtet, auf einen Unterlegenen gelenkt werden kann.

Reaktionsbildung

Mittels Reaktionsbildung kann ein verpönter Impuls wie zum Beispiel Ausnutzen durch das Gegenteil, in diesem Fall selbstloses Helfen, ersetzt werden. Auch heftige Wut kann unterdrückt und durch besondere Sanftheit und Liebenswürdigkeit ersetzt werden. An der Übertriebenheit und Starrheit des Ersatzverhaltens können wir erkennen, dass es sich um eine Reaktionsbildung handelt.

Identifizierung

Die Identifizierung ist ein Grundmechanismus der Entwicklung, der für die Aneignung von Eigenschaften nötig ist. Als Abwehr kommt sie besonders häufig bei hysterischen, depressiven und narzisstischen Persönlichkeiten vor.

Identifiziert man sich mit einer Person, kann das auf diese wie ein **Anklammerungsverhalten** wirken.

Doch auch mit einzelnen Eigenschaften einer Person, die man eigentlich ablehnt, kann man sich identifizieren, um die Ablehnung nicht zu spüren.

Unterschieden wird zum einen die Identifizierung mit den Erwartungen anderer, die man auch als **Unterwerfung** bezeichnen kann und die besonders bei narzisstischen Störungen vorkommt. Sie dient dazu, sich die Zuwendung anderer zu sichern.

Eine andere Form der Identifizierung ist die **Identifizierung mit dem Aggressor**. Hier wird die Aggression anderer gegen sich selbst gerichtet. Starke destruktive Phantasien und Affekte, zum Beispiel traumatische Erlebnisse, können so verarbeitet werden.

Regression

Als Regression wird ein ubiquitärer Abwehrmechanismus bezeichnet, bei dem sich ein Erwachsener unbewusst wie ein Kind zu fühlen und zu verhalten beginnt, um Konflikten auszuweichen.

Eine Sonderform der Regression ist die Ich-Regression, bei der reife Funktionsweisen des Ich zugunsten unreiferer aufgegeben werden. Zum Beispiel kann Verdrängung als reife Abwehrleistung durch Spaltung als früher Abwehrmechanismus ersetzt werden. Es können aber auch bereits desomatisierte Affekte wieder als Körperempfindung wahrgenommen und damit „resomatisiert" werden.

Sehr kleine Kinder verbinden mit einem Gefühl zunächst nur die dazugehörige Körperempfindung. **Desomatisierung** bezeichnet den Prozess, durch den wir während unserer frühen Entwicklung lernen, zum Beispiel Angst nicht mehr nur als Herzklopfen wahrzunehmen, sondern tatsächlich als Gefühl der Angst. Regredieren wir zum Beispiel unter dem Druck einer besonderen Stresssituation, können wir Herzrasen empfinden, ohne die Angst zu spüren. Dieser Mechanismus bildet die Wurzel für psychosomatische Störungen.

Projektion

Bei der Projektion werden unerwünschte eigene Anteile unbewusst einem anderen zugeschoben. Ich kann den anderen als aggressiv bezeichnen, wenn ich es eigentlich selbst bin. Projektion kommt bei hysterischen Persönlichkeiten, aber auch bei frühen Störungen vor.

> „Frühe" Abwehrmechanismen, die auf eine Borderlinestörung hinweisen, sind die Introjektion, die projektive Identifizierung, Kontrollieren, Spalten und Projektion.

Sie zu kennen, ist auch für Homöpathen wichtig, um in der Lage zu sein, beispielsweise eine Borderlinestörung zu diagnostizieren, aber auch, um in dem schwierigen Umgang mit diesen Patienten nicht in die typischen Verstrickungen zu geraten.

Introjektion

Über die Introjektion wird eine Beziehungserfahrung ähnlich wie bei der Identifikation verinnerlicht. Die Identifikation unterscheidet sich aber von der Introjektion dadurch, dass sie ermöglicht, nur einzelne Teilaspekte einer Person zu übernehmen, während die Introjektion als gröberer Mechanismus die ganze Person einschließlich ihrer negativen, bedrohlichen Anteile sozusagen in sich aufnimmt.

Wurde die frühe Bezugsperson ambivalent erlebt, also gleichzeitig gebraucht und geliebt wie auch gehasst, weil sie beispielsweise im Stich ließ oder misshandelte, kann die daraus entstehende überwältigende Trennungsangst vermieden werden, indem die Bezugsperson introjiziert wird. Bewusst daran ist nur das Resultat: Selbsthass, Selbstabwertung und Selbstbestrafung, die unbewusst gegen den negativen Anteil des Introjekts gerichtet ist.

Borderlinepatienten üben auf den Behandler einen starken Übertragungsdruck aus, das heißt, dass sie unbewusst versuchen, ihn in eine bestimmte Rolle zu drängen. Mittels projektiver Identifizierung gelingt es dem Borderlinepatienten, manipulativ andere – zum Beispiel den Therapeuten – dazu zu bringen, sich so zu fühlen, wie er sich selbst fühlt. Der Behandler wird so zum Beispiel tatsächlich zu dem Unmensch, für den ihn der Patient gehalten hat. Er verspürt den Wunsch, den Patienten zu verletzen und loszuwerden. Er kann aber ebenso auch in eine idealisierte Rolle geschoben werden und dann der Versuchung nicht widerstehen, in die Rolle des unendlich gütigen, empathischen, idealen Therapeuten zu schlüpfen, die ihm der Patient anbietet.

Spaltung

Hier geht der Abwehrmechanismus der projektiven Identifizierung über in den der Spaltung: Widersprüchliche Gefühlszustände, wie zum Beispiel das Erleben von Gut und Böse, werden auseinander gehalten, als ob sie zwei verschiedene Personen beträfen. Häufig bringt der Borderlinepatient diese beiden Eigenschaften auch bei verschiedenen Personen unter. Dies ist ein wichtiger Aspekt, wenn ein Homöopath zusammen mit einem Psychotherapeuten einen Borderlinepatienten behandelt: Der Patient kann beginnen, in einen „guten" und einen „bösen" Behandler zu spalten.

Kontrollieren

Ein Teilaspekt der projektiven Identifizierung ist das Kontrollieren: Der Patient versucht, am anderen festzuhalten, indem er sein Erleben und Verhalten manipuliert, zum Beispiel, indem er ihm Schuldgefühle macht.

Auch narzisstische Patienten tendieren zum Kontrollieren. Sie polarisieren das ganzheitliche Erleben weniger extrem als Borderlinepatienten in Schwarz und Weiß, Gut und Böse, weshalb ihre Realitätswahrnehmung weniger verzerrt wirkt. Doch idealisieren und entwerten auch narzisstische Personen in starkem Ausmaß. Auch hier läuft der Behandler Gefahr, in die ihm angebotene Rolle des idealen Therapeuten oder aber in die des abgewerteten Versagers zu schlüpfen.

Ein weiterer Abwehrmechanismus, durch den sich narzisstische Menschen zu erkennen geben, ist – abgeschwächter und differenzierter als die negativen Introjektanteile bei Borderlinepatienten – die bereits beschriebene Identifizierung mit dem Aggressor.

4 Differenzialdiagnose von Neurosen

Überblick

Zur **organischen Abklärung einer Neurose** (vor allem Depression) gehört in jedem Fall die Untersuchung der Schilddrüsenfunktion. Aber auch organische Erkrankungen des Zentralnervensystems wie Epilepsie, multiple Sklerose, Morbus Parkinson, Alzheimer und andere Stoffwechselerkrankungen wie Diabetes, Tumorleiden und hormonelle Veränderungen wie das Klimakterium, sogar Vitaminmangelerscheinungen und Viruserkrankungen können ein depressives Bild hervorrufen.

Auf psychischer Ebene bestimmen die **Psychosen** und die **reaktiven Störungen** das abzuklärende Bild. Psychose ist ein Sammelbegriff für schwere psychische Erkrankungen, bei denen es zu gravierenden Störungen im Bezug zur Umwelt kommt. Zu den psychotischen Symptomen werden Wahnvorstellungen, Halluzinationen, Ich-Störungen, Denkstörungen, Angstzustände, Depression und Manie gezählt. Häufig fehlt dem Betroffenen die Einsicht in seinen krankhaften Zustand. Schizophrenie und affektive Psychosen (unipolar als endogene Depression/Manie oder bipolar mit manisch-depressiven Phasen) gehören zu den häufigsten psychotischen Erkrankungen. Psychosen verlaufen meist phasenhaft in Schüben und sind multifaktoriell (genetisch, durch Hirnstoffwechselstörungen und durch lebensgeschichtliche Faktoren) bedingt. Die lebensgeschichtliche, psychodynamische Ätiologie spielt eine geringere Rolle als bei Neurosen. Ein Drittel heilt nach einem Schub folgenlos aus, zwei Drittel nach einigen Schüben und ein letztes Drittel bleibt lebenslang bestehen.

Die Unterscheidung zwischen Neurose und Psychose kann vor allem bei den Depressionen so schwierig sein, dass sie sich erst nach einer längeren Verlaufsbeobachtung konkretisiert.

Hahnemann widmet den Psychosen im Organon bedeutend mehr Raum als den Neurosen, die „selten" vorkämen – ein heutzutage eher umgekehrter Zustand.

Auch die reaktiven Störungen, entstanden durch „Erschrecktwerden, anhaltenden Kummer und Beleidigungen" werden im Organon erwähnt. Sie werden definiert als seelisch-körperliche Erkrankungen, die in Zusammenhang mit psychosozialen Belastungssituationen stehen. Es wird unterschieden zwischen posttraumatischer Reaktion (durch traumatisierende, katastrophale Ereignisse wie Krieg, Folter, Missbrauch, Gewalt, Naturkatastrophen usw.) und Belastungsreaktion (durch anhaltende belastende Lebenssituationen wie Scheidung, schwere Verluste, Krankheit usw.).

Eine weitere Differenziadialgnose zu den Neurosen sind die **Persönlichkeitsstörungen** als auffällige Haltungen gegenüber dem Leben, der eigenen Person und in Beziehungen zu anderen.

Leidensdruck entsteht hier durch die Folgen des unangepassten Verhaltens. Persönlichkeitsstörungen kommen auf allen Strukturniveaus vor und sind psychotherapeutisch schwer zu behandeln.

4.1 Organische Abklärung

Vor allem vermeintliche **Depressionen** mit Schwäche und Abgeschlagenheit können durch verschiedene körperliche Störungen verursacht werden. Ganz im Vordergrund stehen Schilddrüsendysfunktionen. Aber auch organische Erkrankungen des Zentralnervensystems wie Epilepsie, multiple Sklerose (MS), Morbus Parkinson, Alzheimer und andere Stoffwechselerkrankungen wie Diabetes, ebenso Tumorleiden und hormonelle Veränderungen wie das Klimakterium, sogar Vitaminmangelerscheinungen und Viruserkrankungen können ein depressives Bild hervorrufen. Deshalb sollte sorgfältig körperlich abgeklärt werden, sobald sich anamnestisch ein Verdacht in eine bestimmte Richtung ergibt, bevor die Diagnose einer neurotischen Depression gestellt wird. Schilddrüsendiagnostik bei depressiven Patienten ist ein Muss, das erstaunlicherweise doch immer wieder vergessen wird. Wir sollten uns niemals darauf verlassen, dass die Patienten zum Homöopathen oder auch Psychotherapeuten erst nach vollständiger körperlicher Abklärung gelangen.

Auch Medikamente können eine depressive Verstimmung verursachen. Bekannt ist dies für Blutdruckmittel wie den Betablocker Propanolol oder das heutzutage kaum mehr eingesetzte Reserpin. Aber auch unter oraler Einnahme von Kortison, bei oralen Kontrazeptiva, Virustatika und einige Antibiotika können depressive Symptome auftreten.

Die wichtigste, aber manchmal recht schwierige Differenzialdiagnose zu den Neurosen sind die **Psychosen**. Ebenfalls zu unterscheiden sind so genannte **reaktive Störungen** und **Persönlichkeitsstörungen**.

Differenzialdiagnose von Neurosen

Organische Ursachen für psychische Störungen:

- Schilddrüsendysfunktionen,
- organische Erkrankungen des Zentralnervensystems (Epilepsie, MS, Morbus Parkinson, Morbus Alzheimer, Tumoren),
- Stoffwechselerkrankungen (Diabetes usw.),
- Tumorleiden,
- hormonelle Veränderungen (Klimakterium usw.),
- Vitaminmangelerscheinungen,
- Viruserkrankungen.

Medikamentös induzierte psychische Störungen:

- Antihypertonika: Propanolol, Reserpin,
- orale Kortisoneinnahme,
- orale Kontrazeptiva,
- Virustatika,
- Antibiotika.

Nichtneurotische psychische Erkrankungen:

- Psychosen (schizophrener Formenkreis, affektive Psychosen),
- reaktive Störungen (posttraumatische Reaktion, Belastungssyndrom),
- Persönlichkeitsstörungen,
- Borderlinestörungen,
- Psychosomatosen (oft neurotisch beeinflusst).

4.2 Psychosen

Psychose ist ein Sammelbegriff für schwere psychische Erkrankungen, bei denen es zu gravierenden **Störungen im Bezug zur Umwelt** kommt. Zu den psychotischen Symptomen werden Wahnvorstellungen, Halluzinationen, Ich-Störungen, Angstzustände, Depression und Manie gezählt. Häufig fehlt dem Betroffenen die **Einsicht in seinen krankhaften Zustand**.

Psychosen sind relativ häufige Erkrankungen: Etwa 1 % aller Menschen erkranken im Laufe ihres Lebens an einer Psychose. Das entspricht in etwa der Häufigkeit des Auftretens von Diabetes.

Der Gipfel des **Erkrankungsbeginns** liegt zwischen der Pubertät und dem 35. Lebensjahr.

In der Schilderung Hahnemanns von seiner Behandlung des psychotischen Geheimen Kanzleirates Klockenbring wird beschrieben, dass sich Klockenbrings spätere Erkrankung schon Jahre zuvor mit einem diffusen körperlichen Unwohlsein angekündigt habe.

Viel häufiger als durch körperliches Unwohlsein kündigen sich Psychosen durch **Verhaltensauffälligkeiten** an:

- sozialer Rückzug,
- permanente Selbstüberforderung,
- Sonderlingsstatus.

Auch Psychosen werden ebenso wie Neurosen am häufigsten in den bereits beschriebenen **Schwellensituationen des Lebens** ausgelöst. Reizüberflutung mit Schlafmangel, Isolation oder Stress spielen dabei eine wichtige Rolle.

> Bei einem Drittel der Betroffenen heilt die Psychose nach einem einzigen Krankheitsschub folgenlos aus. Bei einem weiteren Drittel kommt es über einen längeren Zeitraum hinweg zu mehreren psychotischen Schüben mit dazwischenliegenden beschwerdefreien Intervallen. Nur bei einem letzten Drittel kommt es zu einer chronischen Entwicklung mit ständig vorhandenen Symptomen oder einer anhaltenden Persönlichkeitsveränderung.

Bei der Beurteilung des Behandlungserfolgs, egal ob schulmedizinisch oder homöopathisch, ist dieser spontane, bei der Mehrheit der Betroffenen günstige Krankheitsverlauf mit in Betracht zu ziehen.

Unterschieden werden auf der einen Seite die **organischen oder exogenen Psychosen**, die durch nachvollziehbare körperliche Schäden wie zum Beispiel Tumoren, Infektionen, Verletzungen, Stoffwechselstörungen (Schilddrüse!), Alkohol- oder Drogenmissbrauch hervorgerufen werden und auf der anderen Seite die **endogenen Psychosen**, die durch keine organische Schädigung begründbar sind. Als häufigste Formen gehören dazu die Schizophrenie und die bipolaren oder auch manisch-depressiven Störungen (affektive Psychosen). Letztere können auch unipolar als endogene Depression oder als phasenweise auftretende Manie in Erscheinung treten. Daneben gibt es auch die schizoaffektiven Psychosen, die als Mischform der schizophrenen und der affektiven Psychose auftreten.

Muss eine exogene körperliche Ursache angenommen werden, wird die Behandlung der organischen Grunderkrankung im Vordergrund stehen.

Unterscheidung zwischen Neurose und Psychose

Die Unterscheidung zwischen Neurose und Psychose ist nicht nur aus prognostischen Gründen wichtig, sondern auch aufgrund deutlicher Unterschiede in der psychotherapeutischen und medikamentösen, auch homöopathisch-medikamentösen Behandlung. Zumindest in Deutschland behandeln **Psychiater** in erster Linie **Psychosen** und zwar vorrangig medikamentös. Anders bei den **Neurosen**: Diese werden vor allem durch **Psychotherapeuten** behandelt und so weit möglich und vertretbar mittels Psychotherapie und ohne Medikamente.

Obwohl in der homöopathischen Literatur meist in einem Atemzug von „Geistes-und Gemütskrankheiten" gesprochen wird, lässt sich im Organon doch nachlesen, dass auch Samuel Hahnemann die beiden Erkrankungen deutlich unterschied und verschiedene therapeutische Ansätze forderte.

Sucht ein Patient zuallererst den Homöopathen auf, wird dieser sich mit der Fragestellung auseinandersetzen müssen, ob eine Erkrankung aus dem neurotischen oder dem psychotischen Formenkreis oder eine dazwischen liegende Borderlinepathologie vorliegt.

Vor allem bei schweren, rezidivierenden Depressionen kann die Diskussion darum, ob diese „endogen" oder neurotisch sind, recht kontrovers werden oder manchmal erst im Verlauf oder sogar gar nicht entschieden werden. Im Allgemeinen empfiehlt es sich jedoch, für Therapie und Prognose zumindest richtungsmäßig eine Vorstellung zu haben, ob man eine Psychose oder eine Neurose behandelt oder aber man entschließt sich bewusst für ein abwartendes beobachtendes Offenlassen.

> Anhaltspunkte dafür, dass ein Patient an einer Psychose und nicht an einer Neurose leidet, sind folgende Symptome:

Anamnestisch und in der aktuellen Untersuchungssituation bestehen im psychotischen Erleben **Ausfälle der Realitätsprüfung**. Der Patient kann die Unterscheidung zwischen Phantasie und äußerer Wirklichkeit mittels logischen Denkens dauerhaft nicht mehr aufrechterhalten. Das Denken, der „Geist" des Betroffenen ist beeinträchtigt. Im Extremfall entwickeln sich daraus Wahnvorstellungen wie Verfolgungswahn, das Gefühl, bedroht und beeinträchtigt zu werden, Schuldwahn, religiöser Wahn oder illusionäre Verkennungen (der Patient hält z. B. den schwarz gekleideten Pfleger für den Teufel und greift ihn an) sowie Sinnestäuschungen, also Halluzinationen, wie das Hören von Stimmen im Kopf oder Visionen. Störungen in der Realitätswahrnehmung, die vor allem in der Psychose, aber auch isoliert oder bei schweren Neurosen vorkommen, sind auch so genannte Depersonalisations- und Derealisationsphänomene: Die Umwelt oder auch die eigene Person wird als fremd und unwirklich erlebt.

Häufig bestehen verschiedenste Arten von **Denkstörungen**, wie zum Beispiel Gedankenflucht, Gedankenabreißen, Gedankendrängen, inkohärentes Denken, Gedankenleere und so weiter. Ein dadurch häufig auftretendes Symptom bei Psychosen ist der Zerfall der Sprache: Die Sprache wird unverständlich und zusammenhanglos für Außenstehende.

Durch die gestörte Realitätswahrnehmnung und die Denkstörungen wirken Psychosen in der Regel „verrückter" auf uns als Neurosen.

Auch das Gedächtnis und die Konzentrationsfähigkeit leiden bei Psychosen beträchtlich – ein Symptom, das jedoch auch bei neurotischen Depressionen häufig ist.

In der Regel haben Psychosen und bipolare Störungen im Gegensatz zu Neurosen einen **schubweisen, phasenartigen Verlauf**. Zwischen den einzelnen Phasen ist der Patient meist vollkommen unauffällig. Vor allem bei den bipolaren Störungen kann der Betroffene oft auf den Tag oder sogar die Stunde genau den Beginn oder das Ende einer depressiven Phase lokalisieren. Dieser **plötzliche Beginn oder das plötzliche Ende** kann, wenn vorhanden, durchaus als Unterscheidungskriterium zu Neurosen verwendet werden.

Ätiologisch wird dem erblichen Faktor bei Psychosen eine erhebliche Bedeutung zugeschrieben. Tatsächlich sind in der **Familienanamnese** des Patienten sehr oft weitere psychiatrische Erkrankungen bei Blutsverwandten bekannt, weshalb die Familienanamnese immer sorgfältig erfragt werden sollte.

Ein analytischer psychotherapeutischer Ansatz ist bei den endogenen Depressionen erschwert, da wenig Psychodynamik zu bearbeiten scheint und „aufdeckende" psychotherapeutische Arbeit oft nicht gut vertragen wird. Auch Hahnemann beschreibt in § 224 des Organons, dass das bewusste Eingehen auf den Patienten und seine Nöte seinen Zustand verschlimmert.

Dennoch ist die Unterscheidung in Psychose und Neurose nicht immer ganz einfach. Schaut man sich alte Filmaufnahmen von den „Hysterikerinnen" an, mit denen Sigmund Freud arbeitete, wirken diese doch auch recht „verrückt", obwohl es sich bei der heutzutage nur noch selten vorkommenden Hysterie eindeutig um eine neurotische Erkrankung handelt. Die Hysterie ist sogar die Neurose, anhand derer Freud die psychoanalytische Therapie von Neurosen überhaupt erst entwickelte.

Die Grenzen in der Unterscheidung zwischen Endogenität und Neurose sind vor allem bei den Depressionen nicht immer eindeutig und erfordern oft ein längeres abwartendes Offenlassen.

Auch Borderlinepatienten sind als „Grenzgänger" zwischen Psychose und Neurose oft schwierig diagnostisch einzuordnen und können außer mit den Psychosen auch leicht mit den narzisstischen Störungen verwechselt werden.

Hahnemanns Beschreibung der Psychosen

In den § 215 und 216 beschreibt Hahnemann seine Theorie der Krankheitsentstehung bei Psychosen:

- In § 215 erläutert er, dass Geistes- und Gemütskrankheiten eigentlich Körperkrankheiten seien, bei denen sich die Geistes- und Gemütssymptomatik unter Abnahme der Körpersymptomatik immer mehr verstärkt. Die psychische Symptomatik nehme so lange zu, bis eine einseitige, nur die Geistes- und Gemütsebene betreffende Krankheit entstehe.
- In § 216 spricht er von lebensbedrohlichen, akuten Krankheiten, die immer mehr in Wahnsinn, Melancholie oder Raserei münden, während gleichzeitig die Todesgefahr durch die Körpersymptome verschwindet und die Körpersymptome immer schwächer werden. So könne eine Lokalkrankheit entstehen: Die Gemütsstimmung wird zum Hauptsymptom und vertrete die Körpersymptome, die abgeschwächt werden.

Hahnemann hat in diesen beiden Paragraphen auf die seiner Meinung nach körperliche Verursachung von Psychosen hingewiesenen. Dies deckt sich auch mit dem biochemischen Ansatz der modernen Psychiatrie: Die körperliche Ätiologie von exogenen Psychosen ist bekannt. Die Hauptrolle in der biochemisch orientierten Entstehungstheorie von endogenen Psychosen spielen Veränderungen im zerebralen Metabolismus, also körperliche messbare Veränderungen. Es muss aber vermutet werden, dass zu Lebzeiten Hahnemanns sehr viel ausgeprägtere Schwerezustände körperlicher Erkrankungen als heutzutage vorkamen. Diese münden dann in manchen Fällen in das so genannte Durchgangssyndrom, bei dem psychotische Symptome vorübergehend auftreten und den Gesamtzustand dominieren können, was Hahnemann zu seinen Überlegungen veranlasst haben könnte.

Ursächlich geht man bei Psychosen von einem multifaktoriellen Geschehen aus, d. h. es spielen viele Faktoren zusammen wie Genetik, biochemische Dysregulationen im Gehirnstoffwechsel, persönliche Veranlagung und zu einem geringeren Teil Umwelteinflüsse wie Erziehung und Kindheitserfahrungen.

Deshalb wird bei der Behandlung von Psychosen der medikamentösen Therapie mit Psychopharmaka, die direkt in den Hirnstoffwechsel eingreifen, Vorrang gegeben.

Psychotherapie mit Psychotikern wird heutzutage zunehmend durchgeführt, hat aber einen Schwerpunkt in verhaltenstherapeutischen Ansätzen und ist am ehesten wirksam, wenn sie in den „gesunden" Latenzphasen des Patienten durchgeführt werden kann. Sie zielt zunächst auf Stabilisierung des Selbstwertgefühls und Unterstützung im Umgang mit der Erkrankung zum Beispiel durch Reizregulation und Stressvermeidung. Weniger im Vordergrund steht die Erhellung eines psychodynamischen Geschehens, da familiären, sozialen bzw. lebensgeschichtlichen Faktoren bei Psychosen eine eher auslösende Rolle zugeschrieben wird als eine ursächliche.

Die Frage, ob es nicht eher andersherum die schwere Erkrankung ist, die so einschneidend wurde, dass sich der Hirnstoffwechsel veränderte, bleibt dabei offen.

Im Gegensatz zu Psychosen scheinen bei Neurosen lebensgeschichtliche und soziale Faktoren eine übergeordnete Rolle zu spielen. Deshalb steht die Psychotherapie in der Behandlung von Neurosen an erster Stelle. Die tiefenpsychologische Psychotherapie hat dabei in erster Linie die Funktion, die nicht geliebten, verdrängten, konfliktbeladenen Anteile der Persönlichkeit eines Menschen behutsam bewusst zu machen und in das Selbstbild zu integrieren. Auch in anderen Therapieformen geht es wesentlich um mehr Selbstannahme des Patienten.

Komplexe Wahnvorstellungen ohne kritische Selbsteinsicht, Halluzinationen und wirres Reden kommen bei Neurosen nicht vor.

Denkstörungen sind hier nur häufig in Form von Gedächtnis- und Konzentrationsstörungen, beispielsweise dem Problem, in der Depression anderen nicht mehr aufmerksam zuhören zu können.

Begrenzte Wahninhalte, wie zum Beispiel, dass die Kollegen Gift ins Essen mischen könnten oder die Idee, einem Menschen absichtlich Gewalt angetan haben zu können, sind bei neurotischen Patienten selten und wenn, dann in ihrer Absurdität vollkommen bewusst. Sie drängen sich wie eine Art ausgelagertes schlechtes Gewissen als Zwangsgedanken auf, die sie selbst als „verrückt" einordnen können und als äußerst lästig empfinden. Das Gefühl, dass ihre Umwelt unwirklich, oder ihre eigene Person seltsam verändert sei, kann auch einmal in neurotischem Erleben auftauchen, kann dann aber vom Betroffenen selbstkritisch als Symptom gesehen werden.

Kennzeichnend für Neurosen ist, dass sie durch spezifische Lebenskonflikte, spezifische Krisensituationen aktiviert werden, bei Patienten, die bis dahin „kompensiert" waren, anstatt, wie Psychosen, phasisch, oft ohne deutlich erkennbare Auslöser zu verlaufen. Auch hier finden sich wieder Parallelen zu Hahnemanns Denkansätzen: für ihn sind Neurosen die aktivierte, zum Ausbruch gekommene Grunderkrankung, die Psora.

Beschreibung von reaktiven Störungen, Neurosen und Psychosomatosen im Organon

Lediglich in drei Paragraphen, nämlich § 225–227 kommt Hahnemann auf reaktive Störungen, Neurosen und Psychosomatosen und deren Behandlung zu sprechen, wohingegen er den Psychosen knappe 25 Paragraphen widmet.

In § 225 erwähnt er „(wenige) Gemütskrankheiten, die nicht aus Körperkrankheiten entstanden sind, sondern umgekehrt, vom Gemüt ausgehen, während der Körper recht gesund ist". Dies könne durch „anhaltenden Kummer, Ärger, Beleidigungen und häufiges, starkes Erschrecktwerden" geschehen. Diese Art von Gemütskrankheiten beeinträchtige auf Dauer die körperliche Gesundheit sehr stark.

Die Entstehungsmechanismen der klassischen **Neurosen** waren zu Hahnemanns Zeiten noch praktisch unbekannt. Hahnemann verbanden durchaus viele gemeinsame Denkansätze mit Sigmund Freud, der Jahre nach seinem Tod bahnbrechende erste Erkenntnisse der Neurosenpsychologie veröffentlichte. Doch beziehen sich diese Gemeinsamkeiten mehr auf Techniken der Gesprächsführung und allgemeine Patientenführung als auf die Causae der Neurosen.

Leicht erkennbar – auch ohne neurosenpsychologischen Wissenshintergrund – ist die erwähnte Auslösung von psychischen Symptomen durch anhaltend schwierige Lebenssituationen oder -ereignisse, wie „häufiges Erschrecktwerden, Kummer, Ärger und Beleidigungen".

Heute bezeichnen wir diese Art von psychischen Erkrankungen als **reaktive Störungen**, die eine wichtige Differenzialdiagnose zu den Neurosen darstellen und auf die noch detailliert eingegangen wird. Psychische Symtome, die auf Dauer die Gesundheit stark beeinträchtigen, kennen wir heute als so genannte somatoforme Störungen. Dies sind mehr körperlich geprägte Erscheinungsbilder von Neurosen.

Weitere, davon zu unterscheidende psychisch beeinflusste Körpererkrankungen sind die so genannten **Psychosomatosen**. Dies sind organische Erkrankungen mit fassbaren morphologischen Veränderungen, auf deren Entstehung und Verlauf neurotische Entwicklungen nachweisbar einen wesentlichen Einfluss haben. Doch stellt die Psyche bei diesen Erkrankungen nur eine individuell unterschiedlich gewichtbare Teilursache dar.

Zu den traditionell bekannten, typischen Psychosomatosen werden das Asthma bronchiale, die essenzielle Hypertonie, das Ulcus pepticum ventriculi et duodeni, die Colitis ulcerosa und der Morbus Crohn, die Neurodermitis, die rheumatoide Arthrose und die Hyperthyreose gerechnet.

Rund zwei bis drei Prozent der Bevölkerung leiden an einer solchen psychosomatischen Organerkrankung. Vermutlich spielt jedoch die Psyche für Entstehung und Verlauf nahezu aller Körpererkrankungen eine wichtige Rolle neben genetischer Disposition und Umweltfaktoren.

Hahnemann räumt nicht psychotischen Geistes- und Gemütskrankheiten wesentlich weniger Raum ein, als den Psychosen und bezeichnet sie als selten.

Anteil psychotischer und nichtpsychotischer Erkrankungen

In heutiger Zeit stellt sich das Verhältnis von psychotischen zu nichtpsychotischen Geistes- und Gemütserkrankungen deutlich umgekehrt dar: In der Allgemeinpraxis, ganz besonders des Homöopathen, stellen Neurosen, somatoforme Störungen, reaktive Störungen und Psychosomatosen bis zu 60 % des Gesamtanteils an Patienten, während Psychosen im Vergleich dazu deutlich seltener vorkommen.

Diese drastische Umkehr ist vermutlich nicht nur auf eine erhöhte Sensibilität gegenüber psychischen Erkrankungen zurückzuführen, sondern findet auch eine Erklärung in der im Vergleich zu Hahnemanns Zeiten stark veränderten Lebensführung.

4.3 Reaktive Störungen

Reaktive Störungen sind seelische und körperliche Erkrankungen, die in zeitlichem und inhaltlichem Zusammenhang mit **psychosozialen Belastungen** stehen. Es werden Belastungsreaktionen und posttraumatische Reaktionen unterschieden.

Die **Belastungsreaktionen** dauern so lange an, wie die Belastung dauert. Wer beispielsweise in einer zerrütteten Partnerschaft lebt, wird bis zu deren Auflösung und seiner abgeschlossenen Neuorientierung mit all den dazugehörigen Schmerzen, Ängsten und Anstrengungen eine hohe Wahrscheinlichkeit von psychischen Symptomen haben, da es sich um eine ungewöhnlich starke und chronische Belastung handelt. Eine neurotische Disposition muss bei dem Betroffenen nicht vorliegen, denn die Symptome erklären sich aus Stärke und/oder Dauer der Belastung.

Im Kapitel Trauer/Depression wird am Beispiel der reaktiven Depression noch einmal speziell auf dieses Krankheitsbild eingegangen.

Posttraumatische Reaktionen entstehen nach seelischen Traumata im Sinne von Katastrophen wie Krieg und Naturereignissen, Gewalttätigkeit wie Folter, KZ-Haft, Entführungen, Überfälle, Vergewaltigung, sexueller Missbrauch und Inzest und Unfällen mit Toten und Verletzten.

Nach einer akuten Traumareaktion mit heftiger Angst, Wut oder Gefühlsleere tritt Wochen bis Monate später eine posttraumatische Reaktion ein und klingt im Allgemeinen nach einigen Wochen wieder ab. In Teil 3, S. 201 werden die posttraumatischen Reaktionen näher ausgeführt.

4.4 Persönlichkeitsstörungen

> Mit neurotischen Persönlichkeitsstörungen werden Auffälligkeiten in der Grundhaltung gegenüber dem Leben, der eigenen Person und in Beziehungen zu anderen beschrieben, die vom Betroffenen als Beeinträchtigung und Problem empfunden werden.

Der Begriff „Persönlichkeit“ ist in diesem Fall gleichbedeutend mit „Charakter“, also den charakteristischen Eigenschaften, die ein Mensch im Lauf seines Lebens erworben hat und die sein Wesen prägen.

Charakterzüge wie Misstrauen, Geiz, Eifersucht, Pedanterie, Ehrgeiz, Ziellosigkeit, Überheblichkeit, Kränkbarkeit, Naivität, Uneinfühlsamkeit, Ängstlichkeit, geringe Belastbarkeit, wacklige Gefühle sind ebenso wie auch positive Eigenschaften wie Charme, Altruismus, Wagemut neben anlagebedingten Eigenschaften auch das Ergebnis von Konfliktlösungen und prägen sich aus, je nachdem, welche Erfahrungen mit den jeweiligen Verhaltensweisen gemacht wurden.

Ein Kind wird sich immer bemühen, seinen Eltern Freude zu machen und zu gefallen. Werden beispielsweise Eigenschaften wie Tapferkeit und Unternehmungsgeist besonders honoriert, wird es diese besonders auszuprägen versuchen.

Neurotische Charakterzüge entstehen aus einer erworbenen Ich-Schwäche oder aber aus erworbenen chronischen Abwehrhaltungen heraus. Sie erzeugen primär keinen Leidensdruck und können nicht durch Willensanstrengung verändert werden. Neurotische Persönlichkeiten sind angepasst und insgesamt unauffällig, jedoch durch unverarbeitete Konflikte zur Neurosenentwicklung veranlagt und stellen somit keine Krankheit, aber ein Krankheitsrisiko dar.

Von Persönlichkeitsstörungen spricht man dann, wenn durch das unangepasste Wesen des Betroffenen Leidensdruck entsteht, der durch bloßes Wollen aber nicht geändert werden kann. Der Leidensdruck entsteht in diesem Falle nicht durch bestimmte Symptome selbst, sondern durch die Folgen, die durch das unangepasste Verhalten im persönlichen und sozialen Bereich erfolgen.

Die Betroffenen berichten, mit dem Leben, den Menschen, dem Beruf oder teilweise auch mit sich selbst „nicht zurechtzukommen". Objektiv findet man Serien von missglückten Partnerschaften, wiederholtes Scheitern im Beruf und exzessives Verhalten wie zum Beispiel Süchte.

Wir können auf allen Strukturniveaus Persönlichkeitsstörungen beobachten. Somit gibt es Persönlichkeitsstörungen bei Borderlinepatienten, narzisstische Persönlichkeitsstörungen und Persönlichkeitsstörungen auf reifem Strukturniveau.

Auf **reifem Strukturniveau** unterscheidet man hysterische, zwanghafte und depressive Persönlichkeitsstörungen:

- Hysteriker beeindrucken durch ihre Exaltiertheit, Ziellosigkeit, Neigung zu Dramatisierung sowie ihre Beeinflussbarkeit und naive Unbefangenheit.
- Menschen mit zwanghafter Persönlichkeitsstörung sind aggressionsgehemmt, unflexibel und pedantisch.
- Personen mit depressiver Persönlichkeitsstörung neigen zu Anklammerungsverhalten und überzogenem Altruismus.

Bei einer narzisstischen Persönlichkeitsstörung auf **mittlerem Strukturniveau** bestehen große Selbstwertprobleme und Abhängigkeitsgefühle von Bezugspersonen.

Auf **niederem Strukturniveau** finden wir die so genannte schizoide Persönlichkeitsstörung mit Kontakthemmung und Misstrauen und die Borderlinestörung mit instabilen Gefühlen, Impulsivität und geringer Frustrationstoleranz.

Psychotherapeutisch gibt es nur für jene Persönlichkeitsgestörte einen Ansatz, die tatsächlich das Gefühl haben, nicht mehr zurechtzukommen. Andernfalls bestehen kaum Möglichkeiten. Erfolge sind bei diesen tief verwurzelten Haltungen nur bei einer langen Behandlungsdauer und hohen Behandlungsfrequenz zu erwarten.

5 Entstehung und Erhaltung von Glück und Gesundheit

Überblick

Die Fähigkeit zum Glücklichsein und damit in der Regel auch für seelische Gesundheit wird durch verschiedene Faktoren ausgebildet. Neben der erblichen Veranlagung kommt auch der Haltung der Eltern eine wichtige Rolle zu: sind diese fähig, das Leben von der positiven Seite zu sehen, wird es für das Kind leichter sein, dies ebenso zu tun.

Liebe und Geborgenheit, eindeutige Grenzen, klare, aber nicht zu starre Familienregeln sind gute Glücksvoraussetzungen in der Familienstruktur.

Die Fähigkeit, loszulassen, auch mal zu verdrängen, sich auf das Wesentliche zu konzentrieren, seine Kraft realistisch einzuschätzen, sich hinzugeben und zu verzeihen sind ebenso wichtige Begleiter eines glücklichen Menschen, wie die Gabe, Schwieriges anzunehmen und das Positive darin zu finden, sich selbst wertschätzen zu können, Dankbarkeit zu empfinden und eine liebende, verzeihende Religion ohne Schuldzuweisungen.

Dies sind auch im Nachhinein im Erwachsenenalter mit etwas Disziplin bewusst erlernbare Konzepte.

Ein glücklicher Mensch ist in aller Regel gesünder als ein unglücklicher. Es ist umgekehrt auch leichter, glücklich zu sein, wenn man gesund ist, als wenn man krank ist.

Möchte man als Therapeut den Heilungsprozess eines Patienten ganzheitlich und im Praxisalltag umsetzbar unterstützen, dann ist es sinnvoll, eine Vorstellung davon zu haben, wie Glück und Gesundheit entstehen bzw. erhalten bleiben.

Grundlegend für seelische und körperliche Gesundheit ist die Fähigkeit, mit sich selbst und der Welt im **Einklang** zu sein, denn Glück ist nicht nur ein passives Geschehen, sondern zu großen Teilen aktiv beeinflussbar.

Die Frage, ob ein erwachsener Mensch glücklich ist im Leben oder nicht, hängt viel weniger mit seinen äußeren Lebensumständen zusammen, als man annehmen könnte. Natürlich gibt es Situationen im Leben, die sehr schwer zu verkraften sind, wie zum Beispiel Krankheiten, Krieg, Trennung und Scheidung, Arbeitslosigkeit, Schicksalsschläge oder finanzielle Not. Wir müssen uns damit abfinden, dass es nicht steuerbare Dinge und unerwartetes Unglück im Leben gibt.

Dennoch fällt auf, wie unterschiedlich die Menschen damit umgehen: Der eine fällt in die Opferrolle und bleibt darin verhaftet, der andere scheint immer wieder auf die Füße zu fallen und trotz allem ein nur phasenweise unglücklicher, meistenteils jedoch glücklicher Mensch zu sein, der für sein Wohlbefinden sorgt. Es kann viel Unglück im Leben passieren, doch wer über viele Jahre hinweg unverändert unglücklich verharrt, sollte sich fragen, ob es vielleicht doch einen Anteil daran gibt, den er selbst verursacht.

Lange beschäftigte man sich in der Medizin ausschließlich mit der Frage, wie Krankheit entsteht, während Gesundheit als etwas primär Vorhandenes betrachtet wurde. Zunehmend kommt man nun durch die Glücksforschung und Konzepte aus der Gesundheitsentstehung, der so genannten **Salutogenese**, im Gegensatz zu Pathogenese (= Krankheitsentstehung) und der Lehre des **positiven Denkens** und **Coping** (s. S. 46 f.) dazu, darüber nachzudenken, wie

Gesundheit und Glück entstehen bzw. erhalten werden.

Die Fähigkeit zum Glücklichsein und damit auch für seelische und zu weiten Teilen körperliche Gesundheit wird durch verschiedene Faktoren ausgebildet. Neben der erblichen Veranlagung kommt auch der Haltung der Eltern eine wichtige Rolle zu: sind diese fähig, das Leben von der positiven Seite zu sehen, wird es für das Kind leichter sein, dies ebenso zu tun – es kennt das Rezept.

Von grundsätzlicher Bedeutung für das Glücksempfinden eines Menschen ist es, wie gut es ihm gelingt, das Gleichgewicht zwischen dem Streben nach Dazugehören und der Liebe und Anerkennung durch andere auf der einen Seite und der Liebe zu sich selbst und den eigenen Bedürfnissen auf der anderen Seite herzustellen.

Doch darüber hinaus gibt es auch basale Bedingungen in der Struktur der Familie, die es einem Kind leichter machen, zu einem glücklichen Menschen heranzuwachsen. Diese sind natürlich mannigfaltig, doch ein paar grundlegende sollen hier herausgegriffen werden.

Bedingungen für die Entwicklung einer positiven Lebenseinstellung sind bezüglich der Familienstruktur:

- Genügend Geborgenheit und Zuwendung und dennoch genügend Freiheit für Autonomie und das Finden des eigenen Weges mit der Sicherheit eines wohlwollenden Elternhauses im Hintergrund.
- Angemessenes Gefordertsein in den Aufgaben, die zu bewältigen sind, d. h. ein Mittelmaß zwischen Überforderung und Unterforderung.
- Klare Grenzen zwischen Eltern- und Kinderrolle.
- Klare, aber nicht zu starre Familienregeln.
- Viel Bestätigung, doch nicht ohne einen wohldosierten, gut verkraftbaren kritischen Anteil.

Auch bei Neurosen kommt es häufig vor, dass Kinder depressiver Eltern selbst depressiv werden. Dies ist zum Teil ein erblicher, anlagebedingter Faktor, aber hängt auch stark damit zusammen, was die Eltern dem Kind für eine Lebenseinstellung mitgegeben haben.

5.1 Konzepte des Glücklichseins

Eine günstige Haltung, die die Eltern selbst vorleben können, um dem Kind die Fähigkeit zum Glücklichsein mitzugeben, wird durch viele verschiedene Faktoren geprägt.

Fähigkeit zu reifen Abwehrmechanismen

Damit verbunden zum Beispiel die Fähigkeit, **abzuschalten**, loszulassen und Probleme vorübergehend auch verdrängen zu können.

Grübeln sollte grundsätzlich vermieden werden.

Stattdessen kann man sich begrenzte Zeiträume geben, in denen über das jeweilige aktuelle Problem nachgedacht werden kann. Hier zeigt sich die positive Funktion von reifen Abwehrmechanismen wie der Verdrängung: Eine Mutter beispielsweise, der es nicht gelingt, zu verdrängen, welche Gefahr für ihre Kinder im Straßenverkehr lauern könnte, wird ihre Kinder massiv überbehüten und sich und ihnen damit das Leben schwer machen.

Natürlich ist die Gefahr, zu erkranken oder zu verunglücken, real vorhanden. Dies vollständig zu verdrängen, Krankheitssymptome zu ignorieren oder sich blind Gefahren auszusetzen, wäre ebenso falsch. Hier muss ein Mittelweg gefunden werden: Vernünftige, dem tatsächlichen Risiko angemessene Sicherheitsvorkehrungen sollten veranlasst werden, doch wenn das getan ist, gilt es, loszulassen und die Dinge auf sich zukommen zu lassen, anstatt sich endlos um nicht geschehenes Unglück zu sorgen.

Hilfreich für Erwachsene, die schlecht loslassen können, ist das Erlernen von meditativen und

Entspannungstechniken. In der **Meditation** geht es um Konzentration und bewusstes Wegschieben von unerwünschten Gedanken. Es ist ein weit verbreiteter Irrglaube, dass wir unsere Gedanken nicht bis zu einem gewissen Grad steuern könnten. Wir können ebenso negativen Gedanken entsagen wie positive Gedanken fördern. Wir selbst sollten unsere Gedanken beherrschen, nicht sie uns.

Fähigkeit, sich auf das im Moment Wesentliche zu konzentrieren

Jemand, der es gelernt hat, Prioritäten zu setzen, fühlt sich nicht so leicht von seinen Aufgaben erschlagen.

Wer dagegen am Berg immer nach oben schaut, um zu sehen, wie weit er noch zu steigen hat, kann leicht den Mut verlieren und Angst bekommen, es nicht zu schaffen, wenn der Berg sehr hoch ist. Es ist leichter, zu schauen, wohin man den **nächsten Schritt** setzen kann und nur hin und wieder einen Blick nach oben zu werfen, um sich die Zeit etwas einteilen zu können.

Beeindruckend ist die Geschichte eines Ehepaares, das zweimal hintereinander im Abstand von zweieinhalb Jahren Drillinge bekam. In einem Zeitungsinterview befragt, wie sie denn die enorme Anforderung der Versorgung ihrer Kinder bewältigen könnten, antworteten sie: „Nach eins kommt zwei. Nach zwei kommt drei. Nach drei kommt vier. Auch wenn eins schon wieder schreit und sechs auch schon wieder, kommt nach vier fünf und nach fünf sechs. Nur in akut bedrohlichen Situationen weichen wir davon ab. Das ist unsere einzige Chance, den Alltag zu bewältigen."

Fähigkeit, sich voll und ganz der ausgeübten Tätigkeit hinzugeben

So wird man selbst beim Kehren der Straße ein Gefühl empfinden können, das aus der Glücksforschung mit dem Begriff „Flow" umschrieben wird (Czikszentmihaly 1990).

Mit Flow ist das vollständige Aufgehen in einer Tätigkeit umschrieben, die maximale Konzentration auf etwas. Interessanterweise ist Flow das, was uns glücklich macht. Je mehr Tätigkeiten ein Mensch hat, bei denen er Flow empfindet, desto glücklicher ist er.

Die meisten Menschen empfinden Flow bei künstlerischen, kreativen Tätigkeiten wie Musizieren, Tanzen, Malen, Handwerken oder beim Sport oder in der erotischen Begegnung mit einem anderen Menschen. Es ist ein Privileg, eine Arbeit zu haben, bei der man Flow empfinden kann. Doch auch wenn dies nicht so ist, gibt es oft noch Möglichkeiten, sich die Arbeit zu gestalten und seine Einstellung zur Arbeit zu ändern. Vor allem, wenn wir aufhören, Tätigkeiten als gute oder schlechte, angenehme oder unangenehme zu bewerten, dann können wir in den einfachsten Aufgaben Freude empfinden. Dies lehrt auch der Zen-Buddhismus: Alles, was man tut, soll man mit **voller Konzentration** tun, ohne jegliche **Bewertung**. Wer sagt denn, dass eine Tätigkeit wie zum Beispiel die Küche putzen weniger wertvoll ist, als ein Buch zu lesen? Wir sollten unseren Kindern vorleben, wie man mit Freude und Hingabe die Küche putzt oder die Steuererklärung macht, damit sie selbst später einmal mit Leichtigkeit und einer positiven Einstellung diesen Tätigkeiten nachgehen können, wenn sie nötig sind, anstatt sie als einen unüberwindbaren, riesigen Berg zu empfinden.

Fähigkeit zur positiven Umdeutung

Beispiel: „Ich brauchte die schlechte Erfahrung mit diesem schwierigen Mann, um noch einmal klar vor Augen geführt zu bekommen, was mir schadet und wovor ich mich hüten muss." Anstatt: „Wieder bin ich so furchtbar von einem Mann enttäuscht worden. Ich habe einfach kein Glück und scheine immer die falschen Männer zu finden." Es ist erstaunlich, dass für fast alles, was im Leben passiert, eine sinnvolle positive Umdeutung gefunden werden kann. Es gibt Meisterinnen der positiven Umdeutung, die sogar darin, dass sie als Kind missbraucht wurden, etwas Positives im Sinne einer **Reifungsherausforderung** sehen konnten.

Fast alle negativen Erfahrungen haben, sofern sie einen Menschen nicht überwältigen und bewusst verarbeitet werden können, den Effekt, den Menschen reifen zu lassen, ihn weicher und menschlicher gegenüber anderen zu machen und an seelischer Größe zu gewinnen zu lassen.

Nur wenn sich ein Mensch von den Ereignissen gleichsam erschlagen fühlt, wenn er gar nicht mehr dazu kommt, zu reflektieren und wieder Luft zu holen, und auf diese Weise in eine hilflose, verzweifelte, passive Opferrolle gedrängt wird, dann besteht die Gefahr, dass er verbittert, obwohl er ein primär dankbarer Mensch wäre.

Fähigkeit, anderen verzeihen zu können

Natürlich gibt es Dinge, die sehr schwer zu verzeihen sind, und es kann manchmal viele Jahre dauern, bis man sich dazu in der Lage fühlt.

Doch wer nicht verzeihen kann, schadet in erster Linie sich selbst und nicht den anderen. Das schlechte Selbstwertgefühl, die Verletzung bleiben so bestehen.

Hilfreich ist hier das Wissen darum, dass jeder zumindest primär versucht, sein Bestes zu geben, aber dann doch in Missverständnissen und eigenen Verstrickungen gefangen ist, die dazu führen, dass er andere verletzt. Selbst Boshaftigkeit und Sadismus ist zumindest in den kleinen Schandtaten des Alltags letztlich nichts anderes als hilflose, unangemessene Versuche, mit inneren oder äußeren Konflikten umzugehen.

Fähigkeit, sich selbst zu verzeihen

Wer sich selbst nicht verzeihen und nicht verstehen kann, leidet an Schuldgefühlen und Gewissensqualen, was fast immer schwer wiegende Folgen für alle Beteiligten hat. Es gibt mehrere Möglichkeiten, mit Schuldgefühlen umzugehen.

Von diesen ist nur eine einzige wirklich sinnvoll und gesund, und das ist, sich selbst zu verzeihen, zu erkennen, dass man aus der aktuellen Sicht vielleicht einiges hätte besser machen können, das inzwischen weiß und daraus gelernt hat, im damaligen Zustand bedauerlicherweise aber nicht dazu in der Lage war.

Gelingt dies nicht, tauchen andere Mechanismen auf, mittels derer wir versuchen, mit Schuldgefühlen umzugehen: Viele Menschen, die sich angegriffen und schuldig fühlen, beschuldigen andere und verteidigen sich aggressiv. Dass das nicht zur Lösung des Problems beitragen kann, liegt auf der Hand, obwohl es äußerst menschlich ist. Nicht selten fühlt sich jemand angegriffen und „beißt“ deshalb um sich, obwohl in Wirklichkeit niemand etwas von ihm oder gegen ihn wollte. Ein Mensch, der unter starken **Schuldgefühlen** leidet und diese **aggressiv** verarbeitet, kann deshalb für seine Umwelt äußerst unangenehm sein.

Viele Menschen neigen auch dazu, sich aufgrund von Schuldgefühlen **schweigend zurückzuziehen** – eine Verhaltensweise, die ihre Umwelt verwirren und verletzen kann.

Eine andere Art, Schuldgefühle in unzulänglicher Art und Weise zu verarbeiten, ist es, die dabei entstehende Aggression gegen sich selbst zu richten, indem man körperlich krank (**Somatisierung**) oder depressiv wird, sodass man eventuell auf diese Art von anderen das Mitgefühl bekommt, das man sich selbst vorenthält. Auch diese Reaktion trägt nicht zur Lösung des Problems bei. Die Somatisierung wird ebenfalls zu den unreifen Abwehrmechanismen gezählt.

Fähigkeit zu einer liebenden, verzeihenden, religiösen Einstellung

Wer eine gläubige, religiöse Einstellung hat, ist dann gesünder und glücklicher als Menschen, die keine spirituelle Veranlagung haben, wenn es sich um eine liebende und verzeihende, geborgenheitsfördernde Religion handelt.

> Jemand, der davon ausgeht, dass wir alle „geliebte Kinder Gottes sind", kann sowohl sich selbst als auch andere leichter annehmen, mit allen Schwächen und Fehlern.

Leider haben sich viele ursprünglich liebende und verzeihende Glaubensrichtungen unter dem Einfluss von Machtstrukturen und Institutionen zu beschuldigenden, starren und richtenden Religionen gewandelt, sodass sie zu einem Mehr an Schuldgefühlen führen, anstatt zu einer Entlastung und zu einem allumfassenden Geborgenheitsgefühl. In einem solchen Fall wird Gläubigkeit nicht Entlastung und Gesundheit, sondern im Gegenteil Belastung und Krankheit fördern.

Fähigkeit, sich selbst Gutes zu tun

Die Fähigkeit, sich selbst Gutes zu tun, auch mal angenehmen, nicht zweckgebundenen Tätigkeiten nachzugehen, sich etwas zu gönnen und durchaus auch immer mal wieder etwas Neues zu wagen, ist wichtig für unser Selbstbewusstsein. Auf diese Art und Weise kann man sich seine eigene Wertschätzung zeigen.

> Je mehr „Anker" wir haben, um unser Selbstbewusstsein zu festigen, desto fester stehen wir.

Wer sich ausschließlich von beruflichem Erfolg abhängig macht, kann durch jede kleine berufliche Schwankung in Depressionen und Angstzustände gestürzt werden.

Vor allem Männer verankern ihren Selbstwert gerne vorwiegend im Beruf, während Frauen einer glücklichen Familien- oder Paarsituation einen höheren Stellenwert beimessen. Entsprechend erleiden Männer schneller einen Herzinfarkt, wenn sie beruflichen Stress haben, Frauen dagegen häufiger bei familiärem Stress.

Die Verankerungsmöglichkeiten für ein **stabiles Selbstwertgefühl** gehen aber weit über Beruf und Familie hinaus. Ein Kreis an guten, tiefgehenden Freundschaften stabilisiert uns ebenso wie die liebende und aufmerksame Behandlung unseres eigenen Körpers mit Pflege, gutem und gesundem Essen, Zärtlichkeit und Sport. Mittels dem Nachgehen von Hobbys und nicht zweckgebundenen Tätigkeiten, wie zum Beispiel ins Kino gehen, Musik hören oder tanzen, Ruhepausen einlegen, spazieren gehen und genießen, zeigen wir uns selbst, dass wir uns mögen und unsere eigenen Bedürfnisse wichtig nehmen. Viele Menschen tun solche Tätigkeiten aus dem Drang zur Pflichterfüllung heraus als unnötigen Luxus ab und ignorieren dabei deren stabilisierende Bedeutung. Doch das Leben darf auch genossen werden.

Geichermaßen sollte auch unterlassen werden, sich selbst gedanklich zu entwerten. Gedanken wie „Ich kann nichts. Nichts gelingt mir. Ich bin unattraktiv. Ich bin nicht liebenswert", können aktiv weggeschoben werden, sofern man sich dazu entscheidet.

Fähigkeit, die Sinne dankbar zu öffnen

Auch wenn schlimme Dinge geschehen sind und natürlich immer geschehen werden, ist das Leben dennoch bunt und reich, wenn wir nur unsere Sinne dafür öffnen. Eltern, die ihre Kinder aufmerksam machen können für die Schönheiten der Natur, selbst wenn es nur Kleinigkeiten sind wie Blüten, Insekten, Gerüche, Geräusche oder eine schöne Lichteinstrahlung, bereichern ihre Kinder für ein ganzes Leben.

> Es wird selbst in den schwierigsten Lebenssituationen immer noch Bereiche im Leben geben, für die man dankbar sein kann.

Auch wenn beispielsweise die Ehe zerbricht, sind vielleicht dennoch die Kinder aus dieser Verbindung gesund und wohlgeraten oder die Arbeit ist stabil und interessant.

Fähigkeit, Grenzen zu setzen

> Die Fähigkeit, seine Kraft und Energie realistisch einschätzen zu können, rechtzeitig Grenzen ziehen zu können und sich nicht zu überfordern. Dazu gehört auch der Mut, Nein zu

sagen, abzulehnen und andere zu enttäuschen, wenn es für das eigene seelische Gleichgewicht erforderlich ist.

Aus Angst, abgelehnt zu werden, vernachlässigen viele Menschen ihre eigenen Bedürfnisse. Wer sich selbst aber nicht im Gleichgewicht befindet, hat es sehr schwer, all die oben beschriebenen Fähigkeiten zu bewahren und weiterzugeben, geschweige denn, zu entwickeln.

Diese Fähigkeiten kann ein Erwachsener auch im Nachhinein bewusst erlernen. Für eine diesbezügliche Kurskorrektur ist es selbst im Alter noch nicht zu spät. Es wird ein zum Teil anstrengendes Lernen sein, das immer wieder von Rückschlägen begleitet sein wird. Dies ist dem Prozess ähnlich, wie man eine Sprache, mit der man aufwächst, mühelos und nebenbei erlernt, eine Fremdsprache, die man später als Erwachsener lernt, sich jedoch mühevoll erarbeiten muss. Es ist eine Frage des Wollens und der Disziplin.

Als Homöopathen können wir unseren Patienten nicht nur helfen, indem wir unsere homöopathische Behandlung auf das jeweilige psychische Problem des Patienten abstimmen, sondern auch, indem wir sie gleichzeitig mit diesen einfachen und manchmal dennoch wenig beachteten **Konzepten des Glücklichseins** vertraut machen und bei deren Umsetzung unterstützen.

Homöopathische Behandlung

Teil 2

6 Ansätze zur Behandlung

Überblick

Psychosen (Geisteskrankheiten) sind schwer wiegende psychische Erkrankungen, die ganz besonders durch Selbst- oder Fremdgefährdung bedrohlich werden.

Die homöopathische Behandlung psychischer Erkrankungen unterscheidet sich laut Hahnemann im Grunde nicht von der Behandlung körperlicher Krankheiten. Die Wahl des passenden homöopathischen Arzneimittels basiert auf dem genau beobachteten Geistes- und Gemütszustand einerseits und den Körpersymptomen unter Einbeziehung der Schilderung des Vorzustands durch die Angehörigen des Kranken andererseits.

In der akuten Phase einer Psychose, der nach Hahnemanns Auffassung immer eine Körperkrankheit zugrunde liegt, sind apsorische Akutmittel wie *Stramonium*, *Mercurius*, *Hyoscyamus*, *Belladonna* oder *Aconitum* angezeigt. Leichte Symptome können mit Homöopathie, Regulierung des Tagesablaufs und Reizregulierung (ggf. auch mit der Gabe oder Dosiserhöhung eines Psychopharmakons) ambulant behandelt werden.

Heftige akute psychotische Schübe müssen in einer psychiatrischen Klinik behandelt werden. Hier kommt der angemessenen, respektvollen und gewaltfreien Haltung von Ärzten und Pflegern eine große Bedeutung zu. Mittels moderner Neuroleptika gelingt dies heutzutage leichter als früher.

Sowohl bei Psychosen als auch bei Neurosen liegt ein **psorisches Miasma** zugrunde, das unbedingt homöopathisch nach Abklingen der akuten Phase so schnell als möglich behandelt werden muss. (Das psorische Miasma sei im Falle von Psychosen nur deutlicher ausgeprägt als bei den Neurosen.) Bei Psychosen kommt dieser antipsorischen Behandlung neben einer „diätetischen Lebensführung" die Hauptbedeutung zu. Eine Heilung ist ohne sie nach Hahnemanns Meinung nicht möglich. Mit Heilung ist hier nicht die Beendigung einer akuten schizophrenen, manischen oder depressiven Phase gemeint, sondern die Verhinderung eines erneuten Schubs.

Auch in der Schulmedizin werden zumindest bei bipolaren Störungen so genannte phasenprophylaktische Medikamente eingesetzt. Sie wirken jedoch unterdrückend, haben starke Nebenwirkungen und dämpfen die Wirkung von Homöopathika.

Wenn es vertretbar ist, Psychopharmaka mit homöopathischen Mitteln zu ersetzen, sollten Psychopharmaka nicht abrupt abgesetzt, sondern schrittweise ausgeschlichen werden, sobald man sich der Wirkung des Homöopathikums sicher ist. Die gleichzeitige Behandlung mit Psychopharmaka und Homöopathika ist unter Einsatz von Q-Potenzen durchaus möglich und effektiv.

Psychotherapie von Psychosen ist eher im abklingenden oder latenten Stadium sinnvoll und möglich und vorwiegend supportiv. Bei ausreichender Stabilität kann vorsichtig begonnen werden, auch aufdeckend zu arbeiten.

Bei den **Neurosen bzw. psychosomatischen Erkrankungen (Gemütskrankheiten)** ist die Krankheitsursache aus Hahnemanns Sicht nicht der Körper, sondern umgekehrt das erkrankte Gemüt, das nach und nach immer schwerere körperliche Schäden verursacht.

In diesen Fällen führen Zuwendung, Trost, Ins-Gewissen-Reden und An-die-Vernunft-Appellieren, also Ansätze von Psychotherapie, oft schon zu einer Besserung. Dies stehe im

Gegensatz zu der Wirkung dieser Gesprächstechniken auf Psychotiker, deren Zustand dadurch eher noch verschlimmert wird.

Je früher in der Erkrankungsphase diese Behandlung erfolgt, desto größer sind die Heilungschancen. Je chronifizierter eine Krankheit bereits ist, desto schwieriger ist es, vor allem im Fall von Psychosomatosen, den Patienten zu heilen.

Auch bei den laut Hahnemann seltenen Neurosen dient die antipsorische Behandlung neben der Behandlung durch Gespräche (Psychotherapie) der Rückfallprophylaxe.

Schließlich erwähnt Hahnemann noch Geistes- und Gemütskrankheiten, die durch Erziehungsfehler, mangelnde Bildung, Unwissenheit, schlechte Gewohnheiten und Aberglaube entstanden sind und bei denen die Behandlung mittels Gesprächen im Vordergrund steht.

Bei der homöopathischen Behandlung von Neurosen stehen folgende Fragen im Vordergrund:
- Wie kann ich meine Patientenführung verbessern?
- Was sind typische, pathognomonische Symptome bei den einzelnen neurotischen Erkrankungen?
- Welche Symptome suche und verwerte ich für die homöopathische Mittelwahl?

Die Neurosenpsychologie wurde in ihrem vollen Ausmaß erst nach Hahnemann (1755–1843) entwickelt.

Der Begriff der Neurose wurde allerdings schon von William Cullen, dem Zeitgenossen Hahnemanns, geprägt. Dieser entwickelte ein Konzept einer **einheitlichen Nervenkraft**, das Hahnemann bekannt war, und bei dem ihn vor allem der ganzheitliche Ansatz Cullens interessierte.

Doch auch Sigmund Freud (1856–1939) baute auf Cullens Konzept auf, wobei er mehr den Begriff der Neurose aufnahm. So ging er viele Jahre später die entscheidenden Schritte zum Verständnis und zur Psychotherapie von Neurosen. Er läutete damit eine neue Ära in der Behandlung dieser Erkrankungen ein.

Aus Hahnemanns Schriften erfahren wir in erster Linie etwas zu **psychiatrischen Erkrankungen**, auch wenn er im Organon die Neurosen sehr bewusst davon unterschied und dementsprechend unterschiedliche Behandlungsansätze forderte.

Auf den folgenden Seiten werden Hahnemanns Vorgaben zur Therapie psychischer Erkrankungen zusammen mit dem Umgang mit Psychosen aus heutiger Sicht beschrieben, bevor detailliert auf den Umgang mit Neurosen eingegegangen wird.

6.1 Psychosen und die Lehre Hahnemanns

In der homöopathischen Lehre gelten die Krankheiten, die den Geist beeinträchtigen, also die Psychosen, als die tiefer gehenden, die schwer wiegenderen, ja, die schwer wiegendsten Krankheiten überhaupt. Sie zerstören den Menschen in seiner gesamten Persönlichkeit und lassen ihn nicht selten zu einer Gefahr für sich und andere werden.

Die Angst, die sie durch ihre Verrücktheit, ihre Unberechenbarkeit und Unverständlichkeit bei ihren Mitmenschen auslösen, schlug sich lange Zeit stark in der Behandlung nieder, die sie von ihrer Umwelt erfuhren. Die Hilflosigkeit in der Behandlung dieser Erkrankungen, die bis dahin als unheilbar galten, spiegelte sich darin wider, dass psychiatrische Patienten in Anstalten aufbewahrt wurden. – Eine Straße ohne Wiederkehr.

So war die Psychiatrie zu Zeiten Hahnemanns gekennzeichnet durch eine menschenverachtende, hilflose Art, mit diesen Kranken umzugehen, die sich in erster Linie darauf beschränkte, sie zu demütigen, zu misshandeln, hinter Schloss und Riegel zu bringen und anzuketten wie Gefangene. Hiergegen grenzte sich Hahnemann sehr deutlich ab. Er gründete sogar eine psychiatrische Klinik und erklärte öffentlich die **Heilbarkeit** psychiatrischer Erkrankungen mittels Homöopathie.

Der Geheime Kanzleirat Klockenbring, dessen homöopathische Behandlung Hahnemann in seiner „Schilderung Klockenbrings während seines Trübsinns" detailliert beschrieben hat, litt ganz offensichtlich an einer manisch-depressiven Psychose, die heutzutage psychopharmakologisch und in weitaus geringerem Ausmaß psychotherapeutisch behandelt würde. Klockenbring wurde nach mehreren Jahren intensiver homöopathischer Behandlung durch Hahnemann von seinem Leiden geheilt, starb aber dann zwei Jahre später an den Folgen einer Operation.

Hahnemanns Art der **Gesprächsführung** und die Hinweise, die er zur **Erhebung der Anamnese** gibt, sowie seine menschliche, **respektvolle Haltung** gegenüber dem psychisch Kranken sind seiner Zeit weit voraus und wirken wie Vorläufer zur Psychoanalyse.

Auch in G. H. G. Jahrs inzwischen 150 Jahre altem Werk „ Homöopathische Therapie der Geisteskrankheiten" (Jahr 1994) geht es in erster Linie um Geisteskrankheiten, wie der Titel bereits sagt, also um Psychosen.

6.1.1 Beschreibung im Organon

Hahnemann hat den Geistes- und Gemütserkrankungen die Paragraphen 210–230 im Organon gewidmet. Neben den Anweisungen für die homöopathische Therapie finden wir hier wichtige, auch heute noch gültige Anregungen zu Patientenführung und Gesprächstechnik.

Beschreibung der Geistes- und Gemütskrankheiten

In § 210 beschreibt er Geistes- und Gemütskrankheiten als einseitige Krankheiten. Diese seien Krankheiten, die schwerer heilbar erschienen, weil neben der Haupterkrankung alle übrigen Symptome verschwänden. Behandelt würden sie nach demselben Konzept wie körperliche Erkrankungen.

Körpererkrankungen gingen ebenfalls mit einer Geistes- und Gemütsveränderung einher, die ganz unterschiedlich und individuell ausfalle und die in den Inbegriff der Symptome unbedingt aufzunehmen sei.

In § 211 erläutert Hahnemann die große Bedeutung der Geistes- und Gemütssymptome für die homöopathische Mittelwahl: Der Geistes- und Gemütszustand eines Kranken gebe oft am meisten den Ausschlag für die Mittelwahl, weil er leicht wahrnehmbar und auffällig für den Arzt sei.

Er fährt fort mit § 212: Jede Arznei verändere auf spezifische Weise den Geistes- und Gemütszustand des gesunden Menschen. So müsse (§ 213) in jedem Krankheitsfall, auch im akuten, mit auf die Geistes- und Gemütsveränderungen geachtet werden und eine passende, also Ähnliches bewirkende Arznei ausgewählt werden. Beispiel: *Aconitum* würde bei einem stillen, gelassenen Gemüt nichts bewirken, ebenso wenig *Pulsatilla* bei einem frohen, heiteren, hartnäckigen.

Deshalb (§ 214) unterscheide sich die Heilung von Geistes- und Gemütskrankheiten nicht von allen übrigen Krankheiten: Es müsse wie immer eine beim Gesunden an Leib und Seele möglichst Ähnliches bewirkende Arznei gefunden werden.

> Wir sehen hier, dass wir auch im Falle der Geistes- und Gemütskrankheiten den üblichen Weg der Mittelfindung in der Homöopathie gehen können und sollen: Es muss eine Arznei gefunden werden, die an einem Gesunden möglichst Ähnliches bewirken würde. So kann ein Reiz ausgeübt werden, der zur Überwindung der Krankheit anregt.

Bei den Geistes- und Gemütskrankheiten, wie bei allen anderen Krankheiten auch, spielen die **Veränderungen der Psyche** die Hauptrolle bei der Mittelwahl. Beachten wir diese nicht, werden wir mit unseren Mitteln wenig ausrichten können. Problematisch ist aber die Einseitigkeit dieser Erkrankungen: Körpersymptome sind bei diesen Patienten selten bis nie vorhanden. Die Pathologie betrifft fast nur die Psyche, die aber nach Hahnemann bei Psychotikern leicht zu beobachten und einzuschätzen sei.

Beschreibung der bei der Mittelwahl zu beachtenden Symptomatik

Es folgen nun Hinweise Hahnemanns, auf welche Symptomatik geachtet werden soll, um im Falle eines psychotischen Leidens ein passendes homöopathisches Mittel zu finden: Die Geistes- und Gemütssymptome (§ 217) und die Körpersymptome müssten sorgfältig im Hinblick auf Anzeichen für den Charakter und den Geistes- und Gemütszustand des Kranken erforscht werden.

Dazu benötige man (§ 218) die exakte Schilderung der **vorausgegangenen Körpererkrankung** durch die Angehörigen.

Nach Hahnemann müssen die dadurch (§ 219) in Erfahrung gebrachten vorausgegangenen Körpersymptome mit den **aktuell noch übrigen Körpersymptomen** zur „Bestätigung, dass sie versteckt noch fortdauern", verglichen werden.

Da Hahnemann Psychosen als Körperkrankheiten ansieht, die sich zu immer größerer Einseitigkeit bis zu rein psychischen Erkrankungen entwickelt haben, geht er davon aus, dass immer zumindest anamnestisch körperliche Symptome zu finden sind.

Die Praxisrealität zeigt jedoch, dass dies nur auf exogene, also durch körperliche Erkrankungen verursachte Psychosen klar zutrifft. Bei endogenen Psychosen ist nicht nur der aktuelle Zustand einseitig und ohne wegweisende Körpersymptome, sondern auch anamnestisch gibt es sehr oft kaum körperlich manifeste Zeichen.

Die beobachteten Geistes- und Gemütssymptome werden nach Hahnemann dann hinzugefügt zur Gesamtheit der Symptome, wie er im darauffolgenden § 220 beschreibt.

Akute und chronische Krankheitszustände

In den folgenden Paragraphen unterscheidet Hahnemann die Behandlung von akuten von der chronischer Zustände:

In § 221 schreibt er, dass akute Zustände des Wahnsinns oder der Raserei, die aus einem ruhigen Zustand heraus ausgebrochen wären, zwar meist ein „Auflodern der Zugrunde liegenden Psora" (Konstitution) seien, aber dennoch nicht gleich antipsorisch (konstitutionell) behandelt werden sollten. Hierfür gebe es geprüfte **apsorische Heilmittel** wie zum Beispiel *Aconitum, Belladonna, Stramonium, Hyoscyamus, Mercurius* usw., „von denen die passendste in hoch potenzierten Gaben gegeben wird, sodass die Psora in ihren vorigen, fast latenten Zustand zurückkehrt".

Erst danach solle (§ 222) unverzüglich eine **antipsorische** oder vielleicht auch **antisyphilitische** Behandlung eingeleitet werden, denn der von einem akuten Geistes- und Gemütszustand Genesene sei noch nicht gesund. Solche Krankheiten würden von nun an zu Wiederausbrüchen in Anfällen neigen und müssten dringend behandelt werden.

Eine Spontanheilung solcher Erkrankungen komme so gut wie nie vor, während die homöopathische Behandlung gute Erfolge vorzuweisen habe, sodass kein erneuter Anfall zu befürchten sei, vorausgesetzt, es werde auch auf eine **„diätetisch geordnete Lebensart"** geachtet.

Werde die homöopathische, antipsorische Behandlung unterlassen, müsse man einen neuen, anhaltenderen und größeren Anfall befürchten. Die Psora werde sich entwickeln und in eine periodische oder gar anhaltende, „in jedem Fall schwerer zu heilende **Geistes-Zerrüttung**" übergehen. (§ 222).

Psychiatrische Erkrankungen, die zu Rückfällen neigen, sollen also nicht nur im Akutzustand mit einem speziell auf diesen Zustand abgestimmten Mittel behandelt werden, sondern vor allem, und das ist für den Verlauf der Erkrankung noch viel wichtiger, mit einem darauffolgenden antipsorischen Konstitutionsmittel.

Umgang mit psychotisch erkrankten Menschen

Dem Umgang mit Psychotikern widmet Hahnemann die §§ 228 und 229. Seine respektvolle, menschliche Art ist hieraus unschwer zu erkennen:

Bei den Psychosen sei (§ 228) außer dem homöopathischen, antipsorischen Arzneimittel und einer angemessenen Lebensführung auch ein passendes Verhalten des Arztes und der Angehörigen gegenüber dem Kranken notwendig. Dem wütenden Wahnsinn müsse mit Mut und festem Willen begegnet werden, dem Jammern und Klagen mit stummem Bedauern, dem sinnlosen Geschwätz mit wenig aufmerksamem Schweigen und dem unflätigen Benehmen mit völliger Unaufmerksamkeit. Der Sachbeschädigung sei vorzubeugen ohne Vorwürfe. Körperliche Gewalt gegenüber dem Kranken sei abzulehnen und Zwang allenfalls noch beim Arzneieinnehmen gerechtfertigt. Mit den homöopathischen Heilmitteln habe man die Möglichkeit, das ganz unauffällig zu tun.

Widerspruch und Zurechtweisungen seien ebenso fehl am Platze (§ 229) wie ängstliche Nachgiebigkeit. Am meisten Verbitterung werde aber bei den Kranken durch Hohn, Betrug und Täuschung ausgelöst. Deshalb müssten Ärzte und Pfleger den Anschein erwecken, dass sie dem Kranken Vernunft zutrauen.

Zerstreuung und Unterhaltung, Belehrung und Besänftigung durch Worte, Bücher oder andere Gegenstände seien von dem akut Kranken fernzuhalten.

Die Heilung Wahnsinniger, Wütender und Melancholischer lasse sich nur in einer dazu geeigneten Anstalt bewerkstelligen und nicht im Kreise der Familie des Kranken.

Laut § 230 gebe es genügend gut geprüfte homöopathische Arzneimittel zur Auswahl und der Geistes- und Gemütszustand als Hauptsymptom sei bei Psychosen so unverkennbar deutlich, dass durch unermüdliche Suche das passendste Medikament gefunden werden könne. Dieses bewirke dann Besserung durch winzige Gaben in relativ kurzer Zeit. Ganz besonders bei alten Geistes- und Gemütskrankheiten zeige sich die große Überlegenheit der Homöopathie.

6.2 Schulmedizinische Behandlungsansätze bei Psychosen

Behandlung durch angemessene Lebensführung

Die Hinweise Hahnemanns zur „angemessenen Lebensführung" von Psychotikern sind auch heute noch ein wichtiger Aspekt für den behandelnden Arzt. Manche präpsychotische oder hypomane Stimmung lässt sich mittels Homöopathie und mit diesen Maßnahmen noch rechtzeitig wieder herunterdrosseln, sodass sie nicht in einen manifesten psychotischen Schub münden muss.

Für **schizophrene** und **manische** Patienten, die sich fast immer mit gestörten Schlaf-Wach-Rhythmen, Überdrehtheit und einer euphorischen oder dysphorischen Stimmung präsentieren, ist es ratsam, einen klar geregelten Tagesablauf einzuhalten und den Schlaf (gegebenenfalls auch) medikamentös zu fördern. Noch mehr als zu Hahnemanns Zeiten ist heutzutage auf Reizreduktion (Vermeiden einer lauten, überreizenden Umgebung, z.B. ständig Musikhören, Lichtreize wie in der Diskothek, Telefonate, Fernsehen usw.) zu achten: „Zerstreuung ist fernzuhalten." Die Reizüberflutung, der wir in der modernen Welt ausgesetzt sind, beträgt ein Vielfaches von dem, was Menschen vor zweihundert Jahren bewältigen mussten. Empfehlenswert sind viele Phasen des stillen, meditativen Aufenthalts allein im Zimmer, das eventuell sogar leicht abgedunkelt sein sollte. Nach neuesten Erkenntnissen ist „Dunkeltherapie" bei manischen Störungen ebenso effektiv wie Lichttherapie bei Depressiven.

Auch **endogen Depressive** präsentieren sich meist mit ausgeprägten Schlafstörungen, und zwar sowohl mit einem übermäßigen Schlafbedürfnis als auch mit Schlaflosigkeit. Ein geregelter Tagesablauf ist auch hier förderlich – häufig auch Schlafentzugsmaßnahmen – und es sollte dem permanenten sozialen Rückzug entgegengewirkt werden.

Neuroleptika und deren Nebenwirkungen

Das von Hahnemann beschriebene Behandlungskonzept einer **Akutbehandlung** und einer **Phasenprophylaxe** hat auch in der modernen Psychopharmakologie Bedeutung: Hier werden Akutbehandlungen von schizophrenen Psychosen und Manien bei bipolaren Störungen mit stark dämpfenden Neuroleptika durchgeführt, um den Akutzustand für den Kranken und sein Umfeld auf ein erträgliches Maß herunterzudrosseln.

Die älteren Neuroleptika wie z. B. Haloperidol sind allerdings von starken Nebenwirkungen begleitet. Hauptsächlich treten neben Müdigkeit **extrapyramidal motorische Symptome** auf, d. h., vom zentralen Nervensystem ausgehende Bewegungsstörungen. Zu Beginn der Therapie, bei plötzlichen Dossisteigerungen und bei abruptem Absetzen der Neuroleptika können so genannte Frühdyskinesien auftreten. Dies können unwillkürliche, spontane Bewegungen sein und schmerzhafte Zungen-, Schlund- und Blickkrämpfe.

Noch gravierender, wenn auch seltener als die Frühdyskinesien, sind die so genannten **Spätdyskinesien**, die erst nach länger dauernder Neuroleptikatherapie entstehen und sich meist als Saug-, Schmatz- und Zungenbewegungen äußern. Gravierender sind sie deshalb, weil sie sich selbst nach Absetzen der Medikation bei der Hälfte der Patienten nicht zurückbilden.

Eine weitere Nebenwirkung von Neuroleptika ist die **Akathisie**. Die Patienten verspüren einen so starken Bewegungsdrang, dass sie nicht ruhig sitzen bleiben können und ständig auf der Stelle trippeln oder herumgehen müssen.

Ein bis zwei Wochen nach Beginn einer Neuroleptikabehandlung kann es zu einem **Parkinson-Syndrom** kommen, mit der typischen Symptomtrias von Rigor (erhöhte Muskelspannung), Tremor (Zittern) und Akinesie (Bewegungsarmut). Durch Reduktion der Neuroleptika kann meist eine Besserung erzielt werden.

Selten, aber lebensgefährlich ist das so genannte **maligne neuroleptische Syndrom** mit Fieber, Muskelsteifigkeit, Bewegungsstarre und Bewusstseinsstörungen einerseits und Agranulozytosen (Störungen in der Bildung der weißen Blutkörperchen) andererseits.

Die neueren (atypischen) Neuroleptika wie Risperdon (Risperdal), Amisulpirid (Solian) oder Olanzapin (Zyprexa) sind gegenüber den älteren meist nebenwirkungsärmer und wirken meist auch besser gegen die psychotischen Symptome. Sie sind allerdings deutlich kostspieliger (zehn- bis zwölfmal so teuer) und noch nicht langzeitgeprüft, sodass sie dennoch oft nicht als erste Wahl eingesetzt werden.

In der Akutphase einer **Schizophrenie** werden Neuroleptika hochdosiert eingesetzt. Auch nach Abklingen der Akutphase wird die Medikation mit Neuroleptika durchgehend als Prophylaxe fortgeführt. Erst nach langer, bis zu Jahren anhaltender Symptomfreiheit werden psychiatrisch begleitete Versuche durchgeführt, das Neuroleptikum vorsichtig auszuschleichen.

Endogene Depressionen sind schwieriger zu behandeln als die Akutphasen von Manien und Schizophrenien. Bis zum Wirkungseintritt von Antidepressiva können bis zu drei Wochen vergehen. Nicht selten sind sie gar nicht wirksam und es müssen immer wieder neue Präparate ausprobiert werden, in der Hoffnung, ein wirksames zu finden. Es ist wesentlich einfacher, die Stimmung eines Menschen medikamentös zu dämpfen, als sie zu heben.

Bei **bipolaren Störungen** wird nach Abklingen des Akutzustands, wenn der Patient wieder in einem normal erscheinenden Zustand ist, ebenso wie von Hahnemann gefordert, eine so genannte Phasenprophylaxe zur Rückfallvermeidung eingesetzt. Im Unterschied zur homöopathischen „Phasenprophylaxe“ mit einem antipsorischen, also ursächlich eingreifenden Arzneimittel, wirken diese Medikamente allerdings ausgesprochen unterdrückend und können außerdem die Wirkung homöopathischer Mittel mindern.

Ein phasenprophylaktisch wirksames Medikament aus der Schulmedizin war lange Zeit ausschließlich Lithium. Lithium ist aber häufig mit schwer wiegenden Nebenwirkungen wie ausgeprägter Gewichtszunahme, Leberschädigungen und psychischer Abstumpfung verbunden.

Als Alternative werden zunehmend Antiepileptika wie Valproinsäure oder Carbamazepin eingesetzt. Doch auch diese sind nebenwirkungsreich. Sie dämpfen stark, sodass die Fahrtüchtigkeit in vielen Fällen nicht mehr gegeben ist, was aber von Patientenseite gerne ignoriert wird. Sie interagieren mit zahlreichen, vor allem zerebral wirksamen anderen Medikamenten und bedürfen aufgrund leber- und blutbildschädigender Eigenschaften ebenso wie Lithium strenger Laborkontrollen.

Ihre Wirksamkeit ist nicht immer sicher. Es gibt Patienten, die paradox reagieren und statt seltenerer psychotischer Schübe – genau andersherum – häufigere Schübe bekommen.

Aus neuesten Forschungen gibt es Hinweise, dass hochdosiertes Schilddrüsenhormon phasenprophylaktisch wirksam sei (Bauer 2004) und von **bipolar gestörten Patienten** erstaunlich gut vertragen werde. Sollte sich dies durchsetzen, steht eine Überprüfung der Kombination mit einer homöopathischen antipsorischen Konstitutionsbehandlung noch aus.

6.3 Möglichkeiten und Grenzen der homöopathischen Behandlung von Psychosen

Heilungen bei Psychosen abseits der Homöopathie beobachten wir heute – anders als Hahnemann – in ca. 60% der Fälle, 30% erleiden nur einen einzigen psychotischen Schub.

Bei der Behandlung von akuten psychotischen Schüben müssen wir uns der massiven **Selbstgefährdung** durch Suizidalität oder im Falle von Manien auch durch Unfälle aufgrund Selbstüberschätzung gewahr sein. Auch **Fremdgefährdung**, also das Bedrohlichwerden für andere durch Wahnvorstellungen und illusionäre Verkennungen, ist ein häufiges, zur stationären Einweisung zwingendes Problem.

Doch selbst wenn weder Selbst- noch Fremdgefährdung vorliegen, ist eine rasche und wirksame Behandlung akuter psychotischer Schübe angezeigt. Die Symptombilder sind für den Patienten und sein Umfeld oft kaum erträglich. Der Patient hat in der Akutphase von Manien und schizophrenen Psychosen meist kein Krankheitsgefühl, muss aber danach die Peinlichkeit ertragen, dass er durch sein verrücktes Benehmen **sein Gesicht verloren** hat. Auch die massive **Belastung** und **Verunsicherung** seines Umfelds ist ein nicht zu unterschätzender Aspekt dieser Erkrankungen.

Leichte Fälle können durchaus ambulant behandelt werden, sofern es ein schützendes Umfeld gibt, das eine solche Entscheidung mittragen kann. Ist dies möglich, ist das für den Patienten meist ein großer Gewinn. In schwer wiegenden Fällen ist jedoch die Klinikeinweisung kaum zu umgehen.

Behandlung akuter Psychosen

Jeder, der akute Psychosen behandelt, übernimmt eine sehr große Verantwortung und muss sich fragen, ob er wirklich imstande ist, diese zu tragen. Sollten auch nur die leisesten Zweifel bestehen, ist eine gute Zusammenarbeit mit einem Psychiater und in den meisten Fällen die Klinikeinweisung der Gefährdung von Patient und Umfeld vorzuziehen.

Wie wir sehen, empfiehlt dies auch Hahnemann im § 229: „die Heilung Wahnsinniger, Wütender und Melancholischer lässt sich nur in einer dazu geeigneten Anstalt bewerkstelligen und nicht im Kreise der Familie des Kranken." Er sagt dies, obwohl er genau wusste, dass die damalige Behandlung in den Anstalten äußerst unmenschlich war und seine Klinik nur wenigen reichen Kranken vorbehalten war, die sich eine so intensive Therapie leisten konnten.

Aufgrund der immer größer werdenden Möglichkeiten moderner Psychopharmaka lassen sich heutzutage sowohl die Klinikeinweisung, aber auch unwürdige Behandlung innerhalb der Klinik leichter vermeiden.

Kriterium für eine Einweisung ist nicht nur Selbst- oder Fremdgefährdung, sondern auch, ob der Gesichtsverlust für den Patienten ambulant vermeidbar ist. Für viele Psychotiker ist es mit am schmerzhaftesten, nach einem Schub „aufwachen" und erkennen zu müssen, was alles im Schub angerichtet wurde.

Aufgrund der beschriebenen starken Nebenwirkungen der bei Psychosen eingesetzten Psychopharmaka ist es für die Patienten durchaus ein Gewinn, wenn es durch den Einsatz von Homöopathie möglich ist, auf Neuroleptika zu verzichten.

Mit einer psychiatrischen Fachausbildung und Erfahrung mit dem Einsatz von Homöopathika bei Psychosen, kann die Grenze, bis Psychopharmaka oder eine Einweisung unerlässlich sind, weiter gesteckt werden.

Für die weniger psychiatrisch erfahrenen Homöopathen ist ein vorsichtiges, verantwortungsbewusstes Herantasten an diese schwer kranke Patientengruppe angebrachter, indem homöopathische Behandlung zunächst lange kombiniert wird mit der herkömmlichen Therapie. In einem solchen Fall ist in der Akutphase die Anwendung von höher dosierten aufsteigenden C-Potenzen ab C 200 sinnvoll, die dann im Glas verrührt in kurzen Abständen mehrmals am Tag wiederholt werden.

Behandlung von Patienten zwischen psychotischen Schüben

Häufiger als akute Psychosen werden wir in der homöopathischen Praxis Patienten in der Phase zwischen den einzelnen Schüben sehen, die regelmäßig Medikamente einnehmen.

Die **durch die Medikamente ausgelösten Symptome** sollten nicht verwechselt werden mit wirklichen Symptomen, die für die antipsorische Mittelwahl relevant werden. Die Mittelwahl erfolgt ansonsten nach den bereits durch Hahnemann bekannten und weiter oben beschriebenen Prinzipien. Da die gleichzeitig eingenommenen Neuroleptika oder phasenprophylaktisch wirksamen Medikamente die Wirkung der homöopathischen Mittel dämpfen, ist auch hier eine häufige, am besten tägliche Einnahme, vorzugsweise in LM- bzw. Q-Potenzen nötig. Besonderheiten über die Einnahme von Q-Potenzen werden auf S. 162 erläutert.

Aufgrund der zahlreichen Nebenwirkungen ist die **Compliance** der Patienten bei Neuroleptika im Allgemeinen nicht sehr groß. Es gibt immer wieder Patienten – und zwar vorzugsweise diejenigen, die den Homöopathen aufsuchen –, die sich innerlich sehr gegen diese dauerhafte Medikation sträuben und sie trotz Aufklärung durch den Psychiater nicht einzunehmen bereit sind. Meist sind das Patienten, die viele Nebenwirkungen und keine oder sogar eine paradoxe Wirkung erfahren haben, manchmal aber auch solche, die unter fehlender Krankheitseinsicht leiden.

Wir können oft verhindern, dass diese sich selbst durch abruptes Absetzen und das Fehlen von jeglicher medikamentöser Unterstützung und ärztlich-therapeutischer Anbindung massiven Schaden zufügen, indem wir sie homöopathisch begleiten, am besten in Kooperation mit einem aufgeschlossenen Psychiater.

Kriterien für die Wirksamkeit homöopathischer Behandlung

Psychotisch Erkrankte müssen aufgrund des phasenhaften Verlaufs über lange Jahre beobachtet werden, um von einer Heilung sprechen zu können. Kriterien, die darauf hinweisen, dass das konstitutionelle Homöopathikum bei einer Psychose wirksam ist, sind neben seltenerem Auftreten und kürzerer Dauer der psychotischen Phasen eine mildere Akutsymptomatik, wie zum Beispiel das auf die Mitteleinnahme folgende Abklingen von Halluzinationen oder Ängsten. Auch eine Reintegration ins soziale Leben oder die bewusste Vermeidung von Überforderungs- oder Überreizungszuständen durch den Patienten ist ein Erfolg.

Die Patienten sollten davor gewarnt werden, abrupt und ohne vorherige Abstimmung die Psychopharmaka abzusetzen. Erst wenn sich eine deutliche Besserung des Zustands des Patienten über längere Zeit (Monate bis Jahre) etabliert hat und auch an anderen Allgemein- oder Körpersymptomen offenkundig wird, dass das homöopathische Mittel wirksam ist, kann ein langsames Ausschleichen der Psychopharmaka unter kontinuierlicher, mindestens wöchentlicher Beobachtung des Patienten in Erwägung gezogen werden.

Kehren die psychotischen Symptome nach Reduktion des Neuroleptikums zurück, ist ein kurzer Versuch mit **Reizreduktion** und **Änderung der homöopathischen Medikation** gestattet. Sollte dies auch nach drei bis vier Tagen erfolglos bleiben, ist es besser, das Neuroleptikum wieder zu erhöhen. Insgesamt muss die Strategie in jedem einzelnen Fall erwogen werden. Sie ist abhängig von der Häufigkeit und der Stärke der Phasen, der individuellen Einstellung der Patienten und der Wirkung und Nebenwirkung, die er durch die Psychopharmaka erfährt.

> Im hochakuten Zustand einer Psychose ist Psychotherapie nicht anwendbar, sondern bewirkt eher eine Verschlimmerung – ein Effekt, den auch Hahnemann beschreibt.

Hier kommt den Verhaltensvorschlägen Hahnemanns – wie in § 229 beschrieben – auch heute aktuelle Bedeutung zu. Nach Abklingen der hochakuten Phase sollten mit diesen noch sehr labilen Patienten bestätigende, stützende Gespräche geführt werden, nicht aber aufdeckende, konfrontierende. Später kann eine Verhaltenstherapie eingeleitet werden, die dem Kranken hilft, Anzeichen für den Beginn eines erneuten Schubs rechtzeitig wahrzunehmen und entsprechend zu reagieren. Bei ausreichender Stabilität werden heutzutage auch Psychosen zunehmend tiefenpsychologisch behandelt.

Homöopathischer Ansatz in der Behandlung von Psychosen

Akute Psychose:
- Abklärung, ob organischen Ursprungs,
- homöopathisches Akutmittel (z. B. Stramonium, Aconitum, Hyoscyamus usw. ergibt sich aus Beobachtung und Fremdanamnese),
- meist Zusammenarbeit mit Psychiater erforderlich: Zusätzliche Akutmedikation mit Psychopharmaka (Neuroleptika, Tranquilizer)? Klinikeinweisung?

Latentes Stadium einer Psychose:
- homöopathisches Konstitutionsmittel zur Phasenprophylaxe bzw. im besten Falle Ausheilung,
- evtl. je nach bisherigem Verlauf in Zusammenarbeit mit einem Psychiater: zusätzliche Phasenprophylaxe mit Psychopharmaka (falls nicht vermeidbar),
  - vorwiegend verhaltensorientierte Psychotherapie zur Einübung des frühen Erkennens eines neuen Schubs und Lebensführungsstrategien,
- ggf. Kontakt zu Sozialdienst (Betreutes Wohnen? Betreutes Arbeiten?).

Präpsychose, Hypomanie:
- homöopathisches Akutmittel (z. B. Stramonium, Aconitum, Hyoscyamus usw. ergibt sich aus Beobachtung und Fremdanamnese),
- Regelung des Tagesablaufs, Reizreduktion,
- ggf. Einsatz oder Dosiserhöhung eines Neuroleptikums.

6.4 Neurosen und die Lehre Hahnemanns

Die von Hahnemann beschriebenen psychischen Erkrankungen, deren Ursache *nicht* der Körper ist, sondern umgekehrt die **Psyche**, entsprechen den Neurosen und reaktiven Störungen. Diese können auf lange Sicht zu Körpererkrankungen führen und werden von Hahnemann in den §§ 225–227 beschrieben.

Auch im Falle der Neurosen fordert Hahnemann, ebenso wie bei Psychosen, **nach der Akutbehandlung** eine **konstitutionelle Therapie** einzuleiten, um eine tiefer gehende Heilung zu bewirken, wie er in § 227 erklärt, denn „auch in diesen Fällen liegt ein psorisches Miasma zugrunde, das nur noch nicht ganz entwickelt war. Zur Rückfallvermeidung ist deshalb auch hier eine gründliche, antipsorische Behandlung angezeigt“.

Doch sei laut Hahnemann diese antipsorische Therapie nicht immer sofort anzuwenden, denn in noch nicht chronifizierten Frühstadien reagierten diese Beschwerden noch gut auf eine geschickte Art der **Gesprächsführung**:

§ 226 Zu Beginn, wenn der Körper durch diese Art von Gemütskrankheit noch nicht allzu sehr geschädigt worden ist, kann mittels „ psychischer Heilmittel, Zutraulichkeit, gütliches Zureden, Vernunftgründe oder aber auch eine gut getarnte Täuschung schnell Wohlbefinden der Seele und darauffolgend des Körpers hergestellt werden".

In diesem Paragraphen werden ansatzweise **Grundprinzipien der Psychotherapie** erwähnt: die Zutraulichkeit, das Ernstnehmen und das gütliche Zureden entsprechen der empathischen, verstehenden und annehmenden Haltung, die die Grundlage der Psychotherapie bilden.

Die „gut getarnte Täuschung" könnte einer Gesprächstechnik entsprechen, die vor allem in der systemischen Therapie gerne und erfolgreich angewandt wird, der so genannten **paradoxen Intervention.** Hierbei wird eine bestimmte, krankhafte Denkweise des Patienten nicht vom Therapeuten dementiert, sondern – im Gegenteil – verstärkt.

Fall 9

Eine 25-jährige, als Jugendliche misshandelte Frau hat sich so mit der Opferrolle identifiziert, dass sie seit Jahren immer wieder betont, sie sei so beeinträchtigt, dass sie nicht wisse, wann und ob sie jemals wieder arbeiten könne. Alle Versuche, ihr aufzuzeigen, dass die Zeiten der Misshandlung doch hinter ihr lägen, dass sie körperlich gesund und kräftig sei und es längst an der Zeit wäre, die Opferrolle endlich aufzugeben und ihr Leben wieder in die Hand zu nehmen, führen nur zum Gegenteil. Umso heftiger betont sie ihre Beeinträchtigung und Schädigung. Schließlich greift der Therapeut zur paradoxen Intervention: Er bestätigt sie in der Haltung des auf ewig gebrandmarkten, unfähigen Opfers und schlägt ihre Berentung vor.

Empört beginnt die junge Frau daraufhin zum ersten Mal, für die andere Seite zu argumentieren: „So weit sei es ja nun doch nicht. Sie werde ihm schon noch zeigen, was in ihr stecke!", und sie beginnt nach Jahren erstmals, sich um Arbeit zu bemühen.

Interessant an der paradoxen Intervention ist das ausgesprochen homöopathische Prinzip dieser Gesprächstechnik: das vorhandene Symptom, im Beispielfall die Opferrolle, wird verstärkt und damit eine Gegenreaktion provoziert.

Hahnemann fährt weiter in § 227: Auch in diesen (s. § 226) Fällen läge ein psorisches Miasma zugrunde, das nur noch nicht ganz entwickelt war. Deshalb sei zur Rückfallvermeidung auch hier eine darauffolgende antipsorische Therapie notwendig.

> Das Gespräch mit dem Arzt gibt einen ersten Anstoß, nach innen zu schauen. Gefestigt wird dies durch die antipsorische darauffolgende Behandlung, indem die Gabe des passenden homöopathischen Mittels die Introspektionsfähigkeit, die Fähigkeit, an sich zu arbeiten und bewusst eine innere Weiterentwicklung anzugehen, stützt.

Die homöopathische Behandlung von Neurosen ist durch einige Besonderheiten gekennzeichnet:

Im Vorwort zu G. H. G. Jahrs Buch über die „Homöopathische Therapie der Geisteskrankheiten" (Jahr 1994) schreibt J. Pongratz, dass während einer Konstitutionsbehandlung die oberflächliche Symptomatik noch einige Zeit weiterbestehen kann, weil die Konstitution von innen nach außen heraus heilen müsse.

Er geht davon aus, dass mit „oberflächlicher Symptomatik" auch Gemütssymptome gemeint sein können, denn auch innerhalb dieser gebe es mehr „zentrale" und mehr „periphere".

Zu den zentralen Gemütssymptomen zählt er alle, die mit mehr **Vitalität**, Lebensenergie oder Lebenswillen zu tun haben. Ergänzend soll hier noch die **persönliche Freiheit** hinzugefügt werden. Alle positiven Veränderungen in diesem Bereich seien Zeichen für die richtige Mittelwahl.

Neurotische Symptome, „reflexhaft eintrainierte pathologische Verhaltensmuster durch unbewältigte Erlebnisse aus der Vergangenheit", bezeichnet er als „fast immer peripher": „Je besser ein Symptom psychodynamisch erklärbar ist, desto peripherer ist es meist, auch wenn viele Patienten unter diesen Symptomen am meisten leiden und vor allem diese beseitigt haben möchten."

Die Frage, ob ein Symptom peripher oder zentral ist, spielt auch bei der homöopathischen Mittelwahl eine Rolle. Psychodynamisch erklärbare Symptome sind nur dann für die Mittelwahl relevant, wenn sie sehr außergewöhnlich sind. Andernfalls müssen sie gleich durch zwei Kriterien ausgeschlossen werden: zum einen die Erklärbarkeit und zum anderen das Pathognomonische, Häufige, Unauffällige.

Erschwernisse bei der homöopathischen Behandlung von Neurosen

Geschickte Patientenführung und Gesprächstechniken sind bei Neurosen wichtiger als bei Körperkrankheiten. Anfangs sind sie sogar wichtiger als die homöopathische Konstitutionsbehandlung selbst und danach sind sie zumindest begleitend von großer Bedeutung. Frage: Wie kann ich meine Patientenführung verbessern?

Das Erkennen von neurotischen, peripheren Symptomen erfordert Erfahrung und Kenntnisse in psychodynamischen Prozessen bzw. der Neurosenpsychologie. Frage: Woran erkenne ich neurotische Symptome?

Ebenso erfordert das Erkennen von pathognomonischen, für die jeweilige Neurose typischen Symptomen Kenntnisse darüber, wie sich die einzelnen Neurosen üblicherweise darstellen. Frage: Was sind typische, pathognomonische Symptome bei den einzelnen neurotischen Erkrankungen?

Welche Symptome für die homöpathische Fallauswertung eine Rolle spielen, ist schwerer zu entscheiden, weil viele der in anderen Fällen besonders gewichteten psychischen Symptome bei Neurosen als peripher oder pathognomonisch wegfallen. Frage: Welche Symptome suche und verwerte ich für die homöopathische Mittelwahl?

Auf den folgenden Seiten sollen Möglichkeiten aufgezeigt werden, sich diesen Problemen anzunähern. Zunächst werden Gesprächstechniken nach Hahnemann und aus der Psychotherapie dargestellt, danach allgemeine Prinzipien der Patientenführung.

Welche Möglichkeiten bestehen, für die Mittelwahl wertvolle Symptome des Patienten zu erfahren, wird im Folgenden beschrieben werden.

Die Art, wie sich die einzelnen Neurosen (z.B. Angstneurosen oder Zwangsneurosen) äußern, welche Symptome für die Fallauswertung unbrauchbar und welche hingegen interessant sind, wird im letzten Kapitel der speziellen Neurosenpsychologie beschrieben.

Homöopathischer Ansatz in der Behandlung von Neurosen

Organische Ursache abklären (Schilddrüse!, Medikamente, ZNS).

Hochakut dekompensiert oder aktiv, aber einigermaßen kompensiert?

Hochakut dekompensierte Neurose:
- homöopathisches Akutmittel (z.B. Ignatia, Phosphoricum acidum, Aurum, Arsenicum usw.),
- je nach Schweregrad zusätzliche Akutmedikation mit Psychopharmaka (Antidepressiva, sehr kurzfristig Tranquilizer, Schlafstörungen z.B. mit niedrig dosiertem trizyklischem Antidepressivum behandeln), akute Klinikeinweisung.

Aktive Neurose:
- homöopathisches Konstitutionsmittel zur Symptomlinderung bzw. Aktivierung eines seelischen Prozesses,
- ggf. zusätzlich ambulante Psychotherapie,
- ggf. geplante stationäre Psychotherapie,
- ggf. zusätzliche herkömmliche Medikation.

Erziehungsproblem bzw. schlechte Angewohnheit:
- Beratung,
- Verhaltensstrategien vermitteln,
- paradoxe Interventionen (s. S. 75, 88).

7 Fallaufnahme

7.1 Zusammenspiel von Homöopathie und Psychotherapie

Überblick

Zwischen dem psychoanalytischen und dem homöopathischen Erstgespräch bestehen einige Gemeinsamkeiten: Der Patient soll **ohne Unterbrechung in seinen Worten** berichten dürfen, während ihm der Untersucher urteilsfrei und aufmerksam zuhört.

Verbales Spiegeln ähnelt dem Spiegelvorhalten durch die Mittelgabe: Mittels eines möglichst genau den Zustand des Patienten wiedergebenden homöopathischen Arzneimittels soll ebenso ein Heilungsprozess angeregt werden wie durch das psychotherapeutische Spiegeln.

Die von Hahnemann geforderte **Position des neutralen Beobachters** ist **nicht wirklich realisierbar**, da Übertragungs- und Gegenübertragungsphänomene immer wirksam werden, sobald Kontakt zwischen zwei Menschen stattfindet. In der analytischen Psychotherapie sind Übertragungsphänomene allerdings erwünscht. Mehr noch als in der Homöopathie wird in der Psychotherapie auf die Interaktion zwischen Therapeut und Patient geachtet. Der Therapeut setzt sich in der Übertragungsarbeit quasi selbst als Behandlungsinstrument ein.

Übertragungsarbeit und Deutungen würden die homöopathische Arbeit überfordern, doch kann von der **Psychotherapie** die **geschulte wache Wahrnehmung psychischer**, auch **verdrängter psychischer Qualitäten** gelernt werden.

Diese sind keine „übersinnlichen Ergrübelungen", sondern anhand vieler zusammenfließender und objektivierbarer Beobachtungen gezogene, durch die Neurosenpsychologie untermauerte Rückschlüsse.

Sie helfen einerseits, den psychischen Zustand des Patienten, der für die gezielte Mittelwahl von übergeordneter Bedeutung (Hahnemann, Organon § 211) ist, möglichst genau zu erfassen.

Bei neurotischen Erkrankungen erlaubt uns das Erkennen des **zentralen Konflikts** eine sanfte, heilende Einflussnahme auch im Rahmen eines homöopathischen Gesprächs. Auch in anderen Fällen unterstützen psychotherapeutische Kenntnisse bei der Gestaltung eines möglichst heilsamen Kontakts zwischen Behandler und Patient.

7.1.1 Erstgespräch

Manche Inhalte der Neurosenpsychologie, die mit der Entwicklung der Psychoanalyse erst viele Jahre nach Hahnemanns Tod konkret formuliert wurden, waren von Hahnemann schon vorweggenommen worden.

So werden zum Beispiel für das erste Gespräch zwischen Arzt und Patient ähnliche Richtlinien gegeben: Im psychoanalytischen Erstinterview soll – Ähnliches rät Hahnemann hinsichtlich der Durchführung einer homöopathischen Erstanamnese – der Patient erst einmal **frei berichten**. Aufgabe des Therapeuten ist es, den Patienten genau wahrzunehmen und ihm **urteilsfreie Aufmerksamkeit** und **Empathie** entgegenzubringen.

Der Patient soll nicht dazu gedrängt werden, eine systematische Schilderung abzugeben, sondern er soll ganz unbeeinflusst berichten dürfen: Er und nicht der Therapeut bestimmt die Inszenierung. Die synthetische Denkarbeit erfolgt erst nach Beendigung des Gesprächs.

Die homöopathische Erstverschlimmerung als „Kunstkrankheit" kann als eine Art **Übertragungsneurose** angesehen werden: Indem der Patient zu den Quellen des Leidens zurückkehrt und sie (in der Analyse mittels der Übertragung auf den Therapeuten) nochmals erlebt, werden die Schmerzen gelindert.

Die Gesprächstechnik des Spiegelns (s. Kap. Therapeutische Techniken, S. 84), die ebenfalls ein Element psychotherapeutischer Arbeit ist, zielt darauf ab, dem Patienten seine eigenen Verhaltensweisen und Gefühlsreaktionen urteilsfrei in Worte zu fassen („Das macht bestimmt sehr wütend", „Ich spüre ihre Trauer" usw.).

Die **homöopathische Medikation** versucht in ähnlicher Weise, den Zustand des Patienten darzustellen und ihn damit zu konfrontieren, sodass er die Möglichkeit bekommt, seine Symptome zu überwinden. In der Homöopathie wird dabei ebenso wenig gewertet wie in der Psychotherapie. Die Eigenschaften werden einfach als Phänomene aufgenommen und haben für die Mittelwahl, nicht aber für moralische Beurteilungen Bedeutung.

Die Psychotherapie geht sogar noch einen Schritt weiter: Sie erkennt hinter all diesen „guten" wie „schlechten" Eigenschaften die hilflose Situation, in der sie ausgebildet wurden. **Bedürftigkeit** und **Angst** als zutiefst menschliche Gefühle führten dazu, dass ein Mensch die jeweiligen Züge formte, als hilflosen Versuch, sich die Liebe der nahen Umgebung zu sichern.

So ähnlich das homöopathische und das psychoanalytische Gespräch in einigen Punkten sind, so wenig können sie sich gegenseitig ersetzen, da doch unterschiedliche Schwerpunkte gelegt werden: In der Homöopathie haben Allgemein- und Körpersymptome und vor allem Modalitäten eine wesentlich größere Bedeutung als in der Psychotherapie. Primäres Ziel des Gesprächs ist die gezielte Mittelgabe am Ende der Konsultation. Dagegen wird in einem analytischen Erstgespräch viel mehr auf die Interaktion zwischen Therapeut und Patient geachtet.

Analytisches Erstgespräch

Ausgangspunkt ist die Annahme, dass nicht nur die Art, wie sich der Patient dem Therapeuten gegenüber verhält, sondern auch, welche **Gefühle** er dadurch in dem Therapeuten auslöst, Hinweise über die Psyche des Klienten gibt. Mit anderen Worten: Der Therapeut beobachtet nicht nur den Patienten, sondern auch sich selbst im Umgang mit ihm, oder besser ausgedrückt, die **Beziehung**, die zwischen ihm und dem Patienten entsteht. Er macht sich sozusagen selbst zum **Werkzeug seiner Fallaufnahme**, was voraussetzt, dass der Therapeut seine eigene Art, Beziehungen zu inszenieren, gut kennt.

Weil Fragebögen und Schemata diese Interaktion behindern können, gelten sie als unzulässig und sogar das Niederschreiben von Notizen kann als störend empfunden werden und soll nach Möglichkeit erst nach dem Gespräch stattfinden.

So wird viel mehr als in der homöopathischen Erstanamnese versucht, **zwischen den Zeilen** zu lesen, auch mittels Beobachtung der Körpersprache, der Mimik und des Verhaltens des Patienten. Dies geschieht zum einen aus dem Wissen heraus, dass nicht alle Symptome auch wirklich geschildert werden, zum anderen, um innere Konflikte beim Patienten wahrnehmen zu können, abgewehrte Wünsche, Ängste und unterdrückte Gefühle.

Der analytische Psychotherapeut lässt bewusst der Übertragungsneurose (s. Kapitel Übertragung, S. 94) des Patienten Raum: Es ist erwünscht, dass der Patient **frühe Beziehungsmuster** auf den Therapeuten überträgt. Dadurch bieten sich diese Muster, die der Patient vermutlich auch in anderen sozialen Zusammenhängen inszeniert, zur Bearbeitung in einem geschützten Raum an.

Homöopathisches Erstgespräch

Homöopathen sollen dagegen die Geistes- und Gemütssymptome möglichst **unbeteiligt** ausschließlich aus der Position des **Beobachters** erfassen.

Hahnemann formuliert in § 6 des Organon: „Der vorurtheilslose Beobachter – die Nichtigkeit übersinnlicher Ergrübelungen kennend, die sich in der Erfahrung nicht nachweisen lassen, – nimmt, auch wenn er der scharfsinnigste ist, an jeder einzelnen Krankheit nichts, als äußerlich durch die Sinne erkennbare Veränderungen im Befinden des Leibes und der Seele, **Krankheitszeichen, Zufälle, Symptome** wahr, das ist, Abweichungen vom gesunden ehemaligen Zustand des jetzt Kranken, die dieser selbst fühlt, die die Umstehenden an ihm wahrnehmen, und die der Arzt an ihm beobachtet. Alle diese wahrnehmbaren Zeichen repräsentiren die Krankheit in ihrem ganzen Umfange, das ist, sie bilden zusammen die wahre und einzig denkbare Gestalt der Krankheit."

Vermutlich spielt Hahnemann mit „übersinnlichen Ergrübelungen" auf die zu seiner Zeit stark verbreitete Säftelehre in der Medizin an, die Patienten mit unsinnigen Aderlassen schwächte. Der in den letzten Jahren immer mehr **psychologisierten Homöopathie** wird allerdings häufig eine ähnliche „Übersinnlichkeit" angelastet.

Auch die Lehre von der Neurosenentstehung über **ins Unterbewusste verdrängte Konflikte** kann – wenn man nicht regelmäßig damit arbeitet und ihre Gültigkeit immer wieder erlebt – unter Umständen als eine „übersinnliche Ergrübelung" empfunden werden. Schließlich wird hier mit Gefühlen gearbeitet, deren Existenz nur vermutet wird und die vom Patienten nicht konkret geäußert werden. Man könnte daraus den Schluss ziehen, dass es sicherer ist, sich ausschließlich an mit den Sinnen wahrnehmbare Symptome zu halten, also an so genannte „Zeichen". Mit den Sinnen wahrnehmbare Phänomene sind weitgehend objektivierbar, auch wenn man sich über den tatsächlichen Objektivitätsgrad noch immer streiten mag.

Im Zuge der Psychologisierung der Homöopathie wurde immer häufiger vom Kern, dem **zentralen Thema** eines Arzneimittels bzw. Patienten gesprochen. Das zentrale Thema eines Mittels soll das zentrale Thema eines Menschen möglichst genau treffen, um den Reiz zur Heilung möglichst spezifisch auszulösen.

Doch was ist das zentrale Thema eines Menschen und wie nehme ich es wahr? Wie beschreibe ich es und wie kann ich es womöglich gar in Rubriken des Repertoriums umsetzen?

> Ausgerechnet die noch nicht einmal vom Patienten selbst immer durchschaubaren Gemütssymptome gelten in der Homöopathie als besonders **hochrangig** für die Mittelwahl. Hahnemann erschien die Wahrnehmung psychischer Symptome realistisch und objektiv. Es sind für ihn „mit den Sinnen erkennbare Veränderungen im Befinden der Seele", die hochgradig die Mittelwahl beeinflussen. Doch kann man sie nicht im eigentlichen Sinne „beobachten", auch wenn Hahnemann diese Formulierung in § 6 wählte. In die Wut oder die Angst eines Menschen können wir uns ebenso wie in andere Emotionen nur einfühlen.

Einfühlen und Interpretation

Im Allgemeinen geschieht ein solches Einfühlen ganz automatisch nebenbei, auch, wenn unser Gegenüber uns sein Gefühl nicht direkt schildert. Dazu „beobachten" wir Symptome auf ganz verschiedenen Ebenen gleichzeitig und setzen sie blitzschnell zu einem Bild zusammen. Wir nehmen tatsächlich beobachtbare, mit den **Sinnen erfassbare Phänomene** wie den Gesichtsausdruck, die Stimme, den Tonfall und die Sprechweise, die Körperhaltung mit Mimik und Gestik und einige Körperreaktionen wie Schwitzen oder Zittern wahr und können daran erkennen, in welchem Gemütszustand sich unser Gegenüber befindet.

Doch können wir dabei durchaus irren. Die Interpretation von nonverbalen Signalen ist manchmal mehrdeutig, hängt von eigenen **Vorerfahrungen** und der **aktuellen Situation** ab und davon, ob zwischen dem Gesagten und der **Körpersprache** Übereinstimmung besteht.

Mit unseren heutigen Kenntnissen aus Psychologie und Psychotherapie wissen wir, dass die Forderung Hahnemanns nach einem „vorurteilslosen Beobachter“ nicht komplett erfüllbar ist. Wir können nur bis zu einem bestimmten Grad anstreben, uns auf eine möglichst objektive Beobachterposition zurückzuziehen, doch wird es weiterhin unerlässlich sein, dass wir mit dem Patienten auch emotional in Kontakt treten. Dabei können **Übertragungs- und Gegenübertragungsphänomene** in Kraft treten, derer wir uns nicht immer bewusst werden.

Homöopathen haben aber ebenso wie Psychotherapeuten die Möglichkeit, die Objektivität ihrer Wahrnehmung zu schulen und mittels zusätzlich gesammelten Informationen aus der Neurosenpsychologie zu stärken.

Dadurch können zwei Ziele gleichzeitig angestrebt werden: In der zur Verfügung stehenden Zeit muss es gelingen, die für die richtige Mittelwahl relevanten Symptome aufzunehmen. Hierzu ist eine genaue Erfassung des Gemütszustands eines Menschen von übergeordneter Bedeutung.

Gleichzeitig sollte die Interaktion zwischen Homöopath und Patient so heilsam wie möglich sein. Jeder Arzt-Patient-Kontakt kann bereits genützt werden, um begrenzte psychotherapeutische Ansätze ganz unauffällig umzusetzen. Ganz besonders bei neurotischen Patienten kann das homöopathische Gespräch genützt werden, um behutsam und heilend Einfluss zu nehmen.

Beide Zielsetzungen wirken zusammen: Je heilsamer meine Fallaufnahme ist, desto mehr wird sich der Patient öffnen können und desto eher erfahre ich für die Mittelwahl wichtige Symptome.

Je zielsicherer die homöopathische Therapie eingesetzt wird, desto besser kann sich der Patient auf eine seelische Weiterentwicklung einlassen. Der Synergismus zwischen Homöopathie und Psychotherapie wird unter diesem Gesichtspunkt besonders deutlich.

7.2 Heilsame Interaktion zwischen Behandler und Patient

Überblick

Die Interaktion zwischen Homöopath und Patient kann bereits an sich und noch vor der Mittelgabe heilsame Wirkung haben.

Ein wichtiger Aspekt des heilenden Gesprächs ist **Zeit** und **ungeteilte Aufmerksamkeit** für den Patienten.

Um den positiven Effekt des Gesprächs so weit wie möglich zu entfalten, sollte bewusst eine **Vertrauenssituation** hergestellt werden, in der menschliche „Urängste" des Patienten wie Verlassenheits- und Schuldängste aktiv vermieden werden. Wertschätzung des Patienten beginnt bereits bei der Gestaltung der Praxisräume und wird weiter aufgebaut durch Zuverlässigkeit, Pünktlichkeit und Kompetenz des Behandlers und seinen Respekt vor den Bedürfnissen des Patienten.

Im Gespräch mit dem Patienten steht die **Einfühlsamkeit** des Behandlers im Zentrum. Hilfreich ist eine humorvolle, warmherzige Haltung.

Psychotherapeutische Techniken wie **positive Umdeutung, Spiegeln und einige verhaltenstherapeutische Strategien** können auch in der homöopathischen Behandlung wirkungsvoll und gefahrlos umgesetzt werden.

Das **Einhalten von klaren Grenzen** sowie ein mit dem Patienten im Vorfeld geklärtes therapeutisches Setting haben gleichermaßen große Bedeutung.

Im Umgang mit neurotischen Patienten müssen neurotische Symptome von den als Krankheitsfolge aufgetretenen Symptomen der Angst und Verunsicherung unterschieden werden. Erstere können umgedeutet werden als nützliche und per se nicht bedrohliche „Barometer" für die Aktivität des zugrunde liegenden Konflikts.

Ein sehr wichtiger Faktor, ohne den die heilsame Gestaltung des Arzt-Patient-Gesprächs nur schwer gelingt, ist **Zeit** und **ungeteilte Aufmerksamkeit** für den Patienten. Wenn wir keine Zeit für den Patienten haben, können wir weder **geduldig** noch **bedenkend** und **behutsam** sein. Es gibt sicherlich einige Verfahren in Randbereichen der Homöopathie, wie zum Beispiel Kinesiologie oder Pendeln usw., die darauf abzielen, den langen Prozess bis zur Mittelwahl abzukürzen. Selbst wenn wir damit das passende Mittel finden, dann berauben wir uns so doch der Möglichkeit, ein **heilsames Gespräch** zu führen.

In der analytischen Psychotherapie sind **lange, regelmäßige Begegnungen** zwischen Therapeut und Patient ein grundlegender Bestandteil der Behandlung. Sie sollen das Gefühl, eine vertrauenswürdige Anlaufstelle für die eigenen Nöte zu haben, festigen und damit Sicherheit und Geborgenheit als notwendige Grundlage für das anstrengende Durchlaufen einen seelischen Prozesses vermitteln. Liegen Kindheitsdefizite vor, entsteht so die Möglichkeit, eine zuverlässige und doch klar begrenzte Beziehung zu einem Menschen nachzuholen, der – anders als die Eltern – in dieser Zeit seine ganze Aufmerksamkeit zu Verfügung stellt.

Die Dauer und Häufigkeit der Begegnungen mit dem Patienten liegt bei einer klassischen, konstitutionell homöopathischen Behandlung zwischen der Psychotherapie und den kurzen, von Diagnostik dominierten Kontakten der Körpermedizin.

Auch hier zeigt sich die Zwischenposition, die die Homöopathie zwischen diesen beiden Verfahren einnimmt: Wenn wir unsere Patienten nicht entmutigen, werden wir allein aufgrund der Zeit, die wir uns für sie nehmen, mehr von ihnen erfahren, als ein in üblicher Weise arbeitender Körpermediziner. Noch besser ist es, wenn wir es verstehen, unsere Patienten zu ermutigen, sodass sie sich öffnen können.

Dies erfordert „**Menschenkenntnis**", **Erfahrung** und **Scharfblick** im therapeutischen Umgang mit Menschen.

Kranke und Ratsuchende sind fast immer verunsichert und ängstlich und schätzen eine verständnisvolle, annehmende Haltung des Homöopathen. Ganz besonders bei psychisch Erkrankten ist es von Bedeutung, welche Haltung wir im Kontakt mit ihnen einnehmen. Einfühlsame Menschen verhalten sich im Umgang mit anderen oft ganz unbewusst und spontan „umsichtig, bedenkend, behutsam und in höchstem Maße geduldig" (Hahnemann, § 98 des Organon). Doch kann ein **einfühlsames Verhalten** auch bis zu einem gewissen Grad bewusst erlernt und eingeübt werden.

Einzig über Zeit, Aufmerksamkeit, Einfühlen und die dadurch entstandene Vertrauensbasis wird es gelingen, die Individualität des Patienten zu erkennen und in die Fallaufnahme einfließen zu lassen. Diese ist das Herzstück jeder homöopathischen Behandlung. Ist der Fall gut aufgenommen, haben wir die bedeutsamen Symptome in Erfahrung gebracht, können zur Auswertung hilfreiche Bücher, Computerprogramme und Repertorien hinzugezogen werden (Kaplan 2004). Einen einmal schlecht aufgenommenen Fall können wir dagegen nur noch retten, indem wir ihn neu aufnehmen.

7.2.1 Umgang mit Angst

Ein erstes Ziel im Gespräch mit dem Patienten ist es, seine Ängste und Widerstände zu vermeiden oder zu mildern.

Dazu kann man sich die Kenntnisse aus der **kindlichen Angstentwicklung** für die Arzt-Patient-Situation zunutze machen: Die Entwicklung der zentralen Ängste in der Kindheit beginnt im ganz frühen Säuglingsalter mit **Verschmelzungsängsten**. Sehr bald folgen **Trennungs- und Verlassenheitsängste** und etwas später **Gewissensängste** und **Scham- und Schuldgefühle**. Die Kindheitsängste haben immer einen existenziellen, bedrohlichen Charakter und lösen sich gewissermaßen vom Verstand ab. In Krisen- oder Schwellensituationen, in denen wir uns bedroht fühlen und zu denen auch Krankheit gehört, fallen wir sehr leicht in diese irrationalen Haltungen aus der Kindheit zurück. Natürlich werden diese in der Arzt-Patient-Situation meist verborgen gehalten, es sei denn, der Patient ist ein echter Hypochonder oder er hat die Kontrolle über sich eingebüßt.

Ängste vor Trennung und Liebesverlust

Ängste vor Trennung und Liebesverlust können vom Arzt bewusst beruhigt oder zumindest nicht noch verstärkt werden: Eine äußere, stark, kompetent und „elterlich" wirkende Instanz wie zum Beispiel ein Arzt oder eine Ärztin, die sich beruhigend, zuverlässig und klärend hinter den Patienten stellen und ihn auf eine sachliche Ebene zurückführen, ist in jedem Fall sehr hilfreich, egal, ob der Patient seine Ängste offen zeigt oder nicht.

Zudem ist für den Arzt oder Homöopathen eine Haltung sinnvoll, die dem Patienten vermittelt, dass er mit seinen Nöten geachtet, ernst genommen und verstanden wird. Dies entspricht der zuverlässigen, annehmenden, liebenden, nicht Bedingungen stellenden **elterlichen Liebe**, wie sie in einem therapeutischen Rahmen verwirklichbar ist, ohne Grenzen zu verletzen.

Beispiel: Hypochondrische Patienten stellen unsere Fähigkeiten in diesem Punkt am meisten auf die Probe, weil wir spüren, dass sich hinter den meist detailliert vorgetragenen Körperbeschwerden eine tiefer liegende Not verbirgt. Dennoch werden wir das Vertrauen des Patienten nur dann gewinnen, wenn wir ihn mehr als einmal sorgfältig anhören, ernst nehmen und untersuchen. Damit nehmen wir den Patienten mit seinem Anliegen erst einmal an. Wir schlüpfen in gewisser Weise in die Geborgenheit vermittelnde Elternrolle. Das ängstliche „Kind" kann sich vertrauensvoll an uns wenden, in der Gewissheit, dass wir es mit allen uns zur Verfügung stehenden Kompetenzen unterstützen werden.

Gewissensängste, Scham- und Schuldgefühle

Gewissensängste mit Scham- und Schuldgefühlen sollen gemildert und auf keinen Fall vergrößert werden: Dazu ist – und das gilt ganz besonders für neurotische Patienten – eine nicht wertende Einstellung des Arztes wichtig. Das quälende Gefühl, nicht in Ordnung zu sein, einen Makel (zum Beispiel eine psychische Krankheit) zu haben, etwas „Schlimmes" getan, gefühlt oder gedacht zu haben, ist krankmachend und führt dazu, dass der Patient uns aus Scham nur die halbe Wahrheit erzählt. Jede (ab)wertende Bemerkung seitens des Behandlers wird zur Folge haben, dass sich der Patient verschließt.

Die Gewissensängste hängen eng zusammen mit dem **Wunsch, dazuzugehören**, nicht ausgeschlossen zu sein. Das Gewissen hat mit **Moral**, **Regeln** und **Ethik** zu tun. Wenn wir uns nicht konform zu den Regeln oder auch vermeintlichen Regeln der Gruppe, zu der wir gehören, verhalten, wenn wir zu anders sind als die anderen, müssen wir fürchten, ausgestoßen zu werden. Eine der schmerzhaftesten Strafen für Regelverstoß war schon bei Urvölkern die **Verbannung**, die auch ohne räumliche Distanz, lediglich durch Übersehen und Ignorieren praktiziert wurde. Der Angst, nicht dazuzugehören, kann in der Praxis durch eine entsprechende Haltung des Arztes begegnet werden.

Beispiel: Der oben beschriebene hypochondrische Patient spürt meist sehr genau, dass er etwas übertreibt und kann doch nicht anders. Er kennt seinen „Makel" und hat es schon mehrfach schmerzhaft erlebt, dass andere ihn lästig fanden und sich abwandten. Er schämt sich für seine eigenen Ängste und fürchtet, abgelehnt zu werden.

Können wir einem solchen Patienten in einer Haltung begegnen, die weiß, dass er nicht anders kann, und die ihn nicht dafür verurteilt, dann können wir eine seiner dringendsten Befürchtungen abmildern. Dies muss vorerst nicht ausgesprochen werden. Es genügt, wenn wir uns in der Begegnung mit dem Patienten dessen bewusst sind: „Er kann im Moment nicht anders. Die hypochondrische Haltung ist seine hilflose und unbewusste Art, eine tiefer liegende Angst auszudrücken. Nur wenn ich ihn annehme, so wie er ist, ohne ihn zu bewerten, werde ich vielleicht eines Tages einen Zugang zu dieser tiefer liegenden Befürchtung bekommen."

Verschmelzungsängste

Verschmelzungsängsten muss vorgebeugt werden. Der Patient soll erwachsen bleiben dürfen und für sich selbst weiterhin Verantwortung tragen. Dies erfordert das Einhalten klarer Grenzen und eine ebenbürtige, nicht autoritäre Haltung seitens des Arztes.

Beispiel: Trotzdem können wir für unseren hypochondrischen Patienten nicht unsere eigenen Grenzen aufgeben, auch wenn dieser das womöglich in klammernder Art und Weise zunächst fordert. Er scheint zu wollen, dass er viel mehr Zeit von uns gewidmet bekommt, als wir anderen Patienten zugestehen. Er scheint zu wollen, dass wir ihm sagen, was er tun soll, dass er alle Verantwortung für sich selbst in kindlicher Weise an uns abgeben kann. Und obwohl er uns so vehement in diese Rolle zu drängen scheint, wird er nicht zufrieden sein, wenn wir das wirklich tun, weil er selbst damit in der Position eines Kleinkindes stecken bleibt. Wir werden seinen Hunger nach einer symbiotischen Beziehung nicht stillen können. Deshalb sollten wir unsere eigenen Grenzen (zum Beispiel in Bezug auf Zeit) freundlich und klar stecken und ihn nur informieren, nicht aber Entscheidungen für ihn treffen.

Noch Genaueres dazu in der Praxissituation, wird im Folgenden noch beschrieben werden. Es geht hier um scheinbar banale, aber doch essenzielle und wirksame Strategien in der Patientenführung, die leicht verwirklichbar sind und im Prinzip für fast alle Patienten gelten.

7.2.2 Therapeutische Techniken

Kennzeichnend für Neurotiker ist, dass sie ungeliebte Anteile ihrer Persönlichkeit ins Unbewusste geschoben haben, um einem inneren Konflikt auszuweichen.

Ziel eines analytischen Psychotherapeuten wird also über die empathische Haltung hinaus sein, den Patienten behutsam an diese ungeliebten Facetten seiner selbst heranzuführen. Für eine gezielte therapeutische Arbeit sollte der Therapeut den unbewussten Konflikt erkannt haben. Ebenso benötigt er dazu im Allgemeinen eine gute, schon einige Zeit gewachsene Beziehung: Der Patient darf sich nicht entwertet fühlen und muss sicher sein, dass er dem Therapeuten vertrauen kann.

Das Tempo des Patienten muss unbedingt eingehalten werden: Er selbst bestimmt, wie schnell und wie viele der kritischen Punkte in sein Bewusstsein dringen dürfen, nicht der Therapeut.

Sehr schnell kann sich ein Patient in einer solchen Situation abgelehnt oder nicht verstanden fühlen. Dann kommt es zu Therapieabbrüchen, unfruchtbar verlaufenden Therapien oder Dekompensationen. Nur durch so genanntes **Spiegeln** und **Pacing** (s. S. 84), gegebenenfalls auch eine Frage oder kleine Provokation kann ein Therapeut den Patienten dazu bringen, dass er verdrängte Inhalte selbst entwickelt. So kann der Patient die Geschwindigkeit und das Ausmaß der „Aufdeckung" selbst in der Hand halten.

Anwendbarkeit

Manche Techniken der analytischen Psychotherapie wie zum Beispiel die **Übertragungsarbeit** sind aber in einem nicht psychotherapeutisch spezialisierten Praxisrahmen nicht realisierbar bzw. riskant. Zum einen fehlt das nötige Handwerkszeug, zum anderen die Zeit. Es gibt jedoch Annäherungen an diese „aufdeckenden" Gesprächsstrategien, die sich unter bestimmten Bedingungen durchaus verwirklichen lassen.

Es ist tatsächlich möglich, auch im Rahmen einer homöopathischen Behandlung eine Haltung einzunehmen, die dem Patienten „seelisches Wachsen" erleichtert. Dazu muss der Homöopath den verdrängten Konflikt noch nicht einmal erkannt haben, selbst wenn das natürlich dennoch von Vorteil wäre.

Verhaltenstherapeuten machen sich gemeinsam mit dem Patienten auf die Suche nach schädlichen Denk- und Handlungsmustern und versuchen, sie durch positive zu ersetzen. Auch dies erfordert Zeit und Know-how. Doch einige Techniken können auch im Rahmen einer homöopathischen Behandlung umgesetzt werden.

Allgemeine Regeln und Grenzsetzung

Um beim Patienten keinen Widerstand auszulösen, und (unbewussten) Trennungs- oder Schuldängsten vorzubeugen, ist es auch in der homöopathischen Behandlung zunächst nötig, eine **Vertrauensbasis** herzustellen.

Durch **gute Organisation, Pünktlichkeit und Zuverlässigkeit** gelingt es, einen geborgenen, schützenden Rahmen zu schaffen. So wird den Patienten das Gefühl vermittelt, dass kompetent für sie gesorgt wird und dass ihre Bedürfnisse mit Einfühlsamkeit behandelt werden.

Ein wichtiger Punkt ist die Zuverlässigkeit in der Erreichbarkeit eines Arztes oder Homöopathen. Er muss nicht ständig, aber doch regelmäßig verfügbar sein und es sollte klar sein, wann und wie er zu erreichen ist. Macht es ihm nichts aus, den einen oder anderen Anruf von Patienten in seiner Freizeit zu erhalten – umso besser.

Es sollte für adäquate Vertretung gesorgt sein, falls er nicht zuständig sein kann. Termine sollten pünktlich eingehalten und der Aufenthalt im Wartezimmer der Regel kurz sein.

Es ist selbstverständlich, dass der Behandler selbst dafür sorgt, dass er **kompetent und umfassend ausgebildet** und vorbereitet ist. Was er nicht kennt oder nicht versteht, wird er nachlesen und sich informieren. Er sollte die **Grenzen seiner Kompetenz realistisch einschätzen**, sodass er den Patienten rechtzeitig Spezialisten oder anderen Therapieformen zuführt, wenn nötig.

An dieser Stelle geht der Arzt in gewisser Weise in eine Elternrolle, die bis zu einem gewissen Grad nötig und erwünscht ist.

Schädlich wird sie aber in dem Moment, in dem ein **zu starkes Gefälle zwischen Arzt und Patient** entsteht, vor allem bei Patienten, die dazu tendieren, in eine passive Kinderposition zu gehen. Die Rolle des Halbgottes in Weiß, der alles weiß und kann, kann das Gegenüber in dem Gefühl der Hilflosigkeit oder Minderwertigkeit fixieren. Der Heilungsprozess bei Neurosen hat aber sehr viel mit der aktiven, selbstverantwortlichen Bearbeitung der eigenen Probleme zu tun. Deshalb ist eine zu kindlich-erwartende Haltung des Patienten nicht günstig.

Besonders mit Patienten, die sehr dazu neigen, den Arzt zu idealisieren, laufen wir Gefahr, uns zu geschmeichelt zu fühlen und die großartige, **allmächtige Rolle**, die uns angeboten wird, gerne anzunehmen. Auch die Homöopathie als Heilmethode wird häufig überschätzt und idealisiert.

Doch Menschen, die allzu kritiklos idealisieren, können im nächsten Moment genauso kritiklos entwerten und unseren Ruf zerstören. Oft handelt es sich hier um Borderline- oder zumindest stark narzisstische Patienten.

Gerade in solchen Situationen sollten wir als Behandler auf den **Grenzen** der homöopathischen Behandlung und unserer **menschlichen Fehlbarkeit** geradezu bestehen und diese immer wieder erwähnen. Ganz besonders, wenn uns nachweislich ein Versehen oder ein sonstiger Fehler unterläuft, den der Patient zu spüren bekommt, sind eine freimütig bekennende Haltung und eine angemessene Entschuldigung unerlässlich.

Aber auch mit Patienten, die sich mit **Selbstvorwürfen** martern, schadet es gar nicht, wenn man hin und wieder nebenbei und kurz (!) von eigenen, ähnlichen Fehlschlägen berichtet. So merken die Patienten, dass niemand vollkommen ist, und können sich selbst mit mehr Gnade begegnen.

> Wir brauchen uns nicht über die Patienten zu stellen, um von ihnen respektiert zu werden. Im Gegenteil können wir ihnen die Stärke vorleben, zu eigenen Schwächen zu stehen.

Wie schafft man nun eine Vertrauensatmosphäre, in der ein Patient sich öffnen kann? Bereits über eine nicht nur funktionelle, saubere sondern auch ästhetische und gemütliche Gestaltung der Praxisräume kann dem Patienten schon **beim ersten Betreten der Praxisräume Wertschätzung** vermittelt werden. Ein paar persönliche Gegenstände des Behandlers schaffen eine weniger sterile Atmosphäre, die entspannend wirkt. Es spricht nichts gegen frische Blumen, gute Literatur oder Musik im Wartezimmer.

Es sollte aber auch auf Diskretion geachtet werden: Die Gespräche des Behandlungszimmers sollten nicht von außen hörbar sein.

Haltung gegenüber dem Patienten

> Grundsätzlich, aber ganz besonders bei psychischen Erkrankungen, bei denen ja meistens ein Defizit in der eigenen Wertschätzung besteht, gilt: Die Wertschätzung und der Respekt vor der Person des Patienten sollte gezeigt werden, wo immer möglich. Auf keinen Fall sollte der Arzt urteilen, moralisch oder wertend werden.

Ein Mensch, der das Vertrauen gewonnen hat, sich bei einem anderen angstfrei äußern zu können, wird viel leichter den Mut haben, auch scham- und schuldbeladene Themen anzusprechen, sofern sie ihm bewusst sind. Je angenommener er sich fühlt, desto leichter wird ihm das fallen, denn umso weniger wird er befürchten, von seinem Gegenüber **verurteilt** zu werden.

Auf diese Weise kommen wir manches Mal mit etwas Geduld – denn niemals sollte man jemanden dazu drängen, sich zu öffnen – zu den für eine wirksame Mittelwahl so nötigen Informationen, ohne das Vertrauen zu unseren Patienten aufs Spiel zu setzen.

Im Grunde können wir den Patienten helfen, ihre **eigenen ungeliebten Seiten** zu akzeptieren, nur indem wir ihnen zeigen, dass wir diese nicht verwerflich finden. Wir müssen uns nicht auf das gefahrvolle Glatteis der Konfrontation begeben, aber können indirekt doch wirksam intervenieren.

Oft genügen körpersprachliche Signale des Homöopathen, um dem Patienten zu vermitteln, dass er ihn verstehen kann. Manchmal muss die nonverbal verstehende Haltung ergänzt werden durch nichtinterpretative, wertfreie Sätze wie: „Das muss sehr schwer für Sie gewesen sein." Dies entspricht der Haltung des so genannten „**empathischen Verstehens**" aus dem „Counselling nach Rogers". Aus dieser therapeutischen Richtung stammt auch der Begriff der „**bedingungslosen positiven Zuwendung**" und der „**Kongruenz**". Die bedingungslos positive Zuwendung impliziert, dass der Therapeut an die primär gute Absicht eines Menschen glaubt. Dadurch gelingt es ihm, eine liebevolle, freundliche Einstellung gegenüber dem Patienten anzunehmen, egal, was dieser berichtet. „Kongruenz" bedeutet **Echtheit** oder **Authentizität** des Therapeuten. Der Therapeut soll keine Maske tragen, sondern beispielhaft für den Patienten fähig sein, seine eigenen Gefühle zu zeigen, soweit das in der Praxissituation vertretbar ist. Dazu kann auch einmal das offene Ansprechen von Ärger gehören, wenn der Patient diesen in ihm auslöst.

Sehr hilfreich für den Patienten kann es auch sein, wenn wir offen damit umgehen, dass wir alle unsere Schwachstellen und Lebensniederlagen haben. Auch kleine Anekdoten von anderen, denen es ähnlich ging, können manchmal sehr entlastend wirken. Wir müssen keine Parallelen zum Patienten ziehen. Es genügt oft, nur davon zu berichten, wie viel Angst Menschen in solchen Situationen empfinden und wie nachvollziehbar das ist. Entweder ist der Patient bereit und zieht die Parallele zu sich selbst, oder er ist noch nicht bereit, den zugeworfenen Ball zu fangen.

> Gerade bei den psychisch Kranken ist das eine der größten Sorgen – die Angst, als „verrückt" von den anderen ausgeschlossen zu werden. Die neurotischen Symptome selbst präsentieren sich ja tatsächlich in gewisser Weise „verrückt" und nicht nachvollziehbar. Sie sind aber lediglich das sichtbare Symptom für eine tiefer liegende, ins Unbewusste verdrängte Angst, die meistens etwas mit dem Gefühl zu tun hat, nicht so sein zu dürfen, wie man ist, oder nicht so fühlen zu dürfen, wie man fühlt.

Manche Menschen können sich beispielsweise nicht eingestehen, ängstlich zu sein, andere glauben, nicht wütend, nicht „spießig" oder eifersüchtig sein zu dürfen. Meist sind diese Gefühle aber von außen betrachtet durchaus nachvollziehbar und „normal". Es gilt, dem Patienten zu vermitteln, dass er im Grunde ganz **„normale" Gefühle** hat, die wir alle in solchen Situationen in mehr oder minder großem Ausmaß haben würden. „Gestört" ist lediglich der Umgang des Patienten mit diesen Gefühlen. Doch ist ein angemessener Umgang bis zu einem gewissen Grad und mit etwas Anstrengung durchaus erlernbar.

Nehmen wir als Beispiel einen Patienten mit psychogenen Herzrhythmusstörungen, der sich die Angst vor einer Trennung von seiner Frau nicht eingestehen kann, obwohl er vermutlich spürt, dass sich die Trennung nicht mehr vermeiden lassen wird. Dieser Patient wird uns von seinen Herzrhythmusstörungen, also dem neurotischen Symptom, sicher detailliert berichten. Über seine Eheprobleme wird er vielleicht nebenbei oder auf Nachfragen erzählen, aber sicher nicht über die Angst, die zwangsläufig zu einer solchen Lebenssituation gehört. Wenn wir als Behandler versuchen, uns sozusagen in die Schuhe des Patienten zu stellen, uns ehrlich fragen, was wir empfinden würden, wären wir an seiner Stelle, werden wir in den meisten Fällen mit etwas **Einfühlsamkeit** und **Menschenkenntnis** die unterdrückte Angst in ihm wahrnehmen. Jeder wird verstehen, dass die Trennung einer langjährigen Beziehung mit

Angst verbunden ist. Das können wir dem Patienten durchaus zu verstehen geben. Vielleicht macht es Sinn, ihm mitzuteilen, wie viel Angst andere schon vor einer Trennung empfunden haben oder empfinden würden. Es ist keine Schande, Angst zu haben. Im günstigsten Fall ist dieser dann eher in der Lage, seine Angst wahrzunehmen und zu akzeptieren, sodass er seinen inneren Konflikt nun offen bearbeiten kann.

Pacing

Durch so genanntes „**Pacing**", einer Technik aus dem NLP[1], ist es möglich, das Sicheinfühlen in den Patienten zu erleichtern. Der Begriff stammt aus dem Englischen und bedeutet, „**im gleichen Schritt gehen**". Gemeint ist damit eine **Anpassung** an das nonverbale und sprachliche Verhalten einer Person. Dies kann das Einnehmen derselben Körperhaltung eines Patienten sein oder das Angleichen der eigenen an seine sprachliche oder auch mimische Ausdrucksweise. Im Alltag „pacen" wir andere Menschen häufig, ohne uns dessen bewusst zu werden. Durch dieses „verbale und nonverbale Spiegeln" gelingt eine tiefe Erfahrung der Innenwelt des Gegenübers. In der Systemtherapie gibt es die Forderung „Therapeut IN!" Gemeint ist damit das bewusste Mitgehen des Therapeuten in die Welt des Patienten bzw. des Familiensystems, um so einen gefestigten, akzeptierten Platz in seinem „System" zu erhalten. Beispielsweise kann es Sinn machen, mit einem fußballbegeisterten Jungen zunächst einmal über sein Hobby zu plaudern.

1 NLP (neurolinguistisches Programmieren) wird definiert als die Struktur der subjektiven Erfahrung. NLP untersucht die Muster oder die „Programmierungen", die durch die Interaktion zwischen dem Gehirn (Neuro), der Sprache (linguistic) und dem Körper kreiert werden und die sowohl effektives als auch ineffektives Verhalten produzieren können. So wurde erforscht, wie wir durch unsere mentalen Modelle, unsere Gedanken und Vorstellungen unser Leben im wörtlichen Sinn „konstruieren" und wie wir mehr Kontrolle über die eigenen mentalen Vorgänge und unsere Kommunikationsweise gewinnen können.

> Je mehr es uns gelingt, „mit dem Patienten zu gehen", desto eher kann dieser sich von seinem eingefahrenen Verhalten lösen. Dies ist ein Effekt, der dem homöopathischen Simile-Prinzip entspricht: Dem Patienten wird wertfrei und ohne jegliche invasive Komponente der Spiegel vorgehalten. Durch Verstärkung seines eigenen Verhaltens wird es ihm möglich, die bis dahin unterdrückte Gegenposition einzunehmen und sich von seinem eingeengten Verhalten zu befreien.

Kollusionstheorie

Dieser „Simile-Mechanismus auf der psychischen Ebene" kann anhand der **Kollusionstheorie** von Jürg Willi (Willi 1985) vielleicht besser verstanden werden:

Innerhalb eines Paares bestehen oft **starre Rollenaufteilungen**. Der eine lebt beispielsweise fast ausschließlich die Rolle des Aktiven, Energiegeladenen, Verantwortungsbewussten, während der andere – zum Ausgleich – die Rolle des Passiven, Gemütlichen, kindlich Sorglosen innehat. Je aktiver der eine ist, desto passiver wird der andere und umgekehrt. Beide leiden, weil jeder nur eine Hälfte lebt. Der Aktive glaubt, es sich nicht leisten zu können, zu entspannen und passiv zu werden, weil sonst „gar nichts mehr geht". So gibt es für den Passiven aber keinen Anlass zu mehr Aktivität, denn es ist ja so schon „genug los". Beide **verhärten** sich immer mehr in ihrem Groll aufeinander und ihren **starren Positionen**, auch wenn sie beide zusammen genommen als Paar ein ganz normales Maß an Aktivität bzw. Passivität haben. Der einzige Weg aus einer solchen „Kollusion" ist es, dass mindestens einer von beiden bewusst den Mut fasst, in die **gegenteilige Rolle** zu gehen. Wird der Aktive plötzlich passiver, gibt es für den anderen Anlass zu mehr Aktivität. Er fühlt sich in seinem Bedürfnis nach Ruhe nun verstanden und weniger alleingelassen – der Partner scheint es ja auch zu haben. Wird der Passive aktiver, kann der Aktive mehr loslassen und entspannen. Er wiederum fühlt sich in seinem Verantwortungsgefühl und seinem Zupackbedürfnis bestärkt – der Partner hat ja dessen Notwendigkeit anerkannt und nun muss er ja nicht mehr alles allein tragen. Im günstigsten Fall kann von beiden nun die **Mitte** gefunden werden.

So wird eine Eigenschaft des einen nur durch ihre Spiegelung durch den anderen aufgelöst, nicht aber durch Ermahnen, Argumentieren und „gutes Zureden".

Paradoxe Intervention

Ein noch stärkerer Einsatz der Simile-Regel im therapeutischen Gespräch ist die **paradoxe Intervention** (s. S. 75 ff.). Hier wird vom Therapeuten ganz bewusst eine Seite des Patienten, zum Beispiel die Opferrolle, übertrieben, indem er genau dieselbe Haltung, in diesem Beispiel die Hoffnungslosigkeit und Resignation des Patienten, annimmt. Ursprünglich ärgerte sich der Therapeut insgeheim über die klagende, blockierende Einstellung des Patienten. Nun kehrt er die Rollen um: „Vielleicht haben Sie ja Recht und es besteht für Sie wirklich keine Hoffnung auf Besserung ..." Nun ist es der Patient, der sich über den Therapeuten leise ärgert und ihm das Gegenteil beweisen möchte. Problematisch an der paradoxen Intervention ist wie bei allen „**Täuschungen**" die Schwierigkeit, dabei die Kongruenz, also die Authentizität zu wahren.

Humor

Eine weitere gute und in der homöopathischen Praxis realisierbare Strategie im Umgang mit Schwächen ist Humor. Humor „**entschärft**" die Situation, sofern er nicht übertrieben oder an der falschen Stelle eingesetzt wird. Manche Patienten haben vor lauter Grübeln und Problemewälzen das Lachen nahezu verlernt. Dabei ist Lachen auch für sie **heilsam** und hilft oft, das Leben wieder von einer leichteren Seite zu nehmen. In mehr körperorientierten Psychotherapien wie der Gestalt- oder Alexandertherapie wird sehr darauf geachtet, dass der Patient zuerst aus seiner depressiven, gedrückten Körperhaltung und seinem „miesepetrigen" Gesichtsausdruck herausgeführt wird. Eine gerade, selbstbewusste Haltung und ein möglicherweise vorsichtig ausprobiertes Lächeln können allein schon positiv auf den Patienten rückwirken.

Wenn wir mit Humor arbeiten, müssen wir darauf achten, dass sich unsere Patienten nicht lächerlich gemacht fühlen. Der humorvolle Umgang mit Schwächen liegt nicht jedem Behandler, während andere Meister darin sind. Das hat etwas mit der Persönlichkeit zu tun, ist aber bis zu einem gewissen Grad auch erlernbar.

In der **Systemtherapie** wird ganz bewusst sehr viel mit Humor gearbeitet. Dort gilt der Grundsatz: Humor gehört in jede gute Psychotherapie. Das „Ha-Ha-Handbuch der Psychotherapie" (Trenkle 2000) beispielsweise oder Watzlawicks „Anleitung zum Unglücklichsein" (Watzlawick 2003) sind ein guter Einstieg in die humorvolle Therapie.

Am sichersten ist die **Selbstironie**. Wenn der Behandler über sich selbst lachen kann, kann er sein Gegenüber nicht verletzen und ihm damit vielleicht einen Weg bahnen, sich zu öffnen und vielleicht etwas Abstand zu seiner eigenen Situation zu gewinnen.

Positives Umdeuten

Auch „positives Umdeuten" ist eine Strategie aus der Psychotherapie, die manche Menschen von Natur aus besitzen, anderen aber erst beigebracht werden muss. Sie besteht darin, dass man sich bemüht, jeder auch noch so schwierigen Situation eine positive Seite **abzuringen**. Natürlich ist das in manchen Fällen sehr schwierig und erfordert möglicherweise **Jahre des Überdenkens** und **Reifens**, bis man zu dieser Art von **Dankbarkeit** fähig ist. Sehr oft ist es die Frage „Was habe ich daraus gelernt?", die uns hilft, auf diese Art und Weise aus der Opferrolle herauszugehen.

Das aktive Deuten eines psychodynamischen Prozesses durch den Behandler sollte der Psychotherapie oder zumindest psychotherapeutisch geschulten Homöopathen vorbehalten bleiben. Auch in einem psychotherapeutischen Setting ist das eine Technik, die viel Fingerspitzengefühl und Erfahrung erfordert. Der Zeitpunkt, wann ein Patient bereit ist, eine Deutung anzunehmen, muss einfühlsam abgepasst werden. In der Formulierung kommt es auf winzige Nuancen an.

Beispiel: Spiegeln im homöopathischen Gespräch

Fall 10

Eine Frau leidet an einem Burn-out-Syndrom mit Schlafstörungen und Bluthochdruck. Es handelt sich um eine unfreiwillig kinderlose Lehrerin Ende vierzig. In der Erstanamnese erzählt sie empört von den wenig engagierten Eltern ihrer „Zöglinge", die die Erziehungsarbeit nicht leisten würden, sodass die Lehrer das übernehmen müssten und so wie sie an den Rand ihrer Kraft kämen.

Etwas später berichtet sie vom Schmerz ihrer Kinderlosigkeit.

Es scheint auf der Hand zu liegen, dass diese Patientin sich permanent überfordert, um zu beweisen, dass sie eine bessere Mutter gewesen wäre. Die Trauer über die Unfruchtbarkeit verwandelt sie dabei in Aggression gegen die eigentlich beneideten Eltern der Kinder und in Autoaggression.

In dieser Form kann so etwas aber selten mitgeteilt werden, ohne sie damit zu verletzen, schon gar nicht im Erstkontakt.

Das Spiegeln ist nichts anderes als ein Annehmen der Gefühle der Patientin. Es wird dabei sinngemäß nur das wiederholt, was sie bereits selbst verbal oder nonverbal mitgeteilt hat, indem der Therapeut seine eigene Wahrnehmung mitteilt. In der Psychotherapie übliche Formulierungen sind zum Beispiel: „Ich nehme Sie jetzt als sehr traurig wahr" oder „Bei diesem Thema empfinde ich Sie als sehr wütend". Außerhalb der Psychotherapie können solche Formulierungen ein wenig künstlich wirken. Wenn der Patient zum Beispiel Wut als ein abzulehnendes Gefühl empfindet, kann er auch deshalb ablehnend reagieren und sich gegen einen vermeintlichen Vorwurf verteidigen. Weil es meist authentischer ist, ist es oft besser in einem homöopathischen Gespräch folgendermaßen zu formulieren: „Es muss weh tun, keine Kinder haben zu können, wenn man sich so dringend welche wünscht wie Sie. Ganz besonders, wenn man täglich vernachlässigte Kinder sehen muss."

Hier erhält die Patientin die Botschaft, dass ihre Gefühle (Schmerz und Wut) nicht nur gesehen und wahrgenommen, sondern auch verstanden wurden.

An dieser Stelle kann eine Frage folgen: „Und habe ich das richtig verstanden, dass Sie sich dann ganz besonders anstrengen für diese Kinder, sogar bis zur Erschöpfung?"

Auch hier wurde im Prinzip nichts gesagt, was die Patientin nicht schon selbst mitgeteilt hatte. Doch durch das Wiederholen und das Nebeneinanderstellen der beiden Aussagen verstand die intelligente Frau sofort, ohne sich abgelehnt fühlen zu müssen.

Eine Frage, die sich bei einer solchen Konstellation aufdrängt, ist die nach der eigenen Mutter der Patientin. Hier stellte sich heraus, dass die Patientin mit Kälte und Uneinfühlsamkeit von ihr erzogen worden war.

Hätte sie nicht verstanden, hätte hier nicht weiter gebohrt werden dürfen. Oft wirken solche Gespräche **von allein weiter**, ähnlich den Impulsen, die wir mit der Homöopathie setzen. Das Spiegeln ist dem Einsatz eines Homöopathikums insofern sehr ähnlich, als beide dem Patienten „den Spiegel vorhalten", sodass er selbst sich entscheiden kann, ob er diesen gespiegelten Zustand überwinden möchte. Manchmal macht es deshalb durchaus auch Sinn, einem Patienten eine Kernaussage eines Mittels, das wir ihm geben, nicht zu verheimlichen, sondern absichtlich über das Mittel zu plaudern.

„Ich gebe Ihnen jetzt *Natrum muriaticum*. Das ist ein Mittel, das sehr viel mit dem Nicht-vergessen-Können zu tun hat. Alter Schmerz sitzt da ganz tief."

Oder: „Ich gebe Ihnen *Calcarea carbonica*. Das ist ein Arzneimittel für Menschen, bei denen sich alles langsam entwickelt. Sie brauchen lange, bis sie Entscheidungen treffen können, sind vorsichtig und wägen lange ab."

Gleichnisse dieser Art halten auf spielerische Weise den Spiegel vor (Peseschkian 2000). Auch der Hofnarr aus früheren Zeiten hatte eine spiegelnde Funktion: In Form eines Witzes oder eines Gleichnisses spiegelte er das Verhalten des Herrschers und trug manches Mal auf diese Weise viel zu dessen Entscheidungen bei (Wüthrich, Winter, Philipp 2001).

Umgang mit neurotischen Symptomen

Im Umgang mit neurotischen Patienten sind zwei verschiedene Arten von Symptomen zu unterscheiden: einerseits die neurotischen Symtome selbst und andererseits die Ängste und Selbstwertprobleme, die durch die schwer zu ertragende Tatsache, psychisch krank zu sein, entstehen.

Die neurotischen Symptome selbst sind die irrationalen, übertriebenen, nicht nachvollziehbaren neurotischen Ängste, wie zum Beispiel die panische Angst, allein aus dem Haus zu gehen, der Zwangsimpuls, zum zehnten Mal zu kontrollieren, ob die Haustüre abgeschlossen ist, der psychogene Schwindel oder das depressive Gefühl, unfähig und nichts wert zu sein.

Diese Symptome sind zwar **quälend**, aber selten wirklich **gefährlich**, so lange keine Suizidalität vorliegt. Vor allem sind sie **immer erklärbar**. Im Kapitel über die Neurosenentwicklung wurde gezeigt, wie neurotische Symptome wie Angst- oder Zwangssymptome lediglich den Druck widerspiegeln, der durch eine ins **Unterbewusstsein verschobene tiefer liegende Angst** entstanden ist. Je mehr der Patient lernt, die tiefer liegende Angst zu erkennen, desto weniger „benötigt" er die neurotischen Symtome. Neurotische Symptome sind so gesehen „Freunde" des Patienten. Sie sind ein **Barometer**, das ihm anzeigt, dass er noch tiefer schauen muss, um zu begreifen, was ihn so berührt. Sie weisen ihn darauf hin, dass er den Zugang zu seinen Gefühlen noch nicht vollständig gefunden hat. Das Symptom teilt mit: „Schau genau hin. Es ist noch nicht alles in Ordnung. Es gibt noch etwas zu verstehen. Du kannst dich noch weiter entwickeln." Einen helfenden Freund kann man meist gelassen empfangen, selbst wenn er in einer Situation auftaucht, in der er gerade nicht so recht am Platz ist. Man kann freundlich zu ihm sagen: „Danke, dass du gekommen bist. Ich habe verstanden. Kannst du dich erst einmal hier hinsetzen? Ich muss das hier noch fertig machen. Nachher reden wir drüber."

So lernt der Patient, nach und nach „ganzer" zu werden und auch seine ungeliebten Seiten zu akzeptieren.

Beruhigend ist für alle neurotischen Patienten, dass neurotische Symtome nicht grundlos und unkontrollierbar über sie „herfallen", sondern dass sie immer in einem tieferen, klärbaren Zusammenhang erscheinen.

Jemand kann beispielsweise Zwangsgedanken bekommen, weil er die Enttäuschungswut über ein permanentes Zu-kurz-gekommen-Sein zu unterdrücken versucht. Alle Situationen, die er irgendwie unbewusst mit dem Zu-kurz-gekommen-Sein verbindet, können dann erneut Zwangsgedanken auslösen. In der Psychotherapie versucht man, gemeinsam mit dem Patienten jede einzelne Verschlechterung der Symptomatik zu begreifen, indem man den oder die Auslöser ausfindig macht. Meist ist das eine Arbeit, die den Rahmen der Möglichkeiten einer homöopathischen Konsultation sprengt.

Angst machen uns vor allem Symptome, die wir nicht kontrollieren können und die wir nicht begreifen.

Deshalb gilt es noch, die zweite Art Ängste zu betrachten, die zusammen mit allen als bedrohlich empfundenen Krankheiten auftritt. Das sind die Ängste, die durch das Kranksein selbst hervorgerufen werden. Sie entstehen praktisch bei allen Krankheiten, die uns das Gefühl geben, keine Kontrolle mehr über unseren Körper oder die Psyche zu haben.

Diese Art von Angst braucht keine sorgfältige psychodynamische Klärung, denn sie ist nicht neurotisch, sondern nachvollziehbar.

Auch jemand, der aus heiterem Himmel einen Schlaganfall oder Krampfanfälle erleidet, ist danach zutiefst verunsichert und hat das Vertrauen zu seinem Körper und sich selbst verloren. Er lauscht in sich hinein, ob er Anzeichen findet, dass die Symptome wiederkommen. Er kontrolliert sich permanent und gerät durch kleinste Veränderungen in Panik.

Neurotischen Patienten geht es hier nicht anders. Haben sie einmal erleben müssen, dass sie Symptome hatten, die sich vollkommen ihrer Kontrolle entzogen, entsteht danach so etwas wie „die **Angst vor der Angst** selbst".

Viele Erkrankte, egal ob körperlich oder seelisch, bekommen je nach Diagnose leicht das Gefühl, dass sie ab jetzt nie wieder „normal" sein werden können. Sie sind aus der Welt, in der alles in Ordnung und unter Kontrolle schien, herausgefallen wie jemand, der einen schweren Unfall hatte, und müssen von da ab mit der Angst leben, dass wieder etwas „passieren" kann. Für psychisch Erkrankte ist das besonders bitter, denn sie müssen den Aspekt der „Verrücktheit" integrieren.

Der Patient muss in der Tat lernen, mit diesen Gefühlen zu leben. Hilfreich ist hier das Wissen, dass Neurosen etwas sehr Häufiges sind. Sofern der Patient selbst das möchte, können sie zumindest so weit geheilt werden, dass sie gar nicht mehr oder maximal noch in Krisensituationen manifest werden. Auf jeden Fall aber kann man einen viel besseren Umgang mit neurotischen Symptomen erlernen.

Ebenso hilfreich ist das Verständnis des Behandlers für diese Art von Befürchtungen: unerwartete und schwer wiegende Erkrankungen würden jeden von uns erschüttern.

Fürsorge des Therapeuten für sich selbst und therapeutisches Setting

> Ein weiterer wichtiger Aspekt im Umgang mit Patienten ist es, ihnen zu vermitteln, dass der Behandler selbst sich auch wohl fühlen möchte und dafür sorgt, dass das so ist. Die Fürsorglichkeit des Arztes für seine Patienten muss da aufhören, wo der Arzt selbst anfängt, sich dauerhaft zu überfordern. Der Arzt oder Therapeut ist durchaus auch ein Vorbild für den Patienten, mit dem dieser sich identifizieren kann. Wie aber soll ein Patient von einem Therapeuten lernen, gut für sich zu sorgen und seine Grenzen zu setzen, wenn der Therapeut selbst das nicht beherrscht?

Es gibt Patienten, für die ganz besonders dieser Aspekt viel mehr eine Mangelerfahrung aus der Kindheit füllt als das Vermitteln von Zuwendung und Empathie.

Das sind oft Menschen, die als Kinder sehr **verwöhnt** wurden und **keine Grenzen** erfuhren. Eltern solcher Kinder tun das, weil sie selbst sich unsicher sind und sich die Liebe der Kinder auf diese Weise sichern wollen. Dadurch fühlen sich solche späteren Erwachsenen im Grunde ihres Herzens ebenfalls unsicher und suchen nach Halt, indem sie es geradezu herausfordern, dass wir ihnen Grenzen setzen. Sie haben nicht gelernt, die Bedürfnisse und den Raum anderer zu respektieren und benötigen dann fast so etwas wie eine **Nacherziehung**. Manchmal sind es aber auch Menschen, die einfach viel zu kurz kamen und von ihrer Bedürftigkeit fast überwältigt werden.

> Grenzen haben etwas stark Halt Gebendes und vermitteln, wenn sie nicht zur Einengung übertrieben werden, nichts anderes, als letzten Endes doch wieder Geborgenheit und Schutz.

In einem gesunden Familiensystem gilt der Grundsatz, dass Regeln und deren konsequente Einhaltung unbedingt notwendig sind, doch dass in wenigen, gut begründeten Fällen auch Ausnahmen von diesen Regeln möglich sein müssen. Therapeutische Arbeit hat in gewisser Hinsicht auch etwas mit Nacherziehung zu tun.

Deshalb sollte es in der Praxisarbeit auch klare Grenzen und Regeln geben. In der Psychotherapie benennt man dies mit dem Begriff „**therapeutisches Setting**". Beim therapeutischen Setting vereinbaren Patient und Therapeut klare Regeln zu Häufigkeit, Abstand, Dauer, Kosten und Anzahl der Therapiestunden und was passiert, wenn eine Stunde ohne Verschulden des Therapeuten versäumt wird. Das ist wichtig, denn ohne diesen klaren Rahmen gibt es kein richtiges Konzept für die Therapie, alles wird unübersichtlich, und das verunsichert.

Auch für homöopathische Behandlungen gibt es so etwas wie ein Setting, das im Vorfeld mit dem Patienten besprochen werden sollte. Die

Dauer und die Kosten von Erstanamnesen und Folgeanamnesen werden am besten schriftlich festgelegt. Nur in besonderen Fällen sind Ausnahmen möglich, weil zum Beispiel eine Erstanamnese einfach nicht in der dafür vorgesehen Zeit zu bewältigen war und ein zusätzlicher Termin benötigt wird. Doch auch dann sollte der Patient im Vorfeld informiert werden. Der Abstand zwischen den einzelnen Folgeterminen ist je nach verabreichter Dosierung ja ebenfalls mehr oder weniger festgesetzt, was mit den Patienten klar besprochen werden muss. In der Psychotherapie legt man eine bestimmte Anzahl von Therapiestunden im Vorfeld fest, die im Notfall verlängert werden kann. Für die homöopathische Behandlung ist das nicht möglich, denn die Behandlungsdauer ist natürlich vom Verlauf abhängig.

Auch von Patienten kann man **Pünktlichkeit** erwarten. Manche verbergen hinter einem notorischen Zu-spät-Kommen Aggressionen und dem sollte man nicht Vorschub leisten. Es ist sinnvoll, wenn sich die für sie reservierte Zeit dann verkürzt, damit nicht alle nachfolgenden Patienten deshalb warten müssen oder der Behandler unter Druck gerät.

Therapeut IN! ist eine Forderung aus der Systemtherapie (s. S. 176). Sie kürzt die Notwendigkeit ab, dass der Therapeut erst eine Kommunikationsbasis, ein Vetrauensverhältnis schaffen muss, bevor er konfrontierend oder aufdeckend tätig werden kann. Er muss sich seinen Platz IM System (sofern er mehrere Familienmitglieder behandelt) erst einmal verschaffen, indem er bewusst auf die Ebene des Patienten geht (s. S. 88).

Therapeut UP! Folgt auf Therapeut IN! Es bedeutet nichts anderes, als dass der Therapeut und in unserem Falle der Homöopath, sobald er sozusagen ins System aufgenommen ist, das Gespräch in den Grundzügen steuert und die Zügel in der Hand hält.

Wird ein Patient beispielsweise zu weitschweifig, dürfen wir ihn nach kurzem Abwarten sehr wohl wieder sanft und einfühlsam darauf hinweisen, welche Informationen uns als Homöopathen wichtig sind. In Gesprächen mit mehreren Personen, vor allem in Paartherapien, ist es manchmal unerlässlich, einen oder beide Teilnehmer zu unterbrechen, denn die Verführung für den Patienten, sich vor dem Therapeuten in ein Streitgespräch zu verstricken und auf seinen Beistand zu hoffen, ist einfach zu groß.

Manchmal ist es notwendig, dass wir einem Patienten behutsam mitteilen, welche Gefühle er in uns auslöst. Zum Beispiel lässt sich einem zu weitschweifigen Patienten durchaus erklären, dass wir langsam unruhig werden, weil wir befürchten müssen, wichtige Teile der Anamnese nicht mehr erheben zu können.

Ausführlichere Informationen zur Verbesserung des homöopathischen Gesprächs kann man in Brian Kaplans „Die Kunst der Fallaufnahme – das homöopathische Gespräch" (Kaplan 2004) finden.

7.3 Hindernisse in der Interaktion

Überblick

Die heilsame Interaktion zwischen Behandler und Patient wird behindert, wenn es dem Behandler aufgrund von Unzuverlässigkeit, mangelnder Seriosität oder wertender Haltung nicht gelingt, eine Vertrauenssituation herzustellen, sodass der Patient sich verschließt.

Wenn der Homöopath sich nicht genug auf den Patienten einlassen kann, zum Beispiel zu oft unterbricht, selbst zu viel redet, Suggestivfragen stellt oder nicht zuhört, wird die Kommunikation ebenfalls gestört. Es kann auch sein, dass er die entscheidenden Symptome nicht erfragt (z. B. aus Unerfahrenheit, mangelnden Kenntnissen oder falscher Zurückhaltung heraus). Auch Übertragungs- und Gegenübertragungsphänomene können sich störend auswirken.

Durch den Patienten entstehen Heilungshindernisse in der Gesprächsführung aufgrund bewussten Zurückhaltens von Information aus Schamgefühlen, falscher Rücksichtnahme usw. oder aufgrund unbewussten Zurückhaltens von Information wegen Verdrängungsmechanismen. Natürlich spielen auch hier Übertragungsphänomene eine große Rolle. Hinzu können Kommunikationsstörungen kommen (Verwirrtheit, Bewusstseinsstörungen, Sprach- oder Sprechprobleme, Logorrhoe oder depressives Schweigen wegen Antriebsarmut).

Es gibt auch Fälle, in denen der Patient keine für die Homöopathie verwertbaren Symptome aufweist, beispielsweise, weil die Symptome zu pathognomonisch und peripher sind.

Die psychosoziale Geschichte des „Helfers" spielt in die Interaktion mit dem Patienten unweigerlich hinein: Helfersyndrom, Schuldkomplexe, narzisstische Tendenzen, Macht- und Leistungsansprüche sind häufige Problempunkte bei Homöopathen, die zu schwierigen Konstellationen führen können. Seitens des Patienten imponieren Nähe-Distanz-Probleme, passiv aggressive Verhaltensweisen und Opferhaltungen als besonders häufige Schwierigkeiten im Kontakt mit dem Behandler.

Was führt nun dazu, dass eine Fallaufnahme uns trotz ausreichenden Zeitaufwands nicht die Symptome liefert, die wir für die Auswertung brauchen?

7.3.1 Fragetechnik

In § 87 erklärt Hahnemann, was **Suggestivfragen** sind, und dass sie unbedingt vermieden werden müssen, um den Kranken nicht in eine Richtung zu lenken.

Niemals dürfe man „dem Kranken bei der Frage schon die Antwort zugleich mit in den Mund zu legen". Der Arzt dürfe nicht ermitteln „war nicht etwa auch dieser oder jener Umstand da?", oder so fragen, dass der Kranke bloß mit Ja oder Nein darauf zu antworten hätte; sonst werde dieser verleitet, etwas Unwahres, Halbwahres oder wirklich Vorhandenes zu bejahen oder zu verneinen aus Bequemlichkeit oder um dem Fragenden zu gefallen, wodurch ein falsches Bild der Krankheit und eine unpassende Behandlung entstehe.

Der Homöopath mag sich im Gespräch mit Patienten vielleicht unbeteiligt geben, wird aber tatsächlich die unterschiedlichsten Empfindungen im Umgang mit verschiedenen Patienten haben und dementsprechend auf sie reagieren. Seine eigene Geschichte wird unvermeidlich auf sein Verhalten und sein Eingreifen in den Bericht des Patienten einwirken.

Auch in der Homöopathie kommt deshalb ebenso wie in der psychotherapeutischen Anamneseerhebung der freien, ohne viele Fragen unterbrochenen Schilderung der Symptome eine große Bedeutung zu. Die unverfälschteste Symptomschilderung erhalten wir auf diese Weise.

Dies setzt voraus, dass Psychotherapeut oder Homöopath in der Lage und bereit sind, sich auf den Patienten einzulassen. Das **aufmerksame Zuhören**, den Patienten **wahrnehmen** zu können und sich selbst **im Hintergrund** zu halten, sind Qualitäten, die von manchen mühsam erlernt werden müssen.

Ganz besonders **Ratschläge** können im psychischen Bereich als „Schläge" empfunden werden. Hier ist es viel sinnvoller, den Patienten darin zu stützen, seinen eigenen Weg zu finden.

Für Ärzte, die von ihrem Berufsbild her gewohnt sind, zu beraten und Verhaltensmaßregeln zu geben, ist es oft gar nicht leicht, sich an dieser Stelle zurückzuhalten.

Die Geschicklichkeit des Behandlers, dem Patienten genügend **Raum** zu lassen, ist nicht nur persönlichkeitsbedingt, sondern auch von der aktuellen Lebenssituation des Therapeuten und von seiner Tagesform abhängig. Therapeuten in Lebenskrisen können so sehr mit sich selbst beschäftigt sein, dass das Zuhören kaum mehr gelingt. In einer solchen Situation sollte genügend Selbstkritik seitens des Behandlers bestehen, dass er in der Lage ist, sich Hilfe zu holen oder nötigenfalls auch einmal eine klärende „Aus-Zeit" zu nehmen.

Aber auch ohne Ratschläge zu erteilen oder Suggestivfragen zu stellen: Wir können nicht mit einem Menschen in Kontakt sein, ohne dass dieser in irgendeiner Art und Weise auf uns oder wir auf ihn Einfluss nehmen. Selbst das einfache Zuhören kann bereits verschiedenste Gefühle beim Gegenüber auslösen und sein Verhalten beeinflussen: Den einen kann das stille Zuhören des Homöopathen eher verunsichern, während ein anderer vielleicht froh ist, einmal so viel Raum zu bekommen, um sein Problem darzustellen.

7.3.2 Übertragungs- und Gegenübertragungsphänomene

Die Kenntnisse von Übertragung und Gegenübertragung gehören zur Neurosenpsychologie, die zu Zeiten Hahnemanns noch nicht bekannt war und erst mit der Entwicklung der Psychoanalyse entstand.

Als **Übertragung** wird in der Psychotherapie die Situation bezeichnet, in der eine Person sich im Kontakt mit einer anderen unbewusst an frühere, nahe und wichtige Beziehungen, meist aus der Kindheit, an Vater, Mutter oder ein Geschwister erinnert fühlt. So setzt er beim Gegenüber bestimmte Gefühle und eine bestimmte Geisteshaltung voraus und verhält sich entsprechend.

Hat ein Patient zum Beispiel eine verächtliche, abwertende Mutter und ist nun in Therapie bei einer Ärztin ähnlichen Alters wie die Mutter, so ist die Wahrscheinlichkeit, dass er sich von der Ärztin verachtet oder abgewertet fühlt, relativ hoch, auch wenn dies gar nicht der Fall ist. Innerhalb der Therapie nennt man das eine **Übertragungsneurose**. Sie ist sogar erwünscht, weil sich auf diese Weise aufdecken lässt, wie der Patient Beziehungen zu Frauen häufig gestaltet. Hat er zum Beispiel auch eine Mutterübertragung auf seine Frau, dann wird er die Beziehung dadurch ungewollt sehr belasten. Durch Bewusstmachung in der Therapie kann er sich dann damit auseinander setzen.

Übertragungen geschehen aber natürlich auch in die umgekehrte Richtung, vom Behandler zum Patienten: Die Ärztin kann von ihrem Patienten, der sich vermeintlich von ihr verachtet fühlt und sie deshalb herablassend behandelt, ebenso gut an ihren überstrengen Vater erinnert werden und deshalb Eigenschaften und Verhaltensweisen an ihm wahrnehmen, die dieser reell und mit anderen Menschen nicht aufweist.

Auch das ist eine Übertragung, aber diesmal seitens der Ärztin auf den Patienten. Sie ist ein Teil der so genannten **Gegenübertragung**.

Es ist also durchaus möglich, dass ein Homöopath einen Menschen als streng und bedrohlich wahrnimmt und sich stark von ihm kritisiert fühlt, nur weil dieser ihn an eine äußerlich oder im Verhalten ähnliche Person seiner Kindheit erinnert, die ihn tatsächlich bedroht hat. Ebenso ist es möglich, dass er eine Person als liebevoll und warmherzig empfindet, weil sie Ähnlichkeit mit einem solchen Menschen, von dem er sich einst sehr geliebt gefühlt hat, aufweist. Das ist dann eine **positive Übertragung**, die sich in der Regel im Kontakt mit diesem Menschen auch positiv auswirkt, während negative Übertragungen viel Unheil anrichten können, indem sie unnötige Abwehr- und Schutzhaltungen oder auch Angriffe (aus „Notwehr")auslösen.

Jeder Mensch ist solchen Übertragungsphänomenen ausgesetzt. Doch vor allem für denjenigen, der im medizinisch-therapeutischen Bereich arbeitet und ganz besonders für Psychotherapeuten, aber auch Homöopathen, ist es von besonderer Bedeutung, **sich eigene Übertragungsmuster genau anzuschauen**. Kennt er sie, dann kann er unterscheiden, was zu ihm selbst und was zum Patienten gehört. Anderenfalls kann es passieren, dass der Arzt durch verzerrte Wahrnehmung und durch Beeinflussung des Patienten Symptome in die Fallauswertung aufnimmt, die mehr mit ihm selbst zu tun haben, als tatsächlich mit dem Patienten. Zudem wird er die Arzt-Patient-Beziehung belasten und ihre heilsame Wirkung kann sich ins Gegenteil verkehren.

Anamnesehindernisse seitens des Therapeuten

Zur Ausbildung von Psychotherapeuten gehört eine ausführliche Selbsterfahrung. Indem man sich selbst in Psychotherapie begibt, versucht man in diesem Rahmen die eigenen Übertragungsmuster zu klären, um die Arbeit mit Patienten nicht damit zu behindern.

Vor allem Homöopathen, die komplizierte, **negativ betonte Bindungsmuster** in der Kindheit zu den Eltern, Geschwistern oder anderen nahen Personen hatten, tun gut daran, wenn sie diese für sich klären, gegebenenfalls in einer Psychotherapie. Positive Übertragungsmuster sind eher günstig für eine Arzt-Patient-Beziehung. Allerdings versteckt sich hinter mancher vordergründig positiv erscheinenden Beziehung eine **manipulative, passiv-aggressive Dynamik**, die vom Betroffenen schwer erkannt wird. Aufgrund dieser versteckt belastenden Anteile früher Bindungen machen Homöopathen grundsätzlich keinen Fehler, wenn sie diese therapeutisch aufarbeiten.

Doch auch dann wird es in Einzelfällen Patienten geben, die einem Homöopathen oder Therapeuten einfach nicht liegen. In sehr ausgeprägten Fällen, in denen keine Hoffnung auf eine bessere Entwicklung der Beziehung zu bestehen scheint, ist es besser, die Behandlung nicht durchzuführen.

Anamnesehindernisse seitens des Patienten

Gründe seitens des Patienten, die die homöopathische Anamnese erschweren, sind:

- Bewusstes Zurückhalten von Information aus Schamgefühlen, falscher Rücksichtnahme usw.
- Unbewusstes Zurückhalten von Information wegen Verdrängungsmechanismen.
- Übertragungsphänomene.
- Kommunikationsstörungen (Verwirrtheit, Bewusstseinsstörungen, Sprach- oder Sprechprobleme, depressives Schweigen wegen Antriebsarmut).
- Der Patient hat keine griffigen Symptome oder die Symptome, die wir erfahren, sind nicht brauchbar, weil sie pathognomonisch und peripher sind.

Hat der Homöopath eine gute Anamnesetechnik für sich entwickelt, dann lösen sich einige der Anamnesehindernisse seitens des Patienten von selbst: Wenn der Patient Vertrauen fassen konnte, wird er seltener Informationen bewusst zurückhalten. Manche Menschen öffnen sich erst nach einigen Konsultationen, doch sollten wir es ihnen überlassen, den rechten Zeitpunkt für sich zu wählen.

Nach Hahnemann kommt dem psychischen Zustand des Kranken besondere Bedeutung zu, um einen homöopathischen „Fall" lösen zu können. Diese hochwertigen, „wichtigsten" Symptome des Kranken sind wegweisend, wenn wir sein passendstes homöopathisches Mittel bestimmen wollen.

Ein Homöopath, der sich lange Jahre tief auf seine Patienten eingelassen, ihnen genau zugehört und seine Beobachtungsgabe und seine Wahrnehmungsfähigkeit geschult hat, wird mit der Zeit immer geübter und schneller werden in der Erkennung von Gemütszuständen, die auf bestimmte Arzneimittel hindeuten. Doch auch er wird immer wieder vor Patienten sitzen, die schwer zu begreifen sind, sich verstecken, ohne dass ihnen das selbst bewusst sein mag.

In **akuten Fällen** ist die Basis der Behandlung der Vergleich mit unseren vorausgegangenen Konsultationen mit diesem Kranken, vorzugsweise der Erstanamnese – sofern es eine gab.

Hahnemann legt uns die **Fremdanamnese** ans Herz und Kaplan rät wie gesagt sogar, selbst kleine Kinder danach zu fragen, wie sich die Mama verändert hat, seit sie krank ist. In der Praxis findet aber der weitaus größere Prozentsatz an Konsultationen mit dem Patienten allein statt. Diskretion und eine gewisse Intimität sind ja auch Voraussetzung, um sich öffnen zu können. Somit ist der Behandler in erster Linie auf seine eigenen Beobachtungen angewiesen.

Verdrängung

Eines der größten Hindernisse, wenn wir den seelischen Zustand eines Patienten erfassen wollen, ist, dass er aufgrund von Verdrängungsmechanismen um diesen selbst nicht weiß und uns somit gar nichts darüber mitteilen **kann**. Ganz besonders gilt dies für neurotische Patienten.

Vor allem Peinliches, schuldhaft Erlebtes, all das, was in uns die Angst auslöst, von anderen abgelehnt zu werden, wird schnell ins Unterbewusste verschoben. Nicht umsonst spricht Hahnemann von einem schlechten Gewissen als größtem Heilungshindernis.

Zu den häufig verdrängten Inhalten gehören ungeliebte oder unmoralische Gefühle wie Neid, Eifersucht, Wut, Hass und Angst. Die schlechte Akzeptanz solcher Gefühle hat ihre Wurzeln meist schon in der Kindheit.

Da Verdrängung bis zu einem gewissen Grade ein reifer, hilfreicher **Abwehrmechanismus** ist, ist sie ein häufiger Vorgang, der jeden betreffen kann. Man muss keine manifeste Neurose haben, um ungeliebte Persönlichkeitsanteile unbewusst zu machen.

In § 97 erwähnt Hahnemann: „Patienten, die aus Trägheit, theils aus mißverstandener Schaam, theils aus einer Art milder Gesinnung oder Blödigkeit, mit einer Menge von Beschwerden zurückhalten ..."

In der Fußnote des § 93 erwähnt er, dass der Arzt versuchen muss, „den etwanigen entehrenden Veranlassungen, welche der Kranke oder die Angehörigen nicht gern, wenigstens nicht von freien Stücken gestehen" durch „klügliche Wendungen der Fragen oder durch andre Privat-Erkundigungen auf die Spur zu kommen". Er zählt dazu Suizidversuche, sexuelle Abweichungen, Alkoholkrankheit, „Schwelgen im Essen, Thee oder Kaffee oder in besonders schädlichen Speisen", – venerische Krankheiten oder Skabies, „unglückliche Liebe, Eifersucht, häuslicher Unfriede, Ärgernis, Gram über ein Familien-Unglück, erlittene Misshandlungen, verbissene Rache, gekränkter Stolz, Zerrüttung der Vermögensumstände, – abergläubige Furcht, – Hunger – oder etwa ein Körpergebrechen an den Schamteilen, ein Bruch, ein Vorfall u.s.w.". Einige der genannten Beschwerden sind heutzutage weniger stigmatisiert und werden gar nicht mehr als ein Problem wahrgenommen. Doch einige andere sind unverändert aktuell in ihrer „Peinlichkeit".

Übertragungsarbeit

Übertragungsphänomene von Patient zu Therapeut sind in der Arzt-Patient-Beziehung sehr häufig wirksam. Der Arzt kann -je nach Typus und je nach Patient – in die Rolle des **autoritären Vaters** oder der **übermächtigen Mutter** geschoben werden oder auch **Konkurrenzgedanken** auslösen wie die rivalisierende Schwester oder der Bruder usw. Positive Übertragungen sind der Behandlung eher förderlich, während negative Übertragungen die Behandlung sehr erschweren können. Durch eine freundliche, respektvolle und aufmerksame Haltung kann negativen Übertragungen seitens des Patienten nicht immer entgegengewirkt werden. In einem solchen Fall wird die Arzt-Patient-Beziehung sehr belastet.

> In einer analytischen Psychotherapie gehört die Übertragungsarbeit zum klassischen Handwerkszeug. Mit Übertragungsarbeit ist gemeint, dass gemeinsam mit dem Patienten versucht wird, behutsam seine typischen Verhaltens- und Übertragungsmuster aufzudecken und mit seinen frühen Erfahrungen in Zusammenhang zu bringen. So wird dem Patienten die Möglichkeit gegeben, sich von diesen festgefahrenen, negativen und in seiner aktuellen Situation längst nicht mehr gültigen Mustern zu lösen.
>
> Wer beispielsweise aufgrund einer frühen schlechten Beziehungserfahrung dazu neigt, sich mit Verschlossenheit und Abweisung gegenüber bestimmten Personen zu „schützen", wird damit auslösen, dass diese sich ebenfalls ihm gegenüber zurückhalten, ohne dass ihm dieser Mechanismus bewusst wird.

Die Übertragung gelingt in der Analyse am besten in einem entspannten, „regressiven" Rahmen, zu dem auch die gemütliche Couch des Analytikers beitragen soll.

Fall 11

Ein Kollege hatte in seiner Kindheit sehr unter seinem autoritären, verächtlichen Vater gelitten. Als er später als Assistenzarzt in einer Universitätsklinik beschäftigt war, zog sein Chef zu seinem großen Ärger für Weiterbildungen und Aufstiegsmöglichkeiten alle anderen Kolllegen vor, während er ihn zu übersehen schien. Glücklicherweise befand er sich in der psychoanalytischen Behandlung eines älteren, durchaus auch väterlichen Kollegen, der ihm aber – anders als der Vater – mit Respekt und Wohlwollen begegnete. Dennoch tauchten auch in der Therapie ablehnende Verhaltensmuster gegenüber dem Therapeuten auf. Mit Hilfe der Analyse seiner Haltung gegenüber dem Therapeuten konnte er klären, dass seine eigene ablehnende Art im Kontakt mit dem Chef diesen vermutlich in die Reserve trieb. Erst dadurch gelang es ihm, an seiner Verhaltensweise etwas zu ändern. Kurz darauf schlug ihn sein Chef für eine von ihm lang ersehnte Weiterbildung im Ausland vor

Gelingt die Klärung nicht, kommt es oft zu Behandlungsabbrüchen, zumindest aber ist die Prognose für die Behandlung nicht sehr günstig.

Deshalb werden vor Beginn einer Psychotherapie üblicherweise fünf bis sechs Sitzungen zur Probe durchgeführt, um festzustellen, ob Therapeut und Patient zusammen zurechtkommen. Der Therapeut sollte in der Lage sein, mit dem Patienten **empathisch** zu sein. Der Patient sollte zur Therapie **motiviert** sein und genügend **Vertrauen** zum Therapeuten haben, sodass er sich öffnen kann.

> Leider erweist es sich meist als schwierig, eine negative Übertragungssituation vom Patienten auf den Arzt im Rahmen einer homöopathischen Behandlung zu klären. Wichtige Voraussetzungen sind nicht gegeben, wie zum Beispiel die Bereitschaft des Patienten zur Introspektion und Arbeit an sich selbst und eine gefestigte therapeutische Beziehung. Meist fehlt auch die Zeit, um die Übertragungsarbeit in einem dem Patienten angemessenen Tempo zu verfolgen.

Verläuft der rein homöopathische Teil der Behandlung schnell erfolgreich, wird eine durch negative Übertragung beeinträchtigte Arzt-Patient-Beziehung eine untergeordnete Rolle spielen. Allerdings kann der synergistische Effekt der beiden Behandlungsansätze so nicht genützt werden. Die homöopathische Behandlung wird dadurch beeinträchtigt. Wenn nicht sofort das passende Mittel gefunden wird, kann es spätestens dann zu Therapieabbrüchen kommen.

Die beste Strategie für den Homöopathen im Umgang mit negativen Übertragungen seitens des Patienten ist, möglichst **authentisch** zu bleiben und die ihm zugeschobene Rolle **nicht anzunehmen**. Spüren wir beispielsweise, dass der Patient uns in der Rolle des entwertenden Elternteils sieht und sich so wertend verhält, dass wir tatsächlich wie dieser Vater oder diese Mutter kritisch und ablehnend werden wollen, dann sollten wir das vor allem nicht persönlich nehmen. Der Patient versucht nur, seine eigenen Gefühle der Entwertung auf uns zu übertragen. Wir sollten uns deshalb bewusst nicht entwertet fühlen, sondern dem Patienten in gleichbleibender, nicht übertriebener Freundlichkeit unsere Verwunderung über seine „Behandlung" erklären. An den Stellen, an denen uns der Patient tatsächlich schadet, müssen wir uns natürlich klar **abgrenzen**.

Ein anderes Beispiel: Eine Patientin versucht, uns durch hilfloses Verhalten in die Rolle des überfürsorglichen, doch am Ende entmutigenden Elternteils zu schieben, indem sie uns dazu bringen will, eine Entscheidung, vor der sie selbst Angst hat, für sie zu treffen: Soll ich meinen Mann verlassen oder soll ich bei ihm bleiben? Hier sollten wir uns auf keinen Fall zu direktiven Ratschlägen hinreißen lassen, sondern nur versuchen zu verstehen, was sie auf diesen Gedanken bringt und was sie davon abhält, ihn in die Tat umzusetzen. Lassen wir uns dagegen zu Ratschlägen hinreißen, werden wir bald feststellen, dass keiner unserer Vorschläge die Situation der Patientin tatsächlich löst. Sie wird uns dann bald zu verstehen geben, dass wir die Sache auch nicht besser lösen können, als sie selbst. Dies ist auch gar nicht möglich, weil die Patientin lediglich ihre eigene Hilflosigkeit und Unentschlossenheit auf uns übertragen wollte.

Einem solchen Patienten sollten wir die Verantwortung für sich selbst konsequent zurückgeben. Wir müssen ihm klar machen, dass nur er selbst herausfinden kann, was für ihn gut ist, und dass er selbst dazu in der Lage ist, eine Entscheidung zu treffen.

So gibt es zahlreiche Rollen, die uns als Behandler vom Patienten angeboten werden können.

Kennen wir die Biographie des Patienten mit seinen frühen Beziehungen, können wir Hinweise darauf finden, zu welchen Übertragungsmustern der Patient neigt. Das erleichtert es manches Mal, zu erkennen, welche Rolle er uns anbieten will.

7.3.3 Kommunikationsstörungen

Es ist nicht einfach, von einem verwirrten oder depressiv verstummten Patienten anamnestische Daten zu erhalten.

Die Anamneseerhebung bei **Psychotikern** und schwer **Depressiven** stützt sich deshalb ähnlich der homöopathischen Behandlung bei Säuglingen, Kleinkindern oder Tieren sehr viel mehr auf die **Fremdanamnese** und auf die Beobachtung von **Zeichen**, wie Mimik, Gestik, Körperhaltung, Sprache und gegebenenfalls beobachtbare Körpersymptome.

Der Homöopath ist, ebenso wie Psychiater und oft auch Psychotherapeuten, darauf angewiesen, von Angehörigen Informationen zu erhalten.

Auch weil die Angehörigen von psychisch Kranken in der Regel sehr in Not sind und dankbar für Erklärungen und Hinweise, ist es wichtig und heilsam, auch diese zu Wort kommen zu lassen. Für unsere homöopathische Fallaufnahme lassen wir uns von ihnen sowohl den vor der psychischen Erkrankung bestehenden Körper- als auch den Geistes- und Gemütszustand des Patienten genau schildern.

Bei neurotischen Patienten können beinahe alle patientenbedingten Hindernisse einer guten Fallaufnahme auftreten: Nicht nur Kommunikationsstörungen und bewusstes und unbewusstes Zurückhalten von Informationen kommen vor, sondern auch das Fehlen von „guten“ Symptomen aufgrund von Einseitigkeit der Erkrankung.

7.3.4 Häufige psychosoziale Prägungen von Ärzten und anderen Helfern

Personen, die im sozialen Bereich und im Gesundheitswesen tätig sind, tendieren dazu, den eigenen Selbstwert über helfende Tätigkeit aufwerten zu wollen. Homöopathen neigen mehr als andere Ärzte dazu, überzogene Verantwortungs- und Schuldgefühle gegenüber ihren Patienten zu empfinden.

Dies liegt in der Methode selbst begründet: Der Homöopath sieht sich dafür **verantwortlich**, ob die richtige Mittelwahl getroffen wurde. Zeigt das Mittel keine Wirkung, heißt das, dass er sich eben noch mehr „anstrengen“ muss, um das „Richtige“ zu finden. Schlägt dagegen in der Schulmedizin ein für eine entsprechende eindeutige Diagnose indiziertes Medikament nicht an, geht man davon aus, dass das Medikament eben nicht wirksam ist oder dass der Patient darauf nicht anspricht. Keinesfalls gibt sich der Behandler selbst die Schuld, den Fall „nicht richtig aufgenommen“ zu haben, allenfalls, wenn die Diagnose unsicher ist.

Mit **übertriebenen Schuld- und Verantwortungsgefühlen** gegenüber dem Patienten läuft man Gefahr, eigene Grenzen zu überschreiten und zu aufopfernd zu arbeiten. Der Homöopath schlüpft in die **Mutterrolle** gegenüber dem Patienten. Die meisten Patienten schätzen eine solche Haltung des Homöopathen natürlich, doch der Behandler selbst kann mit seiner Energie nicht haushalten und riskiert es, sich zu erschöpfen. Wer solche Züge an sich bemerkt, sollte überprüfen, ob er sein Privatleben (z.B. die telefonische Erreichbarkeit) genügend schützt und ob er die Kontakte mit den Patienten zeitlich in einem angemessenen Rahmen hält und sich auch oft genug Erholungspausen und Urlaub gönnt.

Immer ist hier auch die Frage erlaubt, inwieweit man es dem Gegenüber zutraut, eigene Lösungen zu finden. Schließlich kann eine übertriebene Helferrolle auch etwas Bevormundendes, Besserwisserisches haben, das den anderen in eine untergeordnete Position drängt.

Ein weiteres Motiv vieler Helfer, über eigene Grenzen dauerhaft hinwegzugehen, ist ein überzogener, meist familiär schon festgelegter **Leistungs- und Existenzdruck**. Der Behandler versucht, seinen Selbstwert im Übermaß über beruflichen Erfolg zu stabilisieren und nützt keine anderen Strategien zur Selbstaufwertung. Bei Entspannung bekommt er Schuldgefühle, Versagens- und Existenzängste.

Der Arztberuf wird auch nicht selten von **narzisstisch** veranlagten Menschen ergriffen. Ärzte genießen nach wie vor und allen Anfeindungen zum Trotz ein relativ hohes soziales Ansehen. Wer seine eigene Großartigkeit in der Behandlung von Patienten sucht, anstatt die Patienten selbst sehen zu wollen, ist aber in der Regel nicht wirklich im Kontakt mit ihnen und wird ihnen selten wirklich gerecht. Er kann zum Beispiel dazu tendieren, über seiner **Selbstdarstellung** den Patienten nicht mehr zu Wort kommen zu lassen oder ihm nicht zuzuhören. Es ist ein Unterschied, ob man jemandem aus tiefstem Herzen helfen möchte, ihm zuhören und ihn annehmen kann, oder ob man nur zeigen möchte, was für ein ausgezeichneter Arzt oder „Heiler“ man ist.

Auch **Machtwünsche**, der Wunsch nach Anerkennung, Geld und Status spielen in der Berufswahl zum Arzt eine nicht unerhebliche Rolle. Der Beruf erlaubt es, anderen Menschen Ratschläge zu geben und sich damit über sie zu stellen. Eigene Schwächen oder Bedürftigkeiten lassen sich dabei auf den Patienten projizieren, sodass man ihnen nicht ins Auge sehen muss.

Speziell Ärzte, die sich für die homöopathische Arbeit entschieden haben, gehen einen außergewöhnlichen, teilweise auch einsamen Weg. Die Homöopathie wird nur in Ausnahmefällen universitär gelehrt. Das Gros der Ärzte bleibt in der Schulmedizin. In der homöopathischen Ausbildung finden sich dann zwar wieder „Mitstreiter“, doch außerhalb davon bleibt immer ein gewisses „Schwimmen gegen den Strom". Jeder mag sich selbst die Frage stellen, welche Wertigkeit die Position des Außenseiters abseits vom fachlichen Interesse für die Homöopathie in seiner Berufswahl gespielt hat. Musste man etwas Besonderes sein? Musste man sich von den anderen abheben?

Gerade Homöopathen werden nicht selten von den Patienten **idealisiert**, denn die Homöopathie als Heilmethode an sich ist oft ihre letzte Hoffnung. So kommt der Behandler schnell in die Rolle eines Wunderheilers. Das zusammen mit der Erfahrung von ein paar verblüffenden, ermutigenden Verlaufsgeschichten, die wir in der homöopathischen Arbeit ja oft erleben, kann bei einem narzisstisch veranlagten Homöopathen eine Art „**Größenwahn**" auslösen. Wir sollten aber nicht der Versuchung erliegen, uns allzu sehr von den Patienten idealisieren zu lassen, indem wir überhöhte Erwartungen nicht korrigieren. Eine realistische Angabe über die Homöopathie könnte zum Beispiel so lauten: „Die Homöopathie kann sehr viel und oft tatsächlich in wunderartiger Weise, sofern wir das Glück haben, schnell das passende Mittel zu finden. Das gelingt häufig, aber durchaus nicht immer oder manchmal erst nach einigen, zum Teil auch langwierigen Versuchen, je nachdem, wie griffige Symptome vorhanden sind. Um einen gefährlichen Verlauf oder Chronifizierung zu vermeiden, muss manchmal einer anderen Heilmethode vorübergehend der Vorrang gegeben werden oder sie muss begleitend eingesetzt werden."

Wird die Person des Homöopathen selbst zu sehr idealisiert, kann hin und wieder die eigene menschliche und fehlbare Seite gezeigt werden, um dem Patienten Minderwertigkeitsgefühle zu ersparen.

Lässt man sich als Homöopath oder die Heilmethode der Homöopathie bedenkenlos idealisieren, kann man schnell in die Rolle des Scharlatans kommen: allzu viel **Idealisierung** ist häufig von **Entwertung** gefolgt.

7.3.5 Schwierige Konstellationen in der Arzt-Patient-Beziehung

Nähe – Distanz

Eine **Nähe-Distanz-Problematik** kann in der Behandlung auch vom Patienten ausgelöst werden: In jeder Praxis kennen wir fordernde Patienten, die nie genug Zuwendung zu bekommen scheinen. Sie können Schuldgefühle oder das Gefühl, nicht zu genügen, ebenso auslösen wie das Gefühl, ausgenützt zu werden. Beides kann Aggressionen verursachen: Solche Patienten machen uns oft wütend. Die Zuwendung zu diesen Menschen sollte deshalb freundlich und kontinuierlich, aber deutlich begrenzt sein. Sie sollten nicht mehr, aber auch nicht weniger bekommen als andere Patienten.

Manche Patienten treten nicht wirklich fordernd auf, doch sind sie ausgesprochen nett und gewinnend und versuchen, die Arzt-Patient-Beziehung zu einer Art **Freundschaft** umzugestalten: Auch sie übertreten damit Grenzen.

> Je mehr wir aber in die Behandlung der psychischen Themen eines Menschen vordringen, umso wichtiger ist es, Grenzen klar einzuhalten. Eine therapeutische Beziehung ist keine Freundschaft. Eine Freundschaft beruht auf Ebenbürtigkeit, während eine therapeutische Beziehung ein klares Gefälle hat und haben muss.

Die Abhängigkeit und Unterlegenheit des Patienten, die dadurch automatisch entsteht, könnte in einem privaten Rahmen auch unbeabsichtigt ausgenutzt werden. In einer Psychotherapie ist es ganz besonders wichtig, dass dem Patienten keine Freundschaft vorgespiegelt wird, indem der Therapeut zum Beispiel private Anliegen mit ins Spiel bringt, größere Geschenke annimmt, ihn duzt oder womöglich übertriebenen Körperkontakt zulässt. In der Psychoanalyse gelten hier sehr strenge Regeln: Freud analysierte zwar noch seine eigene Tochter Anna – doch aus heutiger Sicht ist dies nicht mehr vorstellbar. Therapien sollten von neutralen Therapeuten ohne private Verknüpfungen durchgeführt werden. Körperkontakt ist ebenso unzulässig wie private Treffen oder die Annahme größerer Geschenke.

Die **Übertragungsneurose** kann dazu führen, dass der Patient aufgrund der aufmerksamen, regelmäßigen Zuwendung, die er durch den Therapeuten erfährt, Freundschafts- oder sogar Liebesgefühle für ihn empfindet. Auch im Rahmen einer homöopathischen Behandlung können solche Konstellationen entstehen. Diese Situation kann vom Behandler sehr leicht missbraucht werden, vor allem, wenn er den Patienten selbst anziehend findet. In einer Psychotherapie können solche Übertragungsneurosen in die therapeutische Arbeit integriert werden – im Rahmen einer homöopathischen Behandlung ist das schwieriger.

Für Homöopathen ist es deshalb am günstigsten, wenn sie grundsätzlich und auch bei der Behandlung von Freunden oder Bekannten möglichst einen professionellen Rahmen mit einem klar umrissenen Zeitfenster ohne spezielle Bevorzugungen einhalten.

> Auch in der homöopathischen Arbeit ist es grundsätzlich sinnvoll, sich im Gespräch mit Patienten zu fragen, ob das Verhalten des Patienten, die Antwort auf einen vom Homöopathen ausgestrahlten Reiz (z. B. Ablehnung) ist – oder ob er selbst auf einen Reiz, der vom Patienten ausging (z. B. unterschwellige Entwertung) reagiert.

Passive Aggression

In der Praxis begegnen uns nicht selten passive Aggressionsformen. Eine in diesem Rahmen am häufigsten auftretende ist das chronische **Zu-spät-Kommen** oder **Terminevergessen**. Der Patient versteckt hinter seiner angeblichen Schusseligkeit, für die er ja nichts kann, den Unwillen gegen die Behandlung, den er aber nicht offen zu äußern wagt.

Eine andere Spielart von passiver Aggression kann das **Nicht-gesund-Werden** sein, das die Unfähigkeit des Behandlers zeigt. Jedes Mal erscheint der Patient, um zu erklären, dass nichts, aber auch gar nichts sich gebessert hat. Trotzdem erscheint der Patient immer wieder: Irgendeinen Nutzen scheint er aus der Behandlung doch zu ziehen, sei es das regelmäßige Gespräch oder die Aggressionsabfuhr. Damit kann sich in einem solchen Fall dann auch der Behandler trösten, um nicht zu verzweifeln.

Natürlich kommt auch das **Nichtverstehen**, das **Nichthören** in der Praxis vor, nicht nur beim Patienten, sondern manchmal auch beim Behandler.

Bei manchen Patienten gelingt es uns vielleicht selbst nicht mehr, richtig zuzuhören, und wir ertappen uns womöglich dabei, wie wir mit den Gedanken abschweifen. Das kann passieren, wenn wir den Kopf zu voll mit Belastendem haben, oder aber es hat mit dem jeweiligen Patienten selbst zu tun, der uns aggressiv macht.

Über einen **Redeschwall** ohne „Punkt und Komma" und **permanente Themenwechsel** versuchen manche Patienten, die Kontrolle über die Situation zu behalten. Sie können den Arzt buchstäblich „an die Wand reden". Oft steht dahinter auch eine früh erfahrene Angst, nicht zu Wort zu kommen. In ausgeprägten Fällen muss ein solches Verhalten angesprochen werden, denn der Patient löst durch sein Verhalten genau das aus, was er eigentlich vermeiden wollte – es wird ihm nicht zugehört. Der Patient kann angeleitet werden, wie beim Ping-Pong im Dialog zu bleiben und abzuwarten, ob seine Botschaften auch wirklich angekommen sind, selbst wenn ihm insgesamt selbstverständlich die größere Redezeit zusteht.

Fall 12

Eine Patientin hatte die Angewohnheit, ihr Gegenüber während des Sprechens permanent mit den Augen zu „durchbohren". Die Folge war, dass ihr Gesprächspartner Mühe hatte, dem Gesprächsinhalt zu folgen, weil gleichzeitig ein kleiner Machtkampf stattfand, bei dem er ihrem Blick standzuhalten versuchte. Vor allem die störende Konsequenz ihres Verhaltens musste im Verlauf der Behandlung thematisiert werden.

Als Behandler spürt man schnell die unangenehmen Gefühle, die passiv-aggressive Patienten in uns auslösen. Wir sollten darauf achten, nicht auf ein solches „Spielangebot" einzusteigen, indem wir die Wut des Patienten übernehmen. Stattdessen empfiehlt es sich, die passiv-aggressiven Handlungen mit schlichten, **abgrenzenden Konsequenzen**, wie zum Beispiel, die versäumte Behandlung in Rechnung zu stellen, zu beantworten. So machen wir dem Patienten klar, dass er keine Sonderrolle eingeräumt bekommt, und dass wir uns deutlich und ohne großes Aufhebens gegen sein Verhalten abgrenzen.

Doch sollten wir uns – wollen wir professionell bleiben – natürlich auch fragen, womit wir den Patienten so verletzt haben, dass er zu solchen passiv-aggressiven Handlungen greifen muss.

In einer psychotherapeutischen Beziehung muss solches Verhalten angesprochen und therapeutisch genutzt werden. Für den Homöopathen können Balint-Gruppen hier hilfreich sein.

Direkt gegen den Behandler richten Patienten ihren Unmut eher selten. Unzufriedenheit mit der Behandlung äußert sich – sollte dies nicht gegenüber der Sprechstundenhilfe oder durch passiv-aggressives Verhalten geschehen – am ehesten in Behandlungsabbrüchen. Fehlerfrei sind wir schließlich alle nicht und manchmal kränken wir Menschen, ohne uns dessen im Geringsten bewusst zu sein. Dies sollte bedacht werden, wenn von nicht mehr erscheinenden Patienten leichtweg angenommen wird, das läge daran, dass es ihnen so gut gehe.

Ärger zeigen Patienten am ehesten dann offen, wenn er nicht den Behandler betrifft. Manchmal ist es schwierig, solche empörten, klagenden oder jammernden Menschen, die sich als Opfer fühlen, zu verstehen. Opfer werden schnell von anderen abgelehnt, weil sie an die eigene Opferseite erinnern, die man ungern wahrnimmt.

Dann kann es Kraft kosten, zu versuchen, sich in die Situation und die Gefühlswelt des Patienten hineinzuversetzen, selbst, wenn es sich lohnen würde. Wie würden wir uns fühlen, wenn wir so allein gelassen, so abgewimmelt, so alt, so krank, so in der Rolle des Bösewichts oder so bedrängt wären? Oft wird der Patient allein dadurch schon sehr entlastet, weil er sich durch das Angenommenwerden mit seinen Gefühlen für seine Wut oder Verzweiflung nicht mehr so schuldig fühlt. In einem zweiten Schritt können wir versuchen, dem Patienten klar zu machen, dass er selbst für sich Verantwortung übernehmen und sich aus der quälenden Situation befreien kann. Manchmal muss dazu Hilfe in Anspruch genommen werden und oft müssen Ängste überwunden werden, aber es gibt aus praktisch jeder Situation auch einen gangbaren Ausweg, wenn man sich die Mühe macht, danach zu suchen.

8 Wahrnehmung des Gemütszustands

Da der Gemütszustand eines Menschen nicht im eigentlichen Sinne „beobachtet" werden kann, können wir bei seiner Beurteilung leicht **Täuschungen** unterliegen. Besonders bei psychisch Erkrankten kann die Fallaufnahme so erschwert sein, dass es problematisch wird, die Anamnese auf verbalen Informationen, die uns der Patient gibt, zu basieren. Neurotische Patienten **verdrängen** Seiten ihrer Persönlichkeit und können deshalb nichts darüber mitteilen. Wieder andere Patienten halten aus Scham- und Schuldgefühlen heraus wichtige Informationen **absichtlich zurück**.

Um dennoch genügend für die Mittelwahl brauchbare Geistes- und Gemütssymptome zu erhalten, müssen wir in der Lage sein, möglichst viele Informationsquellen bewusst zu nutzen.

8.1 Nonverbale Informationsquellen

Überblick

Bei psychisch Erkrankten stehen wir oft vor dem Problem einer **eingeschränkten verbalen Kommunikationsfähigkeit**. Viele Menschen versuchen aber auch, verbal etwas anderes darzustellen, als sie tatsächlich sind. Wenn wir mit der homöopathischen Behandlung Erfolg haben wollen, dann dürfen wir nicht die Maske eines Menschen behandeln, sondern wir müssen den Kern der Persönlichkeit, seine individuelle Art, mit dem Leben umzugehen, finden. Dazu helfen uns verschiedene Strategien:

- **Intuition** ist eine trainierbare Gabe, die wir in den ersten Momenten eines Patientenkontaktes auf uns wirken lassen können.
- Sie sollte verifiziert werden durch die bewusste Wahrnehmung der **Gegenübertragung**, körperlichen und akustischen „Zeichen", der Körpersprache (Mimik und Gestik) eines Menschen sowie durch fremdanamnestische Angaben.
- Die Interpretation der **Körpersprache** geschieht üblicherweise unbewusst, kann aber ebenfalls durch Bewusstmachung trainiert werden.

Die von der Kommunikationsfähigkeit des Patienten unabhängigen Informationsquellen sind:

- intuitive Wahrnehmung,
- Gegenübertragung,
- Beobachten der psychisch interessanten „Zeichen": Statur, Alter und Aufmachung, Körpersprache, Verhalten, Sprechweise und Lautäußerungen,
- (beobachtbare) Allgemein- und Körpersymptome,
- Fremdanamnese.

8.1.1 Intuitive Wahrnehmung

Alle Menschen haben intuitive Fähigkeiten, wenn auch in unterschiedlicher Ausprägung. Manche Menschen verlassen sich mehr auf ihre Intuition, andere weniger.

Intuition ist kein „Hexenwerk". In der intuitiven Wahrnehmung wird der gesamte Erfahrungsschatz aus Erfahrungen und Prägungen, den jemand in sich trägt, unbewusst innerhalb von Sekundenbruchteilen vernetzt und beeinflusst Einschätzungen und Entscheidungen.

Die Intuition ist aber auch **täuschbar**. Vor allem in Situationen der Übermüdung und Erschöpfung werden unsere intuitiven Fähigkeiten geschwächt.

Auch durch Vernetzungen, die auf die aktuelle Situation nicht zutreffen, kann uns die Intuition täuschen: Wir können einer Person gegenüber Abneigung empfinden, nur weil sie das Parfum einer anderen Person trägt, die uns einmal sehr gekränkt hat. Das gleiche gilt für **Übertragungs- und Gegenübertragungsphänomene** (s. S. 94 f.).

Deshalb ist es besser, wenn wir uns auf die Intuition nicht uneingeschränkt verlassen. Wir sollten sie bei wichtigen Entscheidungen ernst nehmen, aber – sofern Zeit dafür bleibt – auch überprüfen, ob wir sie bewusst durch weitere Informationen rational untermauern können.

Gleichzeitig **kann die Intuition trainiert werden**. Psychotherapeuten können durch jahrelange Übung meist schon innerhalb der ersten Sekunden eines Patientenkontakts das Befinden des Patienten einschätzen. Erfahrene Homöopathen können oft schon innerhalb der ersten Minuten in einer Erstanamnese einschätzen, welches homöopathische Mittel für den jeweiligen Patienten in Frage kommen könnte und finden dies dann im weiteren Verlauf der Anamneseerhebung durch alle möglichen objektivierbaren Symptome bestätigt.

Es ist möglich, ein Gefühl für die **Schwingungen der Umwelt** zu bekommen, wenn man aufmerksamer für die feinen Signale wird, die unser Gegenüber sendet.

Intuitionsfördernd, wenn es um Entscheidungen geht, ist es zum Beispiel, wenn man gelassen, entspannt und offen für Neues ist. **Kreativität** und die Fähigkeit, **in Symbolen** zu denken, sind ebenso hilfreich, wie die Kunst, über Problemen **nicht zu grübeln**, sondern sie auch mal beiseite zu schieben, damit das Unterbewusste weiter an einer Lösung arbeiten kann. Auch wer gelernt hat, eigene **Träume** zu entschlüsseln, ist seiner Intuition oft näher.

Förderlich für die Intuition im Kontakt mit anderen ist es auf der nonverbalen Ebene, **Einfühlungsvermögen** zu üben, **körpersprachliche Signale** bewusst auf sich wirken zu lassen bzw. nachzuahmen (**Pacing**, s. S. 88) und eigene Körperimpulse wahrzunehmen (**Gegenübertragung**).

Im Gespräch selbst können dann Fakten gesammelt werden. Die **Biographie** und das Verhalten eines Menschen in der Vergangenheit erlauben oft Rückschlüsse auf die Gegenwart. Man kann sich auch der wahrgenommenen **Stimmung** des Gegenübers vergewissern, um mehr Sicherheit in der eigenen Einschätzung zu bekommen (Feed-back).

Hinderlich für die Intuition sind negative Gedanken wie Ängste, Ärger, Neid oder Minderwertigkeitsgefühle. Eine ausgeglichene Stimmung ist günstiger als besonders gute oder besonders schlechte Laune.

Auch Vorurteile oder vorschnelle Interpretationen schwächen ebenso die Intuition wie Erwartungen und Wünsche.

Gier, übersteigerter Ehrgeiz und etwas „unbedingt wollen“ führen uns aufs Glatteis, indem sie uns blind machen für feine Signale.

Wer sehr stark **rational kontrolliert**, kann über der verbissenen Kontrolle seine Wachheit und Kommunikationsfähigkeit verlieren.

Meditation oder andere **Entspannungsverfahren** können helfen, bewusst in diesen ausgeglichenen, „freischwebend aufmerksamen“ Zustand zu kommen, in dem wir wach und auf allen Wahrnehmungsebenen kommunizieren können.

Intuitionsfördernd und die Intuition untermauernd:

- Gelassenheit, Entspannung, Offenheit für Neues,
- Meditation,
- ausgeglichene Stimmung,
- Kreativität, Fähigkeit in Symbolen zu denken,
- Fähigkeit, Probleme vorübergehend beiseite zu schieben,
- Fähigkeit, Träume zu entschlüsseln,
- Einfühlungsvermögen,
- Wirkenlassen und Nachahmen von körpersprachlichen Signalen anderer,
- Wahrnehmen eigener Körperimpulse,

- Sichvergewissern über Feedbacks,
- Rückschlüsse von der Vergangenheit auf die Gegenwart.

Hinderlich für die Intuition:

- negative Gedanken wie Ärger, Ängste, Neid oder Minderwertigkeitsgefühle,
- sehr schlechte oder sehr gute Laune,
- Vorurteile, vorschnelle Interpretationen,
- Erwartungen und Wünsche,
- Gier, übersteigerter Ehrgeiz, etwas „unbedingt" wollen,
- verbissene Kontrolle, starke Rationalität.

In der homöopathischen Arbeit ist es ratsam, der Intuition immer wieder **bewusst Raum zu geben**: Was ist mein allererster Eindruck von einem Menschen, was ist mein Eindruck nach einigen Minuten und nach einer halben Stunde, wenn ich meine Aufmerksamkeit für einen Moment mehr auf die Körpersprache und andere nonverbale Informationen konzentriere als auf die Worte? Welche Mittel gehen mir durch den Kopf? Dies kann kurz nebenbei notiert werden.

Im Laufe des Gesprächs werden wir weitere Informationen über den Patienten erhalten, die unsere Wahrnehmung erhärten oder widerlegen. Die eigentliche Prüfung, ob wir mit unserer Intuition richtig lagen, erhalten wir aber erst im weiteren Behandlungsverlauf. Je öfter sich das intuitiv erfasste Arzneimittel als wirksam erweist, desto sicherer werden wir uns mit der Zeit fühlen, wie viel Gewicht wir unserer Intuition geben können.

8.1.2 Gegenübertragung

Gegenübertragung ist die Gesamtheit der unbewussten Einstellungen des Arztes auf die Person und das Verhalten des Patienten. Sie ist immer ein Gemisch aus drei verschiedenen Anteilen:

- die eigene unbewusste Einstellung des Arztes gegenüber dem Patienten, also das, was er aufgrund seiner eigenen Geschichte auf den Patienten überträgt,
- die spontane Alltagsübertragung (bedingt durch situative Voraussetzungen wie zum Beispiel Müdigkeit des Arztes oder zeitlichen Druck),
- die Reaktion des Arztes auf die Übertragung des Patienten.

Wenn wir von der Idealsituation eines Arztes ausgehen, der sich seiner eigenen Übertragungsmuster und der Alltagseinflüsse weitgehend bewusst ist, dann kann über **Selbstbeobachtung eigener Emotionen** und **Körpergefühle** die Rolle definiert werden, in die uns der Patient zu schieben versucht.

Auch als Homöopathen können wir uns – ähnlich wie die Psychotherapeuten – immer wieder die Frage stellen: Welche Gefühle löst dieser Patient in mir aus? Macht er mich wütend, hilflos, traurig, müde, resigniert usw.? Welche Körpergefühle tauchen bei mir auf? Möchte ich ihn trösten oder mich abgrenzen?

Gefühle des Patienten selbst, und zwar vornehmlich die unterdrückten, können durch subtile Verhaltensweisen auf uns übertragen werden: Wir werden genauso wütend, genauso traurig oder genauso unruhig wie er selbst.

So kann der Arzt zum einen so stark mit dem Patienten mitfühlen, als ob er in seiner Haut steckt. Er kann zum Beispiel dessen Traurigkeit wahrnehmen, die dieser nicht zum Ausdruck bringen kann. Er kann sich aber auch vom Patienten so behandelt fühlen, wie sonst der Patient selbst behandelt wird, oder er kann in die Rolle einer nahen Bezugsperson, z. B. der Eltern des Patienten, geschoben werden.

In der Psychotherapie kann über die Frage nach der Gegenübertragung **wertvolle nonverbale Information** über den Patienten gewonnen werden. Doch auch in der homöopathischen Arbeit können wir so nicht ausgedrückte Seiten des Patienten erspüren, die uns nicht nur im Umgang mit ihm, sondern auch für die homöopathische Mittelwahl von Nutzen sein können. Wir erfahren dadurch – ähnlich wie durch die

Träume des Patienten – von Seiten seiner Persönlichkeit, die dieser uns oft nicht direkt mitteilen kann.

Fühlen wir uns während oder nach der Anamnese ohne offen ersichtlichen Grund ärgerlich und unmutig, dann hatten wir es vermutlich mit einem Gegenübertragungsphänomen zu tun: Die unterdrückte Wut und die Ablehnung des Kranken, die dieser vor uns zu verbergen suchte oder die ihm nicht bewusst wurden, hat sich auf uns übertragen und wir können sie an uns selbst wahrnehmen, obwohl der Patient sie überspielte.

Nach manchen Anamnesen, vor allem mit **depressiven Patienten**, fühlt man sich schwach und ausgelaugt. Es sind die Schwäche und die Antriebslosigkeit, an der der Patient zu leiden hat.

Ein Gegenübertragungsphänomen wäre es zum Beispiel auch, wenn wir spüren, wie wir einem Patienten gegenüber zunehmend unsicher werden, ohne dass ein reeller Grund dafür vorliegt. Hier überträgt sich die Unsicherheit des Patienten, die dieser womöglich zu überspielen sucht, auf uns.

Manche stark wirksamen und für den Patienten sehr spürbaren Gefühle wie zum Beispiel Neid, Eifersucht oder Hass sind ihm so unangenehm und peinlich, dass er sich bemühen wird, sie vor uns zu **verbergen**. Hier ist ein bisschen Gespür von unserer Seite gefragt.

Versetzen wir uns in die Situation des Betroffenen, fühlen wir uns ein, hören wir aufmerksam zu und lassen wir ruhig ein paar Bilder und Phantasien in uns aufsteigen...

Wenn man einen sehr guten Draht zu seinem Gegenüber hat, dann ist es möglich, so viel von ihm zu spüren, dass sich das Erspürte tatsächlich in symbolhaften Bildern ausdrücken kann. Diese können plötzlich vor unserem inneren Auge auftauchen oder sich geradezu aufdrängen. So können sich Inhalte mitteilen, die unser Bewusstsein intuitiv erreicht haben und im Gespräch mit dem Patienten durch Nachfragen überraschend bestätigt werden können.

Wir müssen im Erspüren geübt sein, um differenziert wahrzunehmen, welche Gefühle ein Patient bei uns auslöst. Dann können wir uns von Eigenem entleeren und nur noch in uns aufnehmen, was vom Patienten kommt.

Oft würde uns dies wesentlich leichter gelingen, wenn wir nicht mehr auf die Inhalte dessen achten müssten, was der Patient erzählt. Mittels Videoaufzeichnungen von Patientengesprächen können wir es uns erlauben, für einige Minuten den Ton abzuschalten und nur noch auf die körpersprachlichen Mitteilungen des Patienten zu achten, was oft erstaunlich informativ ist.

Manchmal ist es hierzu hilfreich, die Körpersprache des Patienten bewusst nachzuahmen, um seine Gefühle besser verstehen zu können (eine Technik, die als **„Pacing“** bereits auf S. 88 beschrieben wurde). Wir nehmen dabei die Körperhaltung des Patienten ein und versuchen, das Gefühl wahrzunehmen, das dabei in uns entsteht.

In psychosomatischen Kliniken finden üblicherweise regelmäßige Teamtreffen statt, in denen gemeinsam Videos von Erstgesprächen mit Patienten angeschaut werden. Jeder bemüht sich, sich in den Patienten einzufühlen. Danach wird das „Erspürte“ in die Gruppe eingebracht, sodass nach und nach ein Bild von der Gemütssituation des Patienten entsteht und Fragen und Anregungen für die weitere Behandlung aufkommen.

Hat jemand ganz andere Assoziationen als der Rest der Gruppe, regt ihn das ganz von selbst zu der Überlegung an, ob er möglicherweise eigene Probleme auf den Patienten überträgt. Übertragungsphänomene stören die realistische Einschätzung des Gemütszustands eines Patienten natürlich erheblich.

Auch erfahrene Psychotherapeuten laufen immer wieder Gefahr, sich in komplizierte Dynamiken mit dem Patienten zu verstricken und ihre Objektivität zu verlieren. Deshalb benötigen sie für ihre Arbeit am besten regelmäßige **Supervisionen** durch einen erfahrenen Kollegen. Der Psychotherapeut bekommt so Gelegenheit, schwierige Patientensituationen oder erlahmte Therapien einem neutralen Dritten vorzustellen und eventuelle eigene Übertragungsphänomene abzugrenzen von dem, was der Patient in die Behandlung mitbringt.

Eine ähnliche, weniger an persönlichen Prägungen des Therapeuten orientierte Arbeit wird von Psychotherapeuten in Kollegengruppen, so genannten **Intervisionsgruppen**, geleistet. Hier versucht man, zumindest die Psychodynamik, die sich zwischen Therapeut und Patient entwickelt hat, zu erhellen, sodass der Therapeut neue Behandlungsansätze finden kann.

Für den nicht psychologisch spezialisierten Behandler gibt es ein Pendant dazu in Form der so genannten **Balint-Gruppen**, nach Michael Balint, einem englischen Arzt, der diese Gruppen erstmals gründete.

8.1.3 Beobachten der psychisch interessanten „Zeichen"

Auf Zeichen, also das mit den Sinnen Wahrnehmbare – alles, was wir am Patienten sehen, hören, vielleicht auch fühlen und riechen können – sind wir immer dann besonders angewiesen, wenn wir einen Patienten vor uns haben, der sich nicht ohne weiteres selbst artikulieren kann. Dies ist der Fall bei Säuglingen und Kleinkindern, Tieren, Dementen, Bewusstlosen oder aber geistig Verwirrten. Doch auch bei schwer Depressiven ist es aufgrund ihrer Schweigsamkeit manches Mal sehr schwierig, ein Gespräch mit ihnen zu führen.

Zeichen spielen deshalb in der Homöopathie eine so große Rolle, weil sie wenig Interpretationsgefahr in sich zu bergen scheinen und damit verhältnismäßig objektiv sind.

Zu den Zeichen gehören unter anderem äußere, sichtbare Merkmale des Patienten wie **Physiognomie**, **Körperbau**, **Gepflegtheit**, sein **Alter**, sein **Geschlecht**. Die wache Wahrnehmung all dessen kann uns durchaus schon viele wertvolle Informationen über die Psyche des Menschen geben.

Deshalb spielen solche Merkmale auch in der Erhebung des Psychostatus von Psychiatern und Psychotherapeuten eine große Rolle.

Physiognomie und Charakter

Die Art, in der ein Mensch mit seinem Leben umgeht, beeinflusst mit zunehmendem Alter sein Gesicht, seine Körperhaltung und seine Statur. Die Muskeln des Gesichts, die aufgrund bestimmter, langanhaltender Gefühle dauerhaft angespannt werden, verändern nach und nach das Gesicht selbst. Falten entstehen abhängig vom Gesichtsausdruck an bestimmten Stellen mehr, an anderen weniger.

Demgegenüber stehen Theorien wie die von Huter, der annimmt, dass gewisse Konstitutionen schon embryonal angelegt sind und zudem Einfluss haben auf den Charakter eines Menschen (Castrian 2002). Selbst in der Schulmedizin werden konstitutionelle Typen wie der Athlet, der Pykniker und der Leptosome unterschieden.

Beide Theorien haben ihre Bedeutung: zum einen sind der **Charakter** und die **Physiognomie** eines Menschen genetisch festgelegt und gehen oft mit einer bestimmten körperlichen Konstitution einher, zum anderen nimmt das Leben, unser Schicksal auf unser Aussehen Einfluss, aber wieder abhängig von unserer ganz individuellen Art und Weise, damit umzugehen.

Besonders gut lässt sich das an den Zügen um den **Mund** herum beobachten: Ein weicher, entspannter Mund lässt uns sofort Freundlichkeit und Zufriedenheit assoziieren, während wir ebenso leicht Resignation, Enttäuschung und Entsagung an den Zügen eines angespannten, zusammengezogenen Mundes erkennen können.

Eine starre **Mimik**, Schweigsamkeit und wenig Körperausdruck haben zum Beispiel Depressive, während bei Manikern ausgeprägter Redefluss und überschwängliche **Gesten** beobachtbar sind.

Die äußere Erscheinung eines Menschen, ob er gepflegt ist oder nicht, ob er älter oder jünger aussieht, als er ist, ob er mager ist, durchtrainiert oder dick – all das liefert uns eventuell wertvolle Hinweise darauf, wie dieser Mensch mit sich selbst umgeht.

Körperbau

Begegnen wir beispielsweise einem mageren Patienten mit ausgezehrten Gesichtszügen und schmalem Körperbau, dann kann dies mit seiner Konstitution zusammenhängen. Er ist vielleicht einfach ein **leptosomer Typ**, der viel essen kann ohne zuzunehmen, der einfach so schmal gebaut ist.

Vielleicht leidet der Betreffende aber auch an einer schweren, **auszehrenden körperlichen Erkrankung**. Oder aber er ist vielleicht deshalb so mager, weil er ein **asketisches**, enthaltsames Leben führt. Dann haben wir vielleicht einen Menschen vor uns, der sich Genuss und Lebensfreude nicht gönnen kann, der streng, diszipliniert, kontrolliert und anspruchsvoll mit sich umgeht, wie zum Beispiel einen *Arsenicum*-Menschen.

Im Extremfall kann es sich um eine **Magersucht** handeln. Magersüchtige haben extrem hohe Ansprüche an sich selbst und meist auch an andere, sind leistungsorientiert, häufig sehr sportlich und ausgesprochen kontrolliert. Kennzeichnend für sie ist ihre große Angst vor Kontrollverlust.

Das Gegenteil zum Asketen ist die **Fettsucht** des unkontrollierten Essers, der seine Bedürfnisse, sich etwas zuzuführen, zumindest zeitweise ungehemmt befriedigt, vielleicht darin auch eine Ersatzbefriedigung sucht, weil andere Bereiche in seinem Leben nicht so verlaufen, wie er das gerne hätte. Auch was Bewegung angeht, fehlt ihm die Disziplin. Er hat oft ein schlechtes Gewissen, weil er unter seinem Aussehen leidet und sich der gesundheitlichen Gefahr des Übergewichts bewusst ist. Deshalb wird er im ärztlichen Gespräch nicht unbedingt verraten, dass er unkontrolliert und große Mengen isst, sondern wird behaupten, dass er ja fast nichts esse und sich nicht erklären könne, woher sein Übergewicht käme. Auch er fürchtet den Kontrollverlust, ist ihm jedoch hilflos ausgeliefert.

Vielleicht ist er aber adipös vor allem aufgrund seines **phlegmatischen Temperaments**, seiner Neigung zu sitzender Lebensweise, Bewegungsmangel und seiner trägen Verdauung, wie bei *Calcarea carbonica*.

Natürlich gibt es auch hier Menschen, die einfach anlagebedingt zu eher runden Formen neigen, die **pyknischen Konstitutionstypen**, bei denen in der Regel auch familiär ein solcher Körperbau vorherrscht. Jemand kann auch einen langsamen Metabolismus oder eine **Schilddrüsenunterfunktion** haben, sodass Nahrungsstoffe besonders gut ausgewertet werden. Die Einnahme mancher Medikamente, vornehmlich Antidepressiva oder phasenprophylaktisch wirksame Medikamente bei bipolaren Störungen können ebenfalls zu deutlicher Gewichtszunahme führen.

Nur in der Gesamtschau der Symptome und nach der Anamneseerhebung werden wir einordnen können, ob wir äußere Merkmale beobachten, die etwas über die Psyche des Menschen enthüllen.

Haltung

Die Haltung eines Menschen kann sehr viel über seinen seelischen Zustand aussagen. Die klassische schlechte Haltung sehr vieler Menschen geht mit einer **Überstreckung der Halswirbelsäule** mit hochgerecktem Kinn, einem **„Rundrücken“**, hochgezogenen, nach vorn **fallenden Schultern** und einem **Hohlkreuz** einher. Der Kopf ist auf diese Weise eingezogen wie bei einer Schildkröte. Wann „zieht man den Kopf ein“? Wenn man sich bedroht fühlt, und Schlimmes erwartet.

Diese Haltung ist also ursprünglich eine **Schutzhaltung**. Wir legen uns einen „Rückenpanzer“ zu. Die Schutzhaltung kann eine Angewohnheit sein, die wir uns von einem Elternteil abgeschaut haben oder sie kann mit eigenen schlechten Lebenserfahrungen zu tun haben.

Ein Mensch, der Stress ausgesetzt ist, fühlt sich besonders bedroht. Da wir bei Stress zu starker Muskelanspannung neigen, wird sich eine solche Schutzhaltung, wenn wir sie uns angewöhnt haben, in solchen Situationen verhärten. Wir entwickeln schmerzhafte **Verspannungen** im Rücken, ganz besonders häufig in der Schulter- und Zervikalregion. Rückenschmerzen in der Allgemeinpraxis sind neben Bewegungsmangel meist psychischen Ursprungs. Deshalb ist es unbedingt ratsam, bei Patienten mit Rückenschmerzen auf seine psychosoziale Situation detailliert einzugehen.

Lebensalter

Das Lebensalter eines Menschen, das er augenscheinlich zu haben scheint, oder auch die (hormonelle) **Lebensphase**, die er gerade durchmacht, spielt für die Homöopathie ebenso wie für die Psychotherapie durchaus eine wichtige Rolle. In den verschiedenen Lebensphasen haben wir unterschiedliche **psychologische Reifungsaufgaben** zu bewältigen. So dominiert zum Beispiel in der Adoleszenz die Ausformung der Geschlechtsidentität, während im Erwachsenenleben die individuelle Balance zwischen verschiedensten Ansprüchen von innen und von außen im Zentrum steht. Im Alter dagegen geht es in erster Linie um die Anerkennung von Grenzen an Kraft, Zeit, körperlicher Attraktivität und Perspektiven.

Auch in der Homöopathie haben sich bestimmte Mittel als besonders häufig bei Kindern wirksam erwiesen, andere scheinen vor allem bei älteren Menschen besonders oft angezeigt zu sein.

Ob ein Mensch altersentsprechend wirkt oder nicht, ist ebenfalls in beiden Disziplinen von Bedeutung.

Gepflegtheit und Aufmachung

An der Gepflegtheit einer Person können wir zum Beispiel erkennen, ob dieser Mensch sich selbst **wertschätzt** und sich die Mühe macht, seinen Körper zu pflegen und sich schöne Kleidung zu leisten. Bei Depressionen ist der Selbsthass oft so groß, dass die Betroffenen sich gar nicht mehr pflegen können oder wollen.

Hinter einer übertrieben perfekten Erscheinung kann sich aber auch – im Gegenteil – wie bei *Thuja* ein sehr **geringes Selbstbewusstsein** verbergen: die perfekte Fassade wird als Schutz benötigt, um Schwächen zu verstecken.

Fall 13

Eine Patientin erschien stets perfekt geschminkt und gekleidet und bemühte sich sehr um Freundlichkeit und Korrektheit. Gleichzeitig war ihr aber durch einen starken Rundrücken, Hängeschultern und ein zaghaftes Auftreten ihr geringes Selbstbewusstsein leicht anzusehen. *Thuja* war das Mittel, das ihr über lange Jahre half.

Ebenso kann hinter einer schlampigen, schmutzigen Aufmachung ein **gutes Selbstbewusstsein** stecken wie bei *Sulphur*: *Sulphur* kann so von sich selbst überzeugt sein, dass er glaubt, es nicht nötig zu haben, anderen eine angenehme Erscheinung zu sein oder sich überhaupt Gedanken um seine äußere Erscheinung machen zu müssen. Meist werden wir anhand von anderen Zeichen mühelos differenzieren können, mit welcher Art von „Schlamper" oder „Schönling" wir es zu tun haben. Die Rubriken bezüglich der Aufmachung von Personen haben allerdings einen stark subjektiven Charakter und sollten nur dann zum Einsatz kommen, wenn sie sehr deutlich ausgeprägt sind.

Beobachtbare Allgemein- und Körpersymptome

Beobachtbare Allgemein- und Körpersymptome sind gut objektivierbar. Im Allgemeinen handelt es sich hierbei um **mit den Sinnen wahrnehmbare Zeichen** der Haut, der Schleimhäute, der Haare, der Zähne, der Zunge und der Nägel wie Verfärbungen, Hautausschläge, Absonderungen, Verletzungen, Verformungen, Oberflächenveränderungen und spezifische Gerüche. Diese Symptome sollten sorgfältig erhoben werden. Wenn sie **außergewöhnlich** sind, sind sie für die Mittelwahl durchaus bedeutend.

Interessant sind die Körpersymptomatikrubriken ganz besonders dann, wenn es um die Begleitsymptome eines bestimmten, krankhaft übertriebenen Gefühls geht: Grundsätzlich ist in der Homöopathie die Frage nach dem „wie, wodurch, wann, und unter welchen Umständen" von Bedeutung.

Fall 14

Bei einem Kind beispielsweise, das an unkontrollierten Wutanfällen leidet, ist es immer lohnenswert zu fragen, wie das Kind im Wutanfall aussieht und sich verhält: Wie ist seine Gesichtsfarbe (**rot:** *Nux vomica, Belladonna*, Chamomilla; **blau:** *Natrum muriaticum, Staphysagria, Arsenicum*)? Welche Gesten macht es(Füße stampfen, Dinge werfen oder kaputtmachen)? Wie ist sein Gesichtsausdruck?

Hat jemand Ängste, lohnt es sich zu fragen: Wie äußert sich die Angst körperlich: mit Unruhe (*Arsenicum, Aconitum, Bismuthum*), Zittern, Schwitzen, Sichumherwerfen, aufgerissenen Augen?

Kommunikation und Körpersprache

Ein sehr großer Teil (bis zu 80%) der Kommunikation zwischen zwei Menschen spielt sich blitzschnell auf einer unterbewussten Ebene ab. Kommuniziert wird dabei mittels nonverbaler Signale des Körpers in Gestik, Mimik, Körperhaltung und Bewegungen, also der Körpersprache. Aber auch der Klang der Stimme, der Tonfall, eine bestimmte Art zu formulieren und bestimmte Verhaltensweisen geben uns Signale abseits der bloßen Bedeutung der Worte, die uns ein Mensch mitteilt, sodass ein enormer unterbewusster Informationsfluss zustande kommt.

Auf diese Weise kommunizieren wir tagtäglich. Wir sind es gewohnt, mittels unserer Erfahrung in Sekundenschnelle auch den nicht sprachlichen Anteil der Kommunikation in unserer „Körperumgangssprache", also der Sprache, die in unserem Umfeld, unserem Kulturkreis gesprochen wird, aufzunehmen und für uns zu verwerten. Ob wir dies allerdings bewusst tun oder uns eher unbewusst beeinflussen lassen, ist durchaus von Bedeutung. Viele Spannungen zwischen Mitmenschen haben mit einer falschen Auslegung der Körpersignale zu tun.

Fall 15

Jugendliche zum Beispiel entwickeln untereinander einen ganz eigenen körpersprachlichen Code. Macht ein Jugendlicher eine wegwerfende Handbewegung und zieht dazu kurz die Schultern hoch, verstehen seine Altersgenossen ganz locker, dass er etwas einwenden möchte. Seine Mutter sieht darin aber eine verächtliche Geste und ärgert sich.

An diesem Beispiel können wir sehen, dass **verschiedene Codes** gelten, je nach kultureller, altersbezogener oder familiärer Zugehörigkeit und je nach der sozialen Rolle, die erfüllt werden muss. Für einen Arzt gelten andere Verhaltensregeln als z. B. für einen Fabrikarbeiter. So lassen sich die gesellschaftliche Stellung eines Menschen, seine Rangordnung und Selbsteinschätzung innerhalb einer Gruppe aus seiner Körpersprache erschließen.

Laut dem bekannten Pantomimen Samy Molcho (1983), der sich in mehreren Büchern sehr intensiv mit der nonverbalen menschlichen Kommunikation auseinandergesetzt hat, ist die Körpersprache immer mehr zu einer **Fremdsprache** geworden, die wir regelrecht erlernen müssen.

Viele Urvölker verständigten sich wahrscheinlich in einer Gebärdensprache. Es gab nur die Möglichkeit, sich mittels der spontanen Körperhaltung, Mimik, Stimme und Gestik zu verständigen, die nur von wenigen, nicht sehr differenzierten Lauten untermalt wurde. Lügen ist in einer solchen Verständigungsform nicht möglich. Je mehr sich unsere Sprache entwickelt hat, umso unabhängiger wurden wir von der Fähigkeit, über Körpersprache zu kommunizieren.

Ganz besonders in einer Arzt-Patient-Beziehung ist ein bewusstes Wahrnehmen der Körpersignale eines Menschen hilfreich, vor allem dann, wenn der Arzt wie im Falle eines Homöopathen, den Geistes- und Gemütszustand des Patienten möglichst scharf und detailliert erkennen soll.

Für den Homöopathen ist es deshalb sehr wichtig, sowohl die Ebene des gesprochenen Wortes als auch die nicht sprachliche Ebene zu verstehen, weil zusätzliche Informationen unausgesprochen bleiben oder das Gesagte und das Gemeinte sich sogar widersprechen können.

Der Körpersprache aber kann sich niemand entziehen und man kann sie nicht unterdrücken. Wenn wir lernen, sie bewusst zu verstehen, erhalten wir wichtige Informationen über die innere Einstellung unserer Mitmenschen.

Ein gezieltes Üben, mit offenen Sinnen und einem wachen Auge die Signale der Körpersprache zu begreifen, kann helfen, sowohl selbst klarer zu kommunizieren als auch klarere Informationen über den Patienten zu gewinnen.

Einfach ist die Kommunikation dann, wenn durch das gesprochene Wort derselbe Inhalt vermittelt wird, wie durch die Körpersprache.

Hierzu ein Beispiel von Samy Molcho (1983):

Fall 16

Ein Kind möchte spielen gehen. Die Mutter sagt: „Aber natürlich, mein Schatz!", beugt sich zu ihm herunter, umfasst es bei den Schultern, gibt ihm einen Kuss und schiebt es mit einem Lächeln in Richtung Garderobe. Das Mädchen weiß: Mutter erlaubt es gern; sie bedeutet mir, auf mich aufzupassen, und erinnert mich, eine Jacke überzuziehen.

Hier stimmen Sprache und Körper überein. Ein solcher Mensch wirkt echt und überzeugend in seiner Aussage.

Anders ist die Situation in folgendem Fall: In derselben Situation antwortet die Mutter ebenso: „Selbstverständlich kannst du spielen gehen!" Aber während sie das sagt, „hebt sie die Schultern (Verteidigungsstellung), lässt sie wieder fallen (Zeichen der Resignation), ihr Kopf zieht sich zurück und Mund und Gesicht drücken Abwehr aus. Auf welche Information soll das Kind jetzt reagieren? Und wie fühlt es sich wohl, wenn es spielen geht? Hier liegt ein klarer Widerspruch vor und der ist auch für das kleine Mädchen ziemlich leicht zu erkennen."

Widersprüchliche Körpersignale, die mit dem Inhalt des Gesprochenen nicht zusammenpassen, auch **Doppelbotschaften** oder Double-binds genannt, werden dann ausgesandt, wenn jemand etwas verbergen will oder eine Seite in sich selbst nicht wahrhaben möchte.

Im oben beschriebenen Fall ist der Widerspruch offensichtlich, doch es gibt viel weniger deutliche Signale, die man als Gegenüber eines widersprüchlich kommunizierenden Menschen nicht sofort wahrnimmt, sondern sich erst einmal bewusst machen muss. Dennoch reagieren wir auch auf unterbewusst wahrgenommene Signale und zwar mit **Spannungen** und **Verkrampfungen**, deren Ursprung uns nicht klar ist.

Für die **Arzt-Patient-Situation** bedeutet dies Folgendes: Zum einen sollte es dem Arzt (Homöopath) klar sein, dass er auch in der Rolle des von Hahnemann geforderten „unbeteiligten Beobachters" durchaus Signale mittels der Körpersprache aussendet. Wie man in den Wald ruft, so kommt es natürlich auch zurück. Wir sollten uns selbstkritisch fragen, ob wir alle Patienten mit derselben Offenheit und Aufmerksamkeit behandelt haben. Geben wir all unseren Patienten gleichermaßen das, was alle brauchen, nämlich, wahrgenommen und respektiert zu werden? Sind wir in der Lage, den Blick offen zurückzugeben? Möglicherweise hat die Zurückhaltung oder Abwehr eines Patienten mit unbewussten ablehnenden Signalen des Arztes zu tun, selbst wenn dieser sich in der ganz neutralen Beobachterhaltung wähnt.

Zum anderen bekommen wir als Homöopathen durch die geschulte Beobachtung von Körpersignalen Hinweise auf mögliche innere Konflikte des Patienten.

Fall 17

Ein Beispiel: Ein Junge wird von seinem sehr autoritären Vater während seiner ganzen Kindheit unterdrückt und klein gehalten. Immer wieder gibt dieser ihm zu verstehen, dass es ihm an Intelligenz mangle, dass er unfähig sei, dass das, was er leistet, nichts wert sei. Der Junge erfährt: Ich werde nur geliebt, wenn ich Leistung bringe, wenn ich funktioniere. Bringe ich nicht genug, werde ich abgelehnt.

Der Junge gibt sich Mühe, sich die Zuwendung des Vaters zu erarbeiten, doch jede Situation, in der er sein Können oder seine Person unter Beweis stellen könnte, jede Prüfung, jeder Vortrag, jeder Wettkampf, bringen ihn in einen inneren Konflikt, denn jede dieser Situationen birgt auch die Möglichkeit des Scheiterns in sich. Selbst ein homöopathisches Erstgespräch, insbesondere mit einem männlichen Arzt, kann den Konflikt wecken.

Der Konflikt heißt: Einerseits möchte ich mich dieser Situation stellen, denn sollte ich Erfolg haben, werde ich Respekt und Zuwendung bekommen. Andererseits möchte ich die Situation lieber vermeiden, denn sollte ich scheitern oder nicht gut ankommen, werde ich die alte Demütigung spüren müssen.

Durch diesen Konflikt verkrampft er sich. In Prüfungen kann er alle bekannten Symptome von Prüfungsangst bis hin zur totalen Blockade im Sinne eines Blackouts entwickeln. In einem Erstgespräch wird er seine innere Spannung, seine Selbstzweifel womöglich mit markanten Worten zu verbergen suchen, doch seine Körpersprache wird ihn fast immer verraten. Er sitzt vielleicht ganz vorne – fluchtbereit – auf dem Stuhl. Sein Blick ist ständig in Bewegung und unbestimmt. Seine Brust ist eingefallen, seine Schultern hängen nach vorne.

Vielleicht versucht er aber, seine Unsicherheit auch körperlich zu überspielen, durch einen besonders festen Händedruck, eine laute, kräftige Stimme und eine betont zurückgelehnte Haltung.

Körpersignale können je nach Situation und Gesamtbild auch **mehrere Bedeutungen** haben. Sie hängen davon ab, wer sie aufnimmt und worauf sich das Interesse des Empfängers richtet. Alle Daten müssen in der jeweiligen Situation aufgenommen und zusammengetragen werden.

Gründe für Verkrampfung beispielsweise können sein: Autoritätsangst und Leistungszwang oder aber Müdigkeit oder Erschöpfung.

> Je lockerer jemand ist, desto leichter nimmt er Informationen auf. Um den Organismus vor Reizüberflutung zu schützen, setzt die Verkrampfung ein und der Informationsfluss wird blockiert.
>
> Merken wir Verkrampfung beim Gesprächspartner, müssen wir davon ausgehen, dass er Informationen jetzt nicht mehr gut aufnehmen kann.
>
> Verkrampfung kann aber auch als Muskelanspannung für eine dann ausbleibende Fluchtreaktion einsetzen, weil etwas geschieht, das nicht angenehm ist.

Interpretation von körpersprachlichen Signalen

Um einen Menschen wirklich zu verstehen, müssen wir weg vom Phänomen an sich hin zur Interpretation von nonverbalen Signalen. Je sicherer wir uns in unserer Wahrnehmung fühlen, je mehr bestätigende Symptome wir gesammelt haben, desto eher können wir es wagen, die rein phänomenologische Ebene zu verlassen.

In den meisten Rubriken des Kapitels „Gesichtsausdruck" zum Beispiel spielt unsere eigene Wahrnehmung, unsere Sicht der Dinge bereits eine erhebliche Rolle:

> Gesicht; AUSDRUCK; z.B. einfältig, glücklich, kindisch usw.

Wenn wir uns bewusst mit der Deutung der Körpersprache auseinander setzen, dann können wir weniger leicht irren oder uns durch widersprüchliche Aussagen verwirren lassen.

„Der Körper lügt nicht." Was uns die Körpersprache eines Menschen vermittelt, ist im Allgemeinen der wahrhaftigere Gefühlsausdruck als das, was er uns mit Worten mitteilt.

Vor allem, wenn wir eine Person als nicht authentisch wahrnehmen, lohnt es sich, ihre Körpersprache genau und bewusst zu beobachten. Deshalb wird im Folgenden eine Kopf-bis-Fuß-Liste körpersprachlicher Signale und ihrer Deutung in Anlehnung an Samy Molcho gegeben.

Körperhaltung und Gang

Nur wenige Menschen stehen wirklich gerade. Die meisten hängen eher nach vorne und überstrecken die Halswirbelsäule.

Ein Mensch, der **mit beiden Fußsohlen in gutem Kontakt auf dem Boden** steht, ist meist realistischer, gefestigter, als einer, der **mit den Zehen in die Erde greift**, der sich „festklammert".

Manch einer kompensiert die „schwachen Füße" mit einer **geblähten Brust**. Im Brustkorb hält er die Energie zurück. Er ist stolz darauf, dass er unter Leistungsdruck steht und sich an Regeln und Abmachungen hält. Der im Brustraum zurückgehaltene Atem signalisiert seine Aktionsbereitschaft.

Ein **eingefallener Brustkorb mit nach vorn hängenden Schultern** hingegen vermittelt den Eindruck von großer Belastung und der Sorge, den Leistungsansprüchen nicht gewachsen zu sein. Der Abstand zum Gegenüber wird durch den zurückgenommenen Brustkorb vergrößert. Gefühle werden zurückgehalten. Wir haben einen Menschen vor uns, der dazu neigen wird, sich an vorgefasste Meinungen zu halten.

Durchgedrückte, „gesperrte" Knie signalisieren oft Trotz und den Wunsch, sich von seinem Platz nicht wegbewegen zu lassen. Eine ähnliche Botschaft vermittelt **der eingezogene Kopf mit verkürztem Hals**.

Der **nach hinten genommene Kopf** weist auf eine reservierte, sehr distanzierte Haltung hin.

Der **nach vorne geschobene Kopf** kann, zusammen mit einem beweglichen Hals und flinkem Blick, einen neugierigen Menschen verraten.

Folgt allerdings der Körper diesem ersten Ausschauen des Kopfes nach Information nicht nach, dann haben wir oft einen betont intellektuellen Menschen vor uns, der sozusagen seinen besten Teil, den Kopf, ins rechte Licht rücken, seine Gefühle aber lieber zurückhalten möchte. Ein Kopfmensch, der meint, alles besser zu wissen, aber dabei lieber passiv bleiben möchte.

Ein **frei bewegliches Becken** spricht für eine gelöste Einstellung zu Gefühlen und Emotionen. Das ist ein Mensch, der sich nicht in gesellschaftliche Tabus pressen lassen will.

Sehr passive Menschen neigen dazu, bei **eingezogener Brust das Becken nach vorne** einzuziehen. Sie demonstrieren: „Mach was du willst, aber lass mich in Ruhe."

Ein **zurückgehaltenes, nach hinten gezogenes Becken** kennzeichnet reservierte Menschen mit großem Respekt vor gesellschaftlichen Tabus, große Abhängigkeit vom Urteil anderer, Einhaltung von Konventionen, Betonung von Treue, Familie und Moral.

Körperhälften

Die rechte Körperseite wird von der linken Gehirnhälfte gesteuert. Hier befindet sich der Sitz von Intellekt, rationalen Aktionen, logischem Denken und Sprache.

Rationale Denker, bei denen die Logik über die Gefühlswelt herrschen möchte, **stehen oft betont auf dem rechten Fuß.**

Eine besonders aktive rechte Hand verrät die Lust, zu handeln.

Wer **mehr auf dem linken Fuß steht**, wird eher intuitiv handeln, sentimental sein und oft auch künstlerisch begabt.

Die meisten Menschen werden aber je nach Situation zwischen beiden Seiten hin- und herpendeln. Interessant ist die Beobachtung, an welcher Stelle im Gespräch der Gesprächspartner das Standbein wechselt. Ist er in dem Moment vom Gefühl zur Logik oder umgekehrt übergegangen? Allerdings können auch körperliche Ursachen wie Schmerzen oder Unbequemlichkeit dahinterstehen, weshalb man solche Gesten nicht überbewerten sollte.

Gangarten

Wird der Kopf mit steifem Hals nach hinten gedrückt, wird auch der Gang steif. Er folgt einer schnurgeraden Linie und lässt keine Informationen von rechts oder links zu. Er zeugt von einer festgefügten Weltanschauung und starren Richtlinien. Häufig kommt hier eine starre, energiestauende Haltung der Brust hinzu. Dann lässt sich sicher darauf schließen, dass wir es mit einer stark von gesellschaftlicher Anerkennung abhängigen Person zu tun haben, die großen Wert auf **Konventionen** legt.

Ist der **Kopf dagegen beim Gehen in unablässiger Bewegung**, haben wir es mit einem interessierten, dauernd Information sammelnden Menschen zu tun. Er mag zwar auch leicht ablenkbar sein, wird aber immer Einfälle und Anregungen parat haben.

Vorsichtige Menschen **schieben beim Gehen zuerst den Kopf vor**, um ihn notfalls noch rechtzeitig zurückziehen zu können. Meist gehen sie dazu **mit kleinen Schritten.** Oder aber es handelt sich um den schon beschriebenen neugierigen Kopfmenschen.

Ganz besonders vorsichtig sind die, die **beim Gehen unablässig auf den Boden schauen**, um das Terrain zu kontrollieren. Solche Menschen würden selten ein Risiko eingehen und neigen dazu, nur erprobten Schritten zu trauen.

Ist die **Brust beim Gehen nach vorne geschoben**, entsteht der Eindruck eines Menschen, der voller Ehrgeiz in Gedanken seiner Aktivität schon weit voraus ist, während seine Beine Mühe haben, hinterher zu rennen. Meist hat er keine Zeit, weil er sich dauernd übernimmt.

Wer **beim Gehen die Brust nach hinten** nimmt, verrät ausgeprägte Passivität und Mangel an Vitalität. Das ist einer, der nicht will, einer für den das Leben ein notgedrungener Kampf ist, dem er sich eigentlich nicht stellen will. Da nützen auch große Schritte und ein vorgeschobener Kopf nicht, um diesen Eindruck zu verwischen.

Aufgeschlossenheit und Bereitschaft zum Handeln **zeigen lebhaft beim Gehen mitbewegte Hände**. Natürlicherweise sind die Handflächen dabei parallel zur Gangrichtung. Unnatürlich **nach vorne gedrehte Handrücken, die den Handteller verbergen**, zeugen von jemandem, der seine Absichten nicht verraten möchte oder der nicht handlungsbereit ist.

Eine passiv **und leblos neben dem Körper hängende Hand oder auch eine zur Brust gezogene Hand** verrät den Versuch, die Aktivität der jeweiligen Seite, links Emotionalität, rechts Ratio, zu blockieren.

Weichen die Schultern mit einer leichten Seitdrehung von der Mittellinie ab, fühlen wir uns an einen Boxer erinnert, der möglichst wenig Angriffsfläche bieten will. Hier haben wir wahrscheinlich jemanden vor uns, der Problemen, Mühen und Konfrontation ausweichen will.

Der **pendelnde Gang, der von einer Seite zur anderen wiegt**, weist auf Entscheidungsschwäche. Solche Menschen wägen lange zwischen ihrem Gefühl und ihrer Ratio ab.

Schritt

Ein zielbewusster Mensch zeigt mit den Fußspitzen nach vorne.

Gehen mit nach innen gewandten Fußspitzen bremst die Energie beim Gehen ab. Sind dann auch noch die Schultern eingedreht und der Oberkörper eingefallen, dann haben wir eine verschlossene, im wahrsten Sinne des Wortes introvertierte Person vor uns.

Nach außen zeigende Fußspitzen verschwenden ebenfalls Energie. Dieser Mensch will zielbewusst scheinen, doch ist er gleichzeitig zu Ablenkungen bereit und lässt sich da oder dorthin ziehen. Weist vor allem der linke Fuß nach außen, so kann dies ein Hinweis dafür sein, dass er für emotionale Einflüsse besonders offen ist.

Große Schritte verraten den risikofreudigen Menschen, der ungeduldig in kurzer Zeit viel erreichen möchte.

In kleinen Schritten geht dagegen der Sicherheitsfanatiker, der nichts überhasten möchte.

Der **betont langsame „Pfauen-Gang"**, das gemessene Schreiten von Politikern, Priestern oder anderen Respektspersonen, verlangt nach Beachtung und Bewunderung.

Der **breite Gang** wirkt bedächtig und konzentriert sich auf einen sicheren Tritt in unebenem, schwierigem Gelände. Er entspricht am ehesten einem bodenständigen Naturell, wie bei Bauern, Bergsteigern oder Seeleuten.

Im Gegensatz dazu steht der **enge Gang**. Man bewegt sich, als ob man auf einem Seil ginge. Er vermittelt Unsicherheit, Labilität und Schutzbedürfnis ebenso wie das Schwanken zwischen Gefühl und Ratio. Durch die Beckenbetonung entsteht bei Frauen zusätzlich ein oft bewusst eingesetzter erotischer Reiz.

Sitzen

Das Sitzen ist eine Position, die sehr viel **kommunikativen Austausch** erlaubt, ganz besonders, wenn zwischen mehreren Menschen interpretierbare Sitzordnungen entstehen.

Durch die Höhe eines Sitzes demonstrierte man früher erhöhten Rang und Status einer Person. Heute kann dies durch den Chefsessel mit seiner bequemen Polsterung und der hohen Lehne demonstriert werden.

In der üblichen Praxissituation sitzt uns meist ein Patient allein gegenüber. Die **Sitzanordnung vis-à-vis** heißt, dass man sich dem Patienten voll und ganz widmet, aber auf direkten Kontakt durch körperliche Berührungen verzichtet. Hinter dem sicheren Schreibtisch bewahrt man Macht und Autorität gegenüber dem Patienten, der durch eine solche Sitzanordnung eher eingeschüchtert wird.

Das **Sitzen über Eck** erzeugt dagegen eine beweglichere Gesprächssituation: Das Blättern im Repertorium, die Arbeit am Laptop oder das Aufschreiben von Notizen wirken nicht verletzend. Jeder kann eine eigene Linie bewahren, indem er auch mal am anderen vorbeischauen kann, ohne deshalb auf unmittelbare Nähe oder Kontaktmöglichkeiten zu verzichten. Deshalb wird in der Psychotherapie diese Sitzanordnung bevorzugt.

Inanspruchnahme der Sitzfläche. Wer nur **vorsichtig auf der Stuhlkante Platz nimmt**, kann jederzeit aufstehen. Er ist „auf dem Sprung". Hat er wenig Zeit und will gleich wieder gehen? In einem Erstgespräch ist folgende Interpretation wahrscheinlicher: Er demonstriert Dienstbereitschaft und die Angst, dem Arzt die Zeit zu stehlen. Er ist darauf gefasst, gleich wieder entlassen zu werden.

Eine erotische Wirkung hat es indessen, wenn **eine Frau am seitlichen Stuhlrand sitzend die Beine übereinanderschlägt**. Schnell aufstehen kann sie so nicht, aber sie hebt verschiedene weibliche Attribute so ins rechte Licht.

Menschen, die **nur auf dem halben Stuhl sitzen**, als ob sie noch einem anderen Platz lassen wollten, haben wenig Selbstbewusstsein. Von Schuldgefühlen geplagt opfern sie sich für andere.

Lasch in den Sessel lassen sich erschöpfte Menschen fallen oder aber solche, denen es an innerem Halt, Willen und Festigkeit fehlt.

Wer sich **zurücklehnt und auf den Hinterbeinen seines Stuhls wippt**, zieht sich in die Beobachterposition zurück. Er hat sich seine Meinung gebildet und wird dann nach vorne kippen, wenn er sich auf nicht zu übersehende Weise wieder ins Gespräch einblenden will. Er ist nicht nur selbstbewusst, sondern auch etwas eitel.

Haltung des Oberkörpers beim Sitzen. Durch **Neigen des Oberkörpers zum Gesprächspartner** zeigt man Interesse, **der eingesunkene Oberkörper** dagegen Passivität und ein depressives Naturell. **Zurück lehnt sich**, wer auf Distanz gehen will. Sagt einer ja und lehnt sich dabei zurück, dann meint er nein, denn das Körpersignal ist das ehrlichere Zeichen.

Haltung und Bewegung der Füße beim Sitzen. Füße, die am **Knöchel hintereinander verriegelt** sind, können eine innere Verspannung anzeigen oder aber, dass etwas zurückgehalten wird, was noch nicht gesagt ist. Einer, der dagegen die **Füße um die Stuhlbeine schlingt**, lässt sich nicht so leicht von seinem Standpunkt abbringen. **Mit unruhigen Füßen trippeln** diejenigen, die innerlich weg wollen.

Aus der Richtung der Fußspitzen beim Sitzen mit übereinandergeschlagenen Beinen können wir viele Informationen gewinnen: **Zwei Personen, deren übereinandergeschlagene Beine zueinander zeigen**, demonstrieren Kontaktsuche, Harmonie und Zuneigung. Sind die **Fußspitzen voneinander abgewandt**, können wir auf Differenz und Trennung schließen.

Jede **Trittbewegung des Fußes während des Sitzens** ist eine Reaktion auf nicht akzeptable Reize. **Weit gespreizte Beine** beispielsweise können als Machtdemonstration und provokante Zurschaustellung von Potenz empfunden werden. Entsprechend kann der Fuß des Gesprächspartners schon einmal bedrohlich in Richtung der Genitalien des Visavis wippen.

Für Frauen schickt sich das Sitzen mit gespreizten Beinen noch weniger, da es als unmoralische Einladung empfunden werden kann. Doch hinter der wohlerzogenen Haltung mit **eng geschlossenen Knien und Knöcheln, womöglich noch der Handtasche vor dem Schoß**, verbergen sich außer konventioneller Perfektion meist starke Unsicherheit, Verkrampfung und Ängste.

Das Sitzen mit gestreckten Beinen weist auf Entspannung.

Hals

Ein **sehr beweglicher Hals** zeugt von der Bereitschaft einer Person, auf jedes Kommunikationsangebot, jede einströmende Information zu reagieren. Will man hingegen den Informationsfluss blockieren, braucht man nur den Hals zu blockieren.

Am Hals befinden sich leicht verletzliche, lebenswichtige Organe, die von wenig ausgebildeten Muskelpartien nur mangelhaft abgeschirmt werden. Es gibt zwei Möglichkeiten, den Hals zu schützen: durch **Hochziehen der Schultern** oder indem der **Kopf nach vorne** geneigt wird. Beide Haltungen sind deshalb eine Verteidigungsposition.

Durch das **seitliche Neigen des Kopfes** zeigen wir dagegen unseren Wunsch, auf das Kämpfen zu verzichten. So demonstrieren wir im Gespräch Vertrauen und Aufnahmebereitschaft.

Entblößt man aber nicht die Seite des Halses, sondern die Kehle, indem das **Kinn nach oben** geht und der Hals vorne frei wird, wirkt man automatisch arrogant und provozierend. Diese Kopfhaltung erklärt: Ich bin bereit, mit dir zu kämpfen, aber ich habe keine Angst vor dir, selbst wenn du mir an die Kehle springst.

Augen

Die **Pupille erweitert** sich bei positiven Gefühlen und verengt sich bei abstoßenden Eindrücken.

Ein **intensiver Blick mit gerader Sehlinie und gespannter Nackenmuskulatur** bedeutet: Ich konfrontiere dich. Ich bin bereit, meine Kräfte mit dir zu messen.

Durch **direkten Blickkontakt** nehmen wir einen anderen Menschen wahr. Fehlt dieser im Kontakt, fühlt sich der andere übergangen und ignoriert.

Ist der **Blick aber intensiv und dauert länger als zwei bis vier Sekunden**, signalisieren wir Auseinandersetzungsbereitschaft, Machtkampf.

Möglicherweise ist sich derjenige seiner Argumente unsicher und will sein Gegenüber mit einem solchen Blick zwingen, sich auf ihn zu konzentrieren.

Nur in einer vertrauten Beziehung zwischen Mann und Frau oder zwischen Mutter und Kind bedeutet ein langer Blick Zuneigung und Zärtlichkeit. Dabei ist der Nacken weich, die Augen beweglich und der Kopf leicht zur Seite geneigt.

Aufgerissene Augen verlangen mehr Information. Bei Erschrecken oder einer Überraschung erfolgt diese Reaktion zuverlässig. Im Gespräch mit Patienten können wir einen solchen „Augenwink" aufnehmen und behutsam rückfragen.

Auch **schmaler werdende Augen** signalisieren ein Verlangen nach mehr Information, aber eher im Sinne von Vertiefung und Detaillierung. Diese kann vom Gegenüber gewünscht werden oder man will sich in Ruhe konzentrieren, um im eigenen Kopf nach einer Antwort zu suchen.

Einseitig wird die Informationsabgabe dann, wenn der **Blick für einen längere Zeitspanne abreißt**. Unser Gesprächspartner hat uns dann zwar nicht mit den Füßen, aber doch mit den Augen verlassen und schaut in die Richtung, in die er am liebsten fliehen würde, z. B. aus dem Fenster.

Ein zugekniffenes oder zwinkerndes Auge bedeutet Misstrauen, Ungläubigkeit: Du verschweigst mir die Hälfte! Oder aber wir signalisieren dem anderen damit, dass wir uns auch über das Ungesagte einig sein wollen.

Der **Blick nach oben** sucht Beistand oder Erbarmen: Ich gebe es auf!

Der **Blick zum Boden** ist konventionellen Menschen zu Eigen, die gerne von sicherem Boden aus argumentieren.

Einer, der immer **nach vorn ins Leere schaut**, verkörpert den gegensätzlichen Typ, der in einer realitätsfernen Traumwelt lebt oder große Pläne für die Zukunft hat.

Das Demutszeichen des **niedergeschlagenen Blicks** ist im westlichen Kulturkreis dem zu Eigen, der sich nicht stellt. Muss er dies, weil er sich schämt, Schuldgefühle hat oder lügt? Die Unterwerfung bekommt so einen erniedrigenden, selbstverleugnenden Charakter.

Durch **Augenschließen** schützen wir uns vor Reizen von außen. Es ist ein Zeichen von Ermüdung, Erschöpfung oder Überbeanspruchung. Der Patient, der in einem Gespräch genug Informationen bekommen hat, schließt die Augen.

Aber auch derjenige, der eine Wahrheit zu hören bekommen hat, die ihn hart trifft, etwas wahrnehmen muss, das er nicht akzeptieren will, verschließt die Augen vor der Realität.

Mund und Essen

Über den Mund nehmen wir Nahrung auf und wir brauchen ihn zum Sprechen.

Bei der Aufnahme von Informationen reagiert der **Mund** ähnlich wie bei der Nahrungsaufnahme: Er **öffnet sich weit**, wenn ein „großer Brocken Information" auf uns zukommt, den wir nicht mehr verarbeiten können. Wir staunen mit gleichzeitig aufgerissenen Augen.

Bei **herabhängendem Unterkiefer** verlangsamt sich unser Denken. So schaut der, der von seiner Umwelt überfordert ist und man sollte ihm nicht zu viele Informationen zumuten.

Was uns nicht schmeckt, schieben wir mit der **Zunge heraus.** Deshalb wird das Herausstrecken der Zunge als Abweisung und Beleidigung verstanden.

Mit dem **Lecken der Lippen** zeigen wir, dass uns etwas gut schmeckt, dass wir genießen. Wird die Zunge dabei langsam bewegt, gilt dies als stark erotisches Signal.

Die **Zunge scheint nach Resten zwischen den Zähnen zu graben**, wenn wir in unserem Gedächtnis kramen, um Erinnerungen hervorzuholen.

Nach oben gezogene Mundwinkel signalisieren den guten, süßen Geschmack dessen, was wir zu uns nehmen, während **nach unten gezogene Mundwinkel** wie beim Weinen den Bittergeschmack andeuten.

Auch der weit aufgerissene Mund beim Weinen kleiner Kinder zeigt an, dass etwas zu groß ist, zum Verarbeiten.

Beim Säuregeschmack **ziehen wir Mundwinkel und Kopf gleichzeitig in einer Fluchtbewegung zurück.**

Bei einem seelischen Dauerzustand wird mit der Zeit auch der Ausdruck des Mundes geprägt. So können wir einen verbitterten von einem genießerischen Menschen unterscheiden.

Mit **zusammengepressten Lippen** teilt man mit, dass man etwas nicht annehmen oder nicht herauslassen will. Leute mit verkniffenem Mund sind stur, eigensinnig und misstrauisch. Man kommt schwer mit ihnen ins Gespräch. Wir sollten sie aber unterscheiden von Menschen mit angeboren schmalen Lippen.

Gespitzte und dabei geschlossene Lippen haben wir in Momenten, in denen wir weder ja noch nein sagen können.

Bei einem echten Lächeln nimmt der Mund mit nach oben gezogenen Mundwinkeln den Süßgeschmackausdruck an und die Augen weiten sich und glänzen.

Bei einem **Lächeln mit entblößten Zähnen** könnte ein Überlegenheitsmoment mitspielen.

Ein **unechtes Lächeln** wirkt gewollt und entlarvt sich oft dadurch, dass andere Gefühls- oder Gesichtsbewegungen nicht mitspielen wie zum Beispiel kalte, glitzernde Augen.

Mit den Zähnen zerkleinern wir das, was wir zu uns nehmen in schluckbare, verdaubare Stückchen. Dasselbe müssen wir auch mit geistiger Nahrung tun.

Wer Biss hat, scheut auch harte Konfrontationen nicht. Er stellt sich den Aufgaben. Bequeme, denkfaule Menschen strengen sich auch beim Essen nicht gerne an. Sie bevorzugen weiche und leicht verdauliche Kost.

So können wir über Essensgewohnheiten auch Aufschlüsse über die Eigenarten unsere Mitmenschen gewinnen.

Der **Schnellesser** schluckt seine Nahrung zügig und unzerkaut herunter, sodass er sie kaum verdauen kann. Ebenso schluckt er Informationen kritiklos und gibt sie unverarbeitet, unverdaut wieder in Form von Wiederholungen und Allgemeinplätzen.

Daneben gibt es die Wählerischen oder die Nörgler sowie diejenigen, die alles mit Würzmitteln übertünchen, anstatt genau wahrzunehmen und diejenigen, die alles an sich reißen.

Mit **zusammengebissenen Zähnen** drücken wir das Nicht-nehmen-, Nicht-geben- und Nicht-nachgeben-Wollen aus. Man verbeißt sich in etwas.

Schmatzen, Lecken, Saugen sind Genussgesten des Mundes: Etwas ist angenehm.

Die **Zunge nach vorne schieben (herausstrecken)** dagegen ist eine Abwehrgeste des Mundes: Etwas ist unangenehm.

Nase

Sehr sinnliche Menschen **blähen die Nasenflügel**, um mehr aufzunehmen. Auch jemand, der intensiv einen Gedanken prüft, kann mit den Nasenflügeln zucken.

Hände

Ausgesprochen ausdrucksstark sind die Hände. Mit ihnen greifen wir nach der Welt – wir machen sie uns begreiflich.

Wenn wir die Arme vom Körper nehmen, um etwas anzufassen, nehmen wir ihm seinen flankierenden Schutz. Wir brauchen also dafür Vertrauen.

Andererseits haben die Arme auch eine aktive Verteidigungsfunktion. Die Hand kann sich zur **Faust ballen, zupacken oder schlagen.**

Passiv schützen wir uns, indem wir mit den Armen den Körper decken, z. B. mit **über der Brust gekreuzten Armen.** Wenn andere Verteidigungszeichen wie hochgezogene Schultern oder ein heruntergezogenes Kinn dabei fehlen, handelt es sich aber um ein Sperren der Aktivität: Ein aktiver Mensch muss seinen Tatendrang bremsen. Wenn Zuhörer diese Haltung einnehmen und dabei mit lockerem Hals und Kopf aufmerksam zugewandt bleiben, dann ist das ein sehr positives Zeichen hoher Konzentrationsfähigkeit.

Mit **auf dem Rücken gekreuzten Händen** demonstriert man Passivität, Zuschauenwollen, ohne die leiseste Absicht, selbst aktiv zu werden.

Offene Gefühlsmenschen dagegen bewegen ihre Arme frei vom Körper, machen große Gebärden. Mit einer **starren Haltung der Oberarme** erzwingen wir eine Erlebnishemmung und reduzieren den Beziehungswechsel mit unserer Umgebung.

Wer den **linken Oberarm anpresst**, ist vor allem sparsam mit dem Austausch von Gefühlen, kontaktarm und häufig zynisch. Den **rechten Oberarm fixiert**, wer Probleme mit Entscheidungen und sachbezogenem Handeln hat.

Passiv herabhängende Arme und Hände zeigen, dass jemand nicht handeln oder kommunizieren will.

Wer die sensible Innenseite der Hand offen zeigt, schenkt Vertrauen und die Bereitschaft, friedlich und wohlgesonnen zu handeln. Er versteckt seine Empfindungen nicht.

Die **schlaffe, passive Hand beim Handgeben**: Man möchte sich nicht anrühren lassen, legt Wert auf Abstand.

Hartnäckige, sture Menschen **bewegen sich auch körperlich wenig**. Sie verändern ihre Position kaum. Dominanz und Machtanspruch kann sich so ausdrücken. Hier könnte man weiterreflektieren: Sitzen wir bei unserer Arbeit als Homöopathen nicht meist fest hinter unserem Schreibtisch? Sitzt der Psychotherapeut nicht meist stur auf seinem angestammten Stuhl in immer gleicher Sitzordnung?

Umso entspannender kann neben der kompletten körperlichen Untersuchung so manche Gelegenheit sein, sich kurz zu erheben und auf den Patienten zuzugehen, vielleicht, um sich eine Hauteffloreszenz oder die Beinödeme genauer zu betrachten oder eben mal den Blutdruck zu messen. Eine ähnliche Bedeutung kommt dem Gang des Arztes zum Wartezimmer zu, um den Patienten ins Sprechzimmer zu bitten. Wird dies einer Helferin oder gar einer Lautsprecheranlage übertragen, sparen wir zwar Zeit, bezahlen aber mit mangelhaftem Kontakt zum Patienten.

„Zeichen" im Repertorium

Viele der rein auf der phänomenologischen Ebene in der Praxissituation wahrnehmbaren Zeichen bezüglich Körperbau, Konstitution und Physiognomie kommen in den Repertorien nicht vor oder nur in wenig relevanten oder nicht vollständig erscheinenden Rubriken. Hier besteht unbedingt noch Bedarf an ergänzenden Beobachtungen und Eintragungen, ebenso wie bei den Rubriken zu Aufmachung, Mimik und Gestik bzw. Körpersprache. So hat zum Beispiel die durchaus aufschlussreiche Art des Händedruckes in gängigen Repertorien noch immer keine eigene Rubrik. Der Vorteil von am Phänomen orientierten Repertoriumsrubriken liegt in ihrer Objektivität: Es sind klare, mit den Sinnen wahrnehmbare „Zeichen".Wenn wir sie für die Fallauswertung benützen, bleiben wir auf einer rein phänomenologischen Ebene und unsere eigenen Übertragungsmuster können uns nicht in die Irre leiten. Es besteht keine Interpretationsgefahr.

Doch leidet die Qualität vieler Körpersprache-Rubriken unter Mehrdeutigkeit: Jemand kann zum Beispiel die Augen schließen, weil er das, was gerade passiert, nicht möchte, oder einfach, weil er müde und erschöpft ist.

Wenn wir rein phänomenologisch und aus dem Gesamtzusammenhang gerissen betrachten, laufen wir aufgrund der Mehrdeutigkeit vieler Phänomene Gefahr, auf die falsche Fährte zu kommen. Wir sollten deshalb immer versuchen, noch mehr Information vom Patienten zu bekommen, die uns erlaubt, Zweifel zu klären.

Eine Auswahl interessanter, mit den Sinnen wahrnehmbarer Repertoriumsrubriken ist im Anhang dieses Buches zusammengestellt (s. S. 293). Ihre Kenntnis schärft die Beobachtung, denn man nimmt vor allem das wahr, was man kennt. Darüber hinaus mögen die Auflistungen als Hilfe bei der Repertorisation von dieser Art „Zeichen" dienen.

8.1.4 Fremdanamnese

Die Fremdanamnese kann uns wichtige Hinweise liefern, wenn der Patient selbst sich nicht mitteilen kann. Kann er das allerdings selbst, dann sollten wir die Angehörigen im Beisein der Patienten offen befragen. Für körperliche Akutbehandlungen ist das eine sinnvolle Anamnesetechnik, sofern Angehörige greifbar vorhanden sind. Bei Erstanamnesen vor allem von psychisch Kranken, die selbst kommunizieren können, ist aber aus Gründen der Intimität einer solchen Situation die Anwesenheit von Angehörigen nicht sinnvoll. Im Beisein eines Angehörigen hält sich der Patient oft viel zu bedeckt.

Hahnemann rät, Angehörige von Patienten unbemerkt zu befragen. Doch ist das immer ein Vertrauensbruch gegenüber dem Patienten, bei dem man zudem noch Gefahr läuft, den Angehörigen in einen Loyalitätskonflikt zu bringen. Eine Behandlung der Psyche, die nicht auf Vertrauen basiert, ist aber zum Scheitern verurteilt. Haben wir uns unsere Informationen auf diese Weise beschafft, dann können wir nur hoffen, dass der Patient nicht davon erfährt, denn das wäre möglicherweise das Ende der guten Arzt-Patient-Beziehung.

8.2 Anamnestische Hinweise auf verdrängte Konflikte

Überblick

Nicht nur aus diagnostischen Gründen (psychosomatische oder rein körperliche Symptome, Psychose oder Neurose) ist es sinnvoll zu ergründen, ob ein verdrängter unbewusster Konflikt beim Patienten vorliegt: Auch für die homöopathische Mittelwahl erhalten wir wertvolle Hinweise auf das möglicherweise angezeigte Mittel, wenn wir die Techniken der Psychotherapie zur Erforschung der Psychodynamik anzuwenden wissen.

Diese sind: das Erforschen der Biographie des Patienten, das Entschlüsseln von Träumen, das Beobachten von Abwehrmechanismen, Copingstrategien, Glaubenssätzen und Wahnideen ebenso wie das sorgfältige Ergründen der auslösenden Situation.

Bestimmte Biographien begünstigen die Entstehung bestimmter Arzneimittelbilder.

In den Träumen, ganz besonders Wiederholungs- und Alpträumen, bekommen gerade verdrängte Anteile der Persönlichkeit Raum, indem sie sich über symbolhafte, zum Teil archetypische Bilder mitteilen.

Spezifische Abwehrmechanismen lassen sich ebenso wie spezifische Glaubenssätze einzelnen homöopathischen Arzneimitteln zuordnen.

Die auslösende Situation gibt zusammen mit der Biographie des Patienten in der Regel deutliche Hinweise auf den individuellen verdrängten Konflikt, dessen Typus wiederum unterschiedlichen Arzneimittelbildern zugeordnet werden kann.

Bei Patienten mit offensichtlich neurotischen Symptomen (Angstneurose, Zwangsneurose, Konversionsstörung usw.) müssen wir von einem verdrängten inneren Konflikt ausgehen.

Schwieriger ist der Fall, wenn wir bei Körpersymptomen entscheiden müssen, ob diese einen psychodynamischen Hintergrund haben, also **psychosomatisch** sind, oder wenn wir bei depressiven Patienten differenzieren sollen zwischen einer endogenen oder einer neurotischen Depression.

Daran, ob eine Psychodynamik erkennbar ist oder nicht, entscheidet sich, ob eine tiefenpsychologisch orientierte oder analytische Psychotherapie sinnvoll für den Patienten ist, ob eher Verhaltenstherapie in Frage kommt oder ob körperlich noch ausführlicher untersucht werden sollte.

Für den Homöopathen ist es noch aus einem anderen Grund interessant, den verdrängten inneren Konflikt eines Patienten zumindest für sich zu erhellen: Aus der Psychodynamik eines Menschen erhalten wir oft auch wichtige Hinweise auf das homöopathische Mittel, das er benötigt.

Die **nonverbale Arbeit** eines Psychotherapeuten mit Intuition, Gegenübertragung, Körpersprache und Zeichen, die ebenfalls zur Erhellung des verdrängten Konflikts beiträgt, wurde bereits im vorausgegangenen Kapitel erläutert.

Auch im Gespräch mit dem Patienten finden wir Hinweise auf charakteristische psychische Konflikte. Sind diese neurotisch ins Unterbewusste verdrängt, hilft uns das Erforschen

- der Biographie des Patienten,
- der Träume des Patienten,
- der Abwehrmechanismen, Copingstrategien, Glaubenssätze und Wahnideen des Patienten,
- der auslösenden Situationen.

8.2.1 Biographie des Patienten

Neben den erblich angelegten Eigenschaften wird die Persönlichkeit eines Menschen durch die Umwelt geprägt und zwar je früher, desto nachhaltiger. Deshalb gibt die Biographie eines Menschen Hinweise auf die Eigenarten, die Verletzlichkeiten und neurotischen Veranlagungen, die durch die Umgebung geprägt wurden. In der analytisch orientierten Psychotherapie und der Psychoanalyse spielt die genaue Erhebung der Lebensgeschichte eine sehr wichtige Rolle.

Ein geübter Psychotherapeut kann sich anhand der Biographie einer Person meist sehr schnell ein Bild davon machen, mit welchen **Ängsten** dieser Mensch wahrscheinlich zu tun hat. Er findet Hinweise darauf, wo die **Verletzlichkeiten** dieses Menschen liegen und wo seine **Ressourcen**. Er kann anhand der Lebensgeschichte die jeweiligen Beschwerden diagnostisch einordnen. In der Regel dauert allein die Erhebung der Biographie eine bis eineinhalb Stunden.

Den Rahmen einer üblichen homöopathischen Erstanamnese würde das sprengen. Dennoch macht es auch für den Homöopathen Sinn, sich einen groben Überblick über die Lebensgeschichte des Patienten zu verschaffen.

Sepia

Es gibt Biographien, die die Entstehung eines bestimmten Arzneimittelbildes viel eher fördern als andere. Die klassischen, häufig vorkommenden Lebenskonstellationen werden archetypusartig in einigen der großen homöopathischen Polychreste „abgebildet“.

Warum zum Beispiel treffen wir heutzutage auf so viele *Sepia*-Frauen? Das bekannte Bild der tüchtigen *Sepia* beispielsweise wird durch folgende, leider sehr häufige und von außen betrachtet eigentlich beinahe „normale“ Situation gefördert:

Fall 18

Ein Mädchen wächst in einer Familie auf, in der die Mutter liebevoll um die Kinder bemüht ist. Sie hat womöglich – im Gegensatz zu ihren Brüdern – keine Schulprobleme, ist gescheit und organisiert. Deshalb widmet sich die Mutter mehr der Förderung der Söhne, da die Tochter recht gut allein zurechtzukommen scheint.

Der Vater des Mädchens ist ebenfalls liebevoll, doch sehr karriereorientiert. Er ist deshalb selten zu Hause. Wenn er zu Hause ist, widmet er einen Großteil seiner Zeit sportlichen Aktivitäten. Das Mädchen muss praktisch ohne seine bewundernde, stützende Anerkennung aufwachsen. Aufmerksamkeit durch den Vater erfährt sie in erster Linie, wenn sie leistungsbereit und sportlich ist.

Die Kindheitsentwicklung dieses Mädchens verläuft in einer solchen Situation weitgehend problemlos bis zum dritten bis vierten Lebensjahr. Bis dahin ist die einzige eventuelle Hürde die Frustration der Mutter, die sich vom Vater ebenfalls alleingelassen fühlt, selbst auf die Ausübung eines Berufs verzichtet hat und deshalb ihren ganzen Ehrgeiz in die Kinder legt. Kränkend ist natürlich auch die Konzentration der Mutter auf die Brüder, doch kann sie diese Kränkung mit dem Stolz auf ihre guten Schulleistungen wettmachen.

Die frühen Phasen der Kindheit mit Entwicklung der Individuation und der Autonomie konnte das Kind gut abschließen. Die Mutter war einfühlsam und ausreichend präsent und ließ sie gleichzeitig in schützender Obhut ihre eigenen Schritte ausprobieren. Doch nun kommt die ödipale Phase. Voraussetzung für die erfolgreiche Bewältigung der ödipalen Phase „die phasengerechte Triangulierung“ (s. S. 41), sind folgende Bedingungen: die liebende Anerkennung des Vaters, die aber dennoch klarstellt, dass die Tochter nicht die eigentlich bessere Partnerin für den Vater ist, und eine Mutter, die „in Ordnung“ ist, weder zu schwach noch zu übermächtig, sodass es möglich ist, sich mit ihr zu identifizieren.

Was das Mädchen aber nicht bekommt, ist eben diese unumstößliche, doch klare Grenzen setzende Vaterliebe. Bekäme sie diese, dann könnte sie den Schmerz, dass der Vater nicht ihr selbst, sondern der Mutter „gehört“, aushalten, in dem sicheren Bewusstsein, dass der Vater sie als Tochter liebt, so wie sie ist. In dieser schützenden Gewissheit könnte sie den Vater als Geschlechtspartner loslassen und über die Identifikation mit der Mutter in die Frauenrolle hineinfinden, sodass sie in der Lage ist, sich einen „eigenen Mann“ zu suchen.

Einen Vater, zu dem man nie wirklich hin durfte, kann man aber auch nicht loslassen. Das Mädchen bleibt in der Sehnsucht nach dem Vater stecken. Sie wird versuchen, ihm mit allen Mitteln zu gefallen, um seine Aufmerksamkeit zu bekommen. Deshalb wird sie so tüchtig und sportlich, wie er es ist. Der Beruf ist später für sie von zentraler Bedeutung.

Mit der weiblichen Rolle kann sie sich nicht so recht identifizieren, denn auch hierfür ist ausreichende väterliche Zuwendung Voraussetzung. Zudem haben die Brüder von der Mutter mehr Aufmerksamkeit bekommen als sie selbst und die Mutter ist nicht wirklich zufrieden mit ihrer Nur-Hausfrau-und-Mutter-Rolle. Das macht die weibliche Position noch uninteressanter und das Mädchen wird burschikos und spielt meist mit Jungen.

Bei der Partnersuche als Erwachsene läuft die junge Frau Gefahr, ihre verzweifelte, unbewusste Suche nach väterlicher Anerkennung fortzusetzen: Sie verliebt sich in Männer, die beruflich sehr engagiert und erfolgreich sind, ihr aber eine untergeordnete Rolle geben. Wie der Vater, so erscheint auch der Partner unerreichbar. Die Geschichte wiederholt sich. Anstatt sich ihres eigenen Wertes bewusst zu sein und sich einer solchen kränkenden Partnerschaft zu entziehen, bemüht sie sich, tüchtig, selbstständig und sportlich zu sein und lässt sich fortwährend verletzen. Am Ende zerbricht die Partnerschaft doch, da sie dem Mann viel zu wenig Selbstbewusstsein entgegensetzen kann.

Spätestens danach, manchmal aber auch von vornherein, sucht sich die junge Frau einen schwächeren Partner, der sie grenzenlos bewundert, der dauernd ihre Nähe sucht, den sie „sicher hat". So glaubt sie, nicht verletzt werden zu können. Im Grunde suchte sie eigentlich den Vater, hat nun aber einen Partner, der eher wie ihre Mutter ist. Die Beziehung ist ohne Spannung, zu sicherheitsbetont. Den Alltag mit dem Spagat zwischen der Versorgung von Kindern und beruflichen Herausforderungen bewältigt sie, allerdings nicht ohne sich permanent zu überfordern. Auch ihr sexuelles Interesse an ihrem Mann ist auf den Nullpunkt gesunken.

Auch wenn die ursprüngliche Veranlagung dieser Frau vielleicht für ein anderes Konstitutionsmittel gesprochen hatte, hat ihre Lebensgeschichte die Entstehung eines *Sepia*-Zustands hervorgebracht. Eine solche Konstellation kann aber durch bewusstes Bearbeiten der eigenen Geschichte durchaus eines Tages gelöst werden. Dann wird die Frau in der Lage sein, mit Selbstbewusstsein eine ebenbürtige Partnerschaft mit einem ebenso selbstbewussten Mann zu leben. Vielleicht ist dies sogar mit ihrem eigenen Mann möglich, indem beide gegebenenfalls über Paartherapie an sich arbeiten.

Wenn es ihr – eventuell mit homöopathischer Unterstützung – gelingt, diesen *Sepia*-Zustand aufzulösen, dann kann durchaus wieder ein anderes Konstitutionsmittel zutage treten.

Lycopodium

Auch ein Zustand des so häufigen Arzneimittels *Lycopodium* hat eine typische biographische Konstellation.

Häufiger als von Frauen wird *Lycopodium* von Männern benötigt.

Fall 19

Ein kleiner Junge hat eine schwache, wehrlose Mutter mit einem großen Harmoniebedürfnis. Sein Vater dagegen ist dominant, womöglich gar verächtlich und aggressiv. Manchmal hat der Vater sich so wenig unter Kontrolle, dass er in Konfliktsituationen zuschlägt. Die Mutter wird in solchen Momenten nur ängstlich, leidend und stumm, anstatt sich dem Vater klar gegenüber zu stellen.

Die Mutter hat sich immer aufopfernd um den Jungen und seine Geschwister bemüht. Die Kinder lieben sie alle sehr. Sie ist die „Gute" – der Vater der „Böse". Das Kind ist womöglich der einzige oder auch der erste Junge in der Geschwisterreihe und hat deshalb umso mehr das Gefühl, die „arme" Mutter beschützen und verteidigen zu müssen. Doch wird er vom Vater immer wieder gedemütigt und bekommt von ihm wenig Anerkennung. Um sich zu entlasten, beginnt er selbst, Schwächere zu demütigen, zum Beispiel seine jüngeren Geschwister. Gleichzeitig bemüht er sich vergeblich, über Leistungsbereitschaft dem Vater zu imponieren. Darüber entwickelt er Versagensängste.

Die Ängstlichkeit und Überfürsorglichkeit der Mutter hat den Jungen schon in der frühen Kindheitsphase der Autonomieentwicklung verunsichert. Er bekam von ihr vermittelt, dass das Leben gefährlich und riskant sei und dass man deshalb nicht allzu große eigene Schritte gehen sollte. Sowohl das Verhalten der Mutter als auch das des Vaters fördern seinen geringen Selbstwert. Erhöht wird sein Selbstwert, indem er sich zum Beschützer der Mutter aufschwingt, wobei er sich immer wieder als der eigentlich bessere Mann für sie empfindet. Doch ist er in dieser Rolle auch überfordert, denn er ist ja als kleiner Junge nicht wirklich in der Lage, eine erwachsene Frau zu schützen. So kann auch die ödipale Phase nicht bewältigt werden: Die Mutter bindet ihn zu sehr.

Auch als Erwachsener wird er weiterhin unter Versagensängsten und Selbstwertproblemen leiden. Wenn der Vater so von ihm abgelehnt und gefürchtet wurde, dass er sich mit ihm nicht identifizieren konnte, wird er der schüchterne, sich unterordnende *Lycopodium*-Typ sein. In einer Partnerschaft wird er sich eine dominante Frau suchen, auf die er die aggressiven Seiten des Vaters projizieren kann. Gelang die Identifikation zumindest ein wenig, dann wird er wie der Vater dominante und diktatorische Seiten entwickeln, diese aber zumeist verleugnen. In einer späteren Partnerschaft wird er sich eine ähnlich schwache, wehrlose Frau suchen und dabei erfahren, wie die eigene Wut mit einer solchen passiv aggressiven Frau immer größer wird.

Natürlich kann auch die Mutter des kleinen Jungen der dominante, unterdrückende Part der Familie sein. Der Frauenhass eines solchen späteren Mannes kann dann sehr groß sein.

Auch dieser Mann kann seine *Lycopodium*-Lebensgeschichte auflösen, wenn er sich dazu entscheidet. Dazu ist es unerlässlich, dass er beginnt, die Gut-Böse-Konstellation zwischen Vater und Mutter kritisch zu betrachten und sich mit passiv aggressiven Opfermechanismen auseinander zu setzen. Vielleicht kann es ihm auch unter Miteinbeziehung der Lebensgeschichte des Vaters gelingen, schlussendlich Verständnis für dessen Verhalten aufzubringen. Wer am meisten unter der Ablehnung des Vaters leidet, ist er selbst, denn er lehnt damit einen Teil seiner selbst ab.

Weitere homöopathische Arzneimittel mit Beziehung zu Lebensphasen

Staphysagria kann eine ähnliche Vorgeschichte der **Unterdrückung** wie *Lycopodium* hinter sich haben. Doch ist *Staphysagria* immer in der schwachen, scheinbar wehrlosen Rolle. Aggression wird von *Staphysagria* immer indirekt, über Entrüstung vor Dritten oder andere passiv aggressive Mechanismen wie auch Autoaggression durch Erkrankung geäußert werden.

Auch in den Arzneimittelbeschreibungen von *Natrum muriaticum* finden wir lebensgeschichtliche Daten. Bekannt sind **frühe Trennungssituationen** zwischen Mutter und Kind wie zum Beispiel Krankenhausaufenthalte durch Frühgeburtlichkeit oder anderes. Sind die Trennungen unausweichlich gewesen und nicht mit einer uneinfühlsamen Haltung der Eltern, speziell der Mutter, verbunden, kann durch starke, liebevoll schützende Eltern der Mangel später teilweise wieder ausgeglichen werden. Doch bleibt bei solchen Kindern oft eine zurückgezogene Haltung, mit der sie sich vor weiteren Verlusten schützen wollen, zurück.

Erfolgte die Trennung sehr früh oder aus einem Mangel an Einfühlsamkeit seitens der Eltern, dann können aus einer solchen Situation die so genannten frühen Störungen (s. S. 43) beim Kind entstehen. Dies können zum Beispiel **Borderlinepathologien** oder schwere **narzisstische Störungen** sein.

Auch eine Häufung von Verlustsituationen und Enttäuschungen kann bekanntermaßen einen *Natrum-muriaticum*-Zustand hervorrufen – um sich zu schützen, zieht sich ein solcher Mensch in sein „Schneckenhaus" zurück.

Lachesis hat mit **Neid**, **Rivalität** und **Eifersucht** auf der erotischen Ebene zu tun. Sehr häufig haben Menschen, die dauerhaft in Dreiecksbeziehungen verfangen sind, schon früh Erfahrungen damit gemacht: Der gegengeschlechtliche Elternteil vermittelte dem Kind das Gefühl, der bessere Partner zu sein und band es zu sehr an sich. Vor allem, wenn Eltern sich untereinander nicht gut verstehen, kann sehr leicht eine solche Situation eintreten. Dann kann es zu Rivalität, Hass und Eifersüchteleien zwischen Mutter und Tochter oder Vater und Sohn kommen. Die Tochter spürt, dass der Vater auf ihre erotischen Reize reagiert. Doch die Tochter kann den Vater weder wirklich als Partner für sich haben, noch kann sie sich so von ihm lösen. Für spätere Partnerschaften ist sie oft wie blockiert: Kein Mann kann dem idealisierten Vater das Wasser reichen. Nicht selten verliebt sie sich in Männer, die nicht wirklich zu haben sind, weil sie zum Beispiel in festen Partnerschaften leben. Frauen, die in einem *Lachesis*-Zustand sind, geraten oft in die Rolle der Geliebten oder aber, sie leben mit Männern, denen sie nicht wirkliche Liebe und Achtung entgegenbringen können.

Das **Klimakterium**, das für viele Frauen mit der Angst vor dem Verlust der erotischen Anziehung verbunden ist, ist für *Lachesis* eine besonders kritische Lebensphase. Mehr noch als andere Frauen hat sie sich auf die Kraft ihrer erotischen Reize verlassen und fürchtet nun eine drastische Entwertung. Deshalb entwickelt sie in dieser Phase besonders viele Symptome.

Wer vom Leben in einen *Lachesis*-Zustand gebracht wurde, kann diesen durchaus auflösen. Wichtig ist es, zu erkennen, dass Dreieckskonstellationen kein Zufall sind, sondern unbewusst hergestellt werden, weil eine frühe Erfahrung dazu prädestinierte.

Bei ausgeprägten **Geschwisterrivalitäten** ist *Nux vomica* oft das passendere Mittel, denn hier geht es weniger um erotische Anziehung als um leistungsbezogene Konkurrenz und Ehrgeiz.

Nicht immer stimmt eine typisch erscheinende Lebensgeschichte mit dem tatsächlich wirksamen Konstitutionsmittel überein. Die Gesamtheit der Symptome kann zum Beispiel durchaus für *Sepia* sprechen, während die Lebensgeschichte eher einen *Lachesis*-Charakter hat. Dann mag sich ein *Sepia*-Zustand darüber gelagert haben oder er entspricht vielmehr der ursprünglichen Konstitution.

Viele Biographien sind auch weitaus komplexer und enthalten mehrere zu bearbeitende Lebensthemen gleichzeitig. Deshalb, und weil das Auflösen von tief greifenden Lebensthemen nur Schritt für Schritt gelingt, benötigen wir für Psychotherapien auch mindestens Monate, meistens Jahre.

8.2.2 Träume

Träume können uns wichtige Informationen über die unbewusste, unterdrückte Seite eines inneren Konflikts liefern.

Wir können so Informationen über etwas erhalten, das der Patient uns über sich selbst nicht sagen kann, und das doch wichtig für seine Persönlichkeit ist.

> Was am Tage bei wachem Bewusstsein verdrängt wird, verschafft sich oft in den Träumen Platz. So kann ein sanfter, angepasster, scheinbar nachgiebiger Mann in der Nacht von aggressiven, bewaffneten Mafiabossen träumen, die wild um sich schießen und ihn bedrohen. Der Mafiaboss tritt symbolhaft und stellvertretend auf für Gewalt und Aggression. Die aggressive Seite des Mannes, der Schatten, den er bei Tag nicht bewusst zulassen kann, wird auf diese Weise im Traum gelebt.

Instanzen oder Personen wie der Mafioso, die wir uns im Traum erschaffen, stellen nur zu einem geringen Teil die realen Personen selbst dar. Der Symbolisierung einer Seite der Persönlichkeit des Träumenden kommt eine viel größere Bedeutung zu.

Manchmal wird situationsbedingt aufgrund eines bestimmten Konflikts Wut unterdrückt. Dann können solche Träume vorübergehend auftreten.

Alpträume und Schattenproblematik

> Handelt es sich aber um wiederholte, bedrohliche Trauminhalte, die immer wieder, vielleicht über Jahre hinweg auftreten, dann müssen wir von einer dauerhaft unterdrückten Seite der Persönlichkeit, von einem ungelösten Kernkonflikt ausgehen.
>
> Nicht nur in der psychotherapeutischen Arbeit, sondern auch in der homöopathischen Erstanamnese sind deshalb wiederholte Trauminhalte und Alpträume von besonderer Bedeutung und werden immer eigens erfragt.

Vor allem in Alpträumen, also in Streit-, Kampf-, Verfolgungs-, und Bedrohungssituationen, stellt sich der innere Konflikt bildlich dar: Zwei verschiedene Seiten der Persönlichkeit liegen miteinander in Konflikt. Ein Träumer, der immer wieder Alpträume zum Beispiel von den gewaltsamen, bedrohenden Mafiosi hat, hat einen ungelösten intrapsychischen

Konflikt. Konfliktteilnehmer Nummer eins ist er selbst, das sich bedroht fühlende Ich im Traum. Konfliktteilnehmer Nummer zwei ist der bedrohende, gefährliche Mafioso, die ausgelagerte, nicht integrierte, gewaltsame und aggressive Seite seiner Persönlichkeit. Meist ist es die unterdrückte Seite, nach C. G. Jung der ungeliebte „**Schatten**“, die bedrohlich und machtvoll als „Täter“ auftritt. Sie versucht, sich Luft zu machen, sich Gehör zu verschaffen, mit der Energie des unter die Wasseroberfläche gedrückten Wasserballs. Ganz besonders Alpträume „klopfen regelrecht an die Tür“, so lange, bis sie verstanden werden (Whitmont 1987).

Nicht nur Aggression, sondern auch andere seelische Inhalte können **ausgegrenzt** und im Traum **bedrohlich** werden. Zum Beispiel die ängstliche Seite eines Menschen, Geiz, Neid, nicht gelebte Trauer oder eine einengende Art, durch die er sich selbst begrenzt.

Nur durch den Träumer selbst können wir erfahren, welches Thema sich im Konflikt befindet. Ziel der Traumarbeit mit einem Patienten ist es, über **Assoziationen**, die der Träumende in Bezug auf die Konflikttteilnehmer äußert, herauszufinden, um welche ungeliebten Persönlichkeitsanteile es sich handelt.

Was der Therapeut zum Beispiel mit einem Mafiaboss assoziiert, ist möglicherweise etwas ganz anderes als das, was der Träumende damit verbindet. Für diesen Patienten waren es Gewalt und Aggression. Ein anderer verbindet mit der Mafia womöglich in erster Linie destruktiv orientierte Organisation und Omnipräsenz.

Traumbild und Assoziation

Zwar gibt es eine ganze Reihe von Traumbildern, die von vielen Menschen sogar unterschiedlicher Kulturkreise „verwendet“ werden, um bestimmte Themen zu symbolisieren. Zum Beispiel wird auch Feuer als Traumbild häufig für Wut und Streit symbolhaft eingesetzt.

Eine große Anzahl der homöopathischen Traumrubriken haben solche, vielen Menschen gemeinsame Traumsymbole zum Inhalt. In der Rubrik „Träume von Feuer“ zum Beispiel finden wir unter anderem die extrem spannungs- und streitempfindlichen, harmoniesüchtigen Magnesiumsalze. Es erscheint mühelos nachvollziehbar, dass diese ihre eigenen aggressiven und zerstörerischen Anteile ins Unterbewusste zu verbannen suchen.

Fall 20

Eine an einer Angstneurose erkrankte Studentin träumte, sie sei zusammen mit ihrer Schwester, die an ähnlichen Symptomen litt, in einem dunklen, bunkerartigen Gebäude mit riesigen Gittern vor den Fenstern wie in einem Gefängnis eingesperrt. Die Patientin kannte das Zauberwort, mit dem sich die Tür öffnen ließ. Damit öffnete sie die Tür und ging hinaus. Ihre Schwester blieb jedoch in dem Gebäude, sodass die Studentin von schlechtem Gewissen getrieben etwas später freiwillig wieder zu ihr in den Bunker zurückkehrte.

Die beiden Schwestern waren mit einer sehr kindlichen, überängstlichen und egozentrischen Mutter groß geworden, die immer wieder versuchte, sich in Bedrohungssituationen an die Mädchen zu klammern, anstatt ihnen Schutz zu gewähren. Schon früh stellte sich bei beiden ein wiederkehrendes Gefühl der Hilflosigkeit und Überforderung ein. Besonders die Patientin fühlte sich für die Mutter sehr verantwortlich und hatte größte Mühe, sich aus dem Elternhaus zu lösen.

Die Bedrohung geht in diesem Traum von dem Bunker aus, in dem die Patientin gefangen gehalten wird. Mit dem Bunker assoziierte die Patientin außer Gefangensein auch Schutz in Gefahrensituationen wie z. B. Krieg. Doch ist der Schutz ähnlich der mütterlichen „**Behütung**“ einengend und ungemütlich. Der Bunker scheint also für die von der Patientin verinnerlichte Mutter zu stehen, was die Patientin selbst assoziieren kann. Die sich auch in der Realität weniger von der Eltern abgrenzende Schwester hat im Traum die Rolle derjenigen, die aus **Angst** auf ihre **Freiheit** freiwillig verzichtet, während die Patientin sich zu befreien weiß und geht. Schwester und Patientin stellen im Traum ambivalente Bedürfnisse der Patientin dar: zum einen den zaghaften, wenig standfesten und von Schuldgefühlen begleiteten Wunsch, zu gehen, gleichzeitig das ängstliche Gefühl, lieber in einer fragwürdigen „Sicherheit“ bleiben zu wollen, bzw. zu müssen.

Was der Traum der Patientin in erster Linie zeigt, ist, wie sehr sie sich selbst hin- und hergerissen fühlt zwischen Ängstlichkeit und Freiheitswunsch. Am Ende engt sie sich mit Verpflichtungsgefühlen und falscher Verantwortung ein und bleibt freiwillig im mütterlichen „Gefängnis“. Die vermeintliche Sicherheit des Bunkers ist in Wirklichkeit viel mehr von Einengung getragen als von Schutz und damit selbst bedrohlich. Der Kernkonflikt dieser Patientin ist das Spannungsfeld zwischen **Freiheitsbedürfnis** und **Wunsch nach Geborgenheit** und Sicherheit.

Höhe und Tiefe, Moral und Trieb

Viele Menschen träumen von Höhe, obersten Stockwerken oder Dachstühlen, um hohe Ideale, Moral oder Gewissen zu versinnbildlichen und umgekehrt von Tiefe, Kellern, Höhlen und Unterirdischem, um Triebhaftes, Lustbetontes, (Bedrohliches?) zu symbolisieren.

Fall 21

Eine depressive junge Frau mit Derealisationssymptomen war in einer äußerst streng pietistisch protestantischen Pfarrerfamilie groß geworden. Sünde und Moral waren in ihrer Kindheit allgegenwärtige Themen gewesen, die sie auch nach Auszug aus dem Elternhaus gewollt oder ungewollt verfolgten. Sie versuchte, den strengen Werten ihrer Eltern etwas entgegenzusetzen, indem sie sich bewusst „ausgeflippt“ und unkonventionell, unordentlich und schmuddelig gab. Sie lebte in einer unkonventionellen, nomadenhaften Lebensgemeinschaft und wurde früh unehelich schwanger. Dennoch verfolgten sie Schuldgefühle und depressive Gedanken, zum Beispiel wenn sie abends ausging, was von ihren Eltern abgewertet worden war. Nachts träumte sie immer wieder von hohen Häusern, in denen sie sich ständig getrieben und angstvoll zwischen dem Dachstock (Moral) und dem Keller (Sünde) hin- und herbewegte.

Ich-Raum im Traum

Ein verbreitetes **Traumsymbol** ist das **eigene Haus** als Stellvertreter für das Ich, das Bewusstsein des Träumenden. Wird dieses zum Beispiel im Traum durch Einbrecher bedroht, steht das oft symbolhaft für ein mühevolles Aufrechterhalten der eigenen Grenzen. Etwas versucht, gewaltsam in das Ich einzudringen. Das kann natürlich auch ein unsensibler, bohrender Therapeut sein.

Berühmt ist der Traum von C.G. Jung, den er in einem Briefwechsel mit Sigmund Freud schildert: In seinem eigenen Haus entdeckt er plötzlich freudig neue, ansprechende Räume, von denen er bis dahin nichts gewusst hatte. Er deutet dies als eine Erweiterung seines Bewusstseins und in der Tat gelingt es ihm kurze Zeit später, eine wichtige Erweiterung seiner Lehre zu entwickeln. Der Kern für diese Weiterentwicklung hatte sich schon im Traum angedeutet, bevor er in sein Bewusstsein drang.

Auch das eigene Zimmer oder sogar nur das Bett können den **Ich-Raum** symbolhaft als Ort der Geborgenheit, der Sicherheit und des Rückzugs darstellen. Er ist natürlich dann etwas kleiner als ein Haus.

Archetypen

Auf C.G. Jung geht das Wissen über die so genannten **Archetypen** zurück: „Der Begriff des Archetypus wird aus der vielfach wiederholten Beobachtung, dass zum Beispiel die Mythen und Märchen der Weltliteratur bestimmte, immer und überall wieder behandelte Motive enthalten, abgeleitet.“ (C. G. Jung)

Alle Menschen zu allen Zeiten haben sich schon immer mit einer **gleichen Basis von Problemen** beschäftigt: dem Umgang mit Trieben und anderen Grundbedürfnissen, dem Verhältnis zu den Naturmächten, dem Problem von Gut und Böse, der Beziehung zwischen den Geschlechtern, den Problemen verschiedener Lebensalter, dem Umgang mit Unglück und Tod und der Frage nach dem Sinn des Lebens. Diese jeweilige Problematik ist alt und ihre Lösung schon seit Generationen die gleiche.

Träume und Mythen sind Konstellationen archetypischer Bilder. Der Archetypus kann durch unzählige Variationen und Färbungen ins Bewusstsein treten. Es gibt nur sehr wenige **Basis-Archetypen** wie den **Schatten**, die **Anima** oder den **Kindarchetypus**, aber eine Vielzahl spezifischer Bilder, die sich alle auf diese einfachen

Muster zurückführen lassen. Die Archetypen gehören zum **kollektiven Unterbewussten**, d. h. Elementargedanken und Urbildern, die bei allen Menschen gleich sind.

Ein rationaler kontrollierter Mensch kann zum Beispiel von Wasserfluten träumen, die in alle Richtungen unaufhaltsam zerfließen und ihn bedrohen – sehr oft ein Hinweis auf seine Angst vor unkontrollierten Gefühlen.

Fall 22

Eine Frau träumte davon, von einer Freundin gebeten zu werden, sie „in der Pfanne zu braten". Im Traum weigerte sie sich mehrmals, das zu tun, mit dem Argument, dass das doch weh tue und sie ihr keine Schmerzen zufügen wolle. Die Freundin beharrte jedoch darauf, so lange bis die Frau (im Traum in der Ich-Rolle), sich bereit erklärte, ihr den Wunsch zu erfüllen. Die Freundin legte daraufhin mit stoischer Miene ihren Kopf in die heiße Bratpfanne der Frau. Die Frau fühlte sich gar nicht wohl damit. Sie spürte die Schmerzen der Freundin, die in Gegensatz zu deren ausdruckslosem Gesicht standen, fast wie an eigenem Leibe. Dennoch ließ sie es weiterhin zu, dass die Freundin in ihrer Pfanne lag.

In der Psychotherapiestunde befragt, wie sie die Freundin am treffendsten charakterisieren würde, antwortete die Frau, dass diese eine sehr anspruchsvolle, stark wirkende Person sei, die Schwächen ungern zulasse. Der Traum schien also ein Hinweis darauf zu sein, dass sie sich mit ihrer eigenen anspruchsvollen, vordergründig starken Seite selbst Schmerzen zufügt und diese dann stoisch, wie unbeteiligt, erträgt.

Sie wurde gebeten, zu überprüfen, an welcher Stelle in ihrer derzeitigen Lebenssituation sie einen Zusammenhang sehen könne. Es stellte sich heraus, dass sie in der Tat eine sehr belastende, schmerzhafte Beziehungssituation ertrug. Ihr Mann hatte sie tief verletzt und ausgenützt. Sie war verständlicherweise voller Schmerz und Wut. Sie wünschte sich, in ihrer Kränkung von ihm angenommen und verstanden zu werden, was er jedoch nicht tat. Stattdessen verachtete er sie für ihre „niederen" Gefühle und verletzte sie so noch viel mehr. In ihrem Herzen hätte sie sich eingestehen müssen, dass diese Beziehung nicht von Liebe getragen war. Eine solche Erkenntnis ist natürlich angstbesetzt und schwer zuzulassen. Schließlich hätte sie weitreichende Konsequenzen nach sich gezogen, die sie fürchtete. So versuchte sie, tapfer und stark zu bleiben und die permanent verletzende Situation weiter zu ertragen. Mit dem Anspruch, stark sein zu müssen, „haute sie sich selbst in die Pfanne". Der Traum versuchte, ihr mitzuteilen: „Das tut doch weh! Das ist doch nicht normal! Schau doch mal hin! Mit dem Anspruch, tapfer bleiben zu wollen, fügst Du Dir Schmerzen zu!"

Der unbewusste Konflikt spielte sich also zwischen einem Schmerzen herbeiführenden und tapfer und stoisch ertragenden Persönlichkeitsanteil einerseits und einem unfreiwillig Schmerzen zufügenden, zweifelnden andererseits ab. Einer sagte: „Halt den Kopf hin. Stell dich nicht so an. Das musst Du aushalten." Der andere sagte: „Das ist doch viel zu verletzend. Das kannst du nicht zulassen. Mach das nicht." **Opfer- und Täterrolle** vermischen sich hier. Es handelt sich um ein freiwilliges Opfer und einen unfreiwilligen Täter, wodurch die eigene Verantwortung für die Schmerzen betont wird.

Ins Unterbewusste verdrängt und deshalb im Traum wieder erscheinend ist der **selbstschädigende Aspekt** des Tapfer- und Starkseins. Diese Frau hatte schon in ihrer Kindheit erfahren, dass sie vor allem für tapferes Ertragen, für Selbstständigkeit und Tüchtigkeit die Anerkennung ihrer Eltern bekam. Für Jammern, Angst oder Selbstmitleid hatte es keinen Platz gegeben und Hilfe war nicht zu erwarten gewesen.

Es handelte sich dabei um ein **Familienthema**. Als Kriegskind musste schon ihre Mutter diese Eigenschaften als Überlebensstrategie ausbilden. So war bedingungsloses, tapferes Ertragen für diese Frau eine durchweg positiv besetzte, wichtige Eigenschaft. Die Vorstellung einer Trennung von ihrem Mann löste jedoch verständlicherweise Ängste in ihr aus. Da sie aber nicht ängstlich sein „durfte", zog sie es unbewusst vor, „tapfer" ihre im Grunde ausweglose, unerträgliche Situation auszuhalten. Was sie sich damit selbst antat, versuchte der Traum ihr mitzuteilen.

Diese Zusammenhänge aufzudecken und gemeinsam mit ihr zu lösen, ist eine heikle Aufgabe. Unsere Psyche sperrt sich ja aus gutem

Grunde gegen bedrohliche Inhalte. Eine solche Problematik kann nur im Rahmen einer Psychotherapie angemessen bearbeitet werden. Zeit, ein Vertrauensverhältnis und Geduld sind Voraussetzungen, denn solche Erkenntnisse müssen nach und nach entwickelt und behutsam ins Bewusstsein integriert werden können, um nicht zu Widerstand zu führen. Würde man die Frau mit der Information überfahren, dass sie sich selbst „in die Pfanne haut" und ließe man ihr nicht Zeit, diese Erkenntnis selbst zu gewinnen, kann mehr zerstört als gewonnen werden.

In der homöopathischen Arbeit kann eine so behutsame Entwicklung von verdrängten Inhalten kaum geleistet werden.

Dennoch erhalten wir durch den Traum für unsere homöopathische Arbeit die wichtige Information, welche Rolle Tapferkeit und Ertragenkönnen, vielleicht gar ein gewisser Masochismus für diese Frau spielen. Da ihr die Problematik selbst nicht bewusst ist, können wir kaum erwarten, dass sie uns das mitteilen wird. Doch können wir in unsere Mittelwahl durchaus Rubriken einfließen lassen wie „Tapferkeit" und „Schmerzlosigkeit von normalerweise schmerzhaften Symptomen".

Wer Traumarbeit in der homöopathischen Praxis vertieft anwenden möchte, dem ist die Mitschrift von Edward C. Whitmonts Seminaren „Der Traum in der homöopathischen Praxis" (1997) sehr zu empfehlen.

8.2.3 Abwehrmechanismen

Über die Abwehrmechanismen wurde bereits im theoretischen Teil dieses Buches ausführlich gesprochen.

> Bei Abwehrstrategien handelt es sich um psychische Strategien, die zur Konfliktabwehr eingesetzt werden. Sie dienen dazu, „Unlustvolles" von der Psyche fernzuhalten. Solange sie nicht starr und übertrieben sind, haben sie eine stabilisierende und notwendige Funktion.

Darüber hinaus können die Abwehrmechanismen zur Ausbildung oder Betonung bestimmter Eigenschaften führen, je nachdem, mit welchem Abwehrmechanismus das jeweilige Individuum auf entstehenden Druck reagiert.

In diesem Sinne sind sie nichts anderes als ein Teil der ganz persönlichen Art und Weise, wie ein Mensch auf seine Umwelt seelisch reagiert, ganz besonders da, wo er Druck bekommt.

Hier lässt sich wieder mühelos die Brücke zurück zur Homöopathie schlagen: Die Mittelwahl in der Homöopathie wird in erster Linie bestimmt durch die individuelle Art und Weise, **auf Umweltreize zu reagieren**, und zwar sowohl im seelischen als auch im körperlichen Bereich.

Intellektualisieren

Den Abwehrmechanismus des **Intellektualisierens** beobachten wir unter anderem sehr stark bei *Lachesis*.

Eine Person, die diesen Abwehrmechanismus in Gang setzt, versucht, sich von allen **Gefühlen zu distanzieren**. Sie kann nur abstrakt über sich selbst und andere sprechen. Dabei verfügt sie über eine ausgesprochen gute Sprachfähigkeit und kann nur unter Schwierigkeiten schweigen, da während des Schweigens Gefühle unkontrolliert aufkommen können. Über Gefühle kann sie durchaus redegewandt sprechen, um diese nicht zeigen zu müssen. Dabei ist sie häufig so verliebt in das eigene Reden, dass sie Schwierigkeiten hat, wirklich zu wissen, was sie fühlt.

Affektualisierung

Das Gegenteil von Intellektualisierung ist die **Affektualisierung**. Auch hier erkennen wir *Lachesis* wieder: Die Befriedigung eines nicht akzeptierten Wunsches wird dadurch verhindert, dass der Affekt, der sich darauf richtet, durch die Erzeugung eines anderen in seiner Wirkung gedämpft wird. So dramatisiert man Ereignisse, die vom ursprünglichen Wunsch ablenken, und löst die Affekte dieser „eigentlich" nebensächlichen Ereignisse aus. Dem Beobachter erscheint das Ganze als „künstliche Erregung", während man selbst meist keine Selbstwahrnehmung davon besitzt.

Fall 23

Beispiel: Eine Frau, die selbst mit dem verbotenen Wunsch nach einer außerehelichen Beziehung kämpft, macht ihrem Mann permanent dramatische Eifersuchtsszenen.

Verlagerung

Bei der **Verlagerung** wird der unerlaubte Impuls auf ein anderes als das eigentliche Objekt gerichtet, z. B. wird die Wut auf den Vorgesetzten am Partner ausgelassen. Unschwer erkennen wir hier *Lycopodium* wieder, den „Radfahrer".

Wendung gegen das Selbst

Wendung gegen das Selbst bedeutet, daß z. B. Aggression, die nicht nach außen getragen werden kann, autoaggressiv entladen wird. Es handelt sich um eine **Variation des Verlagerungsmechanismus**. Dabei ist aber nicht Selbstverletzung gemeint, sondern zum Beispiel die Entwicklung von Körpersymptomen wie zum Beispiel die Blasenentzündung der unterdrückten *Staphysagria*. Es kann aber auch die Entwicklung einer Depression als autoaggressiver Mechanismus sein, wie beim unterwürfigen, selbstunsicheren *Lycopodium*-Typ möglich.

So gehört sowohl die eine ausgeprägte Eigenschaft als auch deren extrem ausgeprägtes Gegenteil zum selben Lebensthema: *Lachesis* kann extrem gefühlsdistanziert sein, wie auch Gefühle dramatisieren. *Lycopodium* kann ebenso unterwürfig wie dominant sein. *Sulphur* kann sehr schlampig, aber auch ausgesprochen pingelig sein.

Rationalisieren

Das **Rationalisieren** ist neben anderen eine „Spezialität" des theoretisierenden *Sulphur*: Er versucht, „Gefühlen, Gedanken und Handlungen, deren wirkliche psychische Bedingungen nicht erkannt sind, einen logisch stimmigen und/oder moralisch legitimierten Zusammenhang zu geben" (Haubl et al. 1986, S. 194). Anders als beim Intellektualisieren sollen nicht alle Gefühle vermieden werden, sondern er erkennt ihre Bedeutung für das Erleben und Handeln in gewissem Maße an, will sie aber zugleich rational oder ideell rechtfertigen. Beispiel: „Ich bin kein eifersüchtiger Mensch, aber mich interessiert Eifersucht als menschliches Drama."

Reaktionsbildung

Bei der **Reaktionsbildung** kehrt sich die Ausdrucksform eines Wunsches, der Angst auslöst, in sein Gegenteil um. Der Betroffene hält auf jeden Fall an dieser verkehrten Ausdrucksform fest. Er besitzt keine Wahrnehmung dafür, dass die gezeigten Gefühle nicht zu der Situation passen und tendiert zu einer Alles-oder-Nichts-Logik, z. B. Freundlichkeit für alles und Wut auf nichts. Hier können wir Arzneimittelbilder wie *Phosphorus*, *Staphysagria* oder auch *Causticum* wiedererkennen: aus Wut wird freundliche Hilfsbereitschaft.

Auch von *Lycopodium* oder *Platinum* kennen wir den Mechanismus der Reaktionsbildung: Er fühlt sich erniedrigt und erhöht sich deshalb in seiner Vorstellung selbst.

Affektisolierung

Den Mechanismus der **Affektisolierung** finden wir typischerweise bei *Natrum muriaticum*: Es handelt sich hier um die Abtrennung des Inhalts von dem dazugehörigen Affekt. Während die Vorstellung des Geschehenen (wie zum Beispiel der Tod der Mutter) bewusst bleibt, wird das dazugehörige, unerträgliche Gefühl (des Schmerzes und der Trauer) verdrängt. Kinder gehen mit schweren Verlustsituationen oft aus Schutzbedürftigkeit in dieser Art und Weise um und leiden später an Schuldgefühlen, weil sie keine Trauer empfinden konnten.

Auch die **Verdrängung im engeren Sinne** beobachten wir bei *Natrum muriaticum*. Es handelt sich um eine Steigerung der Affektisolierung:

Eine Realität wird nicht oder nur zum Teil gesehen. Es besteht keine Erinnerung daran. Dabei werden also Inhalt **und** Affekt unbewusst gemacht.

Psychische Reaktionsweise auf Stress

Um die typische Art und Weise eines Menschen zu beschreiben, wie er auf Stress und unangenehme Gefühle reagiert, könnten wir auch die **Copingstrategien** betrachten, die gewisse Ähnlichkeiten mit den Abwehrmechanismen haben.

> Anhaltspunkte für die **Gabe von Nosoden** können wir oft auch an der psychischen Reaktionsweise auf Stress erkennen. Häufig spiegeln sie sich in der körperlichen Reaktionsweise wider: Wer seelisch überschießend, sykotisch mit Manie und Hyperaktivität reagiert, tut dies oft auch im körperlichen und allgemeinbefindlichen Bereich (*Medorrhinum*). Am Beispiel der Nosode *Psorinum* ist das Prinzip des Mangels sowohl im seelischen Bereich (Ängstlichkeit, Rückzug, Depression, Mangel an Selbstvertrauen, Gefühl der Armut) wie auch im allgemeinbefindlichen (Kälte, Schwäche) und im körperlichen Bereich vertreten (Immunschwäche).
>
> Das syphilitische Prinzip der Zerstörung (*Luesinum*) finden wir bei gewaltsamen, destruktiven Menschen. Auch wenn die Gewalt und die überschießende Aggression ins Unterbewusste verdrängt und nicht offen gelebt sind, wie zum Beispiel bei Zwangsstörungen.

Glaubenssätze

Wesentlich erweiterbar ist dieser Strang der Fallaufnahme, wenn wir das **Konzept von Glaubenssätzen** hinzufügen, die bei der teilweise recht erfolgreichen, heutzutage sehr verbreiteten **Coachingarbeit** zur Verbesserung von Leistungsfähigkeit, Erfolg und mehr Zufriedenheit in Beruf und im Privatleben eingesetzt wird.

Glaubenssätze helfen dabei, das Leben zu organisieren. Sie bestehen meistens aus **(un)bewussten Verallgemeinerungen** über uns selbst, die anderen, die Welt, von deren Wahrheit wir überzeugt sind. Die Glaubenssätze sind eng mit Werten verbunden und stellen die Regeln dar, wie man diese Werte erreichen kann. Man unterscheidet zwischen Glaubenssätzen, die Möglichkeiten des Lebens erweitern („Das schaffe ich schon"), und solchen, die sie einschränken („Das klappt sowieso nicht").

Unterstützende Glaubenssätze helfen uns dabei, unsere Wünsche und Ziele zu erreichen:

- Mir wird alles gelingen.
- Wer nicht wagt, der nicht gewinnt.
- Ich kann alles erreichen, was ich erreichen möchte.

Einschränkende Glaubenssätze sind nicht krankhaft, wie viele Abwehrmechanismen. Sie hindern uns aber an der Erfüllung unserer Wünsche und Ziele:

- Ich werde nur geliebt, wenn ich Leistung bringe (*Aurum, Lycopodium, Nux vomica* usw.), schön bin (*Platinum* usw.), helfe (*Phosphorus* usw.).
- Das schaffe ich nie (*Psorinum* usw.).
- Mir hilft sowieso keiner (*Natrum muriaticum* usw.).
- Ich gehöre nicht dazu (*Mercurius* usw.).
- Ich brauche eine Beziehung, um glücklich zu sein (*Pulsatilla, Ignatia* usw.).
- Wenn ich nur mehr Zeit hätte (*Argentum nitricum* usw.).
- Wer hoch hinaus will, fällt tief (*Calcarea carbonica* usw.).

Glaubenssätze entstehen, indem wir in der Kindheit die Glaubenssätze von wichtigen Bezugspersonen, hauptsächlich den Eltern, aber auch von Lehrern, Geschwistern oder anderen für uns wichtigen Personen übernehmen, oder aber aufgrund eigener Erfahrungen: Wir erleben bestimmte Dinge wiederholt („Nur wenn ich anderen helfe, wird mir geholfen") oder sehr intensiv (Angriff durch einen Hund führt zum Glaubenssatz: Hunde sind gefährlich).

Glaubenssätze **verallgemeinern.** Sie beginnen häufig mit Wörtern wie „immer", „nie", „grundsätzlich", „alle", „jeder". Viele Redensarten und Sprichwörter können zu Glaubenssätzen werden: Lieber den Spatz in der Hand als die Taube auf dem Dach usw.

Oft hatten Glaubenssätze früher im Leben eine wirklich überlebensnotwendige Bedeutung. Für ein Kind beispielsweise, das von seinen Eltern nur Anerkennung bekommt, wenn es überdurchschnittlich gute Schulnoten nach Hause bringt, wird das Thema Leistung auch später von zentraler Bedeutung sein, ganz egal, ob es ihm leicht fällt, die elterliche Erwartung zu erfüllen, oder ob es sich schwer damit tut.

Glaubenssätze sind Triebfedern hinter unserem Verhalten. Oft hilft schon das Aufdecken und Erinnern, um die destruktiven Gedanken zu entmachten, vor allem dann, wenn die Glaubenssätze ihre ursprünglich wichtige Bedeutung verloren haben.

Das Erforschen der Glaubenssätze, der Lebensthemen eines Menschen und vor allem der Art, wie er mit ihnen umgeht, kann uns wertvolle Hinweise auf das Konstitutionsmittel liefern, wenn es gelingt, diese Information mit den entsprechenden Mitteln zu verknüpfen.

Wahnideen

In der Psychiatrie sind Wahnvorstellungen im eigentlichen Sinn (z.B. Gott zu sein, vergiftet oder vom Geheimdienst verfolgt zu werden) als psychotische Symptome bekannt, die meist nur bei Psychosen, selten einmal bei Neurosen, z.B. Depressionen als Schuld- oder Versündigungswahn, vorkommen.

Die Rubriken der Wahnideen können aber auch ohne psychotische Symptome als Glaubenssätze eines Menschen verstanden werden.

Beispielsweise bei **extremen Schuldgefühlen**:

- Wahnidee, falsch gehandelt zu haben/delusion, wrong, he has done,
- Wahnidee, angeklagt zu sein/delusion, accused, he is,
- Wahnidee, er habe seine Pflicht nicht erfüllt/delusion, neglected his duty,

oder **extremes Verlassenheitsgefühl**:

Wahnidee, verlassen zu sein/delusion deserted, forsaken.

8.2.4 Auslösende Situation und innerer Konflikt

Bei allen psychischen Erkrankungen, aber auch bei Ausbruch von chronischen Körperkrankheiten, ist es sinnvoll, die **begleitende Lebenssituation** des Patienten nach eventuellen Zusammenhängen abzusuchen. Ob der Patient selbst Verknüpfungen zwischen dieser damaligen Lebenssituation und seinen Beschwerden herstellen kann, ist für einen Psychotherapeuten zunächst einmal nicht von Belang.

Dem Patienten sind diese Zusammenhänge dann nicht bewusst, wenn ein neurotischer Anteil daran beteiligt ist, also ein verdrängter, unterdrückter. Wäre der Konflikt bewusst, dann bräuchte er zur Druckentlastung keine übergelagerte Symptomatik wie zum Beispiel Depression, Angstsymptomatik oder ein körperliches, psychosomatisches Leiden.

Für das Verständnis des Falles ist es sehr wichtig, gemeinsam mit dem Patienten auf die Suche nach einem **Auslöser** zu gehen, aber ohne dabei Druck auszuüben. Die berufliche Situation des Patienten sollte ebenso wie seine familiäre, private Lage in den zwei Jahren vor Krankheitsausbruch stets detailliert erfragt werden. Der Homöopath sollte sich genau schildern lassen, was in dieser Zeit alles geschah. Wenn der Patient meint, da sei nichts Besonderes gewesen, sollte man sich nicht davon abschrecken lassen. Denn der Patient drückt damit nur aus, dass nichts war, was er als besonders **empfunden** hat.

Fragetechnik und Patientenführung

Allerdings ist es riskant, es dem Patienten sofort mitzuteilen, wenn man glaubt, einen Zusammenhang aufgespürt zu haben. Möglicherweise hat der Patient aufgrund von Selbstschutzmechanismen ins Unbewusste verdrängt und kann direkte Deutungen nicht annehmen. Besser ist es, vorsichtig nachzufragen.

Anstatt zu sagen: „ Sie haben Beschwerden bekommen, weil Sie sich durch den Tod Ihres

Vaters so alleingelassen gefühlt haben." Ist es besser, zu sagen: „Ihre Beschwerden begannen also in dem Jahr, als Ihr Vater starb? Im Allgemeinen ist es ja keine Kleinigkeit, wenn die Eltern sterben, auch wenn es der natürliche Lauf der Dinge ist, wenn sie schon alt sind. Wie war denn Ihr Verhältnis zu Ihrem Vater, was hat sein Tod für Sie bedeutet? Und was gab es in dem Jahr noch?"

Oder anstatt folgende Behauptung aufzustellen: „Sie haben Durchfall bekommen, weil Sie sich für die erotische Beziehung schämten, die Sie heimlich begonnen hatten." Formuliert man lieber folgendermaßen: „Das heißt also, dass der Durchfall begann, kurz nachdem Sie begannen, etwas permanent zu verheimlichen. Welche Gefühle gingen Ihnen denn dabei durch den Kopf? Ging es Ihnen gut mit dieser Situation oder machte Ihnen das Probleme?" – Je nachdem, wie die Antwort darauf ausfällt, kann man eventuell wagen, etwas genauer zu fragen: „Manche Menschen kommen durch solche Situationen in einen schwer wiegenden Gewissenskonflikt. Wie gingen Sie damit um?"

Oder statt zu sagen: „Sie bekamen solche Herzrhythmusstörungen, weil Ihre Ehe immer schlechter wurde und Sie gleichzeitig so große Angst hatten, Ihren Mann zu verlassen." Ist es besser so zu formulieren: „Die Herzrhythmusstörungen fingen zu dem Zeitpunkt an, als Sie wahrzunehmen begannen, wie sich Ihr Mann und Sie immer mehr voneinander entfernten? Sicher war das für Sie sehr belastend und traurig oder wie würden Sie Ihre Gefühle in dieser Situation beschreiben? Und schließlich ist es ja auch nicht einfach, sich aus langjährigen Beziehungen zu befreien, vor allem, wenn es Kinder gibt und man keinen Beruf hat. Bei den meisten Menschen steigt in solchen Situationen zu Recht ein so kompliziertes Gemisch an Gefühlen auf, das mit Existenzangst, Schuldgefühlen, Verzweiflung und Trauer zu tun hat, sodass man am liebsten vorerst gar nicht darüber nachdenken möchte." Nicht selten kommt dann als Antwort: „Nein, ich hätte keine Angst vor einer Trennung, aber vorerst steht das ja auch gar nicht an."

Spätestens an dieser Stelle darf nicht weitergebohrt werden. Entweder die Patientin ist einfach noch nicht so weit, dieses Thema an sich heranzulassen. Dann wird das Gespräch darüber dennoch von allein weiterarbeiten und irgendwann einmal Früchte tragen. Oder die Wurzel für die Rhythmusstörungen liegt tatsächlich woanders. Deshalb darf allgemein durchaus ein bisschen weitergefragt werden: „Was gab es sonst noch in den Jahren vor und während des Ausbruchs Ihrer Krankheit?"

Doch sollte dieser Punkt niemals überstrapaziert werden. Wenn sich nichts ergibt, sollte man ihn lieber vorerst einfach offen lassen und zum nächsten Thema übergehen. Die meisten Patienten plagt es selbst sehr, wenn sie keinen Grund für ihre Depression oder ihre psychosomatischen Beschwerden sehen können. Es ist sehr quälend, nicht zu wissen, was einem fehlt. Bei Patienten mit psychosomatischen Leiden geht das so weit, dass sie sich oft einer medizinischen Untersuchung nach der anderen unterziehen, weil sie hoffen, dann endlich eine Ursache für ihr Leiden zu finden. Dass wenigstens irgendetwas gefunden wird, kann ihnen so wichtig sein, dass sie es sogar in Kauf nehmen würden, ein unheilbares körperliches Leiden zu haben, nur um eine Ursache zu wissen.

Fühlen sich solche Patienten dann zusätzlich von einem Arzt bedrängt, der ihnen die Frage nach dem „Warum" stellt, die sie ja nicht beantworten können, kann es sein, dass sie sich nicht verstanden fühlen und sich verschließen.

Auslösesituation

Die **Auslösesituation** aktiviert den zugrunde liegenden Konflikt, weil sie den Betroffenen vor ein ähnliches Problem stellt, an dem er schon früher gescheitert ist.

Fall 24

Ist die Auslösesituation für die Krankheit zum Beispiel Überforderung am Arbeitsplatz, dann handelt es sich oft nicht nur um Erschöpfung, sondern auch um das Spannungsfeld zwischen Unterwerfung und Autonomie.

Der betroffene Patient fürchtet, die Achtung seines Chefs zu verlieren, wenn er seine Überforderung eingesteht und sich gegen die überhöhten Anforderungen wehrt. Damit geht meist auch ein

Selbstwertproblem einher. Wäre sich der Patient des Wertes seiner Person und seiner Arbeitskraft voll bewusst, dann könnte er seinem Chef gelassen und freundlich mitteilen, dass das Arbeitspensum nicht mehr angemessen ist und er Entlastung benötigt.

Oft finden wir anamnestisch einen unterdrückenden Elternteil oder eine leistungsbetonte Haltung in der Familie. Diese muss noch nicht einmal ausgesprochen sein. Es genügt, dass die Eltern vorleben, wie wichtig ihnen selbst Erfolg und Leistung ist, ohne dass dies von den Kindern offen gefordert wird.

Der Konflikt zwischen **Unterwerfung** und **Autonomie** ist sehr typisch für *Lycopodium*, aber auch für *Aurum* und einige andere mehr. (s. S. 144 und Repertorisationstafeln zu Mangel an Selbstvertrauen und Macht und Unterwerfung, S. 237, 240.)

Wenn die Auslösesituation der reale oder womöglich phantasierte Verlust einer Person ist, von deren Liebe man sich abhängig fühlt, dann geht es meist um einen Abhängigkeits-Autonomie-Konflikt: die Angst, den Versorger zu verlieren und dabei von seiner Zuwendung abhängig zu sein, also einem Versorgungs-Autarkie-Konflikt.

Fall 25

Eine 70-jährige Patientin fiel dreimal hintereinander in schwere, monatelange Depressionen. Zweimal, nachdem ihr Mann wegen einer Zehenoperation ins Krankenhaus musste und einmal, als ihre Tochter von ihrem Freund verlassen wurde. In ihrer Kindheit hatten sich die Eltern getrennt, als sie fünf Jahre alt gewesen war. Den Vater durfte sie danach kaum mehr sehen. Die Mutter machte ihn vor den Kindern schlecht. Die Scheidung war mit einem sozialen und finanziellen Abstieg für die Patientin verbunden. Zu Beginn der Behandlung konnte die Patientin keinerlei Auslöser für ihre Depressionen erkennen. Erst im Laufe der Therapie lernte sie, zu erkennen, dass ihre Beschwerden immer dann auftraten, wenn ein Mann die Familie „verließ“. Da ihr Mann älter und gesundheitlich instabiler war als sie selbst, war vorauszusehen, dass er vermutlich vor ihr sterben würde und dass sie im Falle seines Todes Gefahr lief, wieder depressiv zu erkranken. Deshalb wurde diese Situation in der Therapie immer wieder vorweggenommen und mehr Selbstständigkeit für die Patientin und andere detaillierte Lösungsversuche erarbeitet. Als der Mann tatsächlich starb, war es für die Patientin sehr schmerzhaft, doch sie fiel nicht in eine Depression und behauptete sich tapfer.

Typischstes Mittel für den Konflikt zwischen Versorgung und Autarkie ist *Pulsatilla*. (s. Repertorisationstafeln zu Vermeiden von Verantwortung, Mangel an Selbstvertrauen und Verlassenheitsgefühle, S. 145, 149, 153 und 240, 255, 265.)

Typische psychologische Konflikte sind:

- Abhängigkeit versus Autonomie (Geborgenheit versus Freiheitsbedürfnis in Beziehungen),
- Unterwerfung versus Kontrolle bzw. Sichauflehnen,
- Versorgung versus Autarkie (abhängig und fordernd sein versus Anspruchslosigkeit),
- Selbstwertkonflikte (instabiles Selbst versus Selbstwertaufrechterhaltung),
- Schuldkonflikte (Über-Ich-Konflikte: die Schuld ablehnen oder annehmen),
- ödipal-sexuelle Konflikte (Fehlen von Sexualität versus Übersexualisierung),
- Identitätskonflikte (instabile Identität versus Überspielen der Identitätsunsicherheit).

Für die homöopathische Mittelwahl ist es relevant, auf welche Art der psychologische Konflikt unbewusst „gelöst“ wird. Verleugnet der Patient sein Geborgenheitsbedürfnis, gibt er sich unabhängig, dann könnte dies z. B. ein Hinweis auf *Natrum muriaticum* sein. „Löst“ er denselben Konflikt, indem er sein Freiheitsbedürfnis unterdrückt und sich abhängig in Beziehungen fühlt, dann könnte eher ein Mittel wie *Pulsatilla* oder *Phosphorus* angezeigt sein.

9 Mittelwahl

Überblick

Um zu erfassen, was es zu behandeln gilt, muss zunächst entschieden werden, in welchem Bereich – körperlich oder seelisch – sich die Hauptsymptomatik eines Patienten abspielt. Im Falle von psychosomatischen Erkrankungen oder Psychosomatosen kann bereits das schwierig sein. Ist es die Psyche, dann muss geklärt werden, ob es sich um ein akutes, ein subakutes oder ein chronisches Problem handelt. Bei einem chronischen Problem muss zwischen Neurose und Psychose differenziert werden.

Bei der homöopathischen Behandlung von Neurosen kann durchaus einmal zu Anfang eine Akutbehandlung angezeigt sein. Doch sollte dann immer eine **antipsorische, konstitutionelle Therapie** folgen. Wenn im Laufe der Behandlung ein verdrängtes Gefühl auftaucht, kann sich unter Umständen das psychische Bild ändern. In solchen Fällen kann dann ein anderes konstitutionelles Mittel notwendig werden, eventuell auch vorübergehend.

Zur Vervollständigung der Therapie ist oft noch eine miasmatisch orientierte Verschreibung notwendig.

Bei der homöopathischen Behandlung von Neurosen gibt es eine Besonderheit: Die in anderen Fällen so zentralen **psychischen Symptome** sind im Falle von neurotischen Symptomen wie neurotischen Depressionssymptomen, neurotischer Angst und psychosomatischen Symptomen von **geringer, peripherer Bedeutung**. Sie sind psychodynamisch erklärbar und dienen zur Abwehr eines tiefer liegenden, unangenehmen Gefühls. Meist hat dieses mit der Angst, die Liebe und Anerkennung wichtiger Personen zu verlieren, zu tun, zum Beispiel, wenn man eine bestimmte Seite seiner Persönlichkeit zeigt. Auch diese Verlustangst sollte nicht in die Symptomwahl eingehen, denn sie ist zu allgemein und ubiquitär.

Neben diesen drittrangigen neurotischen Symptomen unterscheiden wir **Schutzhaltungen**, die im Laufe des Lebens, oft schon in der frühen Kindheit durch bestimmte Konstellationen und Ereignisse angelegt wurden. Je früher sie entstanden, desto tiefer sind sie in der Persönlichkeit verwurzelt und müssen für die Mittelwahl als mindestens **zweitrangig** betrachtet werden.

Für eine konstitutionelle Therapie von entscheidender, **erstrangiger Bedeutung** sind **charakterlich** festgelegte, **angeborene Eigenschaften** eines Menschen.

Bestimmte Situationen im Leben können in einem Menschen auch einen **vorübergehenden Zustand** hervorrufen, der einem spezifischen homöopathischen Mittel entspricht, auch ohne das Konstitutionsmittel der jeweiligen Person zu sein.

In § 3 des Organon betont Hahnemann, wie wichtig es sei, dass der Arzt deutlich einsehe, **was zu heilen sei**. Dies sei neben der Kenntnis der Arzneikräfte, der geeigneten Wahl des Arzneimittels in der rechten Gabe und dem Erkennen und Hinwegräumen der Heilungshindernisse eine der Voraussetzungen für einen „Ächten Heilkünstler".

Zunächst einmal muss die Frage beantwortet werden, ob der Gemütszustand eines Patienten selbst krankhaft verändert ist und der Behandlung bedarf.

Körper oder Psyche, akut oder chronisch?

Scheint die Psyche des Patienten weitestgehend gesund – und Ziel der Behandlung ist die Auflösung der **Körpersymptome** – dann ist es hilfreich, wenn wir für die homöopathische Konstitutionsbehandlung ein paar „gute" **charakterliche Eigenarten** des Patienten in Erfahrung bringen können, die in die Gesamtheit der Symptome einfließen.

Für eine Akutbehandlung werden wir versuchen, Gemütssymptome ausfindig zu machen, die erst seit Bestehen des Akutzustands aufgetreten sind, wie zum Beispiel eine mürrische, gereizte Haltung, seit der Patient Husten hat.

Ist die **Psyche selbst erkrankt**, lautet die nächste Frage, wie lange der pathologische Gemütszustand bereits besteht.

Natürlich ist der Gemütszustand eines Menschen auch **situationsabhängig** beeinflusst. Hatte ich kurz vor dem Termin in der homöopathischen Praxis eine Auseinandersetzung mit meinem Chef, werde ich in einem anderen Gemütszustand sein, als wenn ich gerade im Lotto gewonnen habe.

Akute Einflüsse müssen in der homöopathischen Behandlung immer berücksichtigt und sozusagen vom gesamten Symptombild abgezogen werden, sofern sie nicht Ziel der Behandlung sind, wie z.B. bei Liebeskummer oder Schockzuständen.

Handelt es sich um einen erst seit Tagen bestehenden **Akutzustand**? Dann werden wir ein homöopathisches **Akutmittel** wählen. Dies kann der Fall sein bei reaktiven Störungen, bei Psychosen oder auch bei akut exazerbierten Neurosen. Psychische Akutverschreibungen wären zum Beispiel die Gabe von *Aconitum* oder *Opium* bei akuten Schreck- und Schockzuständen (s. S. 69), *Stramonium* oder *Hyoscyamus* bei einer akuten Psychose oder *Ignatia* bei akutem Liebeskummer.

Die Rubriken der „Causae, ailments from/ Beschwerden von" finden hier große Bedeutung.

Liegt diesem Akutzustand eine **chronische psychische Krankheit** wie eine Psychose oder Neurose zugrunde, dann werden wir nach Abklingen des Akutzustands eine **antipsorische, konstitutionelle Therapie** anschließen.

Chronische, Monate bis Jahre bestehende oder immer wiederkehrende psychische Symptome werden immer **antipsorisch** therapiert. Gegebenenfalls wird dabei ein **miasmatisches** Zwischenmittel notwendig.

Eine antipsorische, konstitutionelle Behandlung der Psyche setzt Folgendes voraus:

- Eine feine, einfühlsame, womöglich eigens geschulte Wahrnehmung, um die tiefer liegenden psychologischen Themen eines Menschen erkennen zu können.
- Oft eine Entscheidung für das hervorstechendste seelische Thema des Patienten, das in die Mittelwahl einfließen soll.
- Die psychischen Aspekte in den einzelnen Arzneimittelbildern müssen mit dem Zustand des Patienten in Deckung gebracht werden. Dies setzt entweder eine detaillierte, umfassende Arzneimittelkenntnis voraus oder die Möglichkeit, sinnvolle Rubriken im Repertorium aufzufinden, die den jeweiligen Zustand beschreiben.

Im Allgemeinen sind Gemütszustände komplex. Wir können in ein und demselben Moment mehrere Gefühle und Wünsche gleichzeitig haben, die sich unter Umständen sogar widersprechen und miteinander in Konflikt liegen.

Wir können aber nicht alle vorhandenen Gefühlsregungen eines Patienten in die Mittelwahl einfließen lassen, sondern müssen die **hervorstechendsten Eigenschaften** ohne Berücksichtigung der Tagesform auswählen lernen.

Oft bedingt ein Gefühl das andere: Man kann seiner Angst zum Beispiel mit Wut begegnen. Diese kann dann wiederum Schuldgefühle auslösen, die mit Autoaggression und Krankwerden beantwortet werden können usw. Welches Gefühl soll nun bei der Mittelwahl im Vordergrund stehen: Angst, Wut, Schuldgefühle oder Autoaggression?

> Die Individualität eines Menschen, die wir als Homöopathen suchen, zeigt sich im psychischen Bereich vor allem durch die Art und Weise, wie er tiefer liegenden unangenehmen Gefühlen begegnet.

Die zentrale Frage lautet, wie sich jemand im Gleichgewicht zu halten versucht. Versucht er beispielsweise, alles durch eine zornige, aufgebrachte Haltung abzuwehren, oder neigt er eher zu Schuldgefühlen und Selbstvorwürfen. Reagiert er typischerweise mehr mit Rückzug oder bevorzugt er eine autoritäre, dominante Position?

9.1 Konstitutionelle Behandlung neurotischer Erkrankungen

Die krankhaften psychischen Symptome, die wir bei unseren Patienten vorfinden, lassen sich aus der Perspektive des Wertigkeitsgrades für die antipsorische Mittelwahl in drei verschiedene Kategorien einteilen:

- Charaktereigenschaften,
- Abwehrmechanismen und Schutzhaltungen,
- neurotische, pathologische Symptome.

Charaktereigenschaften

Kategorie eins sind die Charaktereigenschaften, die ein Mensch anlagebedingt mit ins Leben bringt. Diese machen einen großen Anteil der **Persönlichkeit** eines Menschen aus. Eltern, die mehrere Kinder großgezogen haben, wissen, wie unterschiedlich ihre Kinder trotz ähnlicher Erziehung und Rahmenbedingungen sind. Jemand kann anlagebedingt mutig oder ängstlich und schüchtern, geizig oder großzügig, ordentlich oder unordentlich sein.

> Für die homöopathische Fallauswertung in einer antipsorischen, konstitutionell orientierten Behandlung spielen die Charaktereigenschaften eine besonders große Rolle, d. h. sie sind besonders hochwertig.

Bei der Behandlung von Kindern sind diese anlagebedingten Persönlichkeitsaspekte noch am leichtesten zu erkennen, weil das Leben ihnen oft noch nicht allzu viele Stempel aufgesetzt hat. Denken wir doch nur an die *Chamomilla*-Kinder, die praktisch jeden Reiz von außen mit Wut beantworten.

Abwehrmechanismen und Schutzhaltungen

Zur Kategorie zwei gehören Eigenschaften, die ein Mensch als Schutzhaltung oder Abwehrmechanismus auf bestimmte Lebenserfahrungen entwickelt hat.

„**Stempel**“ werden schon sehr früh, schon vor der Geburt im Mutterleib, während der Geburt und von da an immer weiter gesetzt – je früher dies geschieht, desto prägender sind sie (s. S. 38). Zwar ist die Art des Umgangs mit den jeweiligen Einflüssen wiederum sehr von der Persönlichkeit und Veranlagung bestimmt (der eine zieht sich eher zurück, der andere beginnt zu kämpfen, der dritte wird überaus charmant usw.), doch wirken die jeweiligen Ereignisse wieder zurück auf die Persönlichkeit eines Menschen.

Auch wenn Geschwister ähnliche familiäre Bedingungen erfahren, werden sich dennoch Unterschiede ergeben: Es ist nicht dasselbe, ob man als Ältester oder als Jüngster in der Geschwisterreihe aufwuchs. Es macht einen großen Unterschied, ob man „ Papas Liebling“ oder eher „Mamas Liebling“ war.

Alle Geschwister werden davon beeinflusst, ob die Eltern selbst z. B. ängstlich, sparsam, religiös, streng, cholerisch oder gar misshandelnd waren. Die **Erziehung**, die die Kinder genießen, die **Moral** und die **Ethik**, die sie beigebracht bekommen, prägt sie einschneidend. Ebenso wird es auch prägend sein, wenn es **Schicksalsschläge** gab wie schwere Krankheit, Tod oder gravierende finanzielle Verluste, Krieg oder Flucht.

Überfürsorglichkeit der Eltern spielt eine ebenso große negative Rolle in der persönlichen Entwicklung eines Kindes wie **Vernachlässigung**. Auf alle diese äußeren Einflüsse werden die Kinder in ihrer jeweils spezifischen, angeborenen Art und Weise reagieren. Jedes wird seine ihm eigene Schutzhaltung einnehmen, die in die Persönlichkeit des jeweiligen Menschen miteinfließt.

Diese, **durch äußere Bedingungen entstandenen** Schutzhaltungen wie z. B. übertriebene Vorsicht, Rückzug und Schweigsamkeit, Witzelsucht, Dominanz, Selbstüberforderung oder Pedanterie sind in der homöopathischen Fallauswertung etwas weniger bedeutsam als die **angeborenen**, denn sie sind erklärbar.

Sie enthalten jedoch einen individuellen Kern, denn jedes Kind nimmt die ihm eigene Schutzhaltung an. Einige dieser Schutzhaltungen entstehen so früh im Leben eines Menschen, dass sie doch sehr prägend für sein ganzes Leben werden. Erfährt ein Baby noch im ersten Lebensjahr langdauernde Trennungen über Wochen oder Monate von den Eltern, dann graben sich Verlustängste und alle möglichen darauf bezogenen Schutzhaltungen und Abwehrmechanismen tief in seine Persönlichkeit ein.

Unter solchen Umständen formen sich nicht nur Glaubenssätze (Wahnideen) aus, sondern auch Neurosen oder gar Psychosen.

> Je früher eine Fehlhaltung entstanden ist, desto prägender ist sie nicht nur für den Menschen selbst, sondern desto größer ist auch die Rolle, die sie in der homöopathischen Fallauswertung spielt. Gemeint sind hier die nicht krankhaften, durch die Umwelt hervorgerufenen Charaktereigenschaften eines Menschen.

Oft ist es gar nicht möglich, die **erworbenen** von den **angeborenen Eigenschaften** des Menschen konkret zu unterscheiden. Aus diesem Grunde werden wir sie in aller Regel in die konstitutionelle homöopathische Fallauswertung mitaufnehmen, wenn sie ausgeprägt und deutlich beobachtbar sind.

Eine Untergruppe der Schutzhaltungssymptome sind akute bis subakute, durch außergewöhnliche Lebensumstände ausgelöste Symptome. Ist der pathologische psychische Zustand **subakut**, seit Wochen bestehend und durch bestimmte Lebensumstände ausgelöst, gilt es auch hier, diesen zu behandeln, auch wenn vieles dafür spricht, dass das eigentliche Konstitutionsmittel ein anderes ist, als das so in Erfahrung gebrachte.

> Durch ein Zusammenspiel starker äußerer Faktoren können wir in einen Zustand geraten, der nicht unbedingt unserer konstitutionellen Veranlagung entsprechen muss. Die Rubriken zu bestimmten Lebensphasen – wie Kindheit, Pubertät, Schwangerschaft, Wechseljahren oder Alter – spielen hier eine übergeordnete Rolle.

Eine Verschreibung, die auf einen aktuell bestehenden, subakuten, aber nicht grundsätzlich in der Persönlichkeit verankerten Aspekt zielt, könnte zum Beispiel so aussehen:

Fall 26

Eine Frau gerät im Laufe von mehreren Monaten in einen *Sepia*-Zustand, der konstitutionell behandelt werden sollte, auch wenn sie vom Typ her ansonsten gar nicht *Sepia* bräuchte. Sie lebt im Moment mit einem Neugeborenen und ihren weiteren kleinen Kindern zu Hause und muss auf ihren geliebten Beruf, für den sie sich lange und mühevoll ausbildete, verzichten. Ihre künftigen beruflichen Aussichten sind vage und sie hat einen Ehemann, der in derselben Zeit seine Karriere vorantreibt und für ihre Situation keinerlei Verständnis und Einfühlsamkeit zeigt. Solche Umstände können dazu führen, aus Kränkung einerseits und Überforderung andererseits die Lust an der Sexualität zu verlieren und ihre Kinder ebenso wie den darüber klagenden Mann als Last zu empfinden, sodass *Sepia* deutlich angezeigt ist, auch wenn der *Sepia*-Zustand sich erst in den vergangenen Monaten entwickelt hat.

Ein anderes Beispiel:

Fall 27

Eine Patientin erkrankte nach einer Totgeburt an einer schweren Depression. Sie hatte selbst schon früh ihre Mutter verloren und wünschte sich eine große Familie. Den Tod der Mutter hatte sie nie betrauert. Jetzt kreisten ihre Gedanken unaufhörlich um das tote Kind. Die Gesamtheit der Symptome sprach sehr für *Pulsatilla*, das sie von ihrer Psychotherapeutin auch bekommen hatte, leider mit immer nur sehr kurzer Wirkdauer von ein paar Stunden. Erst als sie eine Zeit lang *Natrum muriaticum* eingenommen hatte, war sie in der Lage, die wiederholte Verlustsituation loszulassen und sich ihrem brennendsten Problem, einer schwierigen Ehe, zu widmen. Von diesem Zeitpunkt an half ihr *Pulsatilla* gut.

Pulsatilla ist das Konstitutionsmittel dieser Patientin. Doch das Leben brachte sie zweimal in einen *Natrum-muriaticum*-Zustand. Die erste „Wurzel" dafür wurde durch den frühen Tod der Mutter schon in der Kindheit gesetzt. Durch die Totgeburt war eine auslösende Situation entstanden, die die alten Gefühle aktivierte.

Neurotische, pathologische Symptome

Kategorie drei der psychischen Symptome sind die neurotischen, pathologischen Symptome selbst, wie z.B. multiple Ängste bei einem Angstneurotiker oder Zwangsgedanken bei einem Zwangsneurotiker, die psychosomatischen Körpersymptome bei einer funktionellen Störung oder die Antriebslosigkeit und die Selbstentwertung bei einer Depression.

> Auch wenn psychische Symptome in der Homöopathie normalerweise höherwertig eingeordnet werden als körperliche Symptome (§211 des Organons) sind die neurotischen Symptome selbst für die Erkrankung zu typisch und zu erklärbar, also zu peripher, um in einer konstitutionellen Behandlung besonders gewichtet zu werden.

Bei Neurosen spielt sich ja die **Hauptsymptomatik** im psychischen Bereich ab. Ein Angstneurotiker beispielsweise hat Symptome wie Angst vor dem Alleinsein, Angst vor Menschenmengen, Angst im Dunkeln usw., die man in anderen Fällen durchaus höherwertig in die Fallbetrachtung einbeziehen würde. Als neurotische Symptome sind sie aber **bedeutungslos** für die Fallauswertung (s. Kap. Angst, S.193 ff.).

Ähnlich bei einem psychosomatisch Kranken: Hier erfahren wir oft eine undurchschaubare Zahl von diffusen Körpersymptomen wie Globusgefühl, Druck auf der Brust, Schlafstörungen, Schwindel, Schweißausbrüche, Herzschmerzen, Durchfälle usw. Leider werden uns auch diese Symptome in der Fallauswertung eher **in die Irre führen** (s. Kap. Psychosomatische Störungen, S. TT).

So kann es aber sehr schwierig werden, brauchbare Symptome aufzuspüren. Wir sind auf andere Symptome angewiesen, die uns tiefer an die Persönlichkeit des Patienten und seine individuelle Art, mit der Umwelt umzugehen, heranführen. Mehr noch als bei anderen Patienten brauchen wir nonverbale und versteckte Informationsquellen.

> Aber auch die tiefer liegende, nicht bewusste Angst, die bei Neurotikern durch das neurotische Symptom überdeckt wird, hat keinen besonderen Rang in der Liste homöopathischer Symptome. Meistens handelt es sich um unbewusste, realistische oder phantasierte Angst, nicht geliebt oder geachtet zu werden oder anders sein zu müssen (s. Kap. Angstentwicklung, S. TT). Für die Fallauswertung wird sie erst dann relevant, wenn sie einem Patienten im Laufe einer Behandlung schmerzhaft bewusst wird. Dann können wir repertorisieren, wie sie sich äußert. Mittel wie *Natrum muriaticum*, *Aurum* oder *Lac caninum* können dann vorübergehend, manchmal auch dauerhaft zum Einsatz kommen.

So werden in der homöopathischen Behandlung von Neurosen manchmal ebenso wie in der Behandlung von Körpererkrankungen **„Schichten abgetragen"**: Wir können die Behandlung mit einem Akutmittel beginnen, sofern es sich als sehr prominent aufdrängt, und die Symptomatik ausgeprägt ist. Im weiteren Verlauf werden die kürzer zurückliegenden Prägungen hervortreten und in die Mittelwahl einfließen. Sind diese erfolgreich behandelt, können noch weiter zurückliegende Symptome auftauchen oder sich die angeborenen Eigenschaften in den Vordergrund schieben.

9.2 Miasmatische Reaktionsformen auf psychischer Ebene

Auf der körperlichen, stofflichen Ebene kennen wir die miasmatischen Reaktionsformen Sykose, Psora und Syphilis. Auch auf der psychischen Ebene beantworten wir alle starken Emotionen hauptsächlich in einer dieser drei Reaktionsweisen oder einer Mischform davon.

Man könnte auch genauer differenzieren und weitere Reaktionsformen – wie zum Beispiel die „tuberkulinische" – und noch andere hinzufügen, doch lassen sich die meisten Reaktionsformen den drei Grundmiasmen zuordnen.

Gewebe kann überschießend wuchern, Tumoren und Geschwülste entwickeln. Auf der psychischen Ebene können wir zum Beispiel aus Angst **überaktiv** werden, können versuchen, die Angst zu überspielen mit vielen, zum Teil vielleicht sogar unsinnigen Handlungen in dem verzweifelten Versuch, eine Lösung zu finden oder auf diese Weise die quälende Angst nicht spüren zu müssen. Aus Angst, meinen Arbeitsplatz zu verlieren, kann ich mich maßlos überfordern und überarbeiten. Hier haben wir es mit einer **sykotischen, überschießenden Reaktionsform** zu tun.

Gewebe kann mit Mangel und Unterfunktion reagieren. Auf seelischer Ebene kann ich mich mit meiner Angst auch **stumm zurückziehen**, die Schuld bei mir suchen und ängstlich und depressiv werden. Dann reagiere ich in **psorischer Art** und Weise.

Gewebe kann aber auch mit Zerstörung reagieren. Es entstehen Defekte: Ulzera, Gangrän, Zellentartung.

Entsprechend kann ich meine Angst vor Arbeitsplatzverlust **„syphilitisch"** wütend beantworten mit Wut auf Konkurrenten, den Chef oder die Firma und meinen **zerstörerischen Zorn** aktiv oder passiv ausleben, indem ich womöglich intrigiere und verleumde. Eine syphilitische Art zu reagieren zeigt sich auch in **Zwangssymptomen**, die etwas mit massiver unterdrückter Wut zu tun haben. Deshalb ist Syphilinum oft die Nosode, deren Gabe die Behandlung einer Zwangsneurose vervollständigt.

Eine **tuberkulinische** Art und Weise zu reagieren, wäre die Flucht nach vorne: Ich wechsle den Arbeitsplatz, bevor ich die Probleme konfrontieren muss.

Differenzialdiagnose der drei Miasmen

Auf **„sykotische"** Art und Weise werden viele Menschen aus Schuldgefühlen heraus überaktiv. Dem Gefühl, an der einen Stelle nicht zu genügen, wird versucht, mit besonderem Einsatz an einer anderen Stelle zu begegnen. Beispielsweise könnte eine Frau, die glaubt, den sexuellen Bedürfnissen ihres Mannes nicht zu genügen, die sich schlecht und schuldig fühlt, weil sie spürt, dass er leidet, damit beginnen, im Haushalt mit maximalem Einsatz bis zur Erschöpfung zu arbeiten, die Kindererziehung zu perfektionieren, großartige Gerichte zuzubereiten, ihre ganze Energie in die Pflege des Gartens und des Hauses zu stecken, in der unbewussten Hoffnung, damit einen Ausgleich schaffen zu können.

Die **„psorische"** Antwort auf dieselbe Situation mag so aussehen: Die Frau zieht sich stumm und schuldbewusst immer mehr zurück, fühlt sich immer schlechter dabei, beginnt, Krankheitssymptome zu entwickeln oder depressiv zu werden.

Die **„syphilitische"**, zerstörerische Art, mit einer solchen Situation umzugehen, ist die Wut auf den Mann, der unbewusste Wunsch, ihn anzugreifen und zu zerstören, um den Konflikt auf diese Art und Weise aus der Welt zu schaffen. Aber auch die Entwicklung einer suizidalen Haltung ist syphilitisch, wie an dem stark syphilitisch geprägten Arzneimittelbild von *Aurum* gut zu erkennen ist.

Auch der **Wut** können wir in diesen drei Reaktionsarten begegnen:

- in **zerstörerisch-syphilitischer** Art und Weise können wir unsere Wut **destruktiv**, d. h. gewaltsam oder in einer zerstörerischen **passiv aggressiven** Form ausleben (s. Kap. 2, Konflikte, S. 17),

- wir können uns auf **psorische** Weise **stumm** und **gekränkt** damit zurückziehen oder aber
- wild in ungerichteten, **sykotischen Aktionismus** umsetzen.

Fall 28

Ein Mann, der sich z.B. auf einer Party darüber ärgert, dass seine Freundin mit einem anderen flirtet, kann versuchen, sie mit Druck und dominantem Verhalten oder tief gekränktem (passiv aggressiven) Rückzug davon abzuhalten. Er hat aber auch noch die Möglichkeit, großzügig über das Verhalten der Freundin hinwegzugehen, den Ärger in sich hineinzufressen und zu verzeihen, was dem psorischen Bereich zugeordnet werden muss, denn eigene Gefühle der Kränkung und der Enttäuschungswut müssen dazu in den Hintergrund gedrängt werden. In der sykotischen Reaktion würde er aktiv werden und beginnen, selbst mit einer anderen Frau zu flirten.

Die häufigste und am wenigsten schädliche Reaktionsweise ist eine **Mischung aller drei Verhaltensformen**.

Je einseitiger und ausgeprägter die jeweilige Reaktionsform jedoch ist, desto pathologischer ist sie:
- Die Gefahr der einseitig sykotischen Reaktion auf psychischer Ebene ist Überforderung, Chaos und Kontrollverlust,
- während sie bei der psorischen Reaktion die Stagnation, das Verkümmern und
- bei der syphilitischen Reaktion die Zerstörung einschließlich der Selbstzerstörung *(Aurum)* ist.

Nicht selten reagieren wir im psychischen Bereich ähnlich wie im körperlichen: Wer seelische Reize in sykotisch-überschießender Art und Weise beantwortet, reagiert häufig auch körperlich in dieser Form.

Fall 29

Eine Patientin beantwortet seelischen Stress fast immer mit einem blinden Aktionismus. Sie wird nervös und „hibbelig", kommt nicht mehr zur Ruhe, geht von einer Party zur nächsten und erstickt ihre Gefühle in Aktivität. So sei sie schon als Kind gewesen, berichtete sie – als Dreißigjährige entwickelte sie einen Morbus Basedow, eine autoimmunologisch bedingte Schilddrüsenüberfunktion, die bekanntermaßen mit Kropfbildung, Exophthalmus, Nervosität, Übererregbarkeit und einem erhöhten Grundumsatz einhergeht.

9.3 Repertorisation von Persönlichkeitsmerkmalen und Konflikten

Die Umsetzung der in Erfahrung gebrachten und erspürten psychischen Aspekte des zu Behandelnden in die treffende Mittelwahl ist ein anspruchsvoller Prozess.

Die Voraussetzungen, eine **gute Mittelwahl** zu treffen, erscheinen überwältigend, wenn nicht gar entmutigend komplex vor allem für Anfänger in der Homöopathie. Nicht selten führt das dazu, dass man sich gerne ausschließlich handfesteren Symptomen zuwendet, wie der Warze am großen Zeh oder den vorzeitig ergrauten Haaren. Der Gesamtheit der Symptome wird man aber auf diese Weise ebenso wenig gerecht wie der Forderung Hahnemanns, Gemütssymptome besonders stark zu werten.

Wenn man über eine hervorragende Arzneimittelkenntnis verfügt, mag man die psychischen Aspekte der einzelnen Arzneimittelbilder so genau kennen, dass man auf das **Repertorisieren** vielleicht verzichten kann. Wer hingegen lieber das Repertorium verwendet, steht vor folgendem Problem:
- Wie übersetze ich die Psyche meiner Patienten in sinnvolle Repertoriumsrubriken?
- Welche sind wirklich passend und wie finde ich sie auf?

Aus der Verknüpfung der **auslösenden Situation** mit der **Biographie** des Patienten können wir erschließen, welches sein zentraler Konflikt ist. In den Repertorien finden wir diese wichtigen Lebensthemen auf einzelne Rubriken an völlig verschiedenen Stellen verstreut.

Selbst wenn wir den zentralen Konflikt erkannt haben, stehen wir deshalb noch vor der Schwierigkeit, die dafür relevanten Rubriken im Repertorium auffinden zu können.

In der homöopathischen Ausbildung scheint allgemein mit einer **verhältnismäßig kleinen, immer gleichen Palette** von Gemütssymptomen gearbeitet zu werden. Gerne werden von unseren Lehrmeistern immer wieder die in der Tat wichtigen Rubriken wie „peinlich in Kleinigkeiten/fastidious" oder „dwells on past disagreeable occurences/verweilt bei vergangenen unangenehmen Ereignissen" oder „schreckliche Dinge ergreifen sie tief/horrible stories affect her profoundly" und einige mehr zitiert.

Meist sind dies zudem Rubriken, die so formuliert sind, dass man sie nicht finden würde, würde man sie nicht kennen.

Gemessen an der **Komplexität** der menschlichen Psyche, aber auch der Reichhaltigkeit des Repertoriums an brauchbaren Gemütsrubriken, scheint das wie ein Gehirn, das nur zu 10% genutzt wird. Eine so gute Repertoriumskenntnis, dass die Gemütssymptome alle präsent und auffindbar sein sollten, ist für viele Homöopathen aber nicht realistisch, denn das Geistes- und Gemütssymptomkapitel ist in den meisten Repertorien dick und unübersichtlich.

Hilfreich scheint es, zu erfahren, welche handfesten, brauchbaren Rubriken in einer überschaubaren Größenordnung das Gefundene am besten ausdrücken, weil man ganz speziell bei den Geistes- und Gemütsrubriken wissen muss, was man sucht, um es finden zu können. In der homöopathischen Literatur ist schon öfter versucht worden, dieses Problem lösen. Zu finden sind bisher zwei Lösungsarten:

- entweder so vollständige und perfektionistische Auflistungen von Gemütssymptomen, dass der Überblick schwer zu bekommen ist,
- oder so vereinfachende, dass immer dieselben Mittel herauskommen und nicht genügend Freiheit für die Mittelwahl zu sein scheint.

Anwendung der Repertorisationstafeln

Die auch im Anhang nach Themen sortierten *Tafeln* sollen helfen, zentrale menschliche Konflikte in Repertoriumsrubriken zu übersetzen. Die wichtigsten zugehörigen Mittel können schnell innerhalb der Tafel aufgefunden werden. Das **Nachschlagen der Rubriken** wird so erleichtert, wobei natürlich je nach verwendetem Repertorium Unterschiede in der Formulierung bestehen bleiben.

Befasst man sich mit der repertorisierten Auswertung der Tafeln, können neben einem Überblick über die **Hauptmittel** zu einem spezifischen Thema auch **Nuancen einzelner Mittel** in dessen individuellem Ausdruck herausgefunden werden, die eine gezieltere, differenzierte Mittelwahl möglich machen.

Einige dieser vergleichenden Beobachtungen werden – ergänzt mit eigenen Praxiserfahrungen – im folgenden *Text* beschrieben.

Daneben werden die Themen auch mit möglichen Glaubenssätzen des betroffenen Patienten und basalen psychotherapeutischen Kenntnissen ergänzt, die die Interaktion mit dem Patienten vielleicht bereichern können.

Bewusst weggelassen sind Rubriken, die wir ausschließlich über das erfahren können, was uns der Patient selbst oder gegebenenfalls seinen Angehörigen erzählen, wie zum Beispiel: „Ich bekomme immer Angst nach Mitternacht." Oder: „Meine Wut ist immer von Kopfschmerzen begleitet."

Was gezielt erfasst wurde, sind **psychische Charakteristika** des Patienten, die wir im Laufe des Gesprächs über unsere Einfühlungsgabe nach und nach erspüren bzw. „beobachten", wie Hahnemann sich ausdrückte.

Um die Mittelauswahl nicht zu sehr einzuschränken oder auf immer gleiche Polychreste hinzuführen, wurden Rubriken mittlerer Größe bevorzugt (weniger als hundert, mehr als fünf Mittel), mit wenigen Ausnahmen, die bedeutend erschienen oder zur Vollständigkeit eines Themenbilds nötig waren. Sie wurden aber in Klammer gesetzt.

Rubriken dieser Art wurden zunächst systematisch gesammelt, und zwar überwiegend aus dem *Synthetischen Repertorium* (Band I, Geist und Gemüt) nach Barthel und Klunker und erst später durch einige wenige Querverweise aus dem *Complete Repertory* ergänzt. Die Rubriken des *Synthetischen Repertoriums* sind von Barthel und Klunker bereits auf ihre Verlässlichkeit geprüft worden, sodass hier auf eine gesunde Grundlage zurückgegriffen werden konnte. Danach wurden die gefundenen Rubriken zu Themen zusammengefasst, die sich einesteils aus der Art der Rubriken selbst, andererseits aber aus den Themen psychotherapeutischer Arbeit fast wie von selbst ergaben. Die Auswertung der so zusammmengestellten Rubriken erfolgte per Computer auf der Grundlage des Complete Repertory 45.0. Hier fließen Beobachtungen vieler, unterschiedlich arbeitender Homöopathen zusammen, sodass die Auswertung der jeweiligen Tafeln als Anregung betrachtet werden kann, die eigene Mittelkenntnis um die Erfahrungen anderer zu bereichern und im eigenen Praxisalltag zu überprüfen. Auch kleinere, evtl. weniger tief wirksame Mittel kommen hier zum Zug. Vor allem für akute Zustände, in denen wir schnell und oft lokalsymptomorientiert eingreifen müssen, könnten sie durchaus von Bedeutung sein.

Hat man ein zentrales Thema eines Patienten anamnestisch erhoben, kann dieses Thema dann auf der entsprechenden Tafel aufgesucht werden. Die auf diesen Patienten besonders zutreffenden Unterrubriken können aus der Tafel für die Repertorisation ausgewählt werden.

> Für die Homöopathie ist die zentrale Frage immer die Frage nach dem **Wie**. Wie geht ein Mensch mit bestimmten grundlegenden Lebensthemen um? Welche Strategien wendet er an? Darin zeigt sich die Individualität des Einzelnen, nach der wir suchen, während die Themen an sich einfach zum Leben gehören.

Offenes Fragen nach Eigenschaften des Patienten kann recht subjektive Informationen ergeben, ist aber zur Ergänzung der Anamnese einen Versuch wert. Nach Themen wie zum Beispiel Umgang mit Trennungen, Kränkungen, Trost oder Umgang mit Ordnung, Geld und Arbeit sollte **gezielt gefragt** werden. Heiklere Gebiete – wie das Selbstwertgefühl – ergründet der Behandler besser für sich selbst aus den **nonverbalen Signalen** des Patienten. Nach der Art, wie Aggression gelebt wird oder ob Ängste vorhanden sind, kann durchaus direkt gefragt werden, aber man sollte es offen lassen, ob die Antwort des Patienten darauf wirklich erschöpfend war und sie durch die eigene Wahrnehmung ergänzen. Manchmal kann auch die so genannte „Feenfrage" weiteren Aufschluss geben („Wenn eine Fee käme und Sie hätten drei Wünsche frei, was würden Sie sich wünschen?").

Neun Grundfragen zur Erhebung des Psychostatus

Aus den durch genaues Beobachten, Hineinspüren und Zuhören gewonnenen Informationen lassen sich neun wichtige, basale Fragen formulieren, mit deren Beantwortung (auch wenn die Antworten manchmal mehreren Fragen zuzuordnen wären) man sowohl im Sinne der Homöopathie als auch der Psychotherapie ein Bild der Eigenschaften der Person erhält, die man vor sich hat. Im Folgenden wird zu den jeweiligen Eigenschaften und **Lebensthemen** eine Auswahl von dazugehörigen **Repertoriumsrubriken** aufgezeigt, deren Passendste je nach Wertigkeit dieser Eigenschaften dann in die Fallauswertung miteinfließen kann.

Nehme ich beispielsweise wahr, dass eine hervorstechende Eigenschaft eines Patienten seine zerstörerische, gewaltsame Aggression ist und er sehr dominant ist, schlage ich nach unter den Kapiteln Aggression/Gewalt und Selbstwert/Macht und suche die Rubriken auf, die ihn am besten beschreiben.

Die neun Fragen beziehen sich auf folgende Themen:

- **Selbstwert**: Wie versucht dieser Mensch, seinen Selbstwert zu stabilisieren?
- **Aggression**: Wie setzt sich dieser Mensch durch oder grenzt sich ab?
- **Kontaktaufnahme**: Wie viel Kontakt nimmt dieser Mensch zu anderen auf?
- **Angst**: Wie geht dieser Mensch mit seiner Angst um?
- **Aktivität**: Wie aktiv ist dieser Mensch?
- **Verantwortung**: Wie geht dieser Mensch mit Schuld und Verantwortung um?
- **Lebensgenuss**: Wieviel Glück und Zufriedenheit gesteht sich dieser Mensch zu?

- **Spiritualität**: Wie geht dieser Mensch mit Spiritualität und Lebensidealen um?
- Daraus resultiert die Erhebung des **Psychostatus** (= psychiatrische Einschätzung).

Selbstwert: Wie versucht dieser Mensch, seinen Selbstwert zu stabilisieren?

- Macht, Verachtung, Unterdrückung (Tafel 1)
- Arroganz, Selbstüberhebung, Eitelkeit (Tafel 2)
- Mangel an Selbstvertrauen, Selbsterniedrigung (Tafel 3)
- Kränkungsgefühle und Opferrolle (Tafel 4)
- Geiz, Neid, Eifersucht (Tafel 5)
- Erotik (Tafel 6)

Aggression: Wie setzt sich dieser Mensch durch oder grenzt sich ab?

- Wut, Zorn (Tafel 7)
- Gewalt (Tafel 8)
- Autoaggression, Suizidalität (Tafel 9)
- Rückzug (s. Zurückhaltung, Kontaktscheu)

Kontaktaufnahme: Wie nimmt dieser Mensch zu anderen Kontakt auf?

- Zurückhaltung, Kontaktscheu, Ruhebedürfnis, Eigenbrötlerei (Tafel 10)
- Verlassenheitsgefühle (Tafel 11)
- Distanzlosigkeit (Tafel 12)

Angst: Wie geht dieser Mensch mit seiner Angst um?

- Ängstlichkeit (Tafel 13)
- Leichtsinn (verdrängte Angst) (Tafel 14)

Aktivität: Wie aktiv ist dieser Mensch?

- übertriebene Aktivität, Leistungsbereitschaft (Tafel 15)
- Passivität (Tafel 16)

Verantwortung: Wie geht dieser Mensch mit Schuld und Verantwortung um?

- übertriebenes Verantwortungsgefühl, Pedanterie, Perfektionismus, Kontrolle, starkes Über-Ich, (Tafel 17)
- Nächstenliebe, Mitgefühl, Helfersyndrom (Tafel 18)
- Vermeiden von Verantwortung: Unentschlossenheit und Ambivalenz (Tafel 19)
- Vermeiden von Verantwortung: Kindlichkeit (Tafel 20)
- Gewissenlosigkeit (Tafel 21)

Lebensgenuss: Wie viel Glück gesteht sich dieser Mensch zu?

- Trauer, Versagung , Kummer (Tafel 22)
- Übertriebener Optimismus (Tafel 23)
- Reizbarkeit, Unzufriedenheit, Auflehnung (Tafel 24)
- Suizidalität (s. Aggression)

Spiritualität und Lebensideale: Wie geht dieser Mensch mit Spiritualität und Lebensidealen um?

- Atheismus, Ablehnung von Spiritualität (Tafel 25)
- übertriebene Religiosität (Tafel 26)
- Idealismus, starre Überzeugungen (Tafel 27)

Psychostatus (= psychiatrische Einschätzung)

- Affektlage:
  - starke Affekte (Tafel 28)
  - Affektarmut, Rationalisieren (Tafel 29)
- Bewusstseinslage (Tafel 30)
- Denken, Konzentration, Orientierung:
  - Konzentrations- und Denkstörungen, Verwirrung (Tafel 31)
  - Geistesklarheit, Ideenreichtum (Tafel 32)
- Intellekt (mangelnd) (Tafel 33)
- Gedächtnis (Tafel 34)
- Suizidalität (s. Aggression)

9.3.1 Selbstwert

Tiefster negativer Glaubenssatz: „Ich werde nicht ge-(be-)achtet." „Ich bin nichts wert."

Womit stabilisiert dieser Mensch seinen Selbstwert?

- Macht, Verachtung
- Arroganz, Selbstüberhebung, Eitelkeit
- Mangel an Selbstvertrauen, Selbsterniedrigung
- Kränkungsgefühle und Opferrolle
- Geiz, Neid, Eifersucht
- Erotik
- Nächstenliebe, Helfersyndrom (s. Kap. Schuld/ Verantwortung)
- Pedanterie, Perfektionismus (s. Kap. Schuld/ Verantwortung)
- Aktivität, Leistung, Ehrgeiz (s. Kap. Aktivität)

Macht, Verachtung

Menschen, bei denen der Themenkomplex von **Macht** und **Unterdrückung** anderer eine übergeordnete Rolle spielt, haben in der Regel in ihrer eigenen Vergangenheit Verachtung und Unterdrückung durch Menschen, von deren Liebe und Anerkennung sie abhängig waren, erlebt. Um die Zuwendung dieser Menschen nicht zu verlieren, mussten sie sich unterordnen und anpassen und ihre eigenen Bedürfnisse nach Selbstständigkeit und Selbstbestimmung vollkommen unterdrücken. Dem Druck, der durch diese permanent verdrängten Bedürfnisse nach **Autonomie** entstand, begegnen sie auch als Erwachsene mit ihren „**Kinderstrategien**":

- nach außen mit Unterordnung bei Überlegenen und Machtausübung und Entwertung bei Unterlegenen und
- nach innen mit Selbstüberhebung und Arroganz oder Selbstverachtung.

So haben sie zumeist zwei Seiten:

- eine, die Macht ausübt und verächtlich gegenüber anderen ist und
- eine, die sich unterwirft und klein fühlt, je nachdem, wer ihnen gegenübersteht.

Sie leben emotional in einem **hierarchischen, vertikalen System**. Menschen werden von ihnen in wertender Art und Weise von oben nach unten oder von unten nach oben eingeordnet. Manchmal wird nur eine der beiden Seiten der Macht offen gelebt. Ein Mensch, der sich überall unterwürfig und angepasst verhält, denkt ebenso hierarchisch wie ein Despot und Unterdrücker. Er hat durchaus die Seite der Machtausübung auf andere in sich. Möglicherweise hat er auch Phantasien oder Träume davon, traut sich aber nur, die schwache, unterlegene Seite zu leben. Dies ist der Grund, weshalb uns solche Menschen oft wütend machen: Wir spüren die unterdrückte Wut, die heimliche Verachtung. Die Seite der Machtausübung existiert dennoch, findet aber nur passiven Ausdruck.

Machtausübung über andere ist in der Psychotherapie bekannt als Abwehrmechanismus gegen eigenes Unterdrücktwerden und zwar unter dem Begriff **Verschiebung**: Die Wut gegen den Unterdrücker, auch gegen den einstigen Unterdrücker, wird gegen Unterlegene gelenkt. Auch der Abwehrmechanismus der **Projektion** findet hier seinen Niederschlag: Eigene unerwünschte Eigenschaften wie Schwäche und Unzulänglichkeit werden anderen zugeschoben und bei ihnen bekämpft, sodass man sie bei sich selbst nicht spüren muss.

Bildlich gesehen wird versucht, das eigene geringe Selbstwertgefühl zu heben, indem man von anderen gleichsam ein Stück abschneidet. Dadurch wächst man zwar noch lange nicht selbst, kann sich aber eine Illusion von Größe verschaffen, indem man andere gering schätzt.

Tafel 1: Macht, Verachtung, Unterdrückung (s. S. 237)

Möglicher negativer Glaubenssatz: „Ich kann mir nur Achtung verschaffen, indem ich andere klein mache."

Unter genauer Betrachtung der Repertorisationstafel scheint besonders *Lachesis* hier aufzufallen durch eine grausame, boshafte und hasserfüllte Art, mit anderen Menschen umzugehen. Bei *Arsenicum*, *Nux vomica*, *Lycopodium* und *Platinum* scheint mehr die Verachtung im Vordergrund zu stehen. *Arsenicum* sticht hervor durch Kritiksucht und wenig Mitgefühl, ist aber seltener von Hass- und Rachegefühlen gesteuert wie *Lachesis, Nux vomica, Natrum muriaticum, Sulphur* oder *Nitricum acidum*

Lycopodium will vor allem beherrschen, während *Platinum* sich in erster Linie innerlich über andere erheben muss.

Selbsterhöhung und Selbsterniedrigung

In direktem Zusammenhang mit Verachtung und Unterwerfung stehen Themen der **Selbsterniedrigung** und **Selbsterhöhung**. Sowohl hinter der Selbsterniedrigung als auch hinter der Selbsterhöhung steht ein schlechtes Selbstbewusstsein. Im einen Fall wird versucht, sich künstlich mehr Größe zu verleihen durch Sichaufblähen und ein scheinbar selbstbewusstes Auftreten, im anderen Fall wird das schlechte Selbstwertgefühl nach außen deutlich sichtbar gelebt. Der Betroffene wertet sich selbst ab und identifiziert sich damit mit den Personen, von denen er abgewertet wurde. Der entsprechende Abwehrmechanismus ist die Identifizierung mit dem Aggressor, dem Angreifer.

Tafel 2: Arroganz, Selbstüberhebung, Eitelkeit (s. S. 239)

Möglicher negativer Glaubenssatz: „Ich muss großartig, schön und etwas Besonderes sein, um geachtet zu werden."

Besonders eitel und anmaßend erscheinen bei der Betrachtung der Repertorisationstafel *Platinum* und *Lycopodium. Platinum* gibt sich noch bildlicheren Größenphantasien hin und verhält sich kapriziöser. *Lycopodium* und *Sulphur* erliegen am ehesten Schmeicheleien. *Veratrum* hat ähnlich wie *Belladonna* und *Stramonium* eine extrem exzentrische Seite, die nicht nur in der Psychose Ausdruck finden kann. Auch *Calcarea carbonica* kann ausgeprägte Größenphantasien haben.

Tafel 3: Mangel an Selbstvertrauen, Selbsterniedrigung (s. S. 240)

Möglicher, negativer Glaubenssatz: „Ich kann nichts und werde von niemandem geachtet.

Sulphur kann sowohl ein sehr gutes Selbstvertrauen haben, als auch ein sehr schlechtes, mit vielen Selbstvorwürfen und einer autoaggressiven Haltung. Noch plakativer ist das schlechte Selbstvertrauen von *Lycopodium, Lac caninum, Palladium, Aurum* und *Pulsatilla*. Bei *Pulsatilla* kann dabei vor allem ein unterwürfiges Verhalten auffallen, während *Aurum* sich selbst verachtet.

Kränkungsgefühle und Opferrolle

Ein anderer Indikator für ein schlechtes Selbstwertgefühl ist eine **extreme Kränkbarkeit**: Man bekommt alles in den „falschen Hals", fühlt sich andauernd angegegriffen und kann ebenso schwer diese Kränkungen loslassen und verzeihen. Dahinter steht der negative Glaubensgrundsatz: „Ich werde immer kritisiert, angegriffen und kann nichts recht machen." Meist entspricht diese Haltung einer negativen Kindheitserfahrung und wird durch Veranlagung gefördert.

Tafel 4: Kränkungsgefühle und Opferrolle (s. S. 242)

Möglicher negativer Glaubenssatz: „Ich bin arm und benachteiligt." „Ich kann nichts recht machen."

Das kränkbarste Mittel der Materia medica – vor allem in Bezug auf Grobheit anderer – ist *Staphysagria*, mit einem ausgeprägten Ehrgefühl, gefolgt von *Natrum muriaticum*. Bei *Ignatia* steht eher Enttäuschung im Vordergrund.

Nux vomica ist vor allem dann gekränkt, wenn es beim Vergleich mit anderen schlecht abschneidet, ganz besonders in Bezug auf Leistung.

Besitzergreifen und Vereinnahmen

Auch das Besitzergreifen und Vereinnahmen, sowohl von Menschen als auch von Gegenständen, kann eingesetzt werden, um den Selbstwert künstlich von außen zu stützen. Gelingt das nicht so, wie man es sich wünscht, können daraus Gefühle wie **Eifersucht**, **Neid** und **Geiz** entstehen. Auch diese Gefühle entspringen einer Vorgeschichte und einer Veranlagung. Meist hatte man schon in der Kindheit damit zu kämpfen. Sehr häufig finden wir bei Menschen, die unter Neid und Eifersucht leiden, in der Vorgeschichte eine problematische, stark um die Gunst der Eltern **rivalisierende Geschwisterbeziehung** (wobei Geschwisterbeziehungen immer eine Tendenz zur Rivalität haben). Manchmal steht hinter einer rivalisierenden Haltung auch eine **Konkurrenzsituation** mit dem gleichgeschlechtlichen Elternteil, wenn zum Beispiel die Mutter mit der Tochter um die Gunst des Vaters konkurrieren musste, weil dieser sich nicht klar genug als Vater von dem Kind abgrenzen konnte.

Tafel 5: Geiz, Neid, Eifersucht (s. S. 244)

Mögliche negative Glaubenssätze: „Andere werden mehr geliebt als ich." „Ich bekomme nicht genug." „Andere haben mehr als ich."

Pulsatilla leidet bei Betrachtung der Tafel am meisten unter Geiz, Neid und Misstrauen. Auch die Eifersucht scheint bei *Pulsatilla* häufig, doch trifft diese noch mehr *Lachesis* und *Nux vomica*. Geiz und Habgier zusammen mit einer misstrauischen Haltung kommen auch bei *Arsenicum*, *Lycopodium* und *Sulphur* gehäuft vor.

Erotik

Auch über eine sexualisierte Haltung kann man sich **Zuwendung** und **Aufmerksamkeit** sichern oder aber es handelt sich um eine aus anderen Gründen entstandene sexuelle Enthemmung.

Tafel 6: Erotik (s. S. 245)

Mögliche negative Glaubenssätze: „Ich muss erotisch sein, um Beachtung zu finden." „Sex ist meine einzige Möglichkeit, Nähe zu anderen Menschen zu haben."

Als hervorstechende Mittel, in denen ein schlechter Selbstwert mit einer übersexualisierten Haltung kombiniert sind, finden wir in der Tafel vor allem *Platinum* und *Staphysagria*.

Phosphorus versucht, über Sexualität die Nähe herzustellen, die es so dringend braucht, um seine Angst zu beruhigen. Oft steckt dahinter eine Missbrauchssituation aus der Kindheit.

Bei *Hyoscyamus*, *Stramonium*, *Veratrum* und *Belladonna* sind sexuelle Enthemmungszustände häufiger als kompensatorische Übersexualisierung.

Der **psychologische Ausweg** aus der Problematik des Selbstwertgefühls ist weiter oben bereits beschrieben worden.

Auf der **Verhaltensebene** gilt es – gegebenenfalls auch unter therapeutischer Anleitung – auf verschiedenen Ebenen immer wieder bewusst Dinge zu tun, mit denen man sich seine eigene Wertschätzung zeigen kann. Doch ist es mindestens ebenso wichtig, sich entwertender Gedanken sowohl sich selbst gegenüber als auch anderen gegenüber zu enthalten.

Auf der **tiefenpsychologischen Ebene** sind wir aufgerufen, nachzuforschen, welche Konstellationen und Beziehungssituationen in der Vergangenheit und ganz besonders der Kindheit dazu führten, dass wir dieses Gefühl der Geringschätzung verinnerlichen mussten. Wer schätzte uns gering? Wer schenkte uns keine Beachtung? Vielleicht gelingt es uns irgendwann einmal, diese tiefe Verletzung aufzulösen, indem wir nach und nach verstehen lernen, was den oder die Menschen, die uns dies angetan haben, dazu trieb, weshalb sie nicht anders konnten als genau so, welche Hilflosigkeit und welche eigene Verletzung dahinterstand. Das **Verzeihen** ist oft schwer und benötigt lange Zeit. Ein vorschnelles Verzeihen ist nicht sinnvoll. Normalerweise muss dem Verzeihen erst eine Phase des schmerzlichen Erkennens, gefolgt von einer weiteren Phase der Wut und Empörung vorausgehen. Oft ist es einfacher und erträglicher, einen solchen Weg zusammen mit einem verstehenden und stützenden Therapeuten zu gehen.

Die Wut von *Nux vomica* ist heftig und leicht auszulösen, vor allem, wenn man ihn nicht in Ruhe lässt. *Natrum muriaticum* kann sehr wütend werden, ganz besonders, wenn man ihn zu trösten versucht. Die Wut von *Lycopodium*, *Aurum* und *Ignatia* wird vor allem durch Widerspruch ausgelöst.

9.3.2 Aggression

Wie setzt sich dieser Mensch durch oder grenzt sich ab?

- Wut, Zorn
- Gewalt
- Autoaggression, Suizidalität
- passive Aggression (s. Selbstwert, S. 144, und Verantwortung und Schuld, S. 151)

Wut, Zorn

Dem Thema Aggression wurde bereits ein langes Kapitel gewidmet. Neben der notwendigen, gesunden **Abgrenzungs-** oder **Durchsetzungsaggression** (s. S. 17) gibt es wie beschrieben die **destruktiven Aggressionsformen** (Gewalt, Autoaggression, passive Aggression), aber auch so etwas wie eine aggressive Haltung, bei der viele konflikthafte oder schmerzhafte Situationen mit Wut beantwortet werden. Wo andere möglicherweise Angst oder Trauer, Schmerz oder Schuldgefühle empfinden würden, wird mit Wut reagiert. Die Wut bekommt so die Funktion, die darunterliegenden, wahrscheinlich unangenehmeren Gefühle zu überdecken. Immerhin kann man sich in der Wut aktiv und stark fühlen! Deshalb ist vor allem für Menschen, die glauben, immer stark sein zu müssen, die Wut eine häufige Reaktionsform. Natürlich gibt es auch die persönliche Veranlagung zu einer zu Wut neigenden Haltung.

Tafel 7: Wut, Zorn (s. S. 246)

Mögliche negative Glaubenssätze: „Wenn ich wütend bin, bin ich stark." „Ich kann mir nur mit Wut und einem starken Gefühlsausdruck Gehör oder Beachtung verschaffen."

Gewalt

Wer Gewalt anwenden muss, drückt oft auch allerhöchste **Hilflosigkeit** aus. Man sieht einfach keinen anderen Ausweg mehr, als zuzuschlagen. Möglicherweise wurde man nie dahin geführt, andere Auswege zu suchen. Manchmal hat die Gewaltbereitschaft auch etwas mit Enthemmung zu tun, wie zum Beispiel unter Drogeneinfluss.

Tafel 8: Gewalt (s. S. 248)

Möglicher negativer Glaubenssatz: „Ich bin so hilflos, dass ich mir nur gewaltsam Beachtung verschaffen kann."

Gewaltsame Tendenzen beobachten wir besonders in den Wutanfällen von *Nux vomica*, *Stramonium*, *Belladonna*, *Hepar sulphuris* und *Hyoscyamus*.

Autoaggression, Suizidalität

In jedem Selbstmörder ist ein Mörder verborgen. Ein und derselbe Mensch kann sowohl die eine als auch die andere extreme Ausprägung eines Themas in sich tragen. *Lycopodium* kann stark dominieren oder sich unterordnen. *Phosphorus* kann die Nähe anderer ebenso suchen wie reserviert sein. *Mercurius* kann ebenso gewaltsam gegen andere wie suizidgefährdet sein. Sofern sie angelegt ist, kann sich die Gewaltbereitschaft gegen andere, wie auch gegen den Betreffenden selbst richten.

Tafel 9: Autoaggression, Suizidalität (s. S. 250)

Möglicher negativer Glaubenssatz: "Ich bin es nicht wert, zu leben."

Die stärksten suizidalen Tendenzen hat *Aurum*, das auch eine erhöhte Gewaltbereitschaft hat, aber vor allem gegen sich selbst. Aus der Tafel geht hervor, dass *Arsenicum* viel an Suizid denkt, aber Angst hat, ihn selbst durchzuführen aus Angst vor Gewalt und dem Sterben. Auch *China*, *Nux vomica* und *Alumina* fehlt oft der Mut, wobei sie wie *Natrum muriaticum*, *Natrum sulphuricum* und *Mercurius* aber sehr lebensmüde sein können.

9.3.3 Kontaktaufnahme

Wie nimmt dieser Mensch zu anderen Kontakt auf?

- Verlassenheitsgefühle
- Distanzlosigkeit
- Zurückhaltung, Kontaktscheu, Ruhebedürfnis, Eigenbrötlerei
- erotisches Verhalten (s. Selbstwert, S. 144)

Das Kontaktbedürfnis hat sehr viel mit **persönlicher Veranlagung** zu tun. Schon bei Kleinkindern fallen hier Unterschiede auf.

Die meisten Menschen haben eine Mischung aus dem Bedürfnis, mit anderen zusammen zu sein und immer wieder auch mal für sich zu sein. Im Allgemeinen brauchen wir dieses möglichst ausgewogene Zusammenspiel zwischen **Gesellschaft** und **Alleinsein**, denn einerseits sind wir soziale Wesen mit dem Wunsch, dazuzugehören, andererseits müssen wir immer wieder herausfinden können, was wir selbst wollen, um nicht unzufrieden zu werden, und brauchen dazu Zeiten des ungestörten Rückzugs.

Wir haben alle sowohl Angst vor **Einsamkeit** als auch Angst vor **Nähe**. Im ersten Fall fürchten wir, allein verloren zu sein und nicht zurechtzukommen, im zweiten Fall fürchten wir, unsere eigenen Bedürfnisse nicht durchsetzen zu können und auf diese Weise eingeengt zu werden. Welche Angst stärker ausgeprägt ist, hat wiederum neben persönlicher Veranlagung viel mit unseren Kindheitserfahrungen zu tun. Hatten wir überfürsorgliche Eltern, die gleichzeitig schlecht für ihr eigenes Wohl sorgten, wird der Wunsch nach Freiheit und die Angst vor Einengung stärker sein, als bei denjenigen, die frühe Trennungssituationen zu verkraften hatten. Dafür begleiten dieses **Freiheitsbedürfnis** in einem solchen Fall oft **Schuldgefühle**.

Zurückhaltung, Kontaktscheu, Ruhebedürfnis, Eigenbrötlerei

Es ist nicht selten, dass ein Mensch **wenig Kontakt** herstellt und sehr **zurückgezogen** lebt, obwohl sein Wunsch nach Kontakt mit anderen eigentlich groß ist. Durch übertriebene Ängste vor Einengung und durch Angst vor Zurückweisung kann er zum Außenseiter werden und durch ständige Selbstisolation und fehlende Rückmeldungen seltsame Angewohnheiten entwickeln.

Die **Überzeugung, nicht dazuzugehören**, ist oft sehr ambivalent. Einerseits ist es schmerzhaft, ein Außenseiter zu sein, andererseits kann man auch Gründe haben, weshalb man sich gerne von den anderen abheben möchte, ein Wunsch, der besonders bei Künstlern häufig vorkommt. Der Wunsch nach Ruhe und das Bedürfnis, seine eigenen Wege zu gehen, sind nach einer Phase der Anstrengung und Erschöpfung normal und notwendig.

Dieser großen Unterschiedlichkeit an **Motivationen für den Rückzug** entsprechen auch die homöopathischen Mittel: Sie lassen sich nicht zusammenfassen, sondern es muss die jeweilige Situation unterschieden werden.

Tafel 10: Zurückhaltung, Kontaktscheu, Ruhebedürfnis, Eigenbrötlerei (s. S. 252)

Mögliche negative Glaubenssätze: „Ich gehöre nicht dazu." „Ich bin anders als die anderen." „Andere Menschen sind gefährlich für mich." „Ich brauche meine Ruhe." „Ich will meinen eigenen Weg gehen."

Ein sehr kontaktscheues Mittel ist *Natrum muriaticum*. Es braucht viele Phasen des

Rückzugs, um zu sich selbst zu finden, und kann dabei auch zum Sonderling werden. Auch *Sepia* zieht sich sehr zurück, und zwar ganz besonders vor der eigenen Familie. Die Flucht vor der Familie ist auch ein Thema von *Lycopodium*.

Nux vomica möchte ähnlich *Sulphur* oder *Arsenicum* einfach seine Ruhe haben. *Phosphorus*, *Pulsatilla* und *Ignatia* können schüchtern und still sein, wobei *Ignatia* sich im Kontakt bewusst bedeckter hält.

Die Gefahr, zum Sonderling zu werden, betrifft unter anderen auch *Calcarea carbonica*, wegen seiner Angst, dass sein Zustand beobachtet werden könne, und *Pulsatilla*, die die Einsamkeit entweder liebt oder hasst.

Verlassenheitsgefühle

Trennungssituationen in der Kindheit führen zu **Angst vor dem Alleinsein** und übertriebenen, schnell auslösbaren Verlassenheitsgefühlen. Das Urvertrauen wurde erschüttert.

Tafel 11: Verlassenheitsgefühle (s. S. 255)

Möglicher negativer Glaubenssatz: „Ich bin allein und verlassen."

Pulsatilla kann sich ebenso wie *Argentum nitricum* und *Stramonium* sehr vereinsamt und verlassen fühlen, was einen starken Wunsch nach Gesellschaft auslöst. *Natrum muriaticum* leidet ebenfalls an starken Verlassenheitsgefühlen, fürchtet jedoch die Gesellschaft aus Angst vor Zurückweisung. Bei *Arsenicum*, *Kalium carbonicum*, *Sepia*, *Lycopodium* und *Hyoscyamus* entspringt der Wunsch nach Gesellschaft weniger Gefühlen der Vereinsamung als der Angst vor den Gefahren des Alleinseins.

Distanzlosigkeit

Distanzlosigkeit kann ein Symptom einer manischen Störung oder einer Persönlichkeitsstörung sein. In dem Fall hat sie eher etwas mit dem Zusammenbruch von angemessenen Hemmungen, Egozentrik und damit einhergehend dem Verlust des Respekts vor der Intimsphäre anderer zu tun als mit Verlassenheitsängsten. Als neurotisches Symptom wird versucht, das Gegenüber über die Distanzlosigkeit und den Redefluss zu **kontrollieren**. Wirkliche Nähe kann nicht mehr entstehen, weil ein Dialog unmöglich ist: Die Nähe wird so vermieden.

Tafel 12: Distanzlosigkeit (s. S. 256)

Möglicher negativer Glaubenssatz: „Ich muss Nähe kontrollieren."

Hyoscyamus, *Stramonium* und *Veratrum* sind häufiger aus einer psychotischen Enthemmungssituation heraus distanzlos. *Lachesis* versucht, Nähe über eigene Distanzlosigkeit zu kontrollieren.

Eine ähnliche Situation entsteht, wenn ein Mensch glaubt, über besonders **erotisches, sexualisiertes Verhalten** andere Menschen interessieren zu können. Nicht selten ist die Fähigkeit zu echter Liebe und Nähe in solchen Fällen gestört: Diese Menschen haben in Wirklichkeit Angst vor Nähe. Das Arzneimittelbild von *Platinum* zeigt einen solchen Zustand sehr plakativ (s. Tafel Erotik, S. 245)

9.3.4 Angst

Wie geht dieser Mensch mit seiner Angst um?

- Ängstlichkeit (als direkter Ausdruck der Angst)
- Leichtsinn (als verdrängte Angst oder Suche nach dem „Kick")

Angst ist bis zu einem gewissen Grad **notwendig zum Überleben**. Wer keine Angst verspürt, kann sich täglich unkontrolliert in riskante Situationen begeben.

Ängstlichkeit

Neben der lebensnotwendigen Angst gibt es aber übertriebene, irrationale und damit neurotische Ängste, die der tatsächlichen Gefahr nicht mehr angemessen sind, und so zur quälenden Krankheit werden können. Der Angst als Krankheit ist in diesem Buch ein ganzes Kapitel gewidmet.

> Tafel 13: Ängstlichkeit (s. S. 257)
>
> **Möglicher negativer Glaubenssatz:** „Ich bin ungeborgen und ungeschützt auf dieser Welt.“
>
> *Lycopodium* ist ein ängstlicher, schüchterner Typus, ebenso wie *Calcarea carbonica* und *Pulsatilla. Aconitum* und *Stramonium* steht die Angst besonders ins Gesicht geschrieben. Auch leidet *Aconitum* – ähnlich wie *Arsenicum* – sehr unter seiner Angst.

Leichtsinn

Ebenso gibt es die ins Gegenteil verdrängte Angst, den **übertriebenen Mut** von Menschen, die in ihrer Kindheit stets tapfer und stark sein mussten, um ihren Eltern zu gefallen, wie zum Beispiel das tapfere, gar nicht zickige, jungenhafte und selbstständige Mädchen oder der Junge, der dem Vater am besten gefällt, wenn er furchtlos riskante Sportarten betreibt und keine Tränen zeigt. Der hierbei wirksame Abwehrmechanismus, die Verkehrung einer Eigenschaft – in diesem Fall der trotzdem vorhandenen Angst – ins Gegenteil, wird **Reaktionsbildung** genannt.

Nicht selten hat überhöhte Risikobereitschaft auch mit der Suche nach dem „Kick“ zu tun: Spannung und Herausforderung kann von solchen Menschen nur in Gefahrensituationen empfunden werden, ansonsten tritt schnell das Gefühl von Langeweile ein.

> Tafel 14: Leichtsinn (verdrängte Angst) (s. S. 258)
>
> **Möglicher negativer Glaubenssatz:** „Ich darf keine Angst haben.“ „Ich brauche den permanenten ‚Kick‘.“
>
> *Sulphur* ist durch besonderen Mut, aber auch durch Leichtsinn gekennzeichnet. Oft scheinen sie keine Ängste zu kennen.
>
> Die aus der Tafel deutlich hervorstechende leichtsinnige und mutige Seite von *Pulsatilla* ist weniger bekannt, obwohl ausgeprägt, ebenso der Mut von *Ignatia*.
>
> *Causticum* kann herausfordernd und unvorsichtig sein, *Mercurius* und die sportliche *Sepia* ungestüm und leichtsinnig.

9.3.5 Aktivitätsgrad

> **Wie aktiv ist dieser Mensch?**
> - übertriebene Aktivität
> - Passivität

Aktivität

Ständig aktive Menschen können in ihrer Kindheit das Gefühl vermittelt bekommen haben, dass sie immer etwas tun, etwas leisten und entscheiden müssen. Oft waren auch die Eltern sehr arbeitssame, fleißige Menschen und Müßiggang und Sichentspannen waren in der Familie nicht erlaubt.

Hyperaktivität als Symptom kann aber auch mit Überreizung zu tun haben. Die Nerven sind so angespannt, dass man einfach nicht mehr zur Ruhe kommt.

> Tafel 15: Übertriebene Aktivität, Leistungsdruck (s. S. 259)
>
> **Möglicher negativer Glaubenssatz:** „Ich muss ständig etwas tun.“ „Ich habe keine Zeit.“
>
> *Lachesis* fällt auf als ein sehr aktives, eiliges Mittel.

Tarentula, *Nux vomica* und *Aurum* sind bekannt als leistungsbezogene, energiegeladene Mittel, wohingegen die Ungeduld, die Impulsivität und die Lebendigkeit von *Ignatia* weniger bekannt sind. *Belladonna* ist energiegeladen und bewegungsstark, während die Aktivität von *Veratrum* und *Hyoscyamus* oft fruchtlos ist.

Die Aktivität von *Arsenicum* und *Aconitum* hat einen unruhigen, ängstlichen Zug.

Passivität

Hinter Mangel an Initiative kann sich außer einem gesunden Ruhebedürfnis nach einer Phase der Anstrengung auch das Gefühl verbergen, **schwach und unfähig** zu sein, oder aber die **Angst vor einer Entscheidung**: Bevor die falsche Entscheidung getroffen wird, trifft man lieber gar keine und bleibt passiv.

Tafel 16: Passivität (s. S. 261)

Mögliche negative Glaubenssätze: „Ich bin schwach und muss mich schonen." „Ich habe Angst, die falsche Entscheidung zu treffen." "Ich überlasse die Verantwortung für mich selbst lieber anderen."

Faulheit und Passivität sind Eigenschaften, die besonders häufig auf *Sulphur* zutreffen. Auch *Lachesis* kann ebenso wie *Nux vomica* als Gegensatz zu einer sehr aktiven Seite eine ruhebedürftige, unentschlossene Veranlagung zeigen. *Lycopodium* kennt Passivität und Mangel an Disziplin ebenfalls.

Sepia, *Ignatia* und *Opium* können einen Hang zu Selbstreflexion und ruhiger Gelassenheit haben.

9.3.6 Verantwortung

Wie geht dieser Mensch mit Schuld und Verantwortung um?

- übertriebenes Verantwortungsgefühl
- Pedanterie, Perfektionismus
- Nächstenliebe, Mitgefühl, Helfersyndrom
- Vermeiden von Verantwortung: Unentschlossenheit und Ambivalenz
- Vermeiden von Verantwortung: Kindlichkeit
- Gewissenlosigkeit

Die Fähigkeit, Verantwortung für sich, das eigene Tun und für andere zu übernehmen, kennzeichnet Erwachsene. Kinder lernen das erst nach und nach.

Es gibt jedoch Familien, in denen die **Grenzen zwischen Kindern und Erwachsenen verschwimmen**, und zwar dann, wenn die Erwachsenen nicht genügend Verantwortung für sich selbst oder die Kinder übernehmen, sodass die Kinder viel zu früh in Erwachsenenrollen gedrängt werden.

Dies kann zum Beispiel der Fall sein, wenn Eltern ihre Kinder ins Vertrauen ziehen, wenn es Streit zwischen den Ehepartnern gab oder einer der beiden Elternteile dem Kind ein Geheimnis anvertraut, das der Partner nicht erfahren darf. Der in der Psychotherapie hierfür verwendete Begriff ist die **Parentifizierung** – die Eltern verhalten sich den Kindern gegenüber, als ob sie selbst die Kinder wären und drängen diese so in eine Erwachsenenrolle. Dasselbe bewirken Eltern, die den Kindern nicht zuhören, ihnen keinen emotionalen Rückhalt bieten können und sie stattdessen mit eigenen Problemen belasten. Auch Eltern, die für ihr eigenes Glück nicht sorgen können, die hilflos und armselig wirken, können bei dem Kind das Gefühl auslösen, dass es ihnen helfen und sie beschützen muss. Mütter beispielsweise, die ihre Söhne als tröstenden Ersatz für den abwesenden oder wegen Streit zurückgezogenen Ehemann benützen, bewirken **Überforderungsgefühle** bei den Kindern, ebenso wie dies im umgekehrten (selteneren) Fall zwischen Vätern und Töchtern geschehen kann. Wenn ein Elternteil früh stirbt oder dauerhaft erkrankt, kann das älteste gleichgeschlechtliche Kind in eine solche verfrühte Verantwortungsrolle gezwungen werden, wie zum Beispiel das älteste Mädchen, das nach dem frühen Tod der Mutter die Geschwister versorgen muss. Sogar lediglich das Vorhandensein schwieriger oder gar kranker Geschwister oder anderer Situationen, die die Aufmerksamkeit der Eltern vollständig absorbierten, genügen, um den selbstständigeren Geschwistern das Gefühl des Allein-zurecht-kommen-Müssens zu geben.

Übertriebenes Verantwortungsgefühl, Pedanterie, Perfektionismus

In all diesen Fällen werden die Kinder gezwungen, **zu schnell erwachsen** zu werden. Weil sie genau spüren, dass sie diese Verantwortung eigentlich nicht tragen können, fühlen sie sich zu Recht unbewusst überfordert. Aus Angst, die Liebe der Eltern zu verlieren, wenn sie deren Erwartungen nicht erfüllen können, haben sie **Schuldgefühle**, werden auf eine verkrampfte, übertriebene Weise gewissenhaft und genau und leiden ständig an dem Gefühl, nicht zu genügen. Sie bemühen sich im Übermaß, alles besonders gut zu machen. In genau dieser pedantischen, perfektionistischen Haltung zeigt sich eine Art **Überforderungsangst.** Wir haben es hier mit Menschen zu tun, die befürchten, Anerkennung zu verlieren, nicht zu genügen, wenn sie nicht perfekt arbeiten.

Manchmal tritt aber das Gegenteil ein: Sie scheuen die Übernahme von Verantwortung aus lauter Überforderungsgefühl heraus.

Tafel 17: Übertriebenes Verantwortungsgefühl, Pedanterie, Perfektionismus. Kontrolle, starkes Über-Ich (s. S. 262)

Mögliche negative Glaubenssätze: „Ich bin für alles allein verantwortlich.“ „Ich muss alles perfekt machen.” „Ich darf keine Fehler machen.“

Besonders gewissenhaft und pedantisch ist *Arsenicum*, laut Tafel auf eine selbstquälerische Art und Weise. Bei *Nux vomica* und *Ignatia* kann man eine ähnlich verkrampfte Pedanterie beobachten, *Ignatia* hat dabei mehr Schuldgefühle als *Nux vomica* und kritisiert weniger an anderen. Der Perfektionismus von *Sulphur* kann leicht in extreme Selbstanklagen und Wut auf sich selbst ausufern. *Aurum* ist weniger pedantisch als ausgesprochen verantwortungs- und pflichtbewusst.

Eine ausgeprägte pingelige, gewissenhafte Seite können wir auch bei *Silicea, Pulsatilla, Graphites* und *Thuja* beobachten.

Nächstenliebe, Mitgefühl, Helfersyndrom

Schnell lassen sich Menschen, die zu **Schuldgefühlen** tendieren, in Beziehungen ausnützen. Sie haben gelernt, großzügig, verantwortungsvoll und helfend zu agieren. Hier findet das Helfersyndrom, das bei Angehörigen sozialer, medizinischer Berufe so verbreitet ist, seinen Ursprung.

Tafel 18: Nächstenliebe , Mitgefühl, Helfersyndrom (s. S. 264)

Möglicher negativer Glaubenssatz: „Ich muss anderen helfen, um geliebt zu werden.“

Besonders mitfühlend und um andere besorgt scheint nach Tafelauswertung *Nux vomica*, dem man das auf den ersten Blick vielleicht gar nicht unbedingt zutrauen würde. Geläufiger ist uns die mitfühlende Seite von *Phosphorus*, aber auch die liebevolle, nachgiebige und mütterliche Seite von *Pulsatilla.* Auch *Natrum muriaticum* und *Carcinosinum* sind mitfühlend und sorgen sich um andere. Die Sorge um andere kennzeichnet auch *Sulphur* und *Staphysagria,* möglicherweise aber mit weniger Einfühlungsvermögen.

Vermeiden von Verantwortung: Ambivalenz

Ambivalente Menschen mit **Entscheidungsproblemen,** die immer hin- und hergerissen sind, haben Angst vor Verantwortung. Sie fürchten, die falsche Entscheidung zu treffen, und drücken sich deshalb so lange wie möglich davor (s. Passivität, S. 151).

Tafel 19: Vermeiden von Verantwortung: Unentschlossenheit und Ambivalenz (s. S. 265)

Mögliche negative Glaubenssätze: „Ich überlasse die Verantwortung für mich selbst lieber anderen." „Ich kann das nicht." „Ich darf keine Fehler machen."

Baryta carbonica weicht der Verantwortung über eine unentschlossene, ewig zweifelnde Haltung mehr als alle anderen aus. Auch *Lycopodium*, *Silicea* und *Opium* kämpfen mit dieser inneren Feigheit, haben aber einen nicht ganz so schwachen Willen wie *Baryta carbonica*.

Vermeiden von Verantwortung: Kindlichkeit

Eine andere Art, dieser Überforderung zu begegnen, ist der Entschluss des Kindes, **Kind** zu bleiben, auch wenn es bereits erwachsen ist. Als Erwachsener benimmt es sich naiv und kindlich, um geschont zu werden und um wenige Aufgaben aufgebürdet zu bekommen. Derselbe Effekt tritt auch ein, wenn Kinder unterfordert und zu stark geschont werden. Sie lernen dann nicht, Aufgaben zu übernehmen, weil sie das Gefühl, **Anforderungen gewachsen zu sein**, nicht entwickeln können und Angst vor Verantwortung haben. Die Angst vor Verantwortung kann also sowohl durch Über- als auch durch Unterforderung entstehen.

Fällt ein bis dahin sich erwachsen verhaltender Mensch unter einer druckauslösenden Situation wieder in kindliche Verhaltensweisen zurück, dann sprechen wir vom Abwehrmechanismus der **Regression**. Bis zu einem gewissen Grad ist Regression gesund und angemessen. Wenn sich ein Erwachsener nach einem anstrengenden Arbeitstag aufs Sofa legt und einen Kuchen isst, dann regrediert er vorübergehend. Er lässt sich in ein kindlicheres Stadium zurückfallen, um aufzutanken, Kraft zu schöpfen, kann aber dabei jederzeit aus diesem Zustand wieder heraus, wenn es nötig ist. Wird aber das Zurückfallen in kindliche Verhaltensweisen dazu genützt, Konflikten aus dem Weg zu gehen, dann handelt es sich um eine neurotische Strategie, die „gelernte Hilflosigkeit".

Tafel 20: Vermeiden von Verantwortung: Kindlichkeit (s. S. 266)

Möglicher negativer Glaubenssatz: „Ich bin vollkommen hilflos und überfordert." „Ich kann das nicht."

Besonders *Pulsatilla* geht gerne in eine kindliche Haltung, um weniger Verantwortung aufgebürdet zu bekommen. Sie ist beeindruckbar und es fällt ihr ebenso wie *Belladonna* leicht, Vertrauen zu fassen. *Arsenicum*, *Lycopodium* und *Veratrum* entwickeln ihre kindliche Haltung aus einem Hilflosigkeitsgefühl heraus, bei *Sulphur* und *Calcarea carbonica* scheint der Egoismus zu überwiegen.

Gewissenlosigkeit

Eine **gewissenlose, unmoralische Haltung**, das mangelnde Empfinden von Schuld und Reue, entstehen in der Regel durch schwere Vernachlässigung in der Kindheit. Moralische Werte wurden unzureichend vermittelt, die Kinder kamen viel zu kurz und es gab schlechte Vorbilder, die sie auf die falsche Bahn brachten. Auch die Kombination aus einem vergötternden Elternteil und einem entwertenden, demütigenden kann die Entstehung einer unaufrichtigen Haltung gegenüber den Menschen fördern, ohne dass hieraus gleich Kriminalität entstehen muss.

Tafel 21: Gewissenlosigkeit (s. S. 267)

Möglicher negativer Glaubenssatz: „Auf ehrlichem Wege komme ich nie zu dem, was ich brauche."

Belladonna, *Anacardium* und *Veratrum*, tendenziell auch *Hyoscyamus*, *Mercurius*, *Lachesis* und *Opium* stechen hervor mit Unmoral und perversen oder kriminellen Neigungen. *Lycopodium*, *Sulphur*, *Nux vomica* und *Pulsatilla* können lügen, heucheln und verleumden in kleinerem Rahmen.

9.3.7 Lebensgenuss

Wie viel Glück gesteht sich dieser Mensch zu?

- Trauer, Versagung, Kummer, Pessimismus
- übertriebener Optimismus
- Reizbarkeit, Unzufriedenheit
- Suizidalität (s. Aggression, S. 147)

Für die Art, ob jemand mit dem Leben eher positiv und optimistisch oder negativ und pessimistisch umgeht, spielen anlagebedingte sowie auch anerzogene Faktoren eine Rolle. Auch im Rahmen von vorübergehenden **Trauerreaktionen** (s. Kap. Depression, S. 204) kann ein Mensch in eine resignierte, negative Haltung gegenüber dem Leben geraten. Nicht selten aber hat die positive oder negative Einstellung gegenüber dem Leben etwas mit der Erlaubnis zu tun, die sich ein Mensch zum **Glücklichsein** gibt oder die er als Kind bekommen hat.

Fall 30

Eine depressive Patientin fiel trotz langjähriger Psychotherapie, Familienaufstellungen und begleitender homöopathischer Behandlung immer wieder in ihre neurotisch depressive Haltung zurück und alles, was bis dahin erarbeitet war, schien vergessen und nicht mehr abrufbar.

Sie stammte aus einer Familie, in der im Krieg so viel Unglück geschehen war, dass die Überlebenden – ihre Eltern – einen stets verhaltenen, gedrückten Lebensstil entwickelten, mit dem sie aufgewachsen war. Der Vater hatte im Krieg seine große Liebe verloren und danach – mehr aus praktischen Gründen – die Mutter der Patientin geheiratet. Nach und nach wurde klar, dass sich die Eltern in dieser Familie permanent selbst bestraften: Dafür, dass sie überlebt hatten, während so viele Tote zu beklagen waren, und dafür, dass ohne wirkliche Liebe geheiratet worden war, was vermutlich auch ein Teil der Selbstbestrafung gewesen war. Niemand durfte glücklich sein und das Leben genießen. Die unterschwellige Botschaft, die den Kindern mitgegeben wurde, war: „Es darf mir nicht gut gehen." Man könnte ergänzen: „Es darf mir nicht gut gehen, wenn all diejenigen, die ich geliebt habe, tot sind." Doch von diesem Nachsatz wussten die Kinder natürlich nichts. Was sich ihnen durch das Vorbild der Eltern unbewusst mitteilte, war eine Art stumme Aufforderung, Buße zu tun und zu leiden.

Erst als die Patientin diese versteckte Familienregel in ihrer ganzen Unsinnigkeit bewusst begriff, konnte sie sich nach und nach ein Leben einrichten, in dem sie auch Genuss und Glück erfahren durfte. Doch anfangs löste die Umkehrung ihres Glaubenssatzes in „Ich darf das Leben genießen und es darf mir gut gehen", zeitweise so viel Angst und Ablehnung aus, dass sie darüber beinahe die Therapie abgebrochen hätte, so fest war der Zwang zum Unglück in ihr verankert.

Wir sehen an diesem Beispiel eines tief, sogar **über mehrere Generationen** verwurzelten Glaubenssatzes, dass wir auch mit vielen therapeutisch-homöopathischen und vermutlich auch noch anderen Heilungsansätzen eben nur vorübergehende Erfolge erzielen können, wenn es nicht gelingt, einen so starren Glaubenssatz nach und nach aufzulösen.

Trauer, Versagung, Kummer

Was die Kriege des vergangenen Jahrhunderts diesbezüglich in deutschen Familien angerichtet haben, kann man sich anhand dieses Beispiels lebhaft vorstellen: eine fast vollständig fehlende, entweder im Krieg verstorbene oder als „emotionale Zombies" mit chronifizierten posttraumatischen Störungen aus dem Krieg heimgekehrte Vatergeneration, die weder ihren Söhnen als männliches Vorbild, noch ihren Töchtern als „erste große Liebe des kleinen Mädchens" zur Verfügung stehen konnte und eine Überlebendengeneration voller **Schuldgefühle**, die den Nachfolgegenerationen vor allem **Gewissensqualen** und **Schwermut** weitergab.

Aber nicht nur der Krieg kann bewirken, dass sich ein Mensch die Lebensfreude versagt. Auch ganz individuelles Unglück, das einen Elternteil niederdrückte oder wenn zum Beispiel ein Geschwister umkam oder krank wurde, sogar eine Fehlgeburt oder eine Abtreibung, kann einen ewigen Schatten auf die restlichen Familienmitglieder werfen, vor allem, wenn diese Dinge totgeschwiegen und verdrängt wurden. Vor allem die systemische Therapieausrichtung hat es sich zur Aufgabe gemacht, gemeinsam mit den Patienten solcher Art „Skelette aus dem

Keller" hochzuholen und zu betrachten. Meist wird deren Unsinnigkeit dann recht schnell bewusst.

Tafel 22: Trauer, Versagung, Kummer (s. S. 268)

Mögliche negative Glaubenssätze: „Es darf mir nicht gut gehen (wenn es anderen schlecht geht)."

Natrum muriaticum und *Ignatia* gelten in der Homöopathie als bekannte Kummer- und Trauermittel und stechen auch aus der Tafel deutlich heraus. *Ignatia* ist vor allem für den akuten Kummer geeignet und hat einen starken Hang zum Grübeln. Beide, aber vor allem *Natrum muriaticum*, versuchen, ihren Kummer so gut wie möglich zu verbergen und die Tränen zu unterdrücken. *Arsenicum* ist ernst und voller Sorgen, was man auch an seinem Gesichtsausdruck erkennen kann. *Pulsatilla* kann sich vor allem nach Ärger schweigend und traurig zurückziehen.

Übertriebener Optimismus

Die **scheinbare Heiterkeit** mancher Menschen hat etwas Aufgesetztes, das man schnell als unecht wahrnimmt und als Symptom werten muss: lachen bei ernsten Angelegenheiten.

Tafel 23: Übertriebener Optimismus (s. S. 271)

Mögliche negative Glaubenssätze: „Ich muss immer gut gelaunt sein, um geliebt zu werden." „Ich ertrage meinen Kummer nicht und muss ihn abwehren." "Ich muss witzig sein, um beachtet zu werden."

Eine aufgesetzt fröhliche Art mit Witzelsucht können wir bei *Stramonium* beobachten, aber auch bei *Lachesis*, *Cocculus* und *Opium*. Hier hat die Witzelsucht oder läppische Haltung eher etwas mit einer Enthemmung zu tun. *Natrum muraticum* kann ebenso wie *Platinum* oder *Cannabis indica* den Clown spielen und über Ernstes lachen.

Reizbarkeit, Unzufriedenheit, Auflehnung

Menschen, die auf unklaren, diffusen seelischen Schmerz eher mit Aggressionen reagieren, werden zu **mürrischen, ungenießbaren Zeitgenossen**, wie eine ganz junge Patientin, die von ihrem Vater entsetzliche Abwertungen, Benachteiligungen und Demütigungen erfahren musste: Sie erschien mit einem griesgrämigen Gesicht, einer gereizten, wortkargen, resignierten und leidenden Art und war voller Pessimismus und Selbstabwertung. Neben dem homöopathischen Mittel ist in einem solchen Fall auch das **verständnisvolle Eingehen** auf den Menschen und seine Nöte maßgebend. Auf keinen Fall dürfen wir die ablehnende Art des Patienten als persönlich gegen uns gerichtet verstehen! Sie meinen nicht uns – und das zu begreifen, ist die einzige Chance, einen Zugang zu bekommen.

Tafel 24: Reizbarkeit, Unzufriedenheit, Auflehnung (s. S. 273)

Möglicher negativer Glaubenssatz: „Ich kann weder mich noch andere leiden."

Mercurius, *Hepar sulphuris* und *Chamomilla* sind nicht nur unzufrieden und genervt, sondern auch unhöflich und aufsässig. Bei *Lycopodium* und *Nux vomica* äußert sich die Unzufriedenheit noch mehr in einem groben Umgang mit anderen, während *Sulphur* sein Unbehagen etwas mehr bei sich behalten kann.

9.3.8 Spiritualität und Lebensideale

Wie geht dieser Mensch mit Spiritualität und Lebensidealen um?

- Atheismus
- übertriebene Religiosität
- Idealismus, starre Überzeugungen

Die meisten der zeitgenössischen Kollegen von James Tyler Kent, mit dessen Repertoriumsgrundlage wir heute vorwiegend arbeiten, waren Swedenborgianer, also Mitglieder in einer religiösen Glaubensgemeinschaft, die auf Swedenborg zurückging.

Atheismus

Seither hat sich der **Stellenwert der Kirche** oder generell einer religiösen oder spirituellen Haltung stark verändert. Kaum jemand würde heutzutage das Symptom: „godless, want of religious feeling/gottlos, Mangel an religiösem Gefühl" vermutlich als besonders hochwertig einstufen, es sei denn bei sehr starrem Zurückweisen jeglichen religiösen Gedankenguts. Der Platz religiöser Inhalte wird unter anderem gefüllt durch Gesundheitskult, Psychologie und Wissenschaft, durch Moral, Ethik und Ideale.

Ein **stabiles Selbstwertgefühl** kann einen Menschen ohne spirituelle Neigungen so lange im Gleichgewicht halten, bis ein unerwartetes Unglück, z.B. ein Todesfall oder eine Krankheit, ihn verunsichern. Aus einem solchen **Verunsicherungszustand** finden viele erst über eine spiritueller orientierte Lebenseinstellung heraus.

Tafel 25 : Atheismus, Ablehnung von Spiritualität (s. S. 274)

Möglicher negativer Glaubenssatz: „Ich kann mich nur auf mich selbst und das, was meine Sinne wahrnehmen, verlassen."

In dieser Tafel imponieren an erster Stelle *Anacardium* und *Colocynthis. Silicea, Lachesis, Calcarea carbonica, Mercurius* und *Platinum* scheinen zu versuchen, religiösen Inhalten Vernunftgründe entgegenzusetzen.

Übertriebene Religiosität

Auch **religiös getönte Psychosen** mit einem religiösen Schuldwahn, Beten oder etwa der Wahnvorstellung, Gott oder Jesus zu sein, sind heutzutage im Vergleich zu früher seltener geworden und betreffen in der Regel Menschen; die schon vor der Psychose ein stärkeres Interesse für spirituelle Themen hatten.

Tafel 26: Übertriebene Religiosität (s. S. 275)

Möglicher negativer Glaubenssatz: „Nur wenn ich mich in die Gedanken an ein anderes, besseres Leben flüchte, kann ich das schwere, diesseitige Jammertal ertragen."

Bei religiösen Psychosen kommen vor allem *Stramonium* und *Veratrum* zum Tragen. *Pulsatilla* und *Sulphur* können zu religiösem Fanatismus neigen und – laut Tafel – wie bei *Platinum* und *Lycopodium* über Religion die Angst vor dem anderen Geschlecht kaschieren.

Idealismus, starre Überzeugungen

Übertriebene Religiosität außerhalb einer Psychose, also das starre Festhalten und fanatische Verteidigen von Idealen und religiösen Überzeugungen, hat auch mit einem hohen Sicherheitsbedürfnis zu tun: Klare Regeln geben schließlich Halt – eine Grundlage, auf die viele religiöse Sekten bauen. Sehr viele Menschen, die in fanatischer Art und Weise Ideale verfolgen, merken selbst nicht, wie sie sich in dieser Starrheit um nichts unterscheiden von den Menschen, deren Ansichten sie möglicherweise bekämpfen. Ein Beispiel sind die Bewohner von Wagenburgen, die in einer Gemeinschaft in mobilen Bau- und Campingwägen zusammenleben. Vordergründig macht diese Lebensform einen ausgesprochen unkonventionellen, zigeunerhaften Eindruck: Innerhalb der Wagenburg herrschen jedoch strenge Regeln zur Vermeidung von Bürgerlichkeit, die im Gegensatz zu einem freien Leben in Toleranz und Angenommenwerden stehen.

Fall 31

Einige Patienten, die aus einem extrem pietistisch protestantischen Elternhaus stammten, lebten aus Protest gegen die strenge Haltung der Eltern in einer solchen Wagenburg, ohne zu merken, wie sehr sie sich lediglich anders orientierten starren Regeln unterzogen. Psychodynamisch kämpften sie einen schweren inneren Konflikt zwischen Moral und triebhaftem Erleben, der bei manchen zu Depressionen und neurotischen Ängsten führte.

Tafel 27: Idealismus, starre Überzeugungen (s. S. 276)

Möglicher negativer Glaubenssatz: „Es ist gefährlich, von meinen Überzeugungen abzuweichen."

Gleichzeitig anarchistisch und dogmatisch scheint in erster Linie *Causticum*, gefolgt von *Mercurius* und *Anacardium*. *Sepia* ist laut Tafel ein Revoluzzer ohne dogmatische Tendenzen, während *Sulphur* und *Thuja* zu Fanatismus neigen.

9.3.9 Psychostatus (= psychiatrische Einschätzung)

Wesentliche Eckpfeiler des **Psychostatus** sind folgende Aspekte:

Affekt
- starke Affekte
- Affektarmut

Bewusstseinslage (wach, schläfrig, Stupor, Sopor, Koma usw.)

Denken, Konzentration, Orientierung
- Konzentrationsprobleme, Desorientiertheit (Zeit, Situation und Ort) und Verwirrung (Gedankenflucht, unzusammenhängend usw.)
- Geistesklarheit, Ideenreichtum, Ideendrang

Intellekt (intelligent, dement usw.)

Gedächtnis (Kurz- und Langzeitgedächtnis)

Wahrnehmung
- Wahnvorstellungen (Verfolgungs-, Schuld-, Zwangsvorstellungen usw.)
- Sinnestäuschungen (Stimmenhören, Bildersehen usw.)

Suizidalität (s. Aggression, S. 147)

Die Erhebung des Psychostatus ist ein Instrument aus der Psychiatrie, das dazu dient, den geistig-seelischen Zustand eines Menschen zu objektivieren, zu beschreiben und entsprechend einen Verlauf dokumentieren zu können.

Diesen Aspekt können wir selbstverständlich auch für unsere homöopathische Arbeit nutzen. Des Weiteren hilft uns der Psychostatus, zu erkennen, auf welche Punkte des Geistes- und Gemütszustands wir Acht geben müssen, wenn wir geistig-seelische Erkrankungen sensibel erfassen wollen. Die zu beurteilenden Punkte umfassen sowohl neurotische als auch psychotische Erkrankungen sowie Demenzen, Bewusstseins-, Gedächtnis- und Konzentrationsstörungen.

Starke Affekte

Die Affektlage eines Menschen lässt sich am leichtesten durch seinen **körperlichen Ausdruck** in Mimik, Gestik, Stimme und seiner Art des Sprechens beurteilen. Man könnte sie auch als **Temperament** oder **Gefühlsausdruck** bezeichnen. Sie wird am häufigsten beeinträchtigt durch Depressionen, bipolare Störungen mit Manien, aber auch durch Demenzen und Persönlichkeitsstörungen.

In manischen Störungen ist die Stimme laut, der Betreffende redet ausgesprochen viel mit reichlich Stimmmodulation und körperlichem Ausdruck – aus psychiatrischer Perspektive eine so genannte **Plussymptomatik**.

Tafel 28: Starke Affekte (s. S. 276)

Ignatia, *Natrum muriaticum* und *Sepia* haben oft – wie auch aus der Tafel hervorgeht – sehr starke Affekte, die sie mühsam unter Kontrolle zu halten und zu verbergen suchen, weil sie sie oft mit Schwäche verbinden. Deshalb ziehen sie sich mit ihren negativen Empfindungen lieber zurück und gehen Trost aus dem Weg, um die Kontrolle über ihre Gefühle behalten zu können. *Pulsatilla* und *Phosphorus* sind affektstark, aber schämen sich nicht, ihren Empfindungen Ausdruck zu verleihen und lieben es, getröstet zu werden.

Nux vomica kann vollkommen außer sich sein vor Erregung und zeigt dies auch in einer lebhaften Mimik und Gestik – ein körperlicher Ausdruck starker Gefühle, der auch *Sulphur* zu Eigen ist.

Affektarmut, Rationalisieren

In schweren Depressionen kann gar nichts mehr gefühlt werden: Das Gesicht bleibt starr, die Gestik verhalten, die Stimme ist leise, unmoduliert und monoton und der Betreffende sehr wortkarg und apathisch – aus psychiatrischer Sicht eine so genannte Minussymptomatik.

Anlagebedingt und ohne Symptomcharakter reden wir von einer eher rationalen, kühlen, affektarmen, vielleicht nordeuropäischen Art mit wenig Mimik und Gestik bzw. einer gefühlsbetonten, unkontrollierteren, eher südeuropäischen Natur mit viel körperlichem Ausdruck und starken Stimmungsschwankungen.

Tafel 29: Affektarmut, Rationalisieren (s. S. 279)

Besonders *Sepia* gelingt es oft recht gut, über eine extrem rationale Sichtweise Abstand zu ihren Gefühlen ganz besonders gegenüber ihren nahen Bezugspersonen zu bekommen – eine Strategie, die auch *Helleborus* und *Opium* meisterhaft beherrschen. Erstaunlicherweise kann auch das im Allgemeinen so einfühlsame *Phosphorus* eine ganz gegensätzliche Seite entwickeln: gerade die ihm nahe stehenden Menschen werden ihm gleichgültig. Meist ist dies eine Reaktion auf Überforderung.

Bewusstseinslage

Störungen der Bewusstseinslage haben wesentlich häufiger mit körperlichen Erkrankungen als mit rein psychischen zu tun.

Tafel 30: Bewusstseinslage (s. S. 282)

Ein eingeschränktes Bewusstsein bis hin zum Koma beobachten wir bei *Cannabis indica*, vor allem dann, wenn es sich um vorübergehende, plötzlich auftretende Zustände handelt. *Nux moschata* kann alle möglichen Zustände einer Bewusstseinsminderung zeigen, von Schläfrigkeit über Dämmrigkeit bis hin zum Koma.

Aus der Tafel geht hervor, dass *Helleborus*, *Hyoscyamus*, *Nux vomica* und *Opium* dabei oft noch antworten können, um danach wieder in ihren Dämmerzustand zurückzufallen.

Denken, Konzentration, Orientierung

Störungen in der Konzentration, der Orientierung, im Denken und dem Gedächtnis vermischen sich in der Auflistung dieser Rubriken.

Denkstörungen sind im Allgemeinen ein Symptom von psychiatrischen Erkrankungen, insbesondere schizophrenen Psychosn oder aber Demenzen oder Aufmerksamkeitsdefiziten.

Borderline-Störungen imponieren oft mit sogenannter Dissoziation: Geschehnisse, Eigenschaften, Tatsachen werden als eine Art Schutzmechanismus wie weggeblendet, weil sie zu bedrohlich erscheinen. Bei neurotischen Depressionen können leichtere Denk- und Konzentrationsstörungen auftreten in Form von Nicht-mehr-richtig-zuhören-Können, Verpassen von Gesprächsinhalten und Sich-nicht-Erinnern, weil der Patient grübelt und mit sich selbst beschäftigt ist. ,

Probleme wie „Gedankendrängen" sind in aller Regel psychiatrisch einzuordnen und zwar bei den manischen Störungen.

Tafel 31: Konzentrations- und Denkstörungen, Verwirrung (s. S. 283)

Als herausragend bei Denk- und Konzentrationsstörungen zeigt sich *Phosphorus* mit einer markanten Verlangsamung. *Lachesis* wirkt wie in Trance mit einem leeren, törichten Gesichtsausdruck. Laut Tafel fällt bei *Hyoscyamus* auf, dass er niemanden mehr erkennt.

Nux vomica entwickelt Denkstörungen unter geistiger Überarbeitung und Übermüdung. Nux moschata bewegt sich wie im Traum und verirrt sich in wohlbekannten Straßen. *Acidum phosphoricum* wird durch Kummer in einen solchen Zustand gebracht und *Stramonium* verliert sich in abstrusen Phantasien.

Tafel 32: Geistesklarheit, Ideenreichtum (s. S. 288)

Einige derselben Mittel, die bei eingeschränktem Denken und Konzentrationsschwäche im Vordergrund stehen, drängen sich auch hier nach vorne: *Lachesis* als Hauptmittel mit einer manischen oder hypomanen Beschleunigung des Denkens und einem Sichüberschlagen von Ideen, *Opium* und *Phosphorus* mit extrem geschärfter Sinneswahrnehmung und hellseherischen Qualitäten und *Coffea* mit glasklaren Gedanken.

Tafel 33: mangelnder Intellekt (s. S. 289)

Sichtbar im Gesichtsausdruck und im albernen Benehmen zeigt sich laut Tafel der mangelnde Intellekt von *Stramonium*. *Baryta carbonica* gilt als Hauptmittel für geistige Behinderung und Beschränktheit. Die Imbezilität von *Lycopodium* ist durch einen besonderen Mangel an Einfällen geprägt. Bei *Bufo* und *Hyoscyamus* kombiniert sich der Kretinismus mit einem übermäßigen sexuellen Interesse.

Tafel 34: Gedächtnisstörungen (s. S. 290)

Gedächtnisstörungen können ein Symptom einer Demenz, eines hirnorganischen Prozesses oder einer Depression sein. Aus der Tafel geht hervor, dass *Lachesis* neben *Natrum muriaticum* an erster Stelle imponiert. Wie *Nux moschata* scheinen sich beide nicht mehr an Geschehnisse erinnern zu können. Weitere wichtige Mittel sind: *Calcarea carbonica*, *Sulphur*, *Medorrhinum*, *Cannabis indica*, *Hyoscyamus* und *Helleborus*.

10 Verlauf homöopathisch behandelter Neurosen

Überblick

Potenzwahl, Gabenhäufigkeit und der Einsatz von C- oder Q-Potenzen sind in der Homöopathie kontrovers diskutierte Themen, die jeder dauerhaft am besten mit eigener Erfahrung entscheiden wird. Dennoch werden hier einige Anregungen gegeben.

Hinweise auf eine positive Mittelwirkung sind:

- eine deutliche Erstverschlimmerung innerhalb der ersten zwei Wochen,
- dann als erste Besserung mehr Energie,
- darauffolgend eine Besserung des Allgemeinbefindens wie zum Beispiel des Schlafes und
- damit in Zusammenhang mehr Konzentrationsfähigkeit,
- dann ein unter Umständen auch heftiges Aufkommen von bis dahin unterdrückten Gefühlen und erst danach
- ein Abklingen der neurotischen Symptome, evtl. verbunden mit dem Erscheinen von „echten" Körpersymptomen.

Wenn sich der Zustand eines neurotischen Patienten unter homöopathischer Behandlung **bessert**, muss Folgendes betrachtet werden:

- Wollte der Patient dem Behandler womöglich einen Gefallen tun?
- Gab es äußere Lebensumstände, die die Besserung erklären könnten?
- Ist es eine Besserung, die allein mit dem gut geführten Gespräch erklärbar wäre und nicht mit dem homöopathischen Mittel?
- Gibt es Anhaltspunkte (Erstreaktion, typischer Symptomverlauf usw.) für eine klare Mittelwirkung?

Nicht immer lässt sich in der ersten Folgeanamnese eindeutig klären, ob die Mittelgabe oder andere, eventuell zusätzliche Effekte wirksam waren. Im weiteren Verlauf verdeutlicht sich dies meist.

Wenn sich der Zustand eines neurotischen Patienten **verschlechtert**, muss zunächst einmal geklärt werden, wann die Verschlechterung eintrat:

- Kann es sich um eine Erstverschlimmerung (innerhalb der ersten 14 Tage) handeln oder auch um eine nachlassende Wirksamkeit nach abgelaufener Wirkdauer der entsprechenden Potenz?
- Wenn nein, muss neben umweltbedingten Einflüssen, Antidotierung und der Gabe des falschen Mittels unbedingt in Betracht gezogen werden, dass die homöopathische Behandlung allein nicht ausreicht und zusätzliche psychotherapeutische Behandlung nötig ist, bevor eine Chronifizierung einsetzt.

Bei **stockenden Zuständen**, möglicherweise trotz gleichzeitiger Psychotherapie, kann die Gabe eines homöopathischen Mittels erwogen werden, das ins Unterbewusste verdrängte Gefühle löst. Dazugehören vor allem *Natrum muriaticum*, aber auch *Staphysagria*, *Helleborus* oder *Opium*.

10.1 Potenzwahl, Gabenhäufigkeit, häufige Reaktionen

Die Frage der Potenzwahl wird in der Homöopathie immer wieder kontrovers diskutiert. Deshalb führt kaum ein Weg daran vorbei, eigene Erfahrungen zu machen. Die folgenden Angaben können als Anregung dienen:

Bei **heftigen akuten psychischen Problemen**, wie zum Beispiel einer schweren Schockreaktion, können hochdosierte C-Potenzen ab der C 1000 (M) aufwärts in relativ kurzen, je nach Heftigkeit täglichen bis zu stündlichen Zeitabständen aus dem Glas eingenommen werden. Dazu kann nach der ersten, direkten Gabe die Wiederholung in Form von drei mit Wasser verquirlten Globuli aus einem Glas jeweils nach Rühren (kein Metalllöffel) erfolgen, bis das Glas leer ist. Bei Erfolg, aber noch akut weiterbestehenden Problemen, kann danach die nächsthöhere Potenz auf dieselbe Art und Weise verabreicht werden. Eine so häufige Wiederholung von Hochpotenzen ist aber ausschließlich kurzfristig (einige Tage lang) bei hochakuten und heftigen Zuständen möglich und sollte niemals über einen längeren Zeitraum praktiziert werden.

Bei **chronischen psychischen Problemen** von Patienten, die keine anderen Medikamente einnehmen, spricht vieles für mittelhoch bis hoch potenzierte Gaben, zum Beispiel in Form der Kent'schen Reihe, beginnend mit der C 200. Die Kent'sche Reihe, geht auf James Tyler Kent zurück, der Anhänger swedenborgianischen Denkens war, worauf die anfangs etwas unregelmäßige Zahlenreihe gründet.

Bei der Kent'schen Reihe verordnet man:

- einmalig drei Globuli in **C 200**, nach abgelaufener Wirkdauer (5–6 Wochen oder länger) kann die Wiederholung der C 200 (evtl. aus dem Wasserglas) erfolgen,
- nach Beendigung der Wirkung 3 Globuli **M (1000)**, nach abgelaufener Wirkdauer (7–8 Wochen oder länger) kann die Wiederholung der M (evtl.aus dem Wasserglas) erfolgen
- nach Beendigung der Wirkung 3 Globuli **XM (10 000)**, nach abgelaufener Wirkdauer (7–8 Wochen oder länger) kann die Wiederholung der XM (evtl.aus dem Wasserglas) erfolgen,
- nach Beendigung der Wirkung 3 Globuli **CM (100 000)**: Wirkungsdauer 3 bis 6 Monate, nach Wirkungsabschwächung Wiederholung der CM und wieder 3 bis 6 Monate abwarten.

Wenn die Behandlung dann noch nicht abgeschlossen ist, kann entweder mit der C-Reihe wieder von vorne begonnen oder zwischenzeitlich mit Q-Potenzen gearbeitet werden.

Wiederholung der Medikation

Höhere Potenzen haben den Vorteil, dass sie im psychischen Bereich stärker wirksam sind als niedrige. Außerdem müssen die höheren C-Potenzen aufgrund ihrer längeren Wirkungsdauer nicht so oft wiederholt werden.

Es gibt aber Patienten, für die eine **häufige Wiederholung** der Medikation, möglicherweise sogar bedarfsorientiert, sinnvoller ist. Das ist vor allem bei **Angstpatienten** der Fall. Das Medikament erzielt hier auch den psychologisch beruhigenden Effekt, im Notfall greifbar zu sein.

Q-Potenzen

In solchen Fällen und wenn der Patient gleichzeitig andere, die homöopathische Wirkung beeinträchtigende Medikamente einnimmt, ist es oft besser, Q-Potenzen einzusetzen, um einerseits die **höhere Potenzierung** zu nutzen und andererseits durch die **tägliche Einnahme** der Wirkungsabschwächung durch die anderen Medikamente vorzubeugen.

Wirkungsabschwächend sind am häufigsten **Neuroleptika** und **phasenprophylaktische Psychopharmaka** (Lithium, Carbamazepin, Valproat), während die trizyklischen und die den Serotonin-Reuptake hemmenden Antidepressiva und Johanniskraut die Homöopathie weniger zu beeinträchtigen scheinen.

Der große Nachteil von Q-Potenzen liegt in ihrer schwierigen Steuerbarkeit. Auch die Einnahme selbst, wenn korrekt nach Hahnemann vorgenommen, ist nicht ganz so unkompliziert wie bei den C-Potenzen. Zur Vereinfachung kann man eine nahe gelegene Apotheke beauftragen, die wichtigsten Medikamente vorrätig zu haben und den Patienten vorbereitete Abfüllungen der Q-Potenzen mit einer detaillierten Einnahmebeschreibung und den entsprechenden Gefäßen per Rezept zu überreichen.

Einnahmebeschreibung Q-Potenzen nach Hahnemann (Seminarmitschrift bei Dario Spinedi, Krebs und Homöopathie, Bad Imnau 2002)

150-ml-Flasche bis zur ersten Einengung mit Wasser füllen, für die Haltbarkeit 1 Teel. Alkohol hinzufügen.

2 Globuli Q-Potenz separat mitgeben, die der Patient zu Hause der Alkohol-Wasser-Mischung beigibt.

Jeden Abend vor dem Schlafengehen 5-mal kräftig gegen eine prallelastische Unterlage (z. B. dickes Buch) schlagen.

1 Plastikesslöffel herausnehmen, einrühren in ein Glas mit 1 dl Wasser, 5–6-mal rühren, daraus 1 Teel. entnehmen, 2–3 s einspeicheln und schlucken.

Dann den Rest des Glasinhaltes in der Toilette entsorgen und das Glas unter heißem Wasser ausspülen.

Allgemeine Hinweise:

Nicht direkt aus der Flasche/dem Glas trinken, nicht das ganze Glas, nur einen Teelöffel voll.

Nicht auf Reisen mitnehmen (wegen unkontrollierter Verschüttelung).

Kühl, vor Licht geschützt, aber wegen der Erschütterung nicht in der Kühlschranktür, aufbewahren.

Bei sehr empfindlich reagierenden Patienten kann aus dem ersten Glas erneut ein Plastikesslöffel herausgenommen und in ein zweites, bzw. aus diesem in ein drittes Glas eingerührt werden. Dabei sollte man für jedes Glas einen frischen Löffel nehmen.

Bei Ortswechseln am besten nächste Flasche anbrechen oder neue, in gleicher Weise potenzierte Flasche so oft schlagen, wie die Einnahmetage zuvor.

Zu Beginn sollten die Patienten die Q-Potenz täglich einmal nach Anleitung einnehmen. Bei psychischen Störungen kann man zum Beispiel mit der Q 3 beginnen und sobald diese beendet ist (nach 15-maliger Einnahme) auf die Q 4 wechseln, dann auf die Q 5 und so weiter. Während dieser Zeit empfehlen sich kurze Kontrolltermine von einer Viertelstunde einmal die Woche, da unter regelmäßiger Einnahme von Q-Potenzen zwei Effekte ausgelöst werden können, auf die reagiert werden muss:

- Erstens kann es zu einer **Erstverschlimmerung** im Sinne einer Auseinandersetzung mit der Substanz kommen. Ist diese sehr ausgeprägt, kann das Medikament in größeren Abständen, zum Beispiel alle zwei oder drei Tage oder auch aus dem zweiten oder dritten Glas eingenommen werden. Bei sehr sensiblen Patienten können so starke Reaktionen vorkommen, dass eine sehr seltene Einnahme aus dem dritten Glas ausreichend ist. Ist eine stabile Besserung erreicht, kann die Behandlung ausgesetzt und nach Bedarf bei deutlicher Verschlimmerung wieder aufgenommen werden.
- Zweitens kann es **nach einer Besserung zu einer Aufsättigung mit dem Medikament (Spätverschlimmerung)** kommen, auf die unbedingt mit einer Einnahmepause reagiert werden sollte. Danach kann die Q-Potenz nach Bedarf, jeweils bei Verschlechterung, wieder eingenommen werden, bis sich der Zustand wieder stabilisiert hat.

Die meisten Patienten bekommen mit der Zeit ein recht sicheres Gefühl dafür, wie sie die Medikamenteneinnahme steuern können. Dann können auch wieder Termine in längeren Abständen vereinbart werden, die den Zweck haben, zu überprüfen, wie weiter verfahren werden muss.

Verlaufsbeurteilung

Besonders bei den Q-Potenzen, aber auch bei C-Potenzen, ist es eine gute Unterstützung der Verlaufsbeurteilung, wenn man den Patienten eine **Verlaufskurve** führen lässt. Hierzu werden die wichtigsten Befindensparameter täglich in einem zweiachsigen Schema eingetragen. Auf der X-Achse wird der zeitliche Verlauf dargestellt, auf der Y-Achse werden die Beschwerden eingeteilt von Stärke 10 als der schlechteste bzw. ausgeprägteste Zustand, den der Patient bezüglich des Symptoms kennt, absteigend bis Stärke 0, d.h. Beschwerdefreiheit in Bezug auf das spezifische Symptom (**Abb. 2**). Besondere, das Symptom beeinflussende Ereignisse oder Umstände (z.B. Menstruation) und wann das Mittel jeweils wiederholt wurde, können dort ebenfalls eingetragen werden. Manche Beschwerden bessern sich so langsam und schrittweise, dass der Patient selbst die Besserung gar nicht richtig realisiert, selbst wenn sie nach Wochen bis Monaten sehr deutlich ist. In solchen Fällen ist eine Verlaufskurve besonders nützlich.

Absetzen des Psychopharmakons?

Niemals sollten Psychopharmaka, egal welche, abrupt abgesetzt, sondern immer langsam, am besten über Wochen, ausgeschlichen werden. Das Absetzen ist für den Patienten immer auch mit Angst verbunden, die jede Befindensverschlechterung negativ verstärken würde.

Die gleichzeitige Einnahme von Homöopathika und Psychopharmaka kann allerdings die Verlaufsbeurteilung erschweren.

Bei Patienten, die zu Beginn der homöopathischen Behandlung bereits Antidepressiva einnehmen, kann in aller Ruhe abgewartet werden, bis es eindeutige Hinweise darauf gibt, dass das homöopathische Mittel wirksam ist. Fast immer haben wir noch viele andere Verlaufsparameter aus dem allgemeinbefindlichen und körperlichen Bereich, die uns diese Einschätzung erlauben. Dabei sollte nicht vergessen werden, dass die Wirkung von Antidepressiva erst bis zu drei Wochen und mehr nach Einnahmebeginn eintreten kann.

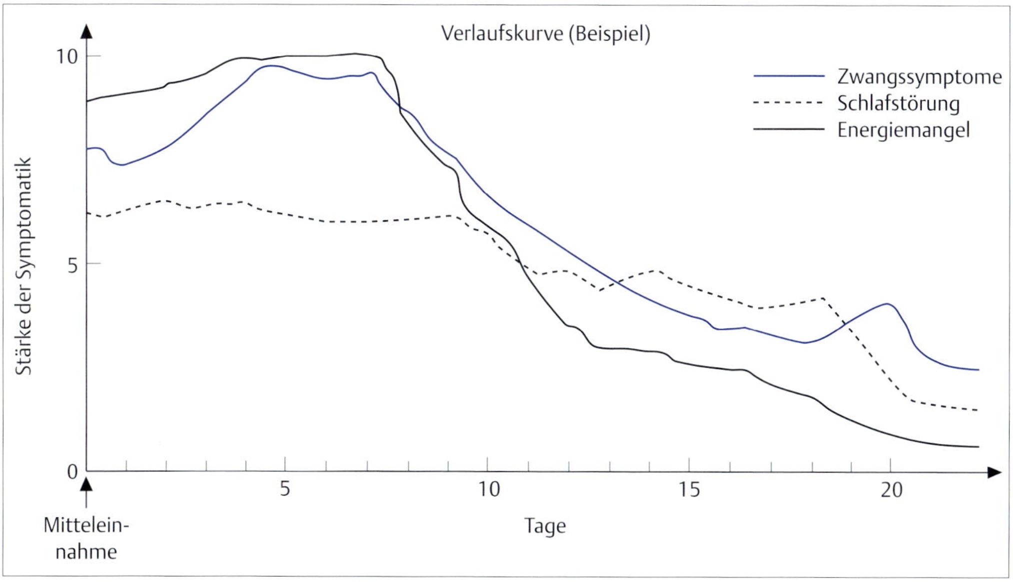

Abb. 2 Beispiel einer Verlaufskurve.

10.1.1 Verbesserung

Hinweise darauf, dass ein homöopathisches Medikament bei einer Neurose Wirkung zeigt, sind folgende Beobachtungen:

- Es gab eine klare, zeitlich begrenzte **Erstverschlimmerung** innnerhalb der ersten zwei Wochen.
- Danach spürt der Patient **zuallererst mehr Energie, mehr Mut und Antrieb, dabei aber auch mehr Ausgeglichenheit**. Er kann diese sinnvoll einsetzen und ist nicht überaktiv. Trotz gleichbleibender bis erschwerter äußerer Bedingungen, wie zum Beispiel Konflikte oder Stress am Arbeitsplatz, auf die der Patient üblicherweise empfindlich reagiert, geht es dem Patienten insgesamt nicht schlechter oder sogar besser. Dabei können seine neurotischen Symptome zunächst unverändert weiterbestehen.
- In einem zweiten Schritt **bessert sich das Allgemeinbefinden**: Der Patient schläft besser, ist weniger nervös und kann sich besser konzentrieren.
- Der Patient **lernt, ungeliebte Seiten und Gefühle, wie zum Beispiel Aggressionen, Trauer oder Ängste, besser zuzulassen**. Dieser Prozess dauert meistens eine gewisse Zeit, das heißt, Wochen bis viele Monate. Meistens hört die Arbeit an diesen Themen im Leben eines Menschen nie auf. Dabei kann es dem Patienten vor allem zu Beginn dieser Entwicklung wieder schlechter gehen, denn schließlich muss er dabei Schritte gehen, die neu für ihn sind und ihm im Grunde widerstreben. Ein solcher Prozess ist deshalb oft mit Schuldgefühlen verbunden bzw. dem Gefühl, nicht in Ordnung zu sein, was allein schon wieder mit vorübergehender Symptombildung behaftet sein kann.

Fall 32

Beispiel: Viele Patienten beginnen, bis dahin unterdrückte Aggressionen nach und nach mehr auszudrücken. Einige schießen bei ihren ersten Versuchen förmlich übers Ziel hinaus, indem sie so vehement aggressiv werden, dass sie andere Menschen kränken. Damit solche Patienten sich nicht erschrocken wieder zurückziehen, müssen sie beruhigt werden: Die angemessene konstruktive Aggressionsform muss erst noch gelernt und eingeübt werden (s. Kap. Strategien zur konstruktiven Konfliktlösung, S. 181), aber prinzipiell ist es gut und erwünscht, dass sie nun ihre Bedürfnisse besser wahrnehmen.

- Erst in einem vierten Schritt **bessern sich die neurotischen Symptome des Patienten**: Er hat z. B. weniger Panikattacken, er ist weniger depressiv oder er hat weniger psychosomatische Symptome.

Dieser vierte Punkt ist verwirrend: Üblicherweise geht in der Homöopathie die Besserung von innen nach außen und von den Geistes- über Gemütssymptomen zu den Allgemeinsymptomen. Erst zum Schluss bessern sich die Körper- und die Lokalsymptome. Das heißt aber auch, dass eine Verschlimmerung der Körpersymptome durchaus toleriert werden kann, solange Geist, Gemüt und Allgemeinbefinden gebessert sind.

> Anders bei psychosomatischen Beschwerden: Hier bessern sich die neurotischen Körpersymptome in dem Maße, in dem unterdrückte Gefühle (Traurigkeit, Angst oder Wut usw.) zugelassen werden können. Die Besserung verläuft also umgekehrt von Körpersymptomen hin zu seelischen „Symptomen“, die aber eigentlich keine Symptome sind, sondern der manchmal vielleicht heftige Ausbruch von lange unterdrückten natürlichen und angemessenen Gefühlen.

Neurotische Symptome sind als peripher und geringwertig anzusehen und werden somit erst **nach** den zentralen Symptomen besser.

Wir sollten diese Tatsache unseren Patienten unbedingt erklären, da diese in erster Linie auf die Besserung ihrer leidvollen neurotischen Symptome fixiert sind. Wenn die Patienten informiert sind, lernen sie mit der Zeit, mit einem gewissen Gleichmut mit diesen Symptomen umzugehen. In der Psychotherapie wird eine ähnliche Strategie angewandt, die wir uns als Homöopathen unbedingt zunutze machen sollten: Wenn sie wissen, dass die Panikattacken oder der Kloß im Hals nicht das eigentliche Problem, sondern nur die Folge davon sind, dann machen ihnen diese neurotischen Zeichen weniger Angst und das ist der erste Schritt zur Besserung.

Auftauchen von Körpersymptomen

Klingen die psychischen oder körperlichen neurotischen Symptome ab, können wie üblich in der Homöopathie **„echte" Körpersymptome** auftauchen. Die Besserung verläuft von innen nach außen. Mit „echten" Körpersymptomen sind psychodynamisch nicht erklärbare, körperliche Symptome gemeint, die nicht durch einen unterdrückten Konflikt ausgelöst wurden. Meist handelt es sich hier um **vorübergehende Symptome.** Manchmal können aber auch leichte körperliche Beeinträchtigungen bestehen bleiben, wie zum Beispiel reizfreie Warzen an den Fußsohlen, weil sie zum Gleichgewicht des Organismus beitragen.

Waren „echte" Körpersymptome schon im Vorfeld vorhanden, dann ist in diesem Stadium am ehesten Besserung zu erwarten.

Welche Kriterien beeinflussen den Heilungsverlauf?

So gut wie nie verläuft die Besserung bei Neurosen geradlinig nach oben. Da die neurotischen Symptome durch den ganz normalen Lebensalltag immer wieder neu aktiviert werden können, müssen wir mit Rückfällen rechnen, die sich dann zur Bearbeitung anbieten. Die Verlaufskurven werden dadurch zackig. Wichtig ist aber, dass insgesamt über Wochen bis Monate betrachtet die Tendenz eindeutig nach oben geht.

Manche Patienten berichten allerdings von Besserungen, die nicht wirklich erkennbar sind, um dem Homöopathen einen Gefallen zu tun. Meist sind dies selbstunsichere Menschen, die grundsätzlich versuchen, anderen alles recht zu machen. Wenn der Homöopath eine solche Dynamik feststellen konnte, sollte der Patient unbedingt darauf angesprochen werden.

Homöopathen neigen manchmal dazu, positive wie negative Verläufe ganz und gar auf Mittelwirkungen zurückzuführen. Das ist eine gefährliche Sichtweise, die Befindensveränderungen des Patienten durch Umwelteinflüsse und psychodynamische Prozesse einschließlich Auswirkungen der therapeutischen Beziehung außer Acht lässt. Sie führt dazu, dass die Wirkung eines Mittels falsch eingeschätzt wird.

Ganz besonders bei neurotischen Patienten wäre es auch für Homöopathen sinnvoll, die Geschehnisse von zwei Seiten (der homöopathischen und der psychodynamischen) gleich intensiv zu betrachten. Das erfordert zwar eine gewisse psychotherapeutische Erfahrung, wird diesen Patienten aber am ehesten gerecht.

In der Homöopathie können wir nur mit dem arbeiten, was wir beobachten. Liegt nach Auswertung aller Symptome eine eindeutige Besserung im homöopathischen Sinne, d.h. nach den oben beschriebenen Besserungskriterien der Homöopathie vor, so müssen wir zunächst einmal von einer **Mittelwirkung** ausgehen. Gab es in derselben Zeit aber eine **äußerliche Entlastung** oder **Aufwertung** für den Patienten – wie zum Beispiel den Jahresurlaub oder eine neue Liebe – so sollten wir das Mittel zwar weiter geben, aber die Besserung mit einem Fragezeichen versehen. In den nächsten Terminen können wir dann feststellen, ob die Besserung anhält.

Bedacht werden sollte bei der Einschätzung einer Besserung auch Folgendes: Vor allem **eine gut geführte Erstanamnese**, aber auch Folgeanamnesen können einen ähnlichen Effekt haben wie eine **Psychotherapiesitzung**. Allein durch die Geduld, das Ernst-genommen-Werden und die Aufmerksamkeit, die der Patient in seiner Ganzheitlichkeit erfährt, kann eine Entlastung eintreten (s. Kap. Heilsame Interaktion, S. 81) In diesen Fällen tritt aber oft nach einigen Wochen eine Stagnation oder Verschlechterung ein.

Konnte der Patient aber innerhalb der homöopathischen Therapie sogar einen oder mehrere seiner **zentralen Lebenskonflikte** angehen, dann ist die Besserung durchaus anhaltend. Ob das auf die Mittelwirkung oder die Wirkung der Gespräche zurückzuführen ist, kann dann höchstens an einigen nicht neurotischen Körpersymptomen, oder auch gar nicht mehr, nachvollzogen werden. Damit müssen wir leben.

Der so genannte Placeboeffekt

Dazu addiert sich der so genannte **Placeboeffekt**. Der „Placeboeffekt" ist ein vielschichtiges, wichtiges Phämomen und bei jeder Behandlung aktiv, ganz gleich, ob Placebos oder Verum verabreicht werden, ob homöopathisch oder schulmedizinisch behandelt wird. Er kann aber durch bestimme Bedingungen verstärkt werden, zum Beispiel durch eine hohe Heilserwartung. Viele Patienten, die homöopathisch behandelt werden wollen, haben eine hohe Heilserwartung an die Homöopathie.

Der „Placeboeffekt" kann durch eine hohe Heilungserwartung des Patienten gesteigert werden: So wird Pillen in überdimensionaler Größe oder aber winzig kleinen Pillen (Globuli) eine deutlich größere Heilkraft zugeschrieben als üblich großen. Von den ersteren wird aufgrund ihrer Größe mehr Wirkung erwartet, von den winzigen die Vorstellung, dass sie besonders stark seien.

Fall 33

Ein Kollege praktizierte die Ausgabe von Placebopillen in beeindruckender Weise, indem er sie nur mit der Zange anfasste, mit der Begründung, dass sie außergewöhnlich wirkungsstark seien und deshalb nur mit demjenigen in Berührung kommen dürften, der sie brauche.

In der Systemtherapie wird dieser **magische Effekt** bewusst genutzt, indem bei erfolglosen Therapien schließlich ein berühmter, großartiger Therapeut angekündigt wird, dessen besondere heilsame Kräfte angeblich schon vielen geholfen hätten. Dieser ist dann womöglich irgendein Kollege, der sich aber in der psychotherapeutischen Sitzung bewusst so gebärdet, dass man den Eindruck bekommt, er beherrsche eine ganz **besondere Heilmethode**. Er kann absichtlich exzentrisch gekleidet sein und ein paar seltsame Strategien anwenden, doch sollte er dabei immer glaubwürdig bleiben. Manchmal tritt nach solchen Sitzungen ein **erstaunlicher Heilungseffekt** ein. Ist der Behandler zusätzlich dazu noch selbst von seiner Methode überzeugt, wovon wir bei Homöopathen normalerweise ausgehen können, vervielfältigt sich der Effekt. Patienten spüren meistens instinktiv, ob der Behandler selbst hinter dem steht, was er „verkauft" oder nicht.

Patienten, die den weitesten, **beschwerlichsten Weg zum Homöopathen** zurückzulegen haben, reagieren ausgesprochen häufig sehr positiv auf die homöopathische Behandlung. Dies stützt die Vermutung, dass die Behandlung erfolgreicher wird, wenn die Patienten viel für diese tun oder lange darauf warten müssen. Es spricht gegen Gratis- oder unterbezahlte Behandlungen.

Manche „Heiler" praktizieren **ohne Entgeltforderungen**. Doch wenn man genauer hinschaut, gleichen diese die „Entwertung" meistens durch den Ruf eines „Wunderheilers" wieder aus.

Auch Schulmediziner nutzen unbewusst den „Placeboeffekt", indem sie **invasive Methoden** wie Spritzen oder Infusionen bevorzugen. Durch den Einsatz vieler Apparate versuchen sie, **Wissenschaftlichkeit** und sachliche **Kompetenz** zu vermitteln. Indem sie einen weißen Kittel tragen, setzen sie ein Zeichen ihres Standes und ihrer Ausbildung. Im Wartezimmer prangen nicht selten Approbations- und Promotionsurkunden und ein Heer von Angestellten unterstreicht die Wichtigkeit des Behandlers.

Homöopathen nutzen denselben Effekt ebenso unbewusst, indem sie den Patienten bei der Herausgabe des Arzneimittels einen Blick in die große **homöopathische Arzneimittelsammlung** werfen lassen, die Kügelchen sorgfältig, ohne sie zu berühren, in seine Hand geben und ein paar Anweisungen und Verhaltensregeln nennen, die er befolgen muss, um die Wirkung des Medikaments nicht zu beeinträchtigen.

Da die Homöopathie ohnehin ständig mit dem Ruf einer **rein suggestiven Wirkung** zu kämpfen hat, scheint dies vielleicht vordergründig problematisch. Doch sollten wir selbstbewusst genug sein, zu wissen, dass Homöopathen ebenso das Recht haben, die, in ihrer komplexen Bedeutung für die Heilung eines Menschen noch wenig erforschte „Placebowirkung" einzusetzen, wie das unsere schulmedizinischen Kollegen auch tun. Warum sollten wir auf diese zusätzliche Heilkraft absichtlich verzichten?

Die hohe **Heilserwartung**, die manche Patienten in die Homöopathie setzen, dürfen wir durchaus für die Heilung einsetzen. Allerdings ist es besser, den Sinn für die Realität dabei zu wahren und überhöhte Erwartungen etwas zu relativieren.

10.1.2 Verschlechterung

Zunächst einmal muss unbedingt unterschieden werden, **welche Symptome** sich verschlechtern. Die Behandlung kann – wie oben beschrieben – durchaus in die richtige Richtung gehen, obwohl sich periphere Symptome verschlimmern, so lange dabei zentrale Symptome besser werden.

Dann sollte geklärt werden, **wann** die Verschlechterung stattfand. Handelt es sich möglicherweise um eine Erstreaktion? Oder hat die Wirkung des Mittels nach einer angemessenen Wirkungszeit bereits wieder nachgelassen?

Haben sich (auch) zentrale Symptome dauerhaft verschlimmert, dann ist es ebenso wie bei der Besserung der Symptome wichtig, in Erfahrung zu bringen, ob es **bewusste äußere Einflüsse** gab (z.B. unangenehme Auseinandersetzungen, Arbeitsüberlastung, Sorgen oder Schicksalsschläge), die den Zustand des Patienten beeinträchtigt haben können.

Wird man hier nicht fündig, kann der Homöopath dann versuchen, den psychotherapeutischen Standpunkt einzunehmen und sich mit dem Patienten gemeinsam auf die **Suche nach nicht sofort bewussten Ereignissen oder Veränderungen** in seinem Leben begeben, die die Verschlechterung erklären könnten. In aller Regel wirken hier die klassischen Konflikte wie **Nähe – Distanz, Versorgungswünsche – Unabhängigkeit** usw. (s. S. 133). Die Suche nach dem zentralen Konflikt geschieht durch detailliertes Abklopfen der Auslösesituation. Hatte der Patient zum Beispiel einen Verlust oder Abschied zu bewältigen, dessen Schmerzhaftigkeit er bagatellisiert oder gab es eine Enttäuschung oder Entwertung, die er sich nicht eingesteht? Vielleicht kann ein aktueller Traum des Patienten Klarheit bringen?

Allerdings ist für die aufdeckende Arbeit psychotherapeutische Erfahrung nötig. Unter Umständen müssen wir damit leben, dass uns der Auslöser für die Verschlechterung eventuell weiterhin verborgen bleibt.

Ist kein Auslöser und auch keine **Antidotierung** durch z.B. viel Kampfer, Kaffee oder Menthol erkennbar, müssen wir mit einer gewissen Restunsicherheit davon ausgehen, dass wir das falsche homöopathische Mittel gegeben haben und uns erneut auf die Suche machen.

Wenn wir jedoch Mittel um Mittel ausprobieren und mit unserer Mittelwahl erfolgslos bleiben, ohne dass wir einen unbewussten Konflikt erkennen konnten, ist es spätestens dann an der Zeit, diesen Patienten zusätzlich einer Psychotherapie zuzuführen.

10.1.3 Stagnation

Aus den bisherigen Ausführungen sollte deutlich geworden sein, wie sehr unterdrückte, abgespaltene, nicht mit Liebe und Achtsamkeit angenommene und verarbeitete Gefühle der seelischen Gesundheit schaden, beziehungsweise eine Neurose hervorrufen können.

In der Tat finden wir in den „Unterdrückungsrubriken" des Repertoriums diejenigen homöopathischen Mittel, die bei Neurosen besondere Bedeutung haben:

- Beschwerden von unterdrückter Wut/ailments from suppressed anger: aur., cham., hep., ign., IP., lyc., nat-m., sep., STAPH.
- Beschwerden von Zorn mit unterdrücktem Kummer/ailments from anger with silent grief: acon., alum., am-m., ars., aur., aur-ar., bell., bry., cham., chin., cocc., coloc.,

gels., hyos., IGN., LYC., nat-c., nat-m., nux-v., ph-ac., phos., plat., puls., STAPH., verat., zinc.
- Kummer, still/grief, silent: coff., gels., IGN., ip., lyc., NAT-M., puls., sal-ac.
- Kummer, kann nicht weinen/grief, cry, cannot: am-m., gels., NAT-M., nux-v.

Natrum muriaticum

Natrum muriaticum bekommt hier eine ganz besondere Rolle. *Natrum muriaticum* ist das Mittel der Materia medica, das die stärkste Unterdrückungs- beziehungsweise Verdrängungstendenz besitzt. Dies geschieht, wie bei allen Abwehrmechanismen, nicht bewusst.

Meist haben *Natrum-muriaticum*-Patienten eine **tief kränkende Abweisung** womöglich schon sehr früh in ihrem Leben hinnehmen müssen.

Kinder, vor allem kleine, die früh von ihrer Mutter getrennt wurden, können nicht unterscheiden, ob dies aus Lieblosigkeit der Mutter geschah oder weil es anders nicht ging. Selbst wenn sie wegen Tod oder Krankheit von der Mutter getrennt wurden, verarbeiten sie ihre **Verlassenheitsgefühle** mit einer Aufspaltung der Mutter in eine „gute" Mutter, die für sie da ist oder war und nach der sie sich zeitlebens sehnen werden, und eine „böse" Mutter, die sie zurückgewiesen hat und die sie deshalb hassen. Daneben bestehen **Schuldgefühle**, ob sie womöglich zurückgewiesen wurden, weil sie nicht so sind, wie die Mutter es wünscht.

Starke, **überwältigend erscheinende Gefühle** wie z. B. extreme Hass- und Rachegefühle, tiefe Traurigkeit, Verletzung und Kummer und vor allem heftigste Schuldgefühle scheinen überwältigend und unkontrollierbar, sodass sie über den Abwehrmechanismus der Verdrängung ins Unterbewusste verschoben werden müssen.

Es müssen nicht unbedingt reale Trennungserlebnisse stattgefunden haben, um in einen *Natrum-muriaticum*-Zustand zu kommen. Auch frühe heftige **Einsamkeits-, Verlassenheits- und Überforderungssituationen** können sich so auswirken.

Natrum-muriaticum-Patienten, wurden in ihrer Kindheit besonders für ihre Unkompliziertheit und Selbstständigkeit, ihre **scheinbare Bedürfnislosigkeit**, ihre **vernünftige Art** und ihr hohes **Verantwortungsbewusstsein** geschätzt. Sie sind die Kinder in der Geschwisterreihe, die bei den durch andere Probleme überforderten Eltern zu kurz kamen, ohne es zu merken. „Zum Glück machst du mir nicht auch noch Probleme", ist ein Satz, den viele dieser Menschen schon früh zu hören bekamen. Vordergründig scheinen sie wenig zu brauchen, doch ist diese scheinbare Bedürfnislosigkeit im Grunde nichts anderes, als der gelebte Wunsch aller Kinder, den Eltern Freude machen zu wollen, um deren **Anerkennung** zu bekommen. Die größte Freude, die diese Kinder ihren Eltern machen können, ist es, ihnen nicht auch noch Kummer zu bereiten und ihnen Verantwortung, zum Beispiel für die jüngeren Geschwister abzunehmen. Da sie so selbstständig und vernünftig wirken, werden sie von den Eltern immer wieder überfordert und allein gelassen und finden den Mut nicht, ihre Überforderungsgefühle zu äußern.

Es wird deutlich, wie schwer es solchen Menschen fallen muss, **Bedürftigkeit zu zeigen** und Hilfe in Anspruch zu nehmen. Das offene Zeigen solcher Gefühle ist für sie verbunden mit der unbewussten Kinderangst, die Anerkennung der Eltern zu verlieren. Deshalb unterdrücken sie Schmerz, Angst, Wut und Kummer. Sie spüren diese Gefühle tatsächlich selbst nicht mehr und bleiben „vernünftig", bis sie zusammenbrechen.

Dieser Zusammenbruch kann so aussehen, dass die bis dahin unterdrückten Gefühle nun plötzlich unkontrolliert und im Übermaß aus ihnen herausbrechen. Sie bedrängen nun andere mit ihren Sorgen und Nöten, finden das rechte Maß nicht mehr, weinen und jammern ihnen etwas vor. Das *Natrum-muriaticum*-Bild kann umschlagen in ein *Pulsatilla*-Bild.

Häufiger ist es aber, dass der *Natrum-muriaticum*-Mensch **tief depressiv** wird und selbst keinerlei Anlass dafür sieht, weil er keinen Zugang zu seinen Gefühlen hat. So fragt er immer wieder auch nach vielen Therapiestunden: „Können Sie mir erklären, woher mein Zustand rührt?"

Nicht selten ist auch der körperliche Ausdruck dieser Menschen sehr zurückhaltend und reserviert. Ihre Mimik ist schwach ausgeprägt, ihre Gestik starr.

Erst durch die Gabe von *Natrum muriaticum* gelingt es ihm, mehr und mehr seine weiche, verletzliche und bedürftige und auch seine wütende, enttäuschte und gekränkte Seite wahrzunehmen, zuzulassen und zu bearbeiten.

In der täglichen Praxis mit psychisch Kranken ist *Natrum muriaticum* ein wertvolles Mittel, das immer dann in Betracht gezogen werden muss, wenn ein Patient sehr **wenig Zugang zu seinen Gefühlen** hat, sofern die Gesamtheit der Symptome und die Biographie dazu passen.

Auch als **Zwischengabe** kann *Natrum muriaticum* interessant sein. Dies auch, wenn eigentlich ein anderes Konstitutionsmittel zugrunde liegt, und zwar vor allem dann, wenn die Psychotherapie stockt, Gefühle unterdrückt sind und die Therapie sich im Kreise dreht.

> Weitere Mittel bei stockenden therapeutischen Prozessen können *Helleborus* oder *Opium* sein, wenn der Patient starke Gefühle unterdrückt.

Interessant ist in diesem Zusammenhang die Rubrik:

- Allg.: Schmerzlosigkeit von normalerweise schmerzhaften Beschwerden/Gen.: painlessness of complaints usually painful: Op., Stram., hell., laur., ant-c., ant-t. (*Natrum muriaticum* müsste hier ergänzt werden.)

Welches Mittel dieser Rubrik in Frage kommt, hängt von der Gesamtheit der Symptome ab.

Fall 34

Eine 48-jährige Frau klagt über diverse Nahrungsmittelunverträglichkeiten, Durchfall und unregelmäßigen Stuhlgang mit massiven Blähungen. Enge Kleidung am Bauch verträgt sie nicht. In der linken Leiste hat sie einen dumpfen, unklaren Dauerschmerz, dessen Ursache bislang unbekannt ist. Die Fingergelenke, aber auch die Füße und die Hüftgelenke schmerzen und sie hat fast ständig Kopfschmerzen.

Ihr drängendstes Problem sei aber eine schon lange anhaltende Depression und zahlreiche Ängste vor dem Alleinsein, vor Menschenmengen und eine Klaustrophobie. Sie habe durchaus schon mehrfach über Suizid nachgedacht.

Ihr Selbstbewusstsein sei äußerst gering. Ihre Eltern hätten nur geheiratet, weil die Mutter mit ihr schwanger gewesen sei und hätten sie für alles verantwortlich gemacht, was in ihrer Ehe schief ging. Die Mutter habe öfter mit Selbsttötung gedroht und sich vor den Kindern ein Messer an den Hals gehalten. Die einzige Art der Eltern, miteinander zu kommunizieren, sei Streit – auch heute noch.

Sie sei die Älteste von vier Geschwistern. Mit sechzehn Jahren sei sie schwanger geworden und habe sich mit Tabletten umbringen wollen. Die Eltern zwangen sie dann zu einer Abtreibung.

Selbst ist sie recht glücklich verheiratet, obwohl der Mann ziemlich dominant sei. Sie hat drei Kinder: eine Tochter und zwei Söhne.

Sie hat eine zwei Jahre dauernde Psychoanalyse abgeschlossen. Da habe sie viel gelernt, ihre Probleme jedoch seien nicht sehr verändert, weil ihr das Umsetzen des Wissens nicht so recht gelänge.

Sie ist eher hitzig. Von Sonne bekommt sie Kopfschmerzen. Sie bekommt immer wieder Herpes an den Lippen und am Genitale.

Sie habe heftige Schwindelattacken, bei denen ihr regelrecht übel würde.

Verlangen hat sie nach Süßem und eher trockenem Essen und eine Abneigung gegen Milch. Schon als Säugling habe sie Milch nicht vertragen. Jetzt habe sie das Gefühl, auf geradezu alle Nahrungsmittel schlecht zu reagieren.

Ihre Zunge ist rissig.

Sie hat eine lange Arzt-Odyssee hinter sich mit zahlreichen Untersuchungen, die jeweils ohne Befund blieben.

Die Auswertung sämtlicher Symptome lässt zwischen *Lycopodium* und *Natrum muriaticum* zweifeln. Die zweimalige Gabe von *Lycopodium* C 200 innerhalb von drei Monaten verändert ihren Zustand gar nicht, sodass sie nun *Natrum muriaticum* bekommt, ebenfalls C 200.

Daraufhin beruhigt sich ihr Bauch innerhalb kurzer Zeit. Als sie nach Ablauf von sechs Wochen wieder erscheint, berichtet sie, dass sie inzwischen eine ganz normale Verdauung habe!

Obwohl ihre Situation eigentlich unverändert ist, fühle sie sich psychisch stabiler. Sie habe den Eindruck, dass sie ihre Wut plötzlich besser spüren könne, dass sie trotziger sei und sich mehr wehre. Was sie in der Therapie gelernt habe (im Grunde den Umgang mit Abgrenzungs- und Durchsetzungsaggression), könne sie nun besser umsetzen. Auch die Technik, sich erst einmal zurückzuziehen, um diffus unangenehme, unklare Gefühle für sich zu klären, beherrsche sie plötzlich viel besser. Sie spüre dann oft eine riesige Wut in sich, habe Angst, jemanden zusammenzuschlagen und müsse sich dann sehr kontrollieren. Doch gelänge ihr die Konfliktbewältigung am Ende recht gut. Sie schaffe es, die Wut dosiert herauszulassen, sodass für sie nicht Schaden, sondern Nutzen entstünde. Sie ist darüber sehr froh und sieht sich auf einem sehr guten Weg.

Deutlich wird an diesem Fallbeispiel, wie *Natrum muriaticum* ihr einen Quantensprung in ihrer psychischen und damit zusammenhängend körperlichen Entwicklung ermöglicht und als eine Art „**Wegbereiter**" fungiert hat.

Obwohl sie durch die Analyse eine intensive, lange und ausführliche Bildung im Umgang mit Gefühlen erhalten hat, war es ihr bislang nicht möglich, ihr Wissen konkret umzusetzen.

Die gute Erfahrung, die sie nun im Umgang mit ihrer Wut machen konnte, wird ihr niemand mehr wegnehmen können. Sie wird ihr dabei helfen, dass sie dieses Gefühl nicht mehr unterdrücken muss. Sollte sie (wie bei psychischen Reaktionsweisen so typisch) dennoch zwischenzeitlich in ihre alte Verhaltensweise zurückfallen, so wird sie sich höchstwahrscheinlich zumindest im Nachhinein an diese gute Erfahrung erinnern und ihr Verhalten korrigieren können.

Ob die Arznei nur ein Zwischenmittel oder aber weiterhin ihr Konstitutionsmittel sein wird, ist noch offen und wird sich im weiteren Verlauf zeigen.

Fall 35

Die Schlafstörungen und die Nervosität der 52-jährigen Frau, deren Fall schon am Anfang beschrieben wurde (Fall 1, S. 5), sprachen ähnlich wie durch Antidepressiva anfangs gut auf *Arsenicum album* an. Im weiteren Verlauf gelang es ihr jedoch nicht, ihre Situation zu verbessern. Je aussichtsloser ihr ihre Lage erschien, desto mehr kehrten ihre Beschwerden zurück.

Auffällig war in den Gesprächen mit ihr der Mangel an Emotionen, wenn es um ihre Vorgeschichte ging. Die von außen betrachtet entsetzliche Erfahrung der Zurückweisung durch die Trennung von der Mutter schien sie vollkommen kalt gelassen zu haben. In der Tat spalten Kinder solche traumatischen Erfahrungen sehr häufig ab – sie sind einfach zu schmerzhaft. Stattdessen übertrug sie die Gefühle von Zurückweisung, Hass und Rache auf ihre sie mobbende Kollegin, die sich durch ihr herablassendes, intrigantes Verhalten natürlich ausgezeichnet dafür eignete. Mit zunehmender Verschlechterung ihres Zustands musste ein Klinikaufenthalt in einer psychosomatischen Klinik erwogen werden. Ihr Hauptmotiv für den Klinikaufenthalt waren jedoch Rachegelüste gegenüber der Kollegin und dem Arbeitgeber, die sie durch ihre Abwesenheit schädigen wollte. Entsprechend wurde der Klinikaufenthalt nicht allzu erfolgreich.

Im Repertorium finden sich:

- Hass: *Natrum muriaticum* ist Hauptmittel zusammen mit *Cicuta virosa.*
- Hass und Rache: *Natrum muriaticum* ist einziges dreiwertiges Mittel.
- Hass auf Personen, die ihn beleidigt haben: *Natrum muriaticum* und *Aurum* als einziges höherwertiges Mittel.
- Beschwerden durch Grobheit von anderen: sieben Mittel, darunter *Natrum muriaticum.*
- Auch viele Allgemeinsymptome wiesen bei dieser Patientin auf *Natrum muriaticum*: Sonnenunverträglichkeit, Herpes an der Nase.

Verabreichung von *Natrum muriaticum* C 200.

Im weiteren Verlauf besserte sich der Zustand der Patientin kontinuierlich, und zwar in dem Maße, in dem es ihr gelang, diese unterdrückten Gefühle mehr und mehr an der Stelle wahrzunehmen, an der sie entstanden sind.

10.1.4 Abbruch

Die Homöopathie hat – wie alle Therapieformen – ihre Grenzen. Ihre problematischste Seite ist wohl, dass schwer vorauszusehen ist, **wie lange** die Suche nach dem passenden Mittel dauern wird.

Natürlich gibt es viele Fälle, bei denen die **Mittelwahl** aufgrund klarer, schlüssiger und offensichtlicher Symptome **recht einfach** ist. Das sind Fälle, die die meisten homöopathisch arbeitenden Kollegen in derselben Art und Weise lösen würden; der Behandlungsansatz ist ziemlich klar, es gibt eine hohe Übereinstimmung der jeweiligen Meinungen. Das sind Fälle, die meist eine **recht gute Prognose** haben, wobei diese selbstverständlich immer noch zusätzlich abhängig ist von der Prognose der Grunderkrankung. Sind die Heilungschancen der Erkrankung per se schlecht, dann hat oft auch die homöopathische Behandlung schlechtere Aussichten auf Erfolg.

Dies ist nicht nur ein Problem der Homöopathie. Auch die Schulmedizin steht in vielen Bereichen nicht fester da. Neben ein paar sicher wirkenden Medikamenten und anderen sicheren Eingriffen, für deren „Feuerwehrfunktion" wir wirklich dankbar sind, gibt es noch eine große Zahl unsicherer Maßnahmen, bei denen ebenso probiert werden muss wie in der Homöopathie. Ein klassisches Beispiel ist die oft langwierige Suche nach einem **wirksamen Antidepressivum**. Auseinander driftende Fachmeinungen sind auch in der Schulmedizin ein wohlbekanntes Phänomen.

Die Schulmedizin stellt sich im Gegensatz zur Homöopathie aber eindeutiger und wissenschaftlicher dar, sodass Patienten den Eindruck von größerer Handfestigkeit gewinnen können. Mit Sicherheit ist jedoch die Bandbreite der Möglichkeiten bei Scheitern der üblichen Maßnahmen in der Schulmedizin schneller erschöpft. Die Homöopathie verfügt dagegen über eine **große Menge von individuell wirksamen Medikamenten**, die noch ausprobiert werden können, wenn das Mittel XY nicht anschlägt.

Die häufigste Grenze, an die Homöopathen stoßen, ist, wie schon erwähnt, die **zeitliche**. Jeder, der homöopathisch arbeitet, kennt schlecht verlaufende Fälle aus der Praxis: Man probiert dieses Mittel und es tut sich vielleicht ein bisschen etwas; man probiert jenes Mittel und es passiert kaum viel mehr; der dritte Versuch läuft, ebenso wie der vierte und fünfte, auch nicht besser. Womöglich war der Patient vor uns schon bei zwei anderen Kollegen, denen es auch nicht anders ging. Eine Fallsupervision hatte auch nicht zum Erfolg geführt.

Es ist durchaus möglich, eines Tages auch für diese Patienten das passende Kügelchen zu finden, aber wie lange kann man dem Patienten zumuten, darauf zu warten? Die meisten dieser unglückseligen Patienten verlieren irgendwann einmal die Motivation, vor allem natürlich Selbstzahler. Das ist eine natürliche Reaktion. Schon im Vorfeld sollte mit dem Patienten offen darüber gesprochen werden, wie lange man denn trotz ausbleibenden Erfolgs in unverändertem Stil weitermachen möchte.

Fall 36

Marco Righetti, ein Schweizer Kollege, beschrieb in einem seiner Vorträge den sehr interessanten und sicher nicht seltenen Fall eines Patienten, der an einer zwangsneurotischen Fixierung litt. Der Inhalt dieser Fixierung war nichts anderes als die Suche nach **dem** heilbringenden Kügelchen, das ihn von all seinen Beschwerden erlösen sollte. Er konsultierte einen Homöopathen nach dem anderen. Keiner der Ärzte bemerkte, dass er bereits selbst ein Teil des Symptoms geworden war, und alle machten sich fleißig auf die Suche nach der geforderten Substanz. Schließlich kam er zu dem Kollegen Righetti, der die Neurose diagnostizieren und endlich eine Psychotherapie einleiten konnte. Leider wird die Prognose einer solchen neurotischen Erkrankung mit zunehmender Chronifizierung schlechter und hier war schon viel Zeit verloren worden.

Manche Fälle (oft Psychosen) verlaufen so dramatisch oder unter so starken Beschwerden, dass man gar nicht lange Zeit zum Probieren hat. Natürlich können wir solche Fälle trotzdem homöopathisch behandeln, aber im gleichen Zuge sollten wir uns überlegen, welche weiteren Behandlungsmöglichkeiten für diesen Patienten noch in Frage kämen, und das mit dem Patienten bzw. den Angehörigen besprechen. Diese sollten dann unverzüglich gleichzeitig in die Wege geleitet werden. Stellen wir dann währenddessen fest, dass das Homöopathikum anschlägt, ist vielleicht noch immer ein Richtungswechsel möglich.

11 Nichthomöopathische Behandlung psychischer Erkrankungen

Überblick

Es gibt zahlreiche **psychotherapeutische Ansätze in der Behandlung von Neurosen**. Die bekanntesten sind die Psychoanalyse und die analytisch orientierte (tiefenpsychologische) Psychotherapie, die Verhaltenstherapie und als jüngeres Verfahren die System- und Familientherapie.

Analytisch orientierte Verfahren versuchen, über Erforschen der Biographie Konfliktpunkte und unterdrückte Seiten des Patienten aufzudecken und gemeinsam mit ihm behutsam in seine Persönlichkeit zurückzuintegrieren (s. Kapitel Neurosenentstehung, S. 35). Die neurotische Symptomatik erübrigt sich auf diese Weise von selbst, weil der durch die Verdrängung entstandene Druck wegfällt. Die **Verhaltenstherapie** zielt mehr auf Training der Alltagsbewältigung ab, ohne gezielt die Symptomentstehung zu erforschen. **System- und Familientherapie** stellt die Symptomatik in einen familiären, systemischen Zusammenhang und kann über Aufstellungen klärende Heilungsanstöße geben. Heutzutage werden zunehmend Strategien aus **verschiedenen Therapierichtungen** ergänzend kombiniert.

Selbsthilfegruppen leisten wichtige Hilfestellung, indem sie dem Patienten den Erfahrungsaustausch mit anderen Betroffenen ermöglichen. Zusätzlich kann er hier ebenso wie in therapeutischen Gesprächsgruppen eine konstruktive Konfliktbewältigung in einem geschützten Rahmen üben. Die in diesen Gruppen erarbeiteten Gesprächsregeln können auch Patienten in homöopathischer Behandlung mühelos und oft mit großem Erfolg beigebracht werden, da mangelhafte Konfliktfähigkeit vielen Symptomen zugrunde liegt.

Im Allgemeinen spricht viel für und wenig gegen eine **gleichzeitige homöopathische und psychotherapeutische Behandlung**. Problematisch für den Homöopathen ist ähnlich wie bei der medikamentösen Therapie die erschwerte Verlaufsbeurteilung. Schwierig für den Psychotherapeuten sind Motivationsminderungen durch geminderten Leidensdruck, sodass das Problem nicht mehr aktiv angegangen wird. Für beide schwierig sind eventuelle Spaltungstendenzen des Patienten, die in einen „guten“ und einen „bösen“ Behandler aufteilen.

Bei der **Klinikbehandlung** werden psychiatrische Abteilungen von psychosomatischen unterschieden. **Psychosomatische Abteilungen** stellen die Psychotherapie in Gruppen und einzeln und in verschiedenen Verfahren wie Gesprächs-, Musik-, Kunst- und Bewegungstherapie in den Vordergrund. Ihr Ziel ist die intensive und vom Alltag und den üblichen Pflichten befreite und geschützte Arbeit des Patienten an sich selbst. **Psychiatrische Abteilungen** sind für die Behandlung von Psychosen, von Selbst- oder Fremdgefährdenden und manchmal von akut dekompensierten Neurosen zuständig, wenn Wartezeiten nicht zuzumuten sind. Sie haben vor allem den Schutz und die medikamentöse Einstellung des Patienten zum primären Ziel.

Die Kenntnis vor allem der neueren **Psychopharmaka** ist eine Domäne der Psychiater (s. Kap. Psychosen, S. 71).

Die verschiedenen Wege, die für die Behandlung eines seelisch erkrankten Menschen möglich sind, sollen hier aufgezeigt werden. Ein paar organisatorische Aspekte sind dabei vorwiegend in Deutschland zum jetzigen Zeitpunkt aktuell und können sich schnell ändern oder je nach Land anders darstellen.

In der schulmedizinischen Therapie von psychischen Erkrankungen werden derzeit zwei Hauptrichtlinien verfolgt: Psychotherapie und der Einsatz von psychisch wirksamen Medikamenten (Psychopharmaka).

Was wann bevorzugt angewandt wird, hängt ganz entscheidend von der jeweiligen Diagnose des Patienten ab, ganz besonders, ob er an einer Neurose oder einer Psychose leidet.

Aber auch die Einstellung und die Schulung des behandelnden Therapeuten spielen eine große Rolle. **Psychiater**, die in Deutschland mehr pharmakotherapeutisch und in der Regel weniger psychotherapeutisch geschult sind, werden eher ein Medikament verabreichen, als zu psychotherapieren. Da die Behandlung von Psychosen schwerpunktmäßig medikamentös erfolgt, befinden sich in der Klientel von Psychiatern dementsprechend wesentlich mehr Psychotiker.

Psychotherapeuten sind hierzulande vorwiegend Psychologen, die nicht berechtigt sind, Medikamente zu verschreiben. Das ist bei Neurosen in der Mehrzahl auch nicht nötig, beziehungsweise, kann sogar hinderlich werden. Auch Ärzte, die schwerpunktmäßig psychotherapeutisch arbeiten, verzichten sehr häufig bewusst auf Medikation. Psychotherapie eignet sich vor allem zur Behandlung von Neurosen.

11.1 Psychotherapie

11.1.1 Ambulante Psychotherapie

Die bei Gemütserkrankungen von Hahnemann als wirksam beschriebene Technik der „**Zutraulichkeit**", des „**gütlichen Zuredens**", der „**Vernunftgründe**", aber auch der „**getarnten Täuschung**", kann durchaus als erster Ansatz einer Art von Psychotherapie gesehen werden, wenn auch die eigentliche Entwicklung der Psychologie als Wissenschaft erst später, nach Hahnemanns Zeit, erfolgte.

Immerhin sind in dem von Hahnemann beschriebenen Gesprächsstil einige Elemente enthalten, die auch in der Psychotherapie essenziell sind, wie z.B. Ernstnehmen des Patienten und sein Vertrauen gewinnen.

Die Beherrschung dieser Art von Hahnemann vorgeschlagenen Gesprächstechniken kann ein Homöopath ohne spezielle psychotherapeutische Ausbildung in der Regel gut leisten. Möglicherweise lohnt es sich, sie ein bisschen bewusster zu machen (s. Kap. Heilsame Interaktion, S. 81).

Natürlich geht eine professionelle Psychotherapie heutzutage weit über diese Ansätze hinaus. Wir können deshalb davon ausgehen, dass der Behandlungserfolg von Gesprächen verglichen mit Hahnemanns Zeiten wohl noch größer geworden ist und auch diffizilere, fortgeschrittenere Krankheitsbilder erreicht.

Die Behandlung von **Neurosen mittels Psychotherapie** ist die Domäne der Psychotherapeuten. Hierzulande sind es meist Psychologen, Ärzte oder Sozialpädagogen, die sich speziell zu Psychotherapeuten weitergebildet haben. Die Kassenpsychotherapie beschränkt sich auf **Verhaltenstherapie**, **tiefenpsychologisch fundierte Psychotherapie** und **Psychoanalyse**. Alle anderen Verfahren muss der Patient in Deutschland aus eigener Tasche bezahlen.

Die Arbeit an sich selbst, eine persönliche Reifung, ein „ganzer Werden", kann mit Hilfe einer gut verlaufenden Psychotherapie wesentlich erleichtert werden (**Abb. 3**), doch ist eine seelische Weiterentwicklung selbstverständlich auch ohne therapeutische Unterstützung möglich. Es gibt verschiedene Ansatzpunkte, die alle ihre Berechtigung haben, jedoch unterschiedlich weit in die Tiefe vordringen.

Aufgrund der Vielfalt verschiedener Psychotherapieansätze kann hier nur auf einige eingegangen werden.

Verhaltenstherapie

Verhaltenstherapie zielt in erster Linie darauf ab, hinderliche Verhaltensmuster zu durchbrechen. Es werden Lernprozesse in Gang gesetzt, die ein unerwünschtes Verhalten verändern sollen, fehlende Lernprozesse sollen nachgeholt werden.

Einige hierbei benutzte Techniken sind zum Beispiel:

- das **Schaffen von positiven Konsequenzen für eine erwünschte Verhaltensweise** („wenn ich es geschafft habe, meine Angst zu überwinden und durch den Tunnel zu fahren, gönne ich mir danach einen entspannten Spaziergang"),
- das **Schaffen von negativen Konsequenzen für eine unerwünschte Verhaltensweise**,
- die **Nachahmung des Verhaltens des Therapeuten**, der in den Therapiestunden auch gemeinsam mit dem Patienten die Bewältigung angstmachender Situationen einübt, beispielsweise mit ihm U-Bahn oder Aufzug fährt,
- **Desensibilisierung**: das bewusste Sichaussetzen von angstmachenden Reizen bei Phobi-

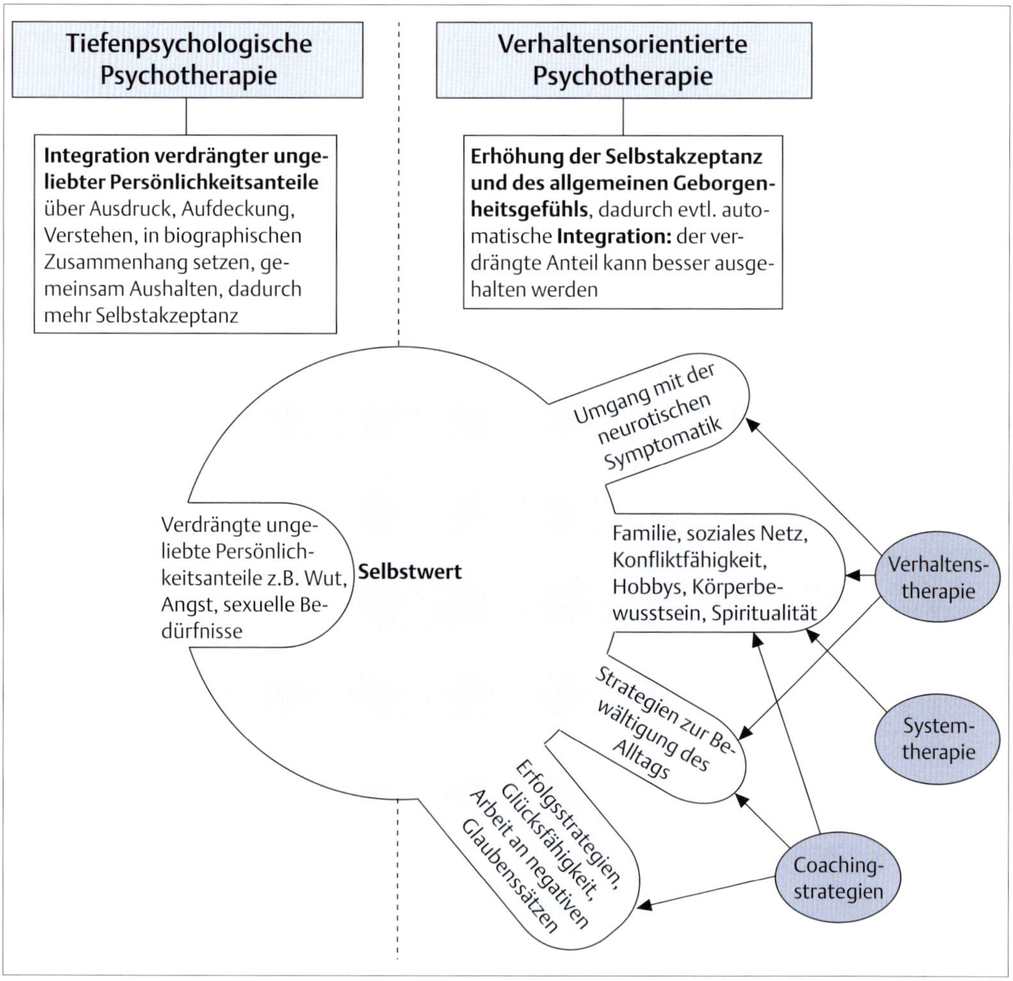

Abb. 3 Tiefenpsychologische und verhaltensorientierte Psychotherapien setzen an verschiedenen Stellen an.

kern, die in ihrer Bedrohlichkeit nach und nach verstärkt werden (aus winzigen Spinnen in einem Raum werden bis zur letzten Sitzung Riesenspinnen).

Hilfreich kann dies ganz besonders bei der ganz konkreten **Bewältigung von spannungsauslösenden Situationen im Alltag**, bei **Panikattacken** und **Phobien** sein: Der Patient lernt, dass er solche Situationen nicht vermeiden soll, weil er sonst keine Chance hat, eine positive Erfahrung zu machen, und er erfährt sinnvolle Strategien, mittels derer er sich diesen Situationen erfolgreich stellen kann.

Sankaran beschreibt in seinem Buch *Das geistige Prinzip der Homöopathie* (Sankaran 1998) das Beispiel eines Mannes, der durch einen rostigen Nagel im Fuß eine Entzündung bekam, die ihn lange Zeit dazu zwang, in einer Schonhaltung zu gehen. So lange diese Entzündung wirklich da war, war diese Schonhaltung nützlich. Doch auch nachdem der Fuß längst abgeheilt ist, geht der Mann weiterhin krumm. Seine krumme Haltung erschwert ihm viele Tätigkeiten, die in einer guten Haltung keine Mühe machen würden. Der verhaltenstherapeutische Behandlungsansatz würde nun nicht weiter fragen, warum der Mann so krumm geht, sondern einfach das gerade Gehen einüben.

> Verhaltenstherapeutische Ansätze sind in der homöopathischen Praxis risikofreier einsetzbar als so genannte „aufdeckende" Verfahren. Selbstverständlich können wir mit unseren Patienten das positive Denken einüben, das Verdrängen von blockierenden, unfruchtbaren Gedanken trainieren und sie dazu anhalten, schwierigen Situationen nicht aus dem Weg zu gehen.

Körperorientierte Psychotherapie und kreative Verfahren

In der so genannten **Alexandertherapie** wird tatsächlich ganz konkret an der **Körperhaltung** eines Menschen gearbeitet: Es wird nicht lange nachgeforscht, weshalb ein Mensch gebückt geht, den Hals überstreckt oder ein Hohlkreuz macht, sondern der Heilerfolg wird darin gesucht, dass eine bessere Haltung eingeübt wird. Durch die gerade, stolze Haltung fühlt sich der Mensch automatisch selbstbewusster, ist in Gesprächen ein ernst zu nehmendes Gegenüber und kann sich leichter durchsetzen. Auch werden ihm Tätigkeiten, die eine entspannte Körperhaltung voraussetzen, leichter fallen, weshalb zum Beispiel Musiker sich gerne in Alexandertherapie begeben.

Manchmal macht es auch während einer homöopathischen Therapie Sinn, einen Menschen, der sich „hängen lässt", **körperlich aufzurichten**. Es ist eine einfache, unschädliche Methode, ein wenig Einfluss auf die Psyche zu nehmen.

Es gibt noch viele andere, körperorientierte Psychotherapien, die eine ähnliche Sichtweise vertreten. Prinzipiell geht es darum, anhand der **Sprache des Körpers** und der **Bewegungen** Hinweise dafür zu bekommen, wie sich ein Mensch im Leben bewegt.

Fall 37

Eine Frau wurde dazu angehalten, eine Decke zu nehmen und sich darauf zu setzen. Die Frau faltete die Decke zu einem winzigen Rechteck und nahm mühevoll darauf Platz. Auch im realen Leben fiel es ihr sehr schwer, „Platz für sich selbst zu nehmen". Sie stellte ihre eigenen Bedürfnisse weit nach hinten. In der Therapiestunde, wurde ihr diese ihr eigene Tendenz bewusst – und dies ohne große Worte.

Menschen können sich aber auch über **kreative Verfahren** wie Kunst, Musik, Theaterspiel oder Tanz ausdrücken. Die „Schönheit" und Harmonie steht dabei nicht im Vordergrund, sondern vielmehr der ganz und gar absichtslose Selbstausdruck, der dann gemeinsam mit dem Patienten vorsichtig gedeutet werden kann.

> Doch bereits der künstlerische Ausdruck hat eine heilsame Wirkung für den Patienten: Kann ich meine Wut zum Beispiel nicht mit Worten ausdrücken, dann wird trotzdem wie aus Versehen mein Pinsel oder meine Trommel darüber „sprechen". Ausgedrückte Gefühle haben wir ein Stück weit von uns entfernt: Wir fühlen uns dadurch entlastet.

Kreative Verfahren sind im Rahmen einer homöopathischen Behandlung nicht direkt umsetzbar. Der Patient kann aber ermutigt werden, für sich selbst möglichst oft zu musizieren, zu malen, Sport zu treiben oder Tagebuch zu schreiben. Er selbst muss herausfinden, welches Verfahren ihm am meisten liegt und welches ihm den Druck am ehesten nimmt.

System- und Familientherapie

Eine weitere wichtige neuere (in Westeuropa erst seit den achtziger Jahren verbreitete) Therapieform sind die schon mehrfach erwähnten system- und familientherapeutischen Verfahren. Im deutschsprachigen Raum gelten als Vorreiter der Heidelberger H. Stierlin und der Schweizer G.Gunthern. Bekannte frühe Systemtherapeuten aus den USA sind Maria Selvini-Palazzoli, Paul Watzlawick, Virginia Satir, aber auch der Hypnotherapeut Milton Erickson muss dieser Therapierichtung zugeordnet werden.

> Da das systemische Denken durch holistische Betrachtungsweisen und Einsicht in Wechselwirkungen dem homöopathischen Ansatz ähnelt, wirkt es auf uns vertraut. Seelische und körperliche Krankheiten sind im systemischen Verständnis Ausdruck, Folge und Ursache von Störungen des biopsychosozialen Systems, in dem sie eingebettet sind.

Es wird von **fünf Grundannahmen** ausgegangen:

- Das Ganze ist mehr als die Summe seiner Teile.
- Gestört ist nicht nur der Einzelne, sondern auch die Beziehungen im System.
- Für das Verhalten der anderen kann nicht ein einzelner Teil des Ganzen verantwortlich gemacht werden, weil alle Teile auf sinnvolle Art und Weise zusammenwirken.
- Anfang und Ende von Transaktionsprozessen lassen sich nicht (bzw. nur durch bewusste Vereinbarung) festlegen (z.B.: es lässt sich nicht klären, wer einen Streit in der Familie begonnen hat).
- Der jeweilige Kontext (Ziele, Wertvorstellungen) bestimmt die Beziehungen im System.

Bei **Familienaufstellungen** wird im Prinzip eine aktuelle oder auch vergangene Familienkonstellation von einem Klienten oft im Rahmen eines Wochenendseminars in einem Raum „aufgestellt". Die nicht anwesenden Familienmitglieder werden einschließlich der Verstorbenen vom aufstellenden Gruppenmitglied aus den anderen Seminarteilnehmern ausgewählt und bekommen von ihm möglichst spontan einen Platz zugewiesen. Abstand oder Nähe zu anderen, Ausrichtung oder auch Haltung der jeweiligen Beteiligten werden von diesem bestimmt. Es entsteht dadurch eine ganz **spezifische Spannung** zwischen den einzelnen Beteiligten, die **Gefühle auslöst, die diese verbal ausdrücken können**. So können Inhalte wie zum Beispiel Ausgestoßensein oder das Sich-verantwortlich-Fühlen aufgedeckt oder auch Verständnis für die Situation einzelner Familienmitglieder geweckt werden. Je nach Technik der Aufstellung gibt es verschiedene Varianten.

Sehr populär unter Homöopathen sind Familienaufstellungen nach Bert Hellinger. Familienaufstellungen wurden aber bereits vor Hellinger von anderen Familientherapeuten durchgeführt, meist jedoch in etwas anderer Form. Möglicherweise wurden aufstellungsartige Riten schon bei afrikanischen Urvölkern praktiziert.

> Familienaufstellungen können vor allem ein schnelles Aufdecken verdrängter, unbewusster, familienbedingter Inhalte bewirken, das dann ähnlich der Homöopathie wie eine Art Reiz von allein weiterwirken soll.
>
> Allerdings sollte man eines dabei nicht außer Acht lassen: Seelische Entwicklungen brauchen aus gutem Grund Zeit.

Die meisten anderen psychotherapeutischen Verfahren zielen ebenfalls darauf ab, dass der Patient Einblicke gewinnt. In der Regel wird aber sehr darauf geachtet, dass das **Tempo vom Patienten bestimmt wird**, da man davon ausgeht, dass er es seiner persönlichen Auseinandersetzungsfähigkeit in diesem Moment anpassen wird. Manche Patienten überfordern sich selbst, gehen zu schnell vor und entwickeln starke Symptome. Diese müssen sogar bewusst vom Therapeuten gebremst werden, weil Abwehrmechanismen zu schnell weggerissen werden.

Bei einer Aufstellung ist das Tempo unweigerlich schnell, ob der Patient damit überfordert ist oder nicht. Die **Überforderung** kann sich günstigstenfalls dadurch äußern, dass er entweder nicht alles „an sich heranlässt", oder aber darin, dass er dekompensiert, möglicherweise erst einige Zeit nach der Aufstellung. Bei Aufstellungen, die ohne kontinuierlichen therapeutischen Hintergrund erfolgten, ist dann niemand da, um diesem Menschen beizustehen. Spätestens dann müsste man ihm eigentlich Zeit widmen, um ihn angemessen auffangen zu können und spätestens dann sind psychotherapeutische Erfahrung und Sachkenntnis der behandelnden Person von grundlegender Bedeutung.

Schnelle therapeutische Verfahren haben sicherlich etwas sehr Verlockendes, gerade in der heutigen Zeit. Dass etwas lange dauert, ist geradezu aus der Mode gekommen. Das Schnellere, Kürzere, Jüngere, Neuere wird gleichgesetzt mit Erfolg und Geldersparnis. Und doch kennen wir aus der Homöopathie den Leitsatz des „immer schön Weitermachens". Es gibt sicher Phasen im Leben – meist sind es die besonders schwierigen – in denen man notgedrungen schneller reifen muss als in anderen Zeiten. Trotzdem ist und bleibt **Reifung ein langsamer Prozess**.

Deshalb sind folgende Fragen sicher erlaubt: Auch wenn ein Mensch die gewonnenen Erkenntnisse einer Familienaufstellung in seinem Bewusstsein zulassen kann:

- Wie setzt er diese dann um?
- Was bedeutet das für den Alltag?
- Wo behindern ihn die Knoten aus der Vergangenheit?
- An welchen Stellen seines täglichen Lebens lohnt es sich, bewusst etwas zu ändern?

> In einer längerfristigen Therapie wird in der Regel sehr viel Zeit damit verbracht, genau dieses Umsetzen der gewonnenen Erkenntnisse in den Alltag zu üben. Da der Mensch grundsätzlich dazu neigt, immer wieder in die alten Verhaltens- und Denkmuster zu fallen, muss auch wirklich geübt werden, im wahrsten Sinne des Wortes. Erst nach und nach kann mit einer Besserung gerechnet werden. Ein sehr zufriedenstellender Therapieerfolg ist es bereits, wenn man wenigstens im Nachhinein feststellen kann, dass man den altbekannten Fehler schon wieder gemacht hat, um spätestens dann eine Kurskorrektur vornehmen zu können.

Natürlich braucht man dafür nicht gezwungenermaßen eine Therapie. Viele Menschen sind durchaus in der Lage, wie schon erwähnt, diesen Weg allein zu gehen. Wer dazu fähig ist, wer im Prinzip **psychisch eher stabil** und grundsätzlich **gesund** ist, für den sind Familienaufstellungen auch nach der Art von Hellinger und ohne begleitende, kontinuierliche Psychotherapie sicherlich ebenso hilfreich und interessant wie Coachingverfahren.

> Die Stärke der Familientherapie liegt unter anderem auch in der Bedeutung, die sie klaren Grenzen und Regeln in den Beziehungsstrukturen der Familie zumisst.

Eltern sollen in einem gesunden System klar die erwachsene, Verantwortung tragende Rolle haben und die Kinder mit liebevoller Konsequenz lenken. Die Rollen dürfen sich nicht umkehren. Dies ist ein Punkt, den auch Homöopathen in der Behandlung ihrer großen und kleinen Patienten ansprechen können, falls nötig.

> Ein weiterer wichtiger Aspekt der Systemtherapie sind Schuldgefühle und familiäre Verpflichtungen oder Verpflichtungsgefühle innerhalb Beziehungen.

Hier lassen sich einige Ansätze finden, die auch im Rahmen einer homöopathischen Behandlung gut weitergegeben werden können: Wir führen in allen Beziehungen zu Menschen innerlich „**Konten**" dessen, was wir **gegeben** oder **bekommen** haben. Diese sollten möglichst ausgeglichen sein, um die **Ebenheit in der Beziehung** zu gewährleisten. Grundlegend und religiösen Gedanken meist widersprechend ist die Idee, dass wir verpflichtet sind, uns selbst und andere möglichst **vor Schuldgefühlen zu bewahren**. Wer immer einfach nur verzeiht und immer nur gibt, ohne zurückzufordern, der will unbewusst Macht, indem er andere in einer Schuldposition gefangenhält und sich dabei auch noch „edel" fühlen kann.

Das bedeutet zum Beispiel, dass man nicht nur vermeiden sollte, immer nur zu nehmen, sondern dass man auch nie mehr geben darf, als man bekommt (allenfalls ein kleines bisschen). Man sollte dauerhaft nichts schuldig bleiben, aber auch den anderen nicht dauerhaft in Schuld bringen.

Ebenso soll man von einem Partner, von dem man sehr verletzt wurde, etwas fordern, was diesem auch wehtut (allenfalls ein kleines bisschen weniger), anstatt scheinbar großmütig einfach so zu verzeihen.

> So sehr dieser Denkansatz vielem widerspricht, was wir über Versöhnung, Nächstenliebe und Großmütigkeit gelernt haben, so viel Sinn liegt doch darin.

11.1.2 Was kennzeichnet eine „gute" tiefenpsychologische Psychotherapie?

> Eine gute tiefenpsychologische Psychotherapie sollte dem Patienten in erster Linie dabei helfen, sich selbst mit allen Schwächen, Fehlern und dunklen Seiten anzunehmen. Das Hinschauen und Aushalten dessen, was uns aufgebürdet ist, ist meist erträglicher, wenn wir jemanden an unserer Seite haben, der mit uns geht und unsere Gefühle genau so annehmen und verstehen kann, wie sie sind.

Die Frucht, die wir dann ernten können, ist nicht etwa ein perfekter, fehlerfreier Mensch, sondern ein Mensch, der **eins mit sich** ist, der seine **Schwächen und Verletzlichkeiten kennt**. Es ist ein Mensch, der weiß, dass er in so manche altbekannte Falle immer wieder treten wird, aber im Gegensatz zu vorher die Falle dann doch noch erkennt, manchmal vielleicht sogar, bevor er hineintritt.

Wenn wir vom Beispiel der Schonhaltung, die in eine Fehlhaltung chronifizierte, ausgehen, dann kann man sagen, dass man bei einem tiefenpsychologischen Behandlungsansatz sich nicht damit begnügt, bei einem Patienten eine Fehlhaltung zu diagnostizieren, um sie dann zu verbessern, sondern man möchte auch wissen, wie die Fehlhaltung entstanden ist. Mit anderen Worten: Man interessiert sich auch für den rostigen Nagel, die Art, wie er in den Fuß geraten ist, und welcher Art der Schmerz war, der dabei empfunden wurde.

> Ein häufiges Missverständnis ist der verbreitete Glaube, dass tiefenpsychologische Psychotherapie dazu diene, im Unterbewussten und in der Kindheit zu „wühlen und zu graben", um festzustellen, wie schwer „gestört" und belastet ein Mensch ist, und dass man sich dann darum bemühen müsse, diese „Gestörtheit" wegzutherapieren – mit zweifelhafter Erfolgsaussicht. Dass eine solche Vorstellung Angst macht, ist verständlich – wer möchte schon plötzlich einen „Sprung in der Schüssel" haben, von dem er bis dahin nichts wusste, und das ohne die Sicherheit, dass er heilbar ist?

Das ist eine Vorstellung, die es fast unmöglich macht, eine Kernannahme der Psychotherapie anzuerkennen: Nämlich die, dass jeder in einer bestimmten Art und Weise von seiner Vergangenheit so geformt wurde, dass in ganz individuellen Bereichen Schwächen entstehen, auch wenn die dadurch möglicherweise entstehende Beeinträchtigung ganz unterschiedlich ausgeprägt sein kann. Immer wieder begegnen wir Patienten, die sagen: „Aber bei mir zu Hause war doch alles in Ordnung", als ob es darum ginge, Verantwortung und Schuld zu verteilen. Aber allein, ob jemand das älteste oder das jüngste Kind in seiner Familie war, wird ihn bereits in die eine oder andere Richtung prägen.

Hat jemand von seinen Eltern eine glückliche, harmonische Ehe vorgelebt bekommen, ist die Messlatte für seine eigene Ehe schon hoch gesetzt und er mag dazu tendieren, sich etwas vorzumachen, was die Harmonie in seiner Ehe angeht, um dem Druck standzuhalten, den ein solches Vorbild auslöst. In einer Psychotherapie könnte man in diesem Fall zum Beispiel versuchen, die krankmachenden Versagens- und Schamgefühle zu mildern, indem man ihren Ursprung aufdeckt. Es geht nicht um Schuldverteilung, sondern im Gegenteil um Verständnis und Akzeptanz.

Um Verständnis für die eigenen Schwächen zu entwickeln, ist es sehr hilfreich, sich mit der **individuellen Vergangenheit** zu beschäftigen.

Fall 38

In dem Buch „Fluchtstücke" von Anne Michaels wird ein Mann beschrieben, der große Probleme hat, sich von seinen Eltern zu lösen. Dieser im Grunde natürliche und notwendige Prozess ist in seinem Fall lang, schmerzhaft und von unendlich vielen Schuldgefühlen begleitet. Die ängstlichen, sich von anderen isolierenden Eltern scheinen fast nicht lebensfähig ohne ihn. Er schämt sich für sie, versteht nicht, warum seine Kindheit so traurig und freudlos sein musste und kann am Ende nur im Zorn seinen eigenen Weg gehen.

Er heiratet eine Frau, der es gelingt, seine Eltern einfach so, wie sie sind, anzunehmen. Scheinbar mühelos gewinnt sie deren Vertrauen und erfährt von ihnen, was er nicht wusste: Nämlich, dass sie vor seiner Geburt außer all ihrer Habe zwei Kinder im Krieg verloren haben. Zunächst einmal reagiert der Mann mit Wut auf seine Frau, die dieses gewichtige Familiengeheimnis, das sein ganzes Leben beeinflusst hat, vor ihm selbst erfahren hat. Doch dann gelingt es ihm, zu verstehen und seinen Nutzen daraus zu ziehen: Eltern, die zwei Kinder verloren haben, können das dritte, einzige Kind nur in Verlustangst und Misstrauen in das Schicksal großziehen und die Trauer um die beiden toten Kinder wird viel Freudiges überschatten. Dass es mehr als schwierig ist, solche Eltern zu verlassen, um sein eigenes Leben zu leben, liegt auf der Hand. Vieles wird nun endlich klar, was zuvor so unverständlich an seinen Eltern und an ihm selbst war. Nach und nach kann er nicht nur seine Eltern mit ihrer übertrieben scheinenden Verlustangst, sondern auch sich selbst mit liebevollen und verständnisvollen Augen sehen und es gelingt ihm endlich, die Eltern und damit auch sich selbst, anzunehmen.

In der Geschichte wird nicht beschrieben, dass er erkrankt war, doch kann eine solche Schuldproblematik wie schon erwähnt mühelos sowohl körperliche als auch seelische Symptome hervorrufen. Mit dem Verständnis für die Eltern und ihre Schwäche als auch besonders mit dem Verständnis für die eigenen schwachen Seiten wäre eine Heilung der Beschwerden wahrscheinlich, da die Schuldproblematik sozusagen in liebevolles Annehmen aufgelöst werden könnte.

Die Symptome einer seelischen Erkrankung können durchaus als **Hilferufe**, als heftiges **An-die-Tür-Klopfen** gesehen werden, dass etwas verstanden werden will. Werden diese Symptome beseitigt, ohne dass man sich mit dem Grund des Anklopfens beschäftigt hat, hat man eine „Fieberzäpfchenwirkung": Das Fieber sinkt vorübergehend, aber die Grundkrankheit ist nicht beseitigt.

Einen ähnlichen Effekt können die so genannten **„nicht aufdeckenden" Therapien** wie zum Beispiel Verhaltenstherapie haben.

> Der Begriff „tiefenpsychologisch" bedeutet im Grunde nichts anderes, als dass man versucht, wirklich „in die Tiefe", an den Ursprung des Symptoms zu gehen, um zu verstehen. Doch ist es dabei natürlich wichtig, dass die Verbindung zur Gegenwart hergestellt wird. Die Vergangenheit hat da besondere Bedeutung, wo sie unsere aktuellen Probleme mitbeeinflusst.

Hat jemand durch frühe **Trennungserlebnisse** sehr große Angst vor Auseinandersetzungen und deshalb seine aggressive Seite so stark **verdrängt**, dass er sie nicht mehr wahrnimmt, müssen in der Psychotherapie zuerst seine starken Verlustängste gemildert werden, damit die Aggression gespürt werden kann. Tiefenpsychologische Psychotherapie erfüllt hier unter anderem die Aufgabe, eine stabile, verlässliche emotionale Bindung an einen Menschen über die Jahre hinweg sozusagen zu ersetzen und nachzuholen.

Ganz ohne Psychotherapie sind solche schwer wiegenden Verlusterfahrungen kaum auszugleichen, vor allem dann nicht, wenn sie sehr früh im Leben geschahen, wie zum Beispiel bei **Borderlinepatienten**.

Ein zweites Ziel psychotherapeutischer Behandlung ist es, das so stark unterdrückte Gefühl der Aggression nun **behutsam ins Bewusstsein** zu holen. Das gelingt vor allem dann, wenn der Betroffene in der Therapie viel Rückhalt und Bestätigung erhält und gleichzeitig die Erfahrung macht, dass er seine Bedürfnisse auf faire Weise durchsetzen kann. Fühlen die anderen sich gerecht von ihm behandelt, lässt er ihnen Raum, auch ihre Wünsche zu äußern und behandelt er diese respektvoll, werden sie ihm ebenfalls fair und respektvoll gegenübertreten und seine Bedürfnisse ernst nehmen. So kann er erfahren, dass er andere auch mal enttäuschen oder von ihnen fordern kann, ohne deren Zuneigung zu verlieren.

Doch sind der **Entwicklungsfähigkeit eines Menschen** auch Grenzen gesetzt. Um die Behandlung einer solchen Störung gelingen zu lassen, muss die Beziehung des Therapeuten zum Patienten tragfähig und vertrauensvoll sein. Dennoch können die Verlustängste des Betroffenen so groß sein, dass es nicht möglich ist, weder mit homöopathischer noch mit psychotherapeutischer Unterstützung, die aggressive Seite ins Bewusstsein zu holen.

Psychoanalyse

Die Psychoanalyse unterscheidet sich von der tiefenpsychologisch orientierten Psychotherapie durch folgende Punkte: Sie findet häufiger (zwei- bis dreimal pro Woche anstatt wöchentlich) statt. Sie fördert bewusst Regression und Übertragungsphänomene durch liegende statt sitzende Position des Patienten, freies Assoziieren und sehr wenig Interventionen seitens des Psychoanalytikers. Dieser ist während der 50-minütigen Therapiestunde für den Patienten nicht sichtbar platziert. So soll bewirkt werden, dass der Klient in schwierige Kindheitserfahrungen regredieren kann und in geschütztem Rahmen die damit verbundenen Emotionen noch einmal durchleben und aushalten lernt, anstatt sie mit den hilflosen „Kinderstrategien" zu beantworten.

Eine Psychoanalyse dauert in der Regel mehrere Jahre. Sie ist sehr tief greifend und setzt Intelligenz und Introspektionsfähigkeit des Patienten voraus.

11.1.3 Selbsthilfegruppen bei Neurosen

Selbsthilfegruppen wie zum Beispiel für Angstpatienten oder Zwangsneurotiker können eine außerordentlich wichtige Funktion erfüllen:

Der Patient erfährt hier, dass er mit seinen Beschwerden nicht allein ist, d.h. sein Gefühl des Andersseins, des Nicht-dazu-Gehörens wird gemildert.

Er wird von den anderen Gruppenmitgliedern trotz seines vermeintlichen Makels gestützt und wertgeschätzt.

Er kann **hilfreiche Umgangsstrategien** wie zum Beispiel Entspannungstechniken, Atemübungen, Meridianklopfen oder die Adressen guter Therapeuten mit den anderen Patienten austauschen. Im Rahmen gemeinsamer Unternehmungen kann der eigene Radius und das Vertrauen in das eigene Können erweitert werden.

Er kann im Vergleich mit den neueren Mitgliedern feststellen, welche **Fortschritte** er bereits macht und dadurch Stärke erfahren, dass er seine eigenen Erfahrungen sinnvoll weitergibt. Selbsthilfegruppen sind, sofern gute Gruppen vor Ort verfügbar sind, deshalb unbedingt zusätzlich zu homöopathischer Therapie zu empfehlen.

Neben diesen wichtigen Funktionen stammt aus den Selbsthilfegruppen auch eine **Gesprächstechnik**, die es erleichtert, auf konstruktive Art und Weise zwischenmenschliche Konflikte zu bearbeiten. Diese Gesprächstechniken können auch in Gruppenpsychotherapien angewandt werden.

So kann der Patient innerhalb der Gruppe lernen und üben, Konflikte anders als gewohnt und vermutlich besser zu bewältigen. Die in der Gruppe gewonnene positive Erfahrung kann dann auf das weitere Umfeld ausgedehnt werden.

11.1.4 Strategien zur konstruktiven Konfliktlösung

Da die Beschwerden vieler unserer Patienten mit einer sehr schlechten Konfliktbewältigung in Zusammenhang stehen, finden wir hier einen ausgesprochen wichtigen Ansatzpunkt, um ihnen zu helfen.

> Nach M. L. Möller (Möller 2000b) ist die Zweierbeziehung, egal, ob zwischen Partnern, Freunden oder anderen Familienmitgliedern, so etwas wie die kleinste Form einer Selbsterfahrungsgruppe. Der andere, das Gegenüber, kann mir den Spiegel für meine Verhaltensweisen vorhalten, lediglich, indem er mir die Gefühle schildert, die mein Verhalten in ihm auslöst. Lasse ich das zu, habe ich die Chance, etwas über mich zu lernen, und es kann ein Austausch auf einer tiefen Ebene stattfinden.
>
> Ganz besonders für den Umgang mit Aggression, aber auch mit anderen, gerne und häufig unterdrückten Gefühlen, können wir weitaus bessere Strategien erarbeiten, als die der krankmachenden Unterdrückung.
>
> Bei ca. 4% der Menschen sind solche Gesprächsregeln allerdings nicht erfolgreich. Diese Menschen leiden an schweren, narzisstisch-manipulativen Persönlichkeitsstörungen. Konflikte werden von ihnen grundsätzlich als ein Machtkampf betrachtet, bei dem es nicht um Einigung, sondern um das Besiegen des anderen geht. Dazu wenden sie bewusst destruktive Gesprächsstrategien an, mit dem Ziel, den anderen zu verwirren und zu demütigen.

Viele Patienten befürchten, **Wut zuzulassen** könnte bedeuten, die unterdrückte Wut oder den Kummer eben einfach herauszuschreien. Allein im Wald kann dies vielleicht erlösend sein. Doch im Kontakt mit dem Konfliktpartner führt das **unkontrollierte** oder **ungezielte Herauslassen** solcher Gefühle nicht zu dem, was eigentlich notwendig ist – der Lösung des Konflikts – sondern oft nur zu Schuldgefühlen und Verschlimmerung des Konflikts. Wer schreit, zeigt damit einfach nur, dass er sich hilflos fühlt und Angst hat, nicht gehört zu werden.

Viel wichtiger ist es deshalb, das **Selbstwertgefühl** der betroffenen Patienten zu stärken und ihnen **Konfliktlösungstechniken** an die Hand zu geben, sodass sie in der Lage sind, die Probleme offen und ruhig anzusprechen und die eigenen Bedürfnisse besser wahrzunehmen. So können sie lernen, sich besser **abzugrenzen** (Abgrenzungsaggression), zum Beispiel **Kränkungen** besser **wahrzunehmen** und sich vor ihnen zu **schützen**, oder aber sich zu nehmen, was sie brauchen (Durchsetzungsaggression).

Zeit zum Nachdenken

> Eine erste wichtige Strategie, die wir unseren Patienten mit auf den Weg geben können, ist es, sich im Zweifelsfall immer Zeit zum Nachdenken zu nehmen.

Dies ist der erste Schritt zu einer guten Konfliktlösung. Oft spüren wir gar nicht wirklich, was mit uns los ist, sondern haben ein dumpfes, unangenehmes Gefühl, das wir erst ergründen müssen. Auch überwältigende Wut- oder Kränkungsgefühle und extreme Hilflosigkeit müssen erst einmal Zeit bekommen, um verstanden zu werden. Wir sollten uns deshalb nach Möglichkeit **Zeit zum Rückzug** und zum **Nachdenken** geben, um herauszufinden, was uns so tief enttäuscht und verletzt, dass wir solche Wut empfinden. Notwendig ist das einerseits, um sich selbst besser zu verstehen, andererseits aber auch, weil unser Gegenüber uns dann meist viel besser annehmen kann, wenn wir von unserer Enttäuschung sprechen, anstatt von seinen Fehlern.

Eine hilfreiche Methode ist es tatsächlich, über die Situationen, in denen diese Gefühle auftraten, zu **meditieren** und sich vorzustellen, dass man die Geschehnisse sozusagen **unbeteiligt von außen betrachten** würde. Oft gelingt es dann leichter, herauszufinden, was das diffus schlechte Gefühl verursacht, sodass wir uns ausdrücken und mitteilen können.

Überschießende Reaktionen erklären sich oft aus eigenen, womöglich viel tiefer zurückliegenden Kränkungen oder gar Verletzungen, die wir aus der Kindheit mitbringen. Sie können in der Meditation auftauchen und die Tat des vermeintlichen aktuellen Täters relativieren. Haben wir mit unseren alten Kränkungen bereits jemanden verletzt, ist jetzt noch genug Zeit, unser Bedauern auszudrücken.

Zeit und Ort des Gesprächs und die Gefühle der Gesprächspartner

Haben wir genug Klarheit über uns selbst gewonnen, können wir das Gespräch mit dem anderen suchen. Natürlich gibt es mehr oder weniger günstige Zeitpunkte oder Orte für solche Gespräche. Was für uns selbst günstig erscheint, muss für den anderen nicht ebenso sein, sodass wir uns am besten im Vorfeld einigen.

Wir müssen davon ausgehen, dass die Gefühle aller Gesprächspartner in Ordnung sind.

Das bedeutet, dass keiner der Beteiligten als unterentwickelt, krank oder gestört betrachtet werden darf, ganz egal, welches noch so unangenehme Gefühl (Angst, Wut , Neid usw.) gerade bei jedem im Vordergrund steht, und dass vorausgesetzt wird, dass jeder das Beste will und keine bösen Absichten verfolgt.

Im buddhistischen Glauben gilt es als ein Lebensgrundsatz, dass man **sich bewusst vornimmt, sich von anderen Menschen nicht bedroht zu fühlen**. Das ist ein hilfreicher Gedanke, denn es ist für solche Gespräche viel förderlicher, sie mit Wertschätzung und Anerkennung, die Kompetenz und den guten Willen des anderen voraussetzend, zu beginnen.

Ich-Botschaften

Besondere Bedeutung hat das Vermitteln von **Ich-Botschaften**.

Es wird bewusst darauf verzichtet, dem anderen Vorwürfe zu machen. Stattdessen bemüht man sich, von den eigenen Verletzungen, Enttäuschungen und Ängsten zu sprechen, die das Verhalten des anderen in uns ausgelöst hat, ohne dieses direkt zu kritisieren. Das setzt allerdings voraus, dass man den **Mut** hat, von **eigenen Schwächen** zu sprechen, was für viele Patienten, vor allem männliche, nicht ganz leicht sein kann. Natürlich muss man dabei auch genau unterscheiden, ob man mit vertrauenswürdigen Personen spricht oder mit solchen, die das Einräumen von Schwächen ausnutzen werden. Am Arbeitsplatz zum Beispiel kann diese Art der Offenheit unter Umständen nicht angebracht sein.

Verallgemeinerungen

Auf Verallgemeinerungen (nie, immer, nur, man, es) sollte verzichtet werden, weil sie vorgeben wollen, dass es höhere, womöglich moralische Maßstäbe gibt, an denen der andere gemessen werden kann, und ihm so das Gefühl geben, nicht in Ordnung zu sein. Der Betroffene sucht sich dabei sozusagen die Moral oder Allgemeingültiges, womöglich auch die Aussagen von anderen als Verbündeten.

Geht es tatsächlich um „Wiederholungstaten" (z.B., jemand kommt viel öfter zu spät als pünktlich und lässt den anderen warten, obwohl dieser ihm schon mehrfach mitgeteilt hat, wie störend er das findet), dann ist es wichtig, dass das „Opfer" hervorhebt, wie besonders verletzend gerade dieses Nicht-wahrgenommen-Werden ist. Alles, was immer wieder geschieht, trotz mehrfachen Protests, hat natürlich einen stark kränkenden, gewaltsam überfahrenden Charakter, was dem „Täter" klar gemacht werden muss. Wenn er das erkennen kann und ihm sein Gegenüber etwas bedeutet, wird er von selbst darauf verzichten, derart zu verletzen.

Interpretation des Verhaltens des anderen

Interpretationen des Verhaltens des anderen (das machst Du ja nur, weil Du glaubst ...) sollten vermieden werden.

Eine falsche Interpretation ist für die andere Person ärgerlich, weil sie auf eine besserwisserische Argumentation verweist, die „von oben herab" vorgibt, den anderen besser zu verstehen, als dieser selbst. Diese Art der Kommunikation kann nicht dazu führen, einander zu verstehen.

Ist die Interpretation richtig, bleibt dennoch das unangenehme Gefühl für den anderen, von außen eine Deutung des eigenen Verhaltens zu erhalten, die immer auf den Hochmut des Interpretierenden hinweist.

Nicht von sich auf andere schließen

Dies führt gleich zum nächsten Punkt:

> Man sollte nicht von sich auf andere schließen, denn keiner kann wissen, was der andere denkt oder fühlt.

Wir alle haben tief in uns den Wunsch, gleich zu empfinden wie unser Gegenüber. Es ist schön, wenn man sich einig ist. Das stärkt uns und gibt ein Gefühl von Geborgenheit, Dazugehörigkeit und In-Ordnung-Sein. Unterschiedliche Meinungen dagegen sind schwerer auszuhalten, obwohl natürlich völlig normal. Sie werfen uns ein Stück weit aus unserer eingebildeten Symbiose heraus und natürlich ist es vor allem in partnerschaftlichen Beziehungen eine Realität, dass zu wenig Gemeinsamkeiten zu Entfremdung und unter Umständen Trennung führen können. Ist jedoch zu viel gleich, fehlt einer Beziehung die Spannung – ein **gewisses Maß an Unterschiedlichkeit** ist das Salz in der Suppe, auch wenn es Einfühlsamkeit und Toleranz erfordert.

Aber auch wenn es insgesamt viele Gemeinsamkeiten gibt, ist eine der besten Voraussetzungen für ein gutes Gespräch, wenn man grundsätzlich davon ausgeht, dass man die Beweggründe des anderen nicht kennt und dass dieser anders empfinden wird, als man selbst, weil er ganz andere Vorerfahrungen und Voraussetzungen hat. Wir können es als ein großes, spannendes Abenteuer betrachten, herauszufinden, was den anderen bewegt. Gönnen wir uns **Neugierde**, das **Miteinanderreden**, Kommunizieren, sich dabei **in die Augen zu schauen** und lassen wir uns gegenseitig in die **spannende Welt des anderen** mitnehmen, **ohne zu werten**. Die Welt des einen ist nicht besser als die des anderen, nur anders, und das ist überaus interessant.

Redezeit nicht unterbrechen

> Man sollte darauf achten, nicht zu unterbrechen, aber gerecht verteilte Redezeiten einhalten.

Keiner darf den anderen „an die Wand reden“. Wenn einer sich leichter ausdrücken kann als der andere, dann ist es besser, wenn der leichter Redende sich ein bisschen zurücknimmt, damit der andere Gelegenheit hat, sich die Zeit zum Überlegen und Formulieren zu nehmen, die er braucht. Sehr leicht wird aus so einer Situation sonst ein Machtkampf, in dem sich der weniger Eloquente aus Unterlegenheitsgefühlen in Schweigen zurückzieht.

Pausen

> Wenn man merkt, dass man sich im Kreis dreht, ist es besser, wenn man eine Pause macht und sich vorübergehend jeweils zurückzieht, um die Sache etwas setzen zu lassen.

Man muss auch mal loslassen können und eine Zeit einlegen, in der man die Probleme bewusst beiseite schiebt. Manche Dinge können sich in der Tat mit etwas Geduld von selbst lösen, doch sollte man keinesfalls daraus eine Weltanschauung machen, mit der man konfliktscheues Verhalten und den Versuch, jede Auseinandersetzung auszusitzen, begründet. Im Allgemeinen ist es besser, das Gespräch nach einiger Zeit wieder aufzunehmen und dafür auch einen Zeitpunkt zu vereinbaren, es sei denn, beide Gesprächspartner sind sich einig, dass das Thema sich für sie erledigt hat.

Diese oben beschriebenen Formulierungen und Verhaltensweisen müssen über einen längeren Zeitraum eingeübt werden. Die Erwartung, dass die Veränderung im Konfliktverhalten von heute auf morgen gelingt, sollte deshalb schon im Vorfeld gedämpft werden. Wir sollten üben, Neues auszuprobieren und die Geduld nicht so leicht verlieren.

Gesprächsregeln nach M. L. Möller (Möller 2000b):
- Zeit zum Nachdenken lassen,
- Zeitpunkt oder Ort des Gesprächs gemeinsam wählen,
- die Gefühle aller Gesprächspartner sind in Ordnung,
- Ich-Botschaften,
- auf Verallgemeinerungen (nie, immer, nur, man, es usw.) verzichten,
- Interpretationen des Verhaltens des anderen (das machst Du ja nur, weil Du glaubst ...) vermeiden,
- nicht von sich auf andere schließen,
- nicht unterbrechen, aber gerecht verteilte Redezeiten einhalten,
- wenn man sich im Kreis dreht, Pause machen.

11.2 Bedenken seitens des Psychotherapeuten gegen gleichzeitige homöopathische Behandlung

Motivationsminderung

Für alles im Leben gibt es mehr oder weniger passende Zeitpunkte und das gilt auch für den **Wunsch nach seelischer Weiterentwicklung**. So kann durch homöopathische Behandlung ähnlich wie durch Psychopharmaka in wenigen Fällen durchaus auch einmal die Motivation zur Psychotherapie geschmälert werden: Der Leidensdruck hat abgenommen, dem Patienten geht es wesentlich besser. Eine Weiterentwicklung dagegen kann aber **nicht ohne Schmerzen** vonstatten gehen: Seelisches Wachsen tut meistens weh. Es ist kein „Waldspaziergang", wenn man sich seinen dunklen Seiten, seinen Schwächen, Ängsten, Versagens- und Schuldgefühlen stellen soll. An dieser Stelle kann **Widerstand** seitens des Patienten gegen die Therapie einsetzen.

Ein Patient, dem es eher gut geht, kann die Bereitschaft verlieren, sich diesem Schmerz auszuliefern, besonders dann, wenn er spürt, dass dieser kaum erträglich wäre. Aus diesem Grunde sind einige Psychotherapeuten gegen gleichzeitige Medikation, egal ob homöopathisch oder anders.

Der Erfolg einer Psychotherapie ist sehr von der Motivation des Patienten abhängig. Ist diese gering oder gar nicht mehr vorhanden, ist der Therapieerfolg zerstört. Behandeln wir als Homöopathen einen in Psychotherapie befindlichen Patienten, können wir bei seinem Therapeuten einer solchen ablehnenden, skeptischen Haltung gegenüber homöopathischen Gaben begegnen.

Es ist unsere Aufgabe als Homöopathen, an dieser Stelle zu verstehen und zu informieren: In den meisten Fällen wird die homöopathische Behandlung die Arbeit des Therapeuten unterstützen. Neben der besseren Befindlichkeit des Klienten wird seine Bereitschaft, nach innen zu schauen und schmerzhafte Erinnerungen ans Bewusstsein zu lassen, wachsen.

Bei einem Patienten, der sich bereits durch bessere Befindlichkeit demotivieren lässt, ist die Annahme gestattet, dass er sich auf die Psychotherapie allein auch nicht wirklich eingelassen hätte. Das sind häufig die Klienten, an denen sich der Therapeut buchstäblich „die Zähne ausbeißt". Der Patient kommt zwar in die Therapie, aber die Arbeit der seelischen Weiterentwicklung will er nicht wirklich auf sich nehmen. Der so genannte Widerstand äußert sich mannigfaltig und das Ansprechen desselben bessert nicht wirklich. Kann man bei der derzeitigen Überlastung der Psychotherapiepraxen nicht froh sein, wenn solche wenig aussichtsreichen Fälle frühzeitig erkannt werden?

Probleme in der Zusammenarbeit

Weil die Information nur in einer Hand liegt, macht es durchaus Sinn, wenn Homöopathie und Psychotherapie von einer Person durchgeführt werden, aber nach Möglichkeit zeitlich getrennt. In den meisten Fällen wird die kombinierte Behandlung aber durch zwei verschiedene Personen wie Homöopath und Psychotherapeut erfolgen. Keinesfalls sollte einer von beiden dogmatisch die Besserung für sich beanspruchen oder die Verschlechterung der Behandlung dem anderen zuschieben.

Das Zusammenspiel der beiden Methoden sollte ganz klar in den Vordergrund gestellt werden.

Spaltungstendenzen

Ein weiterer Grund, weshalb ein Psychotherapeut durchaus berechtigte Bedenken gegenüber einer gleichzeitigen homöopathischen Behandlung haben kann, ist die Befürchtung, dass der Patient beginnt, zu „spalten".

Damit ist ein Abwehrmechanismus gemeint, der in erster Linie **Borderlinepatienten** betrifft. Dabei sind widersprüchliche Gefühlszustände wie zum Beispiel das Erleben von Gut und Böse in sich selbst oder in anderen nicht in ein und derselben Person möglich, sondern müssen in Form eines **Schwarz-Weiß-Denkens** auseinander gehalten werden. Die eine der so entstehenden Teileinstellungen wird dann oft auf jemand anderen projiziert.

Fall 39

Ein kleines Kind beispielsweise, das von seiner Mutter misshandelt wird, möchte sie trotzdem lieben, denn es ist ja abhängig von ihrer Liebe. Damit das möglich wird, „spaltet" es die Mutter sozusagen in zwei Personen: Eine „gute Mutter", die es versorgt, die nett zu ihm ist und die man lieben kann – und eine „böse Mutter", die es schlägt und ihm wehtut. Wenn dieser Spaltungsmechanismus beim Erwachsenen noch immer aktiv ist, wird dieser Mensch dazu tendieren, zum einen seine eigenen „bösen" Seiten abzuspalten, also für nicht vorhanden zu erklären, und auch andere in kindlicher Art und Weise weiter in „Gute" und „Böse" aufzuteilen. Der Integrationsprozess, der anerkennt, dass jeder Mensch sowohl „gute" als auch „böse" Seiten in sich trägt, hat nicht stattgefunden.

Wird ein so genannter frühgestörter Borderlinepatient gleichzeitig von einem Homöopathen und von einem Psychotherapeuten behandelt, ist die Wahrscheinlichkeit, dass dieser Patient dem einen die **gute** und dem anderen die **böse Rolle** zuschiebt, recht groß. Der Psychotherapeut, der ja im Gegensatz zum Homöopathen den Patienten irgendwann auch einmal mit seinen Schwächen konfrontieren muss, hat dabei eine größere Chance als der Homöopath, die „böse" Rolle zu bekommen.

Für die Psychotherapie ist das aber gar nicht zuträglich. Wenn der Homöopath sich durch die positive Rolle, die auf ihn projiziert wird, geschmeichelt fühlt, anstatt mit dem Psychotherapeuten an einem Strang zu ziehen, schadet das der Arbeit des Therapeuten ganz besonders. Der Homöopath unterstützt mit einem solchen Verhalten die Spaltungstendenz des Patienten. Hier muss unbedingt zusammengearbeitet werden.

In **psychosomatischen Kliniken**, in denen mehrere Therapeuten, z. B. Einzeltherapeut, Kunst-, Bewegungs-, Musik- und Gruppentherapeut, dieselben Patienten behandeln, werden unter anderem deshalb regelmäßig Teambesprechungen abgehalten, in denen **Spaltungstendenzen** eines Patienten aufgedeckt und bewusst gemacht werden können.

Eine solche Spaltungssituation tritt erfahrungsgemäß nicht selten ein. Deshalb sollte man als Homöopath bei einem Patienten, der schlecht über seinen Psychotherapeuten redet, zwar gewisses Verständnis zeigen, aber ihm vor allem ans Herz legen, dass er das mit dem Therapeuten selbst besprechen sollte. Es gibt auch Patienten, bei denen die gleichzeitige Behandlung ihres „Seelenlebens" durch verschiedene Personen zu so schlimmen Verstrickungen führt, dass sie in einem stationären Rahmen aufgelöst werden müssen.

Gelingt die Zusammenarbeit mit dem Psychotherapeuten nicht, dann bringen wir den Patienten in einen Loyalitätskonflikt, ähnlich dem, den ein Kind erleben muss, dessen Eltern streiten und jeweils versuchen, es auf ihre Seite zu ziehen. Zusammenarbeit bedeutet, dass Homöopath und Psychotherapeut sich gegenseitig respektieren und grundsätzlich von der Annahme ausgehen, dass der jeweilige andere kompetent und überlegt mit dem Patienten umgeht. Gespräche werden dann notwendig, wenn einer die Strategie des anderen nicht versteht oder aber, wenn verschiedene Vorgehensweisen aufeinander abgestimmt werden müssen. Dann sollte mit dem Kollegen Kontakt aufgenommen werden, ohne den Patienten mit hineinzuziehen.

Manchmal drängt sich der Verdacht auf, dass eine Psychotherapie einem Patienten tatsächlich nicht so gut tut, und zwar dann, wenn es ihm permanent immer schlechter geht und er immer wieder aus Therapiesitzungen geschwächt herausgeht. Leider werden in der Tat auch Therapien durchgeführt, die dem Patienten mehr schaden als nützen, die seine Schuldgefühle vergrößern und sein Selbstbewusstsein und die Fähigkeit, seine eigenen Bedürfnisse wahrzunehmen, mindern. Hier ist es am besten, den Patienten zu ermutigen, dass er gut in die Situation hineinspürt, seine Gefühle ernst nimmt und das Gespräch mit seinem Therapeuten sucht. Fühlt der Patient sich dann immer noch nicht ernst genommen, (gerne wird von Psychotherapeuten an dieser Stelle nicht allzu selbstkritisch mit dem Begriff des **Widerstands** des Patienten gegen die Therapie argumentiert) ist er vielleicht tatsächlich an der falschen Stelle und sollte gestützt werden, sich daraus zu befreien.

Verstärkte Somatisierung

Sehr stark somatisierende Patienten können in seltenen Fällen durch die Selbstbeobachtung, die mit homöopathischer Behandlung einhergeht, in der Empfindung ihrer neurotischen Symptome eher bestärkt werden. Gelingt es dem Homöopathen nicht, sie anzuleiten, welche Symptome beobachtet und welche eher mit Gleichmut behandelt werden sollten, dann kann eine Behandlungspause, in der nur psychotherapeutisch gearbeitet wird, manchmal sinnvoll sein.

11.3 Was leisten Kliniken bei Neurosen und Psychosen?

Die stationäre Behandlung von Psychosen erfolgt in psychiatrischen Akutkliniken, deren Hauptaugenmerk während der Akutphase auf der medikamentösen Einstellung und der sicheren Unterbringung der Patienten liegt. Vor allem nach Abklingen der Akutphase und ambulant kann auch psychotherapeutisch mit den Patienten gearbeitet werden. Eine große Bedeutung hat dabei neben der **Stress- und Auslöservermeidung** wie zum Beispiel Schlafmangel die **Schulung der Wahrnehmung** der Patienten bezüglich erster Anzeichen und beginnender Symptome eines akuten Schubs, um rechtzeitig handeln zu lernen.

Auch Neurosen müssen hin und wieder stationär therapiert werden, wenn auch ein Großteil ambulant gut behandelt werden kann. Prinzipiell sind hier die psychosomatisch-psychotherapeutisch orientierten Abteilungen oder Kliniken vorzuziehen, die kaum medikamentös, sondern vorwiegend psychotherapeutisch arbeiten. Meist müssen solche Klinikaufenthalte mit einigen Wochen Vorlauf geplant werden und dauern dann zwischen sechs Wochen und mehreren Monaten. Es sollte darauf geachtet werden, dass in der Klinik tatsächlich ein intensives, kompetentes therapeutisches Programm verfolgt wird und die Patienten nicht nur aufbewahrt werden.

Der **Vorteil der stationären Behandlung** liegt darin, dass der Patient für eine begrenzte Zeit von Alltagsverantwortung entlastet wird. So kann er in einem geschützten Rahmen regredieren und sich intensiv der Bearbeitung seiner Problematik widmen.

In manchen akut dekompensierten Fällen, in denen der Patient den Alltag nicht mehr bewältigen kann, oder wenn der Patient suizidal wird, sind die Wartezeiten für eine solche Klinik zu lang. Dann muss schnell eine **Akuteinweisung** in eine psychiatrische Klinik oder Abteilung erfolgen. Für viele Patienten ist die hohe Zahl dort anwesender Schwerkranker aber sehr belastend, sodass dies eine Strategie ist, die tatsächlich nur absoluten Notfällen vorbehalten sein sollte. Ist es dort nicht möglich, nach der Stabilisierung des Patienten intensiv psychotherapeutisch zu arbeiten, muss die Weiterbehandlung eventuell an anderer Stelle durchgeführt werden.

11.4 Was leisten Psychopharmaka bei Neurosen bzw. Psychosen?

Medikamenten kommt bei Neurosen, abgesehen von der Homöopathie, die eine Sonderstellung bekleidet, eine vorwiegend **entlastende Funktion in Extremsituationen** zu. Darüber hinaus können sie eher hinderlich sein, weil man die Verantwortung für den Therapieerfolg gerne mit in die Hand des Patienten geben möchte, anstatt ihn von einem Medikament abhängig zu machen.

Jemanden medikamentös zu dämpfen, ist fast immer möglich. Hier kann die Schulmedizin ihre „Feuerwehrfunktion" für den Notfall sehr gut erfüllen. Dagegen ist das Verhindern von neuen Krankheitsschüben aber auch das Aufhellen aus einer tiefen Depression eher schwierig. Auch mit schulmedizinischen Präparaten muss hier oft lange herumprobiert werden, bis man ein Mittel oder eine Medikamentenkombination gefunden hat, die anschlägt. In nicht wenigen Fällen wird man überhaupt nicht fündig.

Die medikamentöse Einstellung von Patienten mit Psychopharmaka ist in Deutschland die **Domäne des Psychiaters**. Gerade in den letzten Jahren sind viele neue, oft wesentlich verträglichere Neuroleptika und auch Antidepressiva wie die Serotonin-Reuptake-Hemmer entwickelt worden und die Entwicklung nebenwirkungsärmerer Psychopharmaka geht ständig weiter. Über die Effekte einer **Langzeiteinnahme** wissen wir allerdings noch wenig.

Diese Medikamente haben besondere Bedeutung in der Behandlung von Psychosen. Psychiater sind – oder sollten zumindest – auf dem neuesten Wissensstand bezüglich deren Wahl und Dosierung.

Ein weiterer wichtiger Aspekt ist die **Rechtzeitigkeit der medikamentösen Therapie**. Erfolgt die Behandlung frühzeitig und hat der Patient zusätzlich eine gute Einbindung zu Hause, kann ein stationärer Aufenthalt oft noch vermieden werden, was für den Patienten meist eine große Entlastung bedeutet. Damit werden homöopathische Behandlungsversuche natürlich erschwert, denn die Verlaufsbeurteilung ist kaum mehr möglich. Bei akuten, heftigen psychotischen Schüben ist es aber ohnehin schwierig, ohne die Hilfe eines Psychiaters homöopathisch zu arbeiten. Zu Hahnemanns Zeiten war dies leichter zu verantworten, da es praktisch keine Alternativen gab.

Die häufigsten Gemütskrankheiten in der homöopathischen Praxis

Teil 3

Die psychischen Erkrankungen (**Abb. 4**), denen man in der Praxis am häufigsten begegnet und auf die deshalb besonders ausführlich eingegangen wird, lassen sich im Grunde in drei Hauptgruppen aufteilen:

- Angstsyndrome,
- Depressionen,
- psychovegetative (psychosomatische) Syndrome.

Ganz besonders die **psychosomatischen Syndrome** tauchen in homöopathischen Praxen überzufällig häufig auf, weil sie eine **Körperkrankheit imitieren**, die aber weder zu Untersuchungsergebnissen führt, noch erfolgreich therapiert werden kann. Der körperliche schulmedizinische Ansatz hat hier außer Ausschlussdiagnostik wenig zu bieten. Die Patienten müssen Glück haben, dass die sie untersuchenden Ärzte den psychischen Hintergrund ihrer Beschwerden erkennen und eine entsprechende Behandlung einleiten. Sehr häufig entsteht eine große Ratlosigkeit nicht nur auf Seiten der Patienten, sondern auch der Ärzte. Genau das wird häufig Anlass, nach alternativen Behandlungsmöglichkeiten zu suchen. Aus diesem Grunde ist es wichtig, dass jeder, der mit klassischer Homöopathie arbeitet, über ausreichende Kenntnisse zum Thema psychische und psychosomatische Erkrankungen verfügt, um diesem großen Anteil an Patienten, die unsere Praxen aufsuchen, gerecht zu werden.

Angstsyndrome und **Depressionen** geben sich meist leichter als psychische Erkrankungen zu erkennen, sodass die Überweisung zum Psychotherapeuten häufig schon geschehen ist oder eine Psychotherapie schon versucht wurde, wenn die Patienten sich an den Homöopathen wenden. Allerdings scheuen die betroffenen Patienten nicht selten den Gang zum Psychotherapeuten und gehen lieber zunächst zum Homöopathen, weil es ihnen weniger stigmatisierend erscheint.

Psychische Erkrankungen

Psychosen	Neurosen	Psychosomatosen	Persönlichkeitsstörungen	Reaktive Störung	Verhaltensstörungen
– Erkrankungen aus den schizophrenen Formenkreis – affektive Psychosen: • bipolare Störung (manisch-depressiv) • unipolare Störung – schizoaffektive Psychosen – Borderline-Psychosen	*1. Psychoneurosen* – neurotische Depression – Angstneurose (Panikattacken) – Zwangsneurose – dissoziative Neurosen – Derealisationssyndrom *2. Organneurosen* – Konversionsneurosen – Somatisierungssyndrome (psychovegetative Störungen) – psychogenes Schmerzsyndrom – funktionelle Sexualstörungen	– Colitis ulcerosa/ Morbus Crohn – Neurodermitis – Hyperthyreose – Asthma bronchiale – Ulcus ventriculi et duodeni – rheumatoide Arthritis	– hysterische Pers. – narzisstische Pers. – zwanghafte Pers. – Borderline-Pers.	– posttraumatische Reaktion – Belastungsstörung	– psychogene Essstörungen – Suchtverhalten – autoaggressives Verhalten – Perversionen – suizidales Verhalten

Abb. 4 Psychische Erkrankungen im Überblick.

Auch bei den Ängsten und Depressionen kommen versteckte Formen mit mehr Körpersymptomen vor oder aber Mischformen, die sich in keine dieser drei Kategorien einordnen lassen.

Insgesamt sind die Übergänge zwischen diesen drei Hauptgruppen an Beschwerden ausgesprochen fließend.

Die dahinter stehende Ursache ist in den Grundzügen immer gleich: eine tiefer liegende Angst, die entweder durch Depressionssymptome, durch oberflächliche Angstsymptome oder durch psychosomatische Symptome verdeckt wird. In welcher Weise der Einzelne reagiert, ist in erster Linie eine Frage der Persönlichkeit.

Auch die anderen seelischen Beschwerden, die uns in der Praxis neben diesen drei Hauptgruppen häufig begegnen, haben letztlich dieselbe Wurzel. Hierzu gehören die Konversionsneurosen, die Zwangsneurosen und die Verhaltensstörungen (Süchte, Tics usw.)

12 Angstsyndrome

Überblick

Bei neurotischen Angstpatienten werden **Verlustängste** ins Unterbewusstsein verdrängt und durch eine bewusste Angst verdeckt. Die bewusste Angst kann von einer begrenzten Phobie mit geringem Krankheitswert bis zu einer generalisierten Angstneurose reichen.

Aufgrund der zu befürchtenden **Abhängigkeitsentwicklungen** sollte die medikamentöse Therapie von Angstsyndromen primär mit Homöopathika statt mit Anxiolytika erfolgen, soweit durchführbar.

Die Kenntnis **pathognomonischer Symptome** bei Angstneurosen ist wichtig, um zu vermeiden, dass diese bei der homöopathischen Mittelwahl hochwertig eingesetzt werden. Hilfreicher für die Mittelwahl bei Angstneurotikern sind körperliche Symptome, auch Begleitsymptome oder ungewöhnliche Auslöser oder äußere Umstände für die Angst.

Isolierte Phobien bei Patienten, deren Hauptsymptom nicht Angst ist, sind dagegen ausgezeichnete Wegweiser für die individuelle homöopathische Mittelwahl.

Die **fachpsychotherapeutische Behandlung** von Angstsyndromen zielt auf Klärung der Hintergründe der Angst und Lockerung des Vermeidungs- und Anklammerungsverhaltens.

Alle menschlichen Gefühle, auch die unangenehmen, haben einen lebensunterhaltenden Sinn: Sinnvolle Angst lässt uns Gefahren wahrnehmen und hilft, uns zu schützen. **Sinnvolle Wut** gibt uns die Energie, uns zu verteidigen und das Leben anzupacken. **Sinnvoller Neid** oder **Eifersucht** spornen uns an, selbst besser zu werden. **Sinnvolle Trauer** lehrt uns, wertzuschätzen und zu erkennen, was wichtig ist.

Der Begriff Angst stammt vom Althochdeutschen „angust“ = Enge und bezeichnet das Gefühl, bedrängt und bedroht zu sein, zusammen mit körperlichen Begleiterscheinungen.

Diese körperlichen Begleiterscheinungen sind allgemein bekannt: beschleunigter Herzschlag, beschleunigte Atmung, erhöhter Muskeltonus, erhöhte Wachsamkeit – physiologische Reaktionen, die denjenigen, der Angst empfindet, für eine **Flucht** oder auch einen **Kampf**, in jedem Fall aber körperlichen Einsatz bereit machen würden.

In den seltensten Fällen ist es aber für einen Erwachsenen möglich, Angst sofort körperlich umzusetzen. Deshalb bleiben diese physiologischen Reaktionen vorerst ungenutzt stehen und können sich verstärken und verselbstständigen zu Zittern, Herzrasen, Schweißausbrüchen und Hyperventilation, die zu Muskelkrämpfen und Empfindungsstörungen führen kann. Angst, die auf lange Sicht wie zum Beispiel in dauerhaften Stresssituationen bestehen bleibt, kann zu verspannter Muskulatur, Schlafstörungen, Bluthochdruck, Verdauungsstörungen und vielen anderen Körpererscheinungen führen. Das ist einer der Gründe, weshalb **Sport und Bewegung** bei Stress-, Angst- und Depressionssymptomen so gut tun: Weil sie die Anspannung des Körpers tatsächlich in Aktivität umsetzen.

Bei einer **objektivierbaren Gefahr** und Bedrohung ist die **Angst real**. Wer zum Beispiel sein Vermögen verloren und realistisch betrachtet keine Aussicht auf eigene Einkünfte hat, wird zwangsläufig mit existenziellen Ängsten reagieren.

Zum Symptom wird die Angst dann, wenn sie irrational ist.

Bei **irrationalen Ängsten** scheint die heftige Symptomatik nicht zum Angstauslöser zu passen; sie wirken überzogen und unangemessen. Auch der Betroffene selbst nimmt dies wahr, kann aber daran nichts ändern. Wer vor Spinnen laut schreiend davonläuft, weiß ganz genau, dass die Spinne ihm nicht wirklich etwas anhaben kann, und kann doch nicht anders handeln.

Die Ursachen für irrationale Angst sind mannigfaltig, doch im Folgenden soll speziell auf die irrationale Angst aus neurotischen Gründen eingegangen werden.

Angstneurose ist ein Begriff, mit dem Krankheitsbilder bezeichnet werden, die durch neurotische, irrationale Angst als Symptom geprägt sind. Ihre Wurzeln finden wir in unverarbeiteten Ängsten aus der Kindheit, die verdrängt wurden und im Unbewussten fortbestehen.

In jeder einzelnen Entwicklungsphase der Kindheit (s. S. 38) können **unverarbeitete, unbewusste Ängste** bestehen bleiben:

- diffuse tief greifende Verfolgungs- und Verlassenheitsängste in der Phase der frühen Individuation (orale Phase),
- Verlust- und Trennungsängste in der Phase der Autonomieentwicklung (anale Phase),
- Liebesverlust-, Straf- und Gewissensängste in der ödipalen Phase.

Sind diese **unbewussten Ängste** bei jemandem sehr ausgeprägt und durch ein auslösendes Ereignis geweckt, werden sie bei der Angstneurose durch eine **bewusste Angst** verdeckt. Diese bewussten Ängste bilden die Leitsymptome der neurotischen Ängste, die sich in groben Zügen in folgende Hauptgruppen einteilen lassen:

- Panikattacken,
- Phobien,
- Hypochondrie,
- generalisierte Angstneurosen.

12.1 Panikattacken

Damit werden **wiederkehrende**, bis zu dreißig Minuten dauernde heftige **Angst- und Vernichtungsanfälle** beschrieben, zwischen denen angstfreie Intervalle bestehen.

Typische Symptome sind intensive Beklemmungs- und Bedrohungsgefühle bis hin zu Todesängsten, Depersonalisations- und Derealisationserlebnissen. Mit **Depersonalisationserleben** wird das Gefühl beschrieben, sich selbst fremd zu sein, neben sich zu stehen. Bei **Derealisationserleben** scheint die Umwelt verändert und fremd.

Auf der körperlichen Ebene beobachten wir in erster Linie Atemnot, Hyperventilation, Herzrasen, Schwitzen und Zittern. Oft kommt im Laufe der Zeit die hypochondrische Angst hinzu, an einer schweren körperlichen Krankheit, z. B. einer Herzerkrankung, zu leiden, weshalb die Überzeugung entstehen kann, auf ständige Begleitung bzw. Hilfe angewiesen zu sein. Tatsächlich ist eine sehr typische Angst deshalb die Angst vor dem **Alleinsein** mit daraus resultierendem **Anklammerungsverhalten**.

Im Verlauf entsteht immer mehr Angst vor den Panikattacken selbst, bis die Panik in einen generalisierten Angstzustand mündet. Deshalb müssen Panikattacken als Vorläufer zu einer generalisierten Angstneurose betrachtet werden.

Oft werden die Angstauslöser dabei gar nicht wahrgenommen, sondern die Panik wird erlebt wie ein Überfall, dem man hilflos ausgeliefert ist.

Andere Patienten können beschreiben, in welchen Momenten die Panik am ehesten ausgelöst werden kann. Häufig tritt sie auf in Situationen, die den Patienten binden, d. h. Situationen, die der Betroffene nicht ohne weiteres beenden könnte oder wollte, wie zum Beispiel in U-Bahnen, beim Friseur, im Tunnel, in der Kirche usw.

Die eigentlichen, im Unbewussten bleibenden, typischen Auslösesituationen sind dabei aber tatsächliche, drohende oder nur so erlebte, also phantasierte Verluste von Menschen, die dem Patienten als Angstschutz dienen.

12.2 Phobien

Bei Phobien gelingt es dem Patienten hingegen, einen Angstauslöser wahrzunehmen, d. h. die Angst zu binden, was ein Zeichen für ein stärkeres Ich und ein höheres Strukturniveau ist. Die Störung in der Kindheit erfolgte später, nachdem sich das Ich bereits festigen konnte.

Phobien sind außerordentlich häufig und stellen selten ein schwer wiegenderes Problem dar, das Anlass zu Behandlung gibt.

Häufige Formen sind die so genannten **Situationsphobien**. Dazu gehört zum einen die **Agoraphobie** (Platzangst von griech.: agora = Marktplatz) und die **Klaustrophobie**.

Die **Agoraphobie** tritt auf beim Aufenthalt auf Straßen, Plätzen oder generell in der Öffentlichkeit, speziell Versammlungen, Vorträgen, Konzerten, Theater, beim Warten in Schlangen, in Läden, in U-Bahnen. Es ist die Angst, in Ohnmacht zu fallen, die von Herzrasen und Schwitzen begleitet ist und meist durch Begleitung (Personen, Fahrrad, Kinderwagen, Pillen/Globuli als steuernde Objekte) gemildert werden kann.

Die **Klaustrophobie** tritt in geschlossenen Räumen, Menschenmengen und Fahrstühlen auf. In diese Gruppe gehören auch Flugangst, Angst vor Tunnels, beim Auto- oder Eisenbahnfahren.

Eine weitere häufige Gruppe von Phobien sind **soziale Phobien**. Es handelt sich hierbei um eine Angst vor dem Zusammensein mit Menschen, begleitet von Symptomen wie Zittern, Herzrasen, Erröten, teilweise auch nur bezogen auf bestimmte Tätigkeiten wie beim Sprechen in der Öffentlichkeit oder beim Essen. Nicht selten stehen sie in Zusammenhang mit unbewussten Scham- und Schuldgefühlen und der Angst, beobachtet zu werden.

Als eine dritte, unüberschaubar große Gruppe gelten die so genannten **einfachen, isolierten Phobien**, wie zum Beispiel Tierphobien (Schlangen, Mäuse, Spinnen), Höhenangst, Nadel- oder Messerphobien.

Phobische Ängste erscheinen unvernünftig, unrealistisch und irrational.

Die Entstehung von Phobien hat, wie bereits oben beschrieben, mit einer Art Ersatzangst, die für einen ins Unbewusste verschobenen scheinbar nicht lösbaren Konflikt steht, zu tun.

Fall 40

Beschrieben ist ein solcher Fall am Beispiel der jungen Frau, die den Konflikt zwischen einem nicht wahrgenommenen Wunsch nach Geborgenheit und dem Wunsch nach Unabhängigkeit mittels einer sozialen Phobie „löste“ (s. S. 32). Durch die Phobie vermied sie die aktive Trennung von ihren Eltern, was ein häufiger Hintergrund situationsgebundener Phobien bei narzisstischen Patienten ist.

Ängste in geschlossenen Räumen oder bei Fahrten im Auto können ebenso wie Ängste, das Haus zu verlassen, den unbewussten Wunsch verbergen, sich aus einer unbefriedigenden Beziehung zu lösen.

Den Phobien aber auch recht häufig zugrunde liegende verdrängte Konflikte, vor allem bei Tierphobien, haben etwas mit der Abwehr von verbotenen sexuellen Wünschen zu tun und kommen bei ödipal fixierten Patienten vor.

Ängste vor verletzenden Gegenständen bilden eine Art Ausnahme, da sie in erster Linie bei Borderlinepatienten auftreten und sadistische Impulse und Verletzungsphantasien verbergen.

Die Platzangst verdeckt oft eine unbewusste Angst vor Kontrollverlust bei verbotenen z. B. sexuellen Wünschen oder aber den Wunsch nach Geborgenheit.

12.3 Hypochondrische Syndrome

Hypochondrische Störungen zeichnen sich aus durch **andauernde Besorgnis um die Gesundheit**, ständige Beobachtung des Körpers, seiner Funktionen und des Wohlbefindens, Angst vor Krankheiten und der Vorstellung, an bestimmten Krankheiten zu leiden oder zu sterben.

Hypochondrische Angst entsteht durch Projektion von Ängsten auf den Körper. Die intensive Aufmerksamkeit und das Kümmern, das man sich eigentlich von anderen wünschen würde, wird dem Körper gewidmet. Der Kontakt mit anderen wird problematisch, weil im Zentrum der Gespräche die körperliche Befindlichkeit steht, während die Themen, um die es eigentlich geht, vermieden werden. So fühlt sich das Gegenüber gleichzeitig im Kontakt festgehalten und abgewiesen.

Hypochondrische Störungen können auf allen Strukturniveaus vorkommen, am häufigsten jedoch auf mittlerem, also bei den **narzisstischen Störungen**, z. B.:

- Herzneurose,
- AIDS-Phobie,
- Dysmorphophobie (Befürchtung, eine gestörte Gestalt zu haben: häufiger Anlass, für plastisch-chirurgische Eingriffe).

Wenn die dominierende Symptomatik aus diesen Befürchtungen besteht, ist es nicht ratsam, die entsprechenden Repertoriumsrubriken zu verwenden.

Rubriken wie

- Angst um seine Gesundheit,
- Angst, hypochondrische,
- Angst durch Druck auf der Brust

sind **in diesem Fall unbrauchbar**.

12.4 Generalisierte Angstneurose

Wenn Panikattacken chronifizieren und mit Phobien und hypochondrischen Ängsten immer mehr zusammenfließen, entsteht eine generalisierte Angstneurose. Hier beziehen sich die Ängste nicht auf etwas Bestimmtes, sondern sind chronisch und diffus vorhanden.

Meist kommen weitere psychische und vegetative Symptome hinzu: innere Unruhe, Erwartungsspannung, zunehmende Depressivität und Schlafstörungen, Kopfschmerzen, Atemnot, Brustschmerzen, Herzrasen, Schwitzen, Erschöpfung und Mattigkeit.

12.5 Posttraumatische und reaktive Angst

Die posttraumatische und reaktive Angst hat dagegen ein realistisch angstmachendes, überwältigend bedrohliches Erlebnis zur Ursache, deren Symptome sich fixiert haben. Sie ist damit keine neurotische, unrealistische Angst.

Hier kommen eher die Ailments from/Beschwerden infolge von – Rubriken in Frage:

- Beschwerden durch Schreck/ailments from shock : Acon. Stram., Op.
- Angst nach einem Schreck/anxiety after fright : acon., **cupr.**, gels., **ign.**, **kali-br.**, lyc., merc.

12.6 Krankhafte Angstsymptome

Auch im Repertorium kennen wir die Unterscheidung zwischen **gebundenen** und **diffusen Ängsten**. Die gebundenen Ängste finden wir vorwiegend unter den Kapiteln „Fear/Furcht", während die diffusen Ängste eher im Kapitel „Anxiety/Angst" zu finden sind, wobei die Unterscheidung nicht ganz präzise durchgehalten ist.

Bei den Panikattacken und Angstneurosen sind viele dieser Rubriken jedoch nicht anwendbar, weil sie für diese Krankheitsbilder typisch bzw. pathognomonisch sind. Da wir in der homöopathischen Arbeit immer auf der Suche nach der individuellen Reaktionsweise eines Menschen sind, benötigen wir Symptome, die die **ganz persönliche Art von Angstsyndrom** bei der jeweiligen Person charakterisieren.

Pathognomonisch, sehr häufig und deshalb **bei Angstpatienten im Allgemeinen auszuschließen,** sind speziell die Rubriken:

- Gewissensangst/anxiety of conscience
- Angst mit Furcht/anxiety with fear

- Angst um die Zukunft/anxiety about future
- Angst um die Gesundheit/anxiety about health
- hypochondrische Angst/hypochondriacal anxiety
- Angst um andere/anxiety for others
- anfallsweise Angst/anxiety in paroxysms
- Furcht vor dem Alleinsein/fear of being alone
- Furcht vor dem Tod/fear of death
- Furcht vor Unheil/fear of evil
- Furcht, ohnmächtig zu werden/fear of fainting
- Furcht, einen Anfall zu bekommen/fear of having a fit
- Furcht, unheilbar zu sein/fear of being incurable
- Furcht, es könnte sich etwas ereignen/fear something will happen
- Furcht, den Verstand zu verlieren/fear of insanity
- Furcht vor Unglück/fear of misfortune
- überwältigende Furcht/overpowering fear
- Furcht vor Einsamkeit/fear of solitude
- Furcht vor dem Ersticken/fear of suffocation

Rubriken wie:

- wiederkehrende Angst/recurrent fear
- Angst, anfallsartig/anxiety in paroxysms
- Angst, periodisch/anxiety, periodical
- Angst, grundlose/anxiety, causeless
- Angst, plötzliche/anxiety, sudden

scheinen die Symptomatik speziell von **Panikattacken** gut zu beschreiben, sind aber leider bei den klassischen Panikpatienten **nicht sehr brauchbar**, weil sie zu typisch, d. h. pathognomonisch, für das Krankheitsbild sind.

Derealisations- und Depersonalisationsphänomene dagegen müssen bei Panikattacken keinesfalls immer auftreten, sondern kommen eher selten vor. Im Grunde treten sie weitaus häufiger bei den Psychosen auf. Deshalb können sie in die Auswertung durchaus miteinbezogen werden.

Wirklich hilfreich erscheint dabei vor allem die Rubrik:

Wahnidee: gewohnte Dinge scheinen sonderbar/delusion: familiar things seem strange

Bei den weiteren Rubriken nehmen *Medorrhinum*, *Nux moschata*, *Cannabis indica* und *Stramonium* einen hohen Rang ein:

- Verwirrung über seine Identität/confusion as to his identity
- Wahnideen/delusion
  - verändert, alles ist/everything has changed
  - unwirklich, alles erscheint/everything is unreal
  - sonderbar, alles erscheint/strange, everything seems
  - Traum, wie in einem/dream, as if in

Es ist ein häufiger Fehler in der homöopathischen Behandlung von Angstpatienten, wie gewohnt die Angstsymptome als Geistes- und Gemütssymptome hochwertig bei der Mittelwahl einzusetzen. Eine solche Strategie der Fallauswertung führt fast zwangsläufig dazu, dass Angstpatienten *Arsenicum*, *Argentum nitricum* oder *Calcarea carbonica* erhalten – eine Auswahl, die mit Sicherheit zu klein ist für das hohe individuelle Spektrum, das diese Menschen aufweisen.

Mehr Erfolg werden wir hier erzielen, wenn wir uns an auffallende Körpersymptome, das heißt, wie sich die Angst körperlich zeigt, oder aber an ungewöhnliche Auslösesituationen bzw. Begleitumstände (Ort, Zeit, Lebensphase) in Verbindung mit der Angst halten.

Diese müssen deshalb in der Anamnese sorgfältigst erfragt werden. Das Synthetische Repertorium nach Barthel und Klunker (vol. 1) liefert unter den Oberrubriken Anxiety/Angst und Fear/Furcht eine reiche Auswahl, die aufgrund ihrer Länge hier nicht wiedergegeben werden kann. Um aber eine Idee davon zu geben, was gemeint ist, werden im Folgenden ein paar Beispiele genannt:

Beispielrubriken für **Begleitumstände und Körpersymptome der Angst**, die auch bei Angstpatienten zur Mittelfindung eingesetzt werden können, weil sie die Ängste individueller beschreiben:
- Angst im Bett/anxiety in bed
- Angst während Hitzewallungen/anxiety during flushes of heat
- Angst nach dem Essen/anxiety after eating
- Angst durch Husten/anxiety from coughing
- Angst im Liegen/anxiety while lying
- Angst während der Menstruation/anxiety during menses
- Angst durch geistige Anstrengung/anxiety from mental exertion
- Angst nach Stuhlgang/anxiety after stool
- Angst beim Gehen/anxiety while walking

Beisspielrubriken für den **körperlichen Ausdruck der Angst** (Syn. Rep. I und Complete Repertory: verschiedenste Körperkapitel):
- Angst mit Blutandrang zum Kopf/anxiety with congestion to head
- Angst mit Stirnschweiß/anxiety with perspiration on forehead
- Angst mit Kopfschmerzen/anxiety with headache
- Furcht, vom Magen aufsteigend/fear, arising from stomach
- Angst mit Zittern/fear, tremulous
- Schwitzen während Angst/perspiration during anxiety
- Druck auf der Brust mit Angst/oppression of chest with anxiety

Auch **außergewöhnliche**, sehr **spezielle Ängste**, wie zum Beispiel die Angst, andere Menschen umgebracht zu haben, können bei Angstpatienten als § 153-Symptome in die homöopathische Fallauswertung eingebracht werden (s. Kap. Fallbeispiel, S. 224).

Je weniger Angst das Hauptsymptom der Beschwerden ist, desto hilfreicher können einige der Angst- und Furchtrubriken sein.

Hier wird ersichtlich, warum ganz besonders die **phobischen Ängste** in der Homöopathie von Bedeutung sind: Phobien außerhalb eines neurotischen Angstsyndroms sind häufige, nicht allzu tief greifende Symptome, die oft nur als Begleiterscheinung ohne besonderen Krankheitswert auftreten. Sie sagen damit etwas über die **Persönlichkeit** aus, ohne pathognomonisch zu sein für ein bestimmtes Krankheitsbild. Phobien sollten deshalb in einer guten homöopathischen Erstanamnese stets sorgfältig erfragt werden, denn sie können einen wesentlichen Beitrag dazu liefern, das individuell passende Arzneimittel zu finden.

Wichtige Rubriken, die **Phobien beschreiben oder auf deren Spur führen**, sind zum Beispiel:
- Angst in einer Menschenmenge/anxiety in a crowd
- Angst im Hause/anxiety in house
- Angst beim Fahren/anxiety while riding
- Angst im Freien/anxiety in open air
  – verbessert/ameliorated
- Furcht vor Tieren/fear of animals
- Furcht vor Annäherung anderer/fear of others approaching him
- Furcht, eine Brücke oder einen Platz zu überqueren/fear of crossing a bridge or a place
- Furcht in einer Menschenmenge/fear in a crowd
- Furcht auf öffentlichen Plätzen, Platzangst/fear of public places, agoraphobia
- Furcht vor Katzen/fear of cats
- Furcht vor Hunden/fear of dogs
- Furcht vor Spinnen/fear of spiders
- Furcht vor Schlangen/fear of snakes
- Furcht vor ansteckenden Krankheiten/fear of impending contagious disease
- Furcht vor Infektionen/fear of infections
- Furcht vor Herzkrankheit/fear of heart disease
- Furcht an hoch gelegenen Orten/fear of high places
- Furcht in engem Raum, Klaustrophobie/fear in a narrow place, claustrophobia
- Furcht vor Armut/fear of poverty
- Furcht vor Einbrechern/fear of robbers

- Furcht auf der Straße/fear in streets
- Furcht vor Menschen/fear of people
- Furcht vor Gewitter/fear of thunderstorm
- Furcht vor Tunnels/fear of tunnel
- Furcht vor Wasser/fear of water
- Furcht vor seinen eigenen Impulsen/fear of his own impulses
- Furcht, verletzt zu werden/fear of being injured
- Furcht vor Messern/fear of knifes
- Furcht vor Stecknadeln, spitzen Gegenständen/fear of pins, pointed things
- Schüchternheit, bei Erscheinen in der Öffentlichkeit/timidity about appearing in public
- Schüchternheit, beim Reden in der Öffentlichkeit/timidity about talking in public
- Erwartungsspannung, Lampenfieber/anticipation, stage-fright

12.7 Therapie der Angststörungen

Die psychotherapeutische Behandlung von Angststörungen ist stark abhängig von der **Art** der Angstneurose und dem **Chronifizierungsstadium**.

Hauptproblem ist zunächst das **Vermeidungs- und Anklammerungsverhalten**. Dieses tritt bei den meisten Angstpatienten im Verlauf auf und führt zu **sozialem Rückzug** mit all seinen negativen Folgen für das Familien- und Berufsleben. Situationen, in denen die Angst ausgelöst werden kann, werden systematisch gemieden, sodass das Leben immer mehr eingeengt wird, je mehr sich die Symptomatik ausdehnt. Fatal ist daran, dass die Symptome sich gerade durch das Vermeidungsverhalten immer mehr ausweiten. Häufig bildet die Familie sekundär eine Art Festung um den Patienten, der die Familie mit seinen Ängsten unter Kontrolle hält und sich damit Sicherheit verschafft.

Ein zweites Problem ist die häufige Entwicklung von **Medikamenten- und Alkoholabhängigkeit** und ein drittes die **Somatisierung** der Angst mit Fixierung auf körperliche Symptome.

Daraus ergibt sich für den behandelnden Allgemeinarzt die Notwendigkeit, mit Medikamenten zurückhaltend zu sein, es sei denn, er hat die Möglichkeit, homöopathisch zu arbeiten.

> Handelt es sich um leichtere Phobien oder eine geringe Angstsymptomatik, genügt oft die konstitutionell-homöopathische Therapie zusammen mit der Ermunterung, die angstauslösenden Situationen nicht zu meiden, sondern im Gegenteil aufzusuchen, eventuell unter dem Schutz einer Begleitperson. Viele Patienten profitieren davon, wenn sie sich einen schriftlichen Plan aufstellen, mit kleinen Nahzielen, die sie schrittweise täglich umsetzen. Einem psychotherapeutisch versierten Homöopathen kann es auch während der Homöopathietermine gelingen, zusammen mit dem Patienten wie nebenbei die Hintergründe der Angst nach und nach zu klären.

Bei ausgeprägteren Phobien ist **verhaltensorientierte Psychotherapie** erfolgversprechend. Im Mittelpunkt steht hierbei die Konfrontation mit den angstauslösenden Reizen.

Liegt eine Bereitschaft zur Klärung individueller Konflikte vor, ist die **analytische Psychotherapie** bei allen Arten von Angstsyndromen indiziert. Ziel ist es, die Hintergründe der Angst, d. h. die Bedeutung der angstauslösenden Situationen und Gegebenheiten, zu verstehen und eine emotionale Veränderung herbeizuführen.

Ausgeprägte Symptome, die das Alltagsleben erheblich behindern, machen oft eine **stationäre Psychotherapie** erforderlich.

13 Reaktive Störungen und neurotische Depression

Überblick

Trauer ist eine natürliche, zeitlich auf einige Wochen begrenzte Gefühlsreaktion auf schwere Verluste ohne erhebliche körperliche oder psychische Erkrankungssymptome. Bei sehr heftigen oder aber chronisch vorhandenen psychosozialen Belastungssituationen können unsere Bewältigungsstrategien aber versagen und es kommt zu **reaktiven Störungen.** Diese sind psychovegetative Beschwerden, bzw. eine **reaktive Depression,** die in zeitlichem Zusammenhang mit einer psychosozialen Belastungssituation auftreten, ohne dass eine neurotische Fehlhaltung zugrunde liegt.

Reaktive Störungen lassen sich mittels beratender Gespräche gemeinsam mit homöopathischer Therapie oft gut behandeln, wobei sie aber selbstverständlich von der Lösbarkeit und/oder Fortdauer der belastenden Situation abhängen.

Besondere Bedeutung kommt hier den Repertoriumsrubriken aus dem Kapitel Geist und Gemüt „ailments from/Beschwerden infolge von" zu.

Depressionen sind bedrückte Zustände der Leere einhergehend mit Selbstzweifeln und zahlreichen psychovegetativen Symptomen. Unterschieden wird zwischen reaktiven, neurotischen und endogenen Depressionen. Neurotische Depressionen kommen besonders häufig bei depressiven und bei narzisstischen Persönlichkeiten vor.

Die homöopathische Behandlung von Depressionen ist oft erfolgreich, weshalb es sich in den meisten Fällen lohnt, die Behandlung damit zu beginnen.

Voraussetzung ist aber die genaue Kenntnis der pathognomonischen Symptome der Depression, sowohl auf psychischem als auch auf körperlichem Niveau, damit diese nicht in die Repertorisation miteinbezogen werden.

Da in der homöopathischen Erstanamnese und in den Folgeanamnesen zwangsläufig viele Konfliktpunkte berührt werden, ist es günstig, wenn dem Homöopathen einige Grundlinien und -ziele der Psychotherapie von Depressiven geläufig sind, damit er den Patienten in die richtige Richtung steuert. Die wichtigsten Punkte sind, den depressiven Patienten von seinen überzogenen Schuldgefühlen zu entlasten und ihn anzunehmen, wie er ist.

Der Zeitpunkt, wann zusätzlich eine ambulante oder gar stationäre Psychotherapie oder der Einsatz von Antidepressiva nötig wird, sollte sorgfältig erwogen werden, da Depressionen zur Chronifizierung neigen und mit Komplikationen wie Suizidalität einhergehen können.

Die **Trauer** muss gegen **Depression** abgegrenzt werden: Bei einem trauernden Menschen ist das Herz **voll** Traurigkeit. Er ist beispielsweise bekümmert um die verlorene Person, aber in seinem **Selbstwert** nicht nachhaltig beeinträchtigt.

Die Trauer ist eine natürliche Gefühlsreaktion auf Verluste, bei der die Betroffenen sich im Allgemeinen nicht als krank empfinden und die Bewältigung nach einer mehrwöchigen Zeitspanne gelingt.

Ein **depressiver Patient** dagegen ist innerlich **leer**, voller **Selbstvorwürfe** und mit sich selbst beschäftigt.

13.1 Reaktive seelische Störungen

Unter **reaktiven Störungen** versteht man seelische und körperliche Erkrankungen, die in zeitlichem und inhaltlichem Zusammenhang mit psychosozialen Belastungen (traumatische Erlebnisse, chronische soziale Konflikte, chronische Überforderung oder körperliche Erkrankungen) entstehen. Da sie unabhängig von einer neurotischen Disposition sind, werden sie von den neurotischen Störungen abgegrenzt. Unterschieden werden **Belastungsreaktionen** und **posttraumatische Reaktionen.**

13.1.1 Belastungsreaktionen

Belastungsreaktionen sind psychische und körperliche Beschwerden sowie Verhaltensstörungen, die nach einer psychosozialen Belastung auftreten und so lange anhalten, wie die Belastung wirksam ist oder eine effektive Bewältigung zum Tragen kommt.

Die Bewältigung von Belastungssituationen kostet Kraft. Ist die Belastung ungewöhnlich, besonders stark oder unerwartet, kann, ebenso wie durch lang anhaltende Belastungen, Überforderung entstehen, sodass die Bewältigung misslingt.

Typische Bewältigungsaufgaben sind zum Beispiel:

- Schwere Enttäuschungen.
- Trennungserlebnisse: unerwartete Todesfälle, Ehescheidung, Zerbrechen von Partnerschaften.
- Veränderungen des Lebensalltags: Heimatverlust, Umzug, Pensionierung.
- Chronische Probleme in Beruf und Familie.
- Schwere Erkrankungen.
- Wirtschaftliche Not.
- Verletzlichkeit der Betroffenen, Lebensalter, Reaktion der Umgebung, soziale Unterstützung und Erfahrung im Umgang mit Belastungen spielen eine Rolle dabei, ob die Belastung krankheitsauslösend wird oder nicht. Auch ob ein Ereignis belastende Erinnerungen aufkommen lässt oder nicht, kann entscheidend sein, wobei per definitionem bei einer Belastungsreaktion kein verdrängter, unverarbeiteter Konflikt wie bei einer neurotischen Störung vorliegt.
- Der Übergang zwischen einer Neurose und einer Belastungsreaktion ist jedoch fließend. Nicht selten erweist sich eine zunächst reaktiv erscheinende Symptomatik im Verlauf als neurotisch.
- Die Symptome von Belastungsreaktionen sind vielfältig und erzeugen meist starken Leidensdruck: Auf psychischer Ebene finden sich Depressionen, Angstzustände, Unruhe und Konzentrationsstörungen. Häufig hinzukommende vegetative Symptome sind Schlafstörungen und Libidoverlust. Verhaltensstörungen wie Lern- und Arbeitsstörungen sowie aggressive Ausbrüche und anderes können auftreten. Nicht selten steigern sich die Symptome bis hin zu Suizidalität, Medikamenten- und Alkoholmissbrauch.

13.1.2 Posttraumatische Reaktion

„Als Traumata werden seelische Verletzungen bezeichnet, die schwer oder gar nicht bewältigt werden. Traumatisch wirken katastrophale Erlebnisse, die außerhalb der üblichen menschlichen Erfahrung liegen. Sie können auch mit zeitlicher Verzögerung und unabhängig von einer spezifischen Disposition zu einer vorübergehenden oder anhaltenden Störung im seelischen und körperlichen Bereich führen, die als posttraumatische Reaktion bezeichnet wird." (Ermann 1997)

Traumatisch wirken Ereignisse, die völlig unerwartet auftreten, ein katastrophales Ausmaß haben und das seelische Gleichgewicht zerstören.

Hierzu zählen zum Beispiel Krieg, Naturkatastrophen, Gewalttätigkeit (Folter, KZ-Haft, Entführungen, Überfälle, Vergewaltigung, sexueller Missbrauch und Inzest) und Unfälle mit Toten und Verletzten. Es entsteht ein Zustand extremer Angst und Hilflosigkeit, eine Art „seelischer Ohnmacht“. Das innere Gleichgewicht und Sicherheitsgefühl wird aufs Äußerste bedroht und wird verstärkt durch Isolation, Entwurzelung, aber auch Vorerfahrungen und persönliche Verwundbarkeit des Opfers. Die Möglichkeit, aktiv motorisch zu reagieren, mindert die Wirkung traumatischer Erlebnisse.

Die **akute**, Minuten bis Stunden dauernde **Traumareaktion** ist gekennzeichnet durch **heftige Angst**, **Wut** oder **affektive Entleerung** (homöopathisches Hauptmittel: *Opium*). Ist keine Flucht möglich, kann auch eine stuporöse Erstarrung eintreten. Die **eigentliche posttraumatische Reaktion** tritt meist nach einer **Latenzphase** von Wochen bis Monaten ein. Es werden Symptome entwickelt, die das traumatische Erlebnis verarbeiten sollen:

- Psychische Erstarrung mit Misstrauen, Kontaktabbruch und innerem Rückzug bis hin zu Derealisation und Depersonalisation tritt ebenso auf wie
- Einengung des Erlebens auf das Trauma in Form von **Flash-backs** = Wiederholungen in der Erinnerung; aber auch
- Alpträumen und Phantasien.
- Klinische Symptome sind Angstanfälle, Phobien, Verfolgungsgefühle, Depressionen, Schreckhaftigkeit, Reizbarkeit und vegetative Reaktionen wie Schlaflosigkeit, auch Verhaltensstörungen in Form von Lern- und Arbeitsstörungen, Interesselosigkeit bis hin zur Verwahrlosung und Schuldgefühle, vor allem aber Überlebensschuld, wenn durch das traumatische Ereignis andere ums Leben gekommen sind.

Je kürzer die Latenzphase bis zum Auftritt dieser Symptome ist, desto besser ist die Prognose.

Meist kommt es nach einigen Wochen wieder zu einem Abklingen. Durch wiederholtes Berichten, Abreagieren von Gefühlen, durch Verlust- und Trauerarbeit und Teilnahme an Betroffenengruppen verliert das Trauma mit der Zeit seinen überwältigenden Charakter. Doch sollte nach neueren Erkenntnissen irgendwann einmal auch „der Deckel auf die belastenden Ereignisse gesetzt werden“, denn allzu häufiges Wiederholen kann sich auf Dauer ebenfalls negativ auswirken.

Gelingt diese Verarbeitung nicht, kommt es zur Entwicklung einer **posttraumatischen Persönlichkeit**, bei der sogar **Borderlinemerkmale** auftreten können.

Viele Kriegsheimkehrer litten oder leiden an posttraumatischen Reaktionen. Man kann sich unschwer ausmalen, welche Bedeutung das für die Familien solcher Männer hatte. Die Kinder dieser Väter machen heute einen nicht unerheblichen Anteil unserer Patienten aus.

13.1.3 Therapie der reaktiven Störungen

Belastungsreaktionen sind ein typisches Indikationsgebiet für beratende und stützende Gespräche seitens des Hausarztes oder Homöopathen. Ziel ist die emotionale Entlastung, evtl. auch affektive Abreaktion, Problemklärung und Beratung in der Lebensführung.

Der schulmedizinisch arbeitende Arzt verschreibt an dieser Stelle häufig akut Beruhigungsmittel, mit dem großen Nachteil der Abhängigkeitsentwicklung. Dem Homöopathen stehen im Gegensatz dazu viel spezifischer wirksame Behandlungsansätze zur Verfügung.

Kuraufenthalte können eventuell zusätzlich erwogen werden oder aber (selten) bei einer krisenhaften Zuspitzung eine fachpsychotherapeutische gegebenenfalls stationäre Behandlung in Form einer **konfliktzentrierten Krisenintervention** durch einen tiefenpsychologisch arbeitenden Pschotherapeuten, eventuell in Kombination mit Entspannungsübungen.

Aus homöopathischer Sicht ist dies die Domäne der seelisch wirksamen Akutmittel wie *Aconitum napellus*, *Ignatia*, *Opium*, *Acidum phosphoricum* usw.

Rubriken, die hierbei häufig zum Tragen kommen, stammen hauptsächlich aus dem Geistes- und Gemütssymptomkapitel „Beschwerden infolge von/ailments from".

Als Hauptmittel bei Belastungsreaktionen auf **geschäftliche Misserfolge und Schwierigkeiten in der beruflichen Laufbahn** bei ehrgeizigen Menschen imponiert *Nux vomica*, aber auch *Platinum, Aurum metallicum, Lycopodium, Pulsatilla* und *Ignatia* kommen eine nicht unerhebliche Bedeutung zu.

Beschwerden von/ailments from:
- enttäuschtem Ehrgeiz/deceived ambition
- geschäftlichem Misserfolg/business failure
- literarischem, wissenschaftlichem Misserfolg /literary, scientific failure
- Verlust der Stellung/loss of position
- zu viel Verantwortung/too much resposibility

Bei reaktiven Störungen durch **narzisstische Kränkungen, verletztes Ehrgefühl und Demütigung**, wie z.B. durch Mobbingsituationen, sind die Hauptmittel *Staphysagria, Nux vomica* und *Colocynthis*, aber auch *Natrum muriaticum, Ignatia, Lycopodium, Palladium, Bryonia, Chamomilla* und *Veratrum*.

Beschwerden von/ailments from:
- verletztem Ehrgefühl/wounded honor
- Entrüstung/indignation
- Kränkung, Demütigung/mortification
- Geringschätzung, Verachtung durch andere/scorn
- Grobheit anderer/rudeness of others

Reaktive Störungen, die mit **chronischen zwischenmenschlichen Konflikten** zusammenhängen, haben als Hauptmittel *Natrum muriaticum, Lachesis, Mercurius* und *Acidum nitricum*.

Beschwerden von/ailments from:
- Uneinigkeit zwischen Vorgesetzten und Untergebenen/betweeen chief and subordinates
- Eltern, Verwandten, Freunden/between parents, friends

Wenn **Enttäuschungen, Liebeskummer und Zurückweisungen** durch andere die Symptome auslösen, kommen als Hauptmittel *Natrum muriaticum, Ignatia, Aurum, Acidum phosphoricum* und *Staphysagria* in Betracht.

Beschwerden von/ailments from:
- Enttäuschung/disappointment
- enttäuschter Liebe/disappointed love
- unglücklicher Liebe/unhappy love
- betrogener Freundschaft/deceived friendship

Bei **Gewalt, Missbrauch** und **Unterdrückung** stehen Mittel wie *Lycopodium, Staphysagria, Anacardium* und *Phosphorus* zur Verfügung.

Beschwerden von/ailments from:
- Missbrauch/abuse
- sexuellem Missbrauch/sexual abuse
- langdauernder Dominierung durch andere/ a long history of domination by others

Bei **Verlust eines geliebten Menschen durch dessen Tod** stehen *Ignatia, Causticum* und *Kalium bromatum* im Vordergrund.

Beschwerden von/ailments from:
- Tod eines Kindes/ailments from death of a child
- Tod von Eltern, Freunden oder Verwandten/ ailments from death of parents or friends

Anhaltende Symptome, die durch einen **Schreck oder Schock** ausgelöst wurden, reagieren häufig gut auf *Aconitum* oder *Opium*.

Beschwerden von/ailments from:
- Schreck/fright
- seelischem Schock/mental shock

Schicksalsschläge, anhaltender Kummer, Sorgen und finanzielle Not können reaktive Symptome auslösen, die unter anderen oftmals gut auf *Calcarea carbonica, Causticum, Lachesis, Phosphorus, Acidum phosphoricum, Aurum* oder *Staphysagria* ansprechen.

Beschwerden von/ailments from:
- Sorgen/cares, worries
- Kummer/grief
- schlechten Nachrichten/bad news
- von Schicksalsschlägen/reverses of fortune
- Geldverlust/pecuniary, financially loss

13.2 Depressionen

Als Depressionen (von lat. depressum = bedrückt) werden **häufig vorkommende, traurig-bedrückte Verstimmungen** bezeichnet. Sie können reaktiv auf ein belastendes Ereignis oder schwer bewältigbare Lebensumstände auftreten (s. S. 201).

Zeigen sie sich auf der Basis einer **neurotischen Entwicklung**, spricht man von depressiven Neurosen (minor depression). Diese werden abgegrenzt von den psychotischen bzw. endogenen Depressionen (major depression = schwer wiegender).

Im Unterschied zur Trauer, die das Herz füllt, fühlt sich ein depressiver Patient innerlich **leer**, er ist voller Selbstvorwürfe und mit sich selbst beschäftigt.

Die Repertorisation der folgenden Depressionssymptome führt selten zum Erfolg, da sie bei Depressionen viel zu typisch und nicht individuell sind:
- Leitsymptome einer depressiven Neurose sind traurige Verstimmungen, Bedrücktheit, Freudlosigkeit und Antriebsmangel.
- Hinzu kommt ein Verlust von Interesse, negative Gedanken, Grübeln, Schuldgefühle, Selbstvorwürfe, Versagens- und Zukunftsangst.
- Auf der vegetativen Ebene finden sich Schlafstörungen, Abgeschlagenheit, Appetitlosigkeit, Konzentrationsstörungen, Herzbeschwerden, Schmerzen, v. a. Kopfschmerzen, Druck auf der Brust, Globusgefühl und Libidoverlust.

Vor allem am Krankheitsbeginn schildern die Patienten innere Unruhe und angstvolle Gespanntheit, was es manchmal erschwert, die Depression dahinter zu erkennen.

Es gibt auch Depressionen, die sich hinter einer **agitierten Getriebenheit** oder stark im Vordergrund stehenden **vegetativen Symptomen** (somatisierte oder auch larvierte Depression) verbergen, weshalb es besonders wichtig ist, sich die subjektiven Erlebnisse des Betroffenen genau schildern zu lassen.

Komplikationen der neurotischen Depression sind
- Chronifizierung,
- sozialer Rückzug,
- Suchtentwicklung und
- Suizidalität.

Die Grundkonflikte der Depression entstehen in Zusammenhang mit **Selbstbehauptung** und der **Regulierung des Selbstwertgefühls**:
- Zur Verwirklichung eigener Interessen ist **Aggression im positiven Sinne** nötig. Aggression (lat. aggredere = herangehen) bedeutet auch Zupacken, etwas in Angriff nehmen, sich Nahrung verschaffen für Körper, Geist und Seele.
- Aufgrund eines **schwachen Selbstwerts** verzichtet der Depressive darauf, seine Bedürfnisse zu verwirklichen. Stattdessen unterdrückt er sie, zieht sich zurück und wendet sie gegen die eigene Person. Vereinfacht kann man sagen, dass Depression **Aggression ist, die sich nach innen richtet**, womit der selbstzerstörerische, selbstbestrafende Anteil der Depression bereits ausgedrückt ist.

Depression bei depressiven und narzisstischen Persönlichkeiten

Am häufigsten entstehen neurotische Depressionen bei depressiven und bei narzisstischen Persönlichkeiten.

Depressive Persönlichkeiten tendieren dazu, **altruistisch** anderen zu geben, was sie für sich selbst wünschen, aber sich verbieten, zu fordern. Sie **machen sich unentbehrlich**, um **Anerkennung** zu erlangen, geben sich **unterwürfig** und passen sich den Erwartungen anderer an.

Sie **idealisieren ihre Opferbereitschaft**, hinter der sich ihre eigenen ungestillten Triebbedürfnisse verbergen, entwickeln eine **Verzichtsmoral** und eine übertrieben **altruistische Helferhaltung**. Ausgeprägt ist auch die **Tendenz zu Schuldgefühlen**, beispielsweise, weil Neid gegenüber der Bevorzugung anderer entsteht, für den sie sich schämen, oder weil sie meinen, noch mehr geben zu müssen. Aus einem solchen Konflikt zwischen Bedürfnissen, die er sich versagt und daraus folgend Enttäuschung und Wut, für die er sich wiederum schämt, kann bei depressiven Persönlichkeiten eine Depression entstehen.

Narzisstische Persönlichkeiten haben ein sehr **labiles Selbstwertgefühl** und sind dementsprechend von der **Bewunderung** durch andere abhängig. Im Zentrum ihres Erlebens steht die Angst, den Menschen, von dessen Unterstützung sie sich abhängig fühlen, zu verlieren. Reale und phantasierte Trennungen, aber auch Demütigungen und Kritik können zu Auslösesituationen für eine Depression werden, und zwar dann, wenn die Wut auf die Person, von der sie sich abhängig fühlen, gegen sich selbst gewandt wird.

13.2.1 Therapie der Depressionen

Neurotische Depressionen stellen zusammen mit den **Angststörungen** den Hauptanteil der psychischen Erkrankungen dar, mit denen zunächst der Hausarzt oder Homöopath aufgesucht wird.

Bei den **endogenen Depressionen** steht die medikamentöse (auch homöopathisch-medikamentöse, aber meist zusätzliche) Behandlung im Vordergrund, wohingegen bei neurotischen Depressionen der Psychotherapie eine entscheidende Bedeutung zukommt.

> Die synergistischen Effekte von Homöopathie und Psychotherapie können bei der Behandlung von neurotischen Depressionen besonders gut genutzt werden. Empfehlenswert ist in den meisten Fällen der **Beginn mit einer konstitutionell-homöopathischen Behandlung**. Nicht selten ist diese bereits ausreichend, denn die Wirkung eines gut gewählten homöopathischen Mittels zusammen mit der gegenüber üblicher hausärztlicher Behandlung doch ausgedehnter Gesprächsmöglichkeit und ganzheitlicher Sichtweise hat äußerst heilsame Effekte.

Genügt die homöopathische Behandlung allein nicht, sollte als nächster Schritt zusätzlich eine **ambulante Psychotherapie** eingeleitet werden.

Besonders günstig erscheint hier die **analytisch orientierte Psychotherapie**, die zum Ziel hat, Hintergrundprobleme bewusster zu machen, Schuldgefühle und Aggressionshemmung abzubauen und zu mehr **Selbstständigkeit** und **Unabhängigkeit** der Betroffenen beizutragen.

Der homöopathisch arbeitende Arzt ohne spezielle Psychotherapieausbildung tut oft besser daran, sich aus der Deutung von Hintergrundproblemen herauszuhalten, auch wenn die Verlockung manchmal groß ist. Da man aber im Rahmen von Erst- und Folgeanamnesen schnell an die Grundkonflikte bei diesen Patienten stößt, ist es doch sehr wichtig, darauf zu achten, dass man nicht durch moralisch getönte Ansätze die Schuldgefühle des Patienten verstärkt. Hilfreich und genesungsfördernd sind nicht gute Ratschläge, sondern den Patienten anzunehmen, zu Schritten in Richtung mehr Selbstständigkeit und Durchsetzung seiner eigenen Bedürfnisse zu ermutigen und in seinem **Selbstwert** zu stärken.

Den **Antidepressiva** kommt dann Bedeutung zu, wenn der Zustand des Patienten sehr akut ist und mit Homöopathie allein nicht zu greifen. Vorübergehend kann der Einsatz solcher Medikamente den Patienten sehr entlasten. Doch ist zu beachten, dass die meisten Antidepressiva einen langsamen, bis mehrere Wochen dauernden Wirkungseintritt haben können und dass – ähnlich wie in der Homöopathie – für jeden Patienten ausprobiert werden muss, welches Medikament ihm hilft und möglichst wenig Nebenwirkungen hat.

Eine echte „Feuerwehrfunktion" wie sonst oft, wenn der Homöopath auf schulmedizinische Arzneimittel zurückgreift, kommt den Antidepressiva allenfalls in der Behandlung von

Schlafstörungen zu, wenn die homöopathische Behandlung allein hier nicht ausreichend wirksam ist.

In ausgeprägten Fällen kann ein Aufenthalt in einer **psychosomatischen Klinik** erwogen werden. Die Klinik kann den Patienten von den nicht mehr bewältigbaren Aufgaben des Alltags entlasten und er kann sich konzentriert und geschützt der Bearbeitung seiner Probleme widmen.

Häufig notwendige homöopathische Mittel bei Depressionen sind *Natrum muriaticum*, *Sepia*, *Aurum*, *Phosphorus*, *Lycopodium* und *Lachesis*.

Schuldgefühle

Im **Zentrum der Depression** steht das Gefühl der **Schuld**, das in einem solchen Zusammenhang auch verstanden werden kann als Aggression, die sich gegen den Betroffenen selbst richtet.

Wer einen anderen Menschen tötet oder verletzt, wer Werte absichtlich zerstört, der lädt Schuld auf sich. Darüber hinaus existieren aber noch andere **Wertmaßstäbe** und **Regeln**, die innerhalb bestimmter Gruppen gelten, und denen sich derjenige, der zu der jeweiligen Gruppe dazugehören möchte, ebenfalls zu unterwerfen versucht. Es ist ein Grundbedürfnis des Menschen, **dazuzugehören**. Deshalb ist es auch so schmerzhaft, **gemobbt** zu werden, die **Sündenbockrolle** zu bekommen und **ausgegrenzt** zu werden.

Jeder hat dieses Gefühl schon einmal zumindest annähernd kennen gelernt. Es beginnt mit dem Nicht-mitspielen-Dürfen im Kindergarten, setzt sich fort damit, dass man als Jugendlicher aufgrund anderen Aussehens oder ähnlichem ausgegrenzt wird und geht weiter damit, dass ein Erwachsener am Arbeitsplatz gemobbt wird.

Noch subtiler und oft tief greifender sind Erwartungen und moralische Werte, die **vom Elternhaus ausgehen**, und die zum Teil noch nicht einmal offen ausgesprochen werden. Je mehr es Eltern gelingt, ihre Kinder nur um ihrer selbst willen zu lieben, desto gesünder entwickelt sich deren Seele. Meistens kommen aber doch – oft ganz ungewollt – Erwartungshaltungen hinzu, die das Kind unterbewusst unter Druck setzen. In einer Familie, in der z.B. Leistung einen hohen Stellenwert hat, wird sich der spätere Erwachsene schnell nicht mehr „in Ordnung" finden, wenn er diese für seine Maßstäbe nicht ausreichend erbringen kann. Auch Eltern, die selbst nicht viel Akzeptanz erfahren haben, werden es schwerer haben, ihren Kindern uneingeschränkt davon zu geben.

Kinder haben die Tendenz, Ereignisse in der Familie, an denen sie primär überhaupt keine Schuld tragen, wie zum Beispiel Scheidung und Trennung, Tod oder Krankheit eines Elternteils oder Familienmitglieds, schuldhaft zu verarbeiten. Sie glauben, die verstorbene Mutter habe sie verlassen, weil sie selbst sich nicht richtig verhalten haben, oder der Vater sei krank geworden, weil sie so „ungezogen" waren. Auch im Erwachsenenalter können solche Vorstellungen noch tief im Unterbewussten weiterexistieren.

Vor allem, wenn es Familienmitglieder gab, die in die **manipulative Opferrolle** gingen, indem sie sich stumm leidend, gekränkt und bedauernswert zurückzogen, anstatt für ihre Bedürfnisse einzustehen und sich Konflikten zu stellen, können bei den anderen Familienmitgliedern Schuldgefühle ausgelöst werden.

Schuldgefühle sind ein starker Motor für die Tendenz, sich zu überfordern, es allen recht machen zu wollen, nicht Nein sagen zu können, allzeit hilfsbereit zu sein und Dinge zu tun, die man eigentlich nicht tun möchte.

Körperliche Symptome bei **chronischen Schuldgefühlen** kommen einer **Selbstbestrafung** gleich. Hinter vielen körperlichen Problemen verbirgt sich eine solche unbewusste Dynamik. Es ist eine Art versteckter Suizidalität, die sich nicht nur in Befindlichkeitsstörungen, sondern in ganz handfesten, realen Symptomen wie schweren Infekten, Malignomen, Aborten oder heftigen Blutungen äußern kann.

In manchen **religiösen Gruppierungen** wie beispielsweise Sekten, aber auch bei Vertretern christlichen Glaubens wird Schuld, selbst bezüglich Banalitäten oder gar nicht wirklich vorhandene Schuld, betont und als Mittel eingesetzt, zu manipulieren und gefügig zu machen. Ein so missbräuchlich eingesetzter Glauben kann verheerende Folgen für die Betroffenen haben. Eingebildete Schuld kann einen Menschen vollkommen beherrschen und psychisch Kranke stammen nicht selten von einem strenggläubigen, Schuld zuweisenden Hintergrund ab.

14 Suizidalität

Überblick

Jede Äußerung von und jeder noch so geringe Verdacht auf Suizidgedanken muss ernst genommen werden.

Der Patient sollte konkret darauf angesprochen werden. In jedem Fall ist die oberste Priorität die Herstellung eines guten Kontakts zum Patienten. Nur so kann der Therapeut abschätzen, wie akut die Gefährdung des Patienten ist und ob dieser ambulant behandelt werden kann oder stationär betreut werden muss. Wer sich als behandelnder Homöopath nicht sicher fühlt, kann dem Patienten auch eine Mitbetreuung durch spezielle Hilfsorganisationen vorschlagen.

In vielen Fällen wird eine ambulante Betreuung unter der Voraussetzung eines guten Drahtes zwischen Patient und Helfer möglich sein. Es empfiehlt sich jedoch, einen **Suizidpakt** mit dem Patienten abzuschließen.

Als Hauptmittel in der homöopathischen Behandlung suizidaler Patienten imponieren *Aurum* und seine Salze sowie *Natrum sulphuricum* und *Psorinum*, aber auch *Nux vomica* und *Staphysagria* sind unter vielen anderen von Bedeutung.

Die Art, wie der Patient plant, den Tod herbeizuführen, ob durch Medikamente, Erhängen, Herunterspringen oder mit dem Messer, sollte immer erfragt werden, weil sie etwas über die Persönlichkeit des Betroffenen aussagt und somit die Mittelwahl beeinflusst.

Suizidalität bezeichnet die Neigung, sich selbst zu töten und einen Zustand, der durch Selbsttötungsgedanken, -absichten und -versuche gekennzeichnet ist. Auftreten kann Suizidalität im Rahmen **akuter Krisensituationen** und im Verlauf verschiedener **psychischer Erkrankungen**.

Durch Suizid sterben in Deutschland zeitweise deutlich mehr Menschen als durch Verkehrsunfälle mit einem Altersgipfel zwischen 15 und 25 Jahren. Ein Drittel der Personen, die einen Suizid vollzogen, litt an endogenen Depressionen oder Psychosen, während bei der Suizidalität die **depressiven Neurosen** und die **narzisstischen Krisen** im Vordergrund stehen.

14.1 Verlaufsformen der Suizidalität

Eine Selbsttötung tritt **nur gelegentlich aus heiterem Himmel** auf. In den meisten Fällen dagegen kündigt sich suizidales Verhalten vorher an und die Betroffenen sprechen auch davon.

Auslöser ist im Allgemeinen ein belastendes Ereignis oder eine neurosenspezifische Auslösesituation, wie z. B. der Verlust wichtiger Menschen oder schwer wiegende Kränkungen. Daraus entstehen so genannte **narzisstische Krisen**, in denen Wut und Aggression geweckt werden, die sich schließlich gegen die eigene Person richten. Gebahnt wird suizidales Verhalten auch durch Identifizierung mit Roman- oder Filmhelden oder den Suizid von nahestehenden Menschen (Werther-Syndrom, nach Goethes Roman „Die Leiden des jungen Werther“; nach Herausgabe des Buches suizidierten sich zahlreiche junge Leute, die vom Freitod des Helden gelesen hatten).

Das **präsuizidale Syndrom** ist gekennzeichnet durch ein Gefühl der Ausweglosigkeit mit Autoaggression und Selbsttötungsphantasien.

Der eigentlichen Suizidhandlung geht im Allgemeinen eine scheinbare Beruhigung voraus, die wie eine „Lösung" wirken kann, aber nur ein Zeichen für einen festen Selbsttötungsentschluss ist.

14.2 Umgang mit Suizidalität

Das Erkennen von Suizidalität ist zunächst die Hauptschwierigkeit, da die Selbsttötungsphantasien nicht immer offen geäußert werden. Versteckte Hinweise können sich hinter Äußerungen verbergen wie:

- „Ich möchte, dass alles aufhört."
- „Ich falle jedem zur Last."
- „Ich mache das nicht mehr mit."
- „Manchmal möchte ich nur noch schlafen."

Alarmzeichen sind plötzlich eintretende „Beruhigung", unvermittelter Rückzug und Kontaktabbruch.

Es können Träume auftauchen von Verletzung oder Selbstverletzung, von beschädigten Tieren, zerbrochenen Gegenständen, von Ausgeliefertsein und bedrohlichem Alleinsein.

Rubriken:

Träume von Verletzungen/verwundet sein/Leichen/geschnitten werden/dreams of injuries/of being wounded/blood/of dead bodies/being cut

Wenn **konkrete Vorbereitungen** zur Suizidhandlung getroffen werden, wie zum Beispiel Medikamente gesammelt werden, dann besteht besonders große akute Suizidgefahr.

Zudem gibt es noch eine Reihe von **Risikofaktoren**, die die Gefahr von suizidalen Handlungen erhöhen. Diese sind:

- Depressionen,
- hohes Lebensalter,
- Vereinsamung,
- Arbeitslosigkeit,
- Lebenskrisen,
- Psychosen,
- vorausgegangene Suizidversuche und
- latent selbstgefährdende Verhaltensweisen wie Alkohol-, Medikamenten- und Drogenabusus.

Suizidalität ist immer als **Gefährdung** des Patienten ernst zu nehmen. Die Ansicht, dass Menschen, die offen mit Suizid „drohen", wahrscheinlich keinen unternehmen, ist unrichtig.

Wer homöopathisch arbeitet, kann ohne weiteres in die Situation geraten, mit suizidgefährdeten Menschen umgehen zu müssen.

Suizidalität fließt selbstverständlich als **auffallendes Symptom** in die Wahl des individuellen Heilmittels mit ein. Niemals jedoch sollte man in einem solchen Fall per Tunnelblick die Jagd nach dem „richtigen Kügelchen" verfolgen, ohne dem Zustand des Patienten aus psychosozialer Sicht Rechnung zu tragen.

Erstes Ziel dabei ist es, schnell einen **möglichst guten Kontakt herzustellen**. Die Suizidalität sollte bei jeder Unsicherheit offen vom Therapeuten angesprochen werden. Weiter sollte das **Ausmaß der suizidalen Gefährdung** geklärt werden, um dann die erforderlichen Sofortmaßnahmen einleiten zu können. Die Ursache der Suizidalität und eine eventuell vorliegende Grunderkrankung (Krise, Neurose, Psychose) sollten abgeklärt werden.

Zunächst wird sich meistens die Frage stellen, ob eine **stationäre Aufnahme** zur psychotherapeutischen Krisenintervention oder in eine (evtl. geschlossene) psychiatrische Station notwendig ist, um den Patienten vor Selbstschädigungen zu schützen. Dies ist nicht nur bei starker Gefährdung, sondern auch in Zweifelsfällen nötig, wenn man den Patienten nicht genau kennt.

Bei gutem Kontakt und beherrschbar erscheinender Suizidalität reicht die **ambulante Betreuung** bzw. Krisenintervention aus. Gelingt es, den Patienten zu motivieren, seine Ängste und Probleme, seine Hoffnungslosigkeit und Verzweiflung zu schildern, führt dies oft schon zu Entlastung und eine tragfähige Beziehung kann entstehen. Die Probleme, die hinter einem suizidalen Hilferuf stehen, können auf diese Weise unterstützend angegangen werden. Die anschließende tiefere Problemklärung gelingt oft besser, wenn die unmittelbaren Konfliktpartner oder auch Vertrauenspersonen mit in die Gespräche einbezogen werden.

Es empfiehlt sich, in der ambulanten Betreuung von Suizidalen einen so genannten **Suizidpakt** zu schließen. Dabei wird mit dem Patienten – gegebenenfalls auch schriftlich – ein Behandlungsvertrag ausgehandelt, in dem vereinbart wird, dass er sich für einen begrenzten, für ihn überschaubaren Zeitraum nicht das Leben nehmen wird, sich im Notfall melden oder an eine bestimmte Person wenden wird. Es sollte bereits dann ein an diesen Zeitraum anschließender Termin vereinbart werden, bei dem der Patient Rücksprache halten soll. Mittels eines solchen Paktes erhält der Patient einen schützenden Rahmen und es fördert seine Selbstverantwortung. Gleichzeitig wird der Therapeut dadurch entlastet. Die Beziehung, die auf diese Weise zwischen Therapeut und Patient entsteht, bildet die Basis für anschließende psychotherapeutische Interventionen.

Bei **nichtpsychotischen Patienten** lässt sich die Zu- und Abnahme suizidaler Gefährdung im Allgemeinen recht gut abschätzen.

Nach Suizidhandlungen müssen die Patienten in der Regel stationär medizinisch oder chirurgisch versorgt und gleichzeitig von einem psychiatrischen Konsiliardienst mitbetreut werden. Es ist wichtig, gerade in der Phase abklingender Labilität einen therapeutischen Kontakt herzustellen, da danach üblicherweise schnell eine Verleugnung der Probleme stattfindet.

Die **Helfer von suizidalen Patienten** haben eine schwere Aufgabe, da sie durch die Übertragung der Hoffnungslosigkeit und Resignation der Betroffenen an ihre eigenen Grenzen erinnert werden und deshalb oft mit Betonung der eigenen Stärke und Überlegenheit oder aber mit Ablehnung des Patienten reagieren. So kann es einerseits zu Idealisierungen eines großartigen Helfers kommen, der im Nachhinein dann enttäuschen muss, aber auch zu uneinfühlsamer Problemabwehr seitens des Helfers.

Wer sich als Arzt/Homöopath mit der ambulanten Behandlung suizidaler Patienten nicht sicher fühlt, kann spezialisierte Hilfsorganisationen mit in Anspruch nehmen, wie zum Beispiel den **„Arbeitskreis Leben“**.

Homöopathische Unterstützung kann mit Mitteln wie den *Aurum*-Verbindungen, den *Natrum*-Salzen, aber auch *Nux vomica*, *Psorinum* und einigen anderen mehr geleistet werden. Die Art der phantasierten Selbsttötung (Springen, Tabletten, Erhängen usw.) spielt für die Mittelwahl eine Rolle.

15 Psychovegetative Störungen (somatoforme Störungen)

Überblick

Die Verschiebung eines inneren Konflikts auf den Körper (Somatisation) ist ein unreifer Abwehrmechanismus. Die dabei entstehenden Körpersymptome sind sehr unterschiedlich und betreffen verschiedenste Bereiche des Körpers.

Sie erfordern zunächst eine sorgfältige organische Abklärung, sollten dann aber nach eindeutiger Diagnosestellung zügig (unter weiterer Wachsamkeit) therapiert werden, da sie zur Chronifizierung neigen.

Für die homöopathische Behandlung dieser Erkrankungen ist es wichtig, diese neurotischen körperlichen Symptome von den eigentlichen Körpersymptomen zu unterscheiden, da sie für die Mittelwahl eine geringe Bedeutung haben. Häufige und wichtige **psychosomatische oder psychisch mitbedingte Störungen** sind:

- Herzrhythmusstörungen (meist Extraschläge, Herzrasen oder verlangsamter Herzschlag),
- Bluthochdruck,
- niedriger Blutdruck,
- Sekretionsstörungen (v.a. Übersäuerung) und Motilitätsstörungen im Magen-Darm-Bereich, Refluxerscheinungen, Durchfälle, Verstopfungen, Reizdarm,
- Entleerungsstörungen der Harnwege (häufiges Wasserlassen, Inkontinenz, Krämpfe, Schmerzen beim Wasserlassen, Reizblase, chronische Urethritis),
- chronische Prostatitis,
- spastische Durchblutungsstörungen v.a. der Gliedmaßen,
- Urtikaria (Nesselsucht),
- psychovegetative Schmerzsyndrome, v.a. Spannungskopfschmerz und Rückenschmerzen,
- Hyperventilationssyndrom,
- Schlafstörungen (Ein- und Durchschlafstörungen, nicht erfrischender Schlaf),
- psychogener Schwindel,
- Engegefühle am Hals,
- Druckgefühle auf der Brust.

Für die **homöopathische Fallauswertung** psychosomatisch Kranker gelten folgende Regeln:

- Die psychosomatischen Hauptbeschwerden dürfen nicht mit ausgewertet werden, weil pathognomonisch.
- Manifeste „echte" Körpersymptome und gute, deutliche Allgemeinsymptome müssen aufgespürt und in die Fallauswertung mitaufgenommen werden.
- Individuelle seelische „Symptome", oder besser, die hinter den Beschwerden stehenden Gefühle des Patienten, müssen erspürt und in die Fallauswertung aufgenommen werden.

Als psychovegetative Störungen oder Somatisierungsstörungen werden **Organfunktionsstörungen** bezeichnet, die auf der Basis einer neurotischen Entwicklung entstehen. Sie umfassen körperliche Missempfindungen und Störungen von Funktionsabläufen, ohne dass organisch ein Befund feststellbar ist.

Somatisierungsstörungen sind der körperliche Ausdruck von Gefühlen, die durch eine Neurose hervorgerufen werden und gehören zu den häufigsten Erkrankungen in der gesamten Medizin mit einem Häufigkeitsgipfel im dritten bis vierten Lebensjahrzehnt.

Männer sind häufiger betroffen als Frauen. Auch „Gesunde" können unter Belastung vorübergehend psychovegetative Beschwerden entwickeln, leiden aber weniger darunter bzw. akzeptieren die Beschwerden als Begleiterscheinungen.

Es können dies **Störungen von Organfunktionen** wie Verdauungsstörungen, Kreislaufprobleme, Unregelmäßigkeiten in der Ausscheidung, im Menstruationszyklus usw. sein, aber auch organbezogene Missempfindungen wie Schmerzen oder Druckgefühle am Herzen, Völlegefühl und Magenschmerz, Übelkeit, Bauchschmerzen, Globusgefühl, Druck auf der Brust, Harnbrennen, Juckreiz an Haut und Schleimhäuten und vieles andere mehr.

Vegetative Beschwerden wie Schlafstörungen, Müdigkeit, Mattigkeit, Abgeschlagenheit, Appetitstörungen und Schweißneigung werden ebenso dazu gezählt.

Psychische Begleitsymptome wie ängstliche Unruhe und depressive Niedergeschlagenheit sind meist zusätzlich vorhanden.

Aus Sicht der Homöopathie finden wir hier einen Großteil von Allgemeinsymptomen, wie zum Beispiel Schlaf, menstrueller Zyklus, Appetit und Temperaturempfinden, die in der Anamnese sorgfältig erfragt werden müssen und in der Fallauswertung eine wichtigere Rolle spielen als Lokalsymptome.

Häufig sind folgende pschovegetative Funktionsstörungen:

- Herzrhythmusstörungen (meist Extraschläge, Herzrasen oder verlangsamter Herzschlag),
- Bluthochdruck,
- niedriger Blutdruck,
- Sekretionsstörungen (v. a. Übersäuerung) und Motilitätsstörungen im Magen-Darm-Bereich, Refluxerscheinungen, Durchfälle, Verstopfungen, Reizdarm,
- Entleerungsstörungen der Harnwege (häufiges Wasserlassen, Inkontinenz, Krämpfe, Schmerzen beim Wasserlassen, Reizblase, chronische Urethritis),
- chronische Prostatitis,
- spastische Durchblutungsstörungen v. a. der Gliedmaßen,
- Urtikaria (Nesselsucht),
- psychovegetative Schmerzsyndrome, v. a. Spannungskopfschmerz und Rückenschmerzen,
- Hyperventilationssyndrom,
- Schlafstörungen (Ein- und Durchschlafstörungen, nicht erfrischender Schlaf),
- psychogener Schwindel,
- Engegefühle am Hals,
- Druckgefühle auf der Brust.

Nicht selten ist auch das so genannte **psychovegetative Allgemeinsyndrom**, bei dem wechselnde, multiple Beschwerden bestehen: Schlafstörungen, Kopfschmerzen, Atemnot, Brustschmerzen, Herzrasen, Schwitzen, Erschöpfung, Mattigkeit, Angst.

Das depressive Gefühl – häufig das **Leid der Verlassenheit und Ungeborgenheit** – wird bei diesen Menschen vom Körper ausgedrückt.

Die dahinterstehende **Psychodynamik** entspricht in etwa der bei depressiven Neurosen oder Angstneurosen beschriebenen. Die Angst und die Depression werden dabei aber in Körpersymptome umgewandelt und auf diese Weise abgewehrt. Es ist nicht wirklich geklärt, warum der eine mehr mit **Angst**, der andere mehr mit **Depression** und der dritte mehr mit **psychovegetativen Körpersymptomen** reagiert. Die Somatisierung wird in der Neurosenlehre aber als ein unreifer Abwehrmechanismus angesehen. Vermutlich prädestiniert es auch zur Entwicklung von Körpersymptomen, wenn die Betroffenen aus Familien kommen, in denen

Angst und depressive Gefühle mit Schwäche assoziiert wurden und als minderwertig galten.

Am häufigsten steht dahinter eine **narzisstische Problematik** (mittleres Strukturniveau), deren Ursache in allererster Linie, ebenso wie bei Depressionen und Angstneurosen, ein **gestörtes Selbstwertgefühl** ist. Der Betroffene ist in übertriebener Weise abhängig von der Anerkennung und dem Gestütztwerden durch andere. Diese erhalten damit die Funktion, das Selbstwertgefühl des psychovegetativ Erkrankten zu stabilisieren. Dabei sind die Patienten sehr kränkbar und verletzlich, wobei sie dies nicht selten hinter einer **Fassade der Unabhängigkeit** verbergen, das heißt, sie wirken entweder anklammernd oder scheinbar besonders unabhängig. Auf diese Weise versuchen sie, Depression, Wut, Neid, Trennungs- und Verlustängste abzuwehren.

Symptomauslösende Situationen können alle **Selbstwertkonflikte** sein wie reale oder auch vermeintliche Zurücksetzungen, Demütigungen, Misserfolge, aber auch das Älterwerden oder die Wahrnehmung von persönlichen Unvollkommenheiten oder Krankheiten.

Verluste wie Todesfälle oder Trennungen – vor allem, wenn sie zusätzlich noch mit Demütigung oder Verletzungen verbunden sind, können ebenfalls zu Auslösern werden.

Aber auch die üblichen **familiären Schwellensituationen**, beispielsweise das Teilenmüssen von Aufmerksamkeit durch die Geburt eines Kindes können symptomauslösend für ein psychovegetatives Syndrom sein, indem sie Neid, Rivalität und Loyalitätsängste hervorrufen.

Als dritte große Gruppe von Auslösern kommen **Entwicklungsschritte zu mehr Selbstständigkeit** in Frage, durch die so genannte **Autonomiekonflikte** entstehen können. Diese könnten zum Beispiel sein: Die Loslösung vom Elternhaus, Berufs- und Partnerwahl, Familiengründung, Zuwachs von Verantwortung oder auch sexuelle Versuchungssituationen, die mit unbewussten Schuldgefühlen beantwortet werden.

15.1 Verlauf, Diagnostik und Behandlung

Verlauf

Psychovegetative Beschwerden neigen zur **Chronifizierung**, meist ohne jedoch in tatsächliche Organschäden überzugehen.

Die Betroffenen können die Problematik in der Regel auf zwei Arten verarbeiten:

- Die einen tendieren zum **Rückzug** aus dem sozialen Leben und zu zunehmendem Schonverhalten, um sich ganz der Pflege der Erkrankung zu widmen.
- Die anderen neigen zu einer **hypochondrischen Verarbeitung**, bei der die Sorge um die Gesundheit und den Körper nach außen getragen wird und im Kontakt zu anderen Menschen in den Mittelpunkt gestellt wird.

Weitere unbewusste Chronifizierungsschritte sind die **familiäre Ausweitung**, bei der die Familie in die Symptompflege miteinbezogen wird (das „kranke Herz“ muss geschont werden) und das Zusteuern auf eine Rente zur materiellen Absicherung, um das unbewusst schwache Sicherheitsgefühl zu beruhigen.

Je früher die **neurotische Ursache** der Beschwerden erkannt und behandelt wird, desto besser ist die Prognose.

Diagnostik

> Bei psychovegetativen Beschwerden handelt es sich um Ausschlussdiagnosen. Eine sorgfältige körperliche Abklärung ist unabdingbar, um abwendbar gefährliche Verläufe rechtzeitig zu erkennen.

Insbesondere können **Stoffwechselerkrankungen** wie z.B. der Schilddrüse, Organentzündungen wie z.B. Hepatitis und hormonaktive Tumoren, aber auch Psychosen multiple vegetative Beschwerden hervorrufen. Auch Hirn- und Nervenerkrankungen, Herz-Kreislauf, Magen und Darm sowie der Urogenitalbereich müssen – je nach Problematik – häufig abgeklärt werden.

Psychovegetative Ursachen für bestehende Beschwerden sollten einerseits nicht so leichtfertig geäußert werden, dass die notwendige Diagnostik unterlassen wird. Andererseits gilt es auch heute noch für viele als Makel, wenn ihre Probleme psychischer Natur sein sollen. Deshalb werden Untersuchungen, die ohne Befund bleiben, oft von den Patienten selbst nicht akzeptiert und sie drängen auf immer weitere Diagnostik.

Auch die heutige Medizin ist vorwiegend körperorientiert, sodass hier die Gefahr besteht, dass der psychische Hintergrund der Problematik lange nicht erkannt wird, was für den Patienten prognostisch sehr ungünstig ist. Bestätigt der Arzt die Annahme des Patienten, dass eine körperliche Erkrankung besteht, wird er zum größten Hindernis für den psychotherapeutischen Behandlungserfolg.

Folgende Kriterien können bei der Unterscheidung zwischen organischen und psychovegetativen Beschwerden helfen: Handelt es sich um ein psychovegetatives Problem, fällt die Diskrepanz zwischen schlechtem Befinden und geringem bzw. fehlendem körperlichen Befund auf.

Studien zu chronischen Rückenbeschwerden belegen beispielsweise, dass das Röntgenbild einer Wirbelsäule katastrophal aussehen kann, ohne dass der Betreffende über Schmerzen klagt, und umgekehrt sehr oft Patienten entsetzliche Beschwerden beschreiben bei einem völlig unauffälligen Röntgenbild der Wirbelsäule.

Ein wichtiges, wenn auch nicht immer ausreichendes Kriterium für die Verdachtsdiagnose, sind Auslösesituationen. Psychovegetativen Beschwerden ging meist wie oben beschrieben eine Versagung oder Kränkung in den familiären oder beruflichen Beziehungen oder den persönlichen Plänen voraus.

Hüten sollten wir uns allerdings vor den gar nicht so selten vorkommenden Fällen, in denen durchaus eine auslösende Situation und Hinweise auf einen unbewussten Konflikt vorhanden zu sein scheinen und deshalb eine sorgfältige Diagnostik unterlassen.

Erstens kann man auch Läuse und Flöhe gleichzeitig haben und zweitens kann es durchaus auch einmal scheinbare, verführerisch logisch wirkende Lebenszusammenhänge geben, die dennoch rein zufälliger Natur sind. Niemals sollten wir auch im Verlauf der Behandlung Auffälligkeiten oder Widersprüchlichkeiten verharmlosen. Auch wenn die Diagnose schon gestellt wurde, sollten unsere Sinne weiterhin wach bleiben.

Fall 41

Ein 50-jähriger Mann litt an chronischen, schweren Kopfschmerzen, die mehrfach und aufwändig mit modernen Verfahren untersucht worden waren, ohne Befund. Ein chronischer Paarkonflikt und eine scheinbar auslösende Situation schienen den Verdacht zu erhärten, dass es sich um funktionelle Kopfschmerzen handle, sodass er stationär psychotherapeutisch behandelt wurde. Auffallend war dabei aber die stetige Zunahme seiner Kopfschmerzen, obwohl der Konflikt aktiv bearbeitet und zunehmend gelöst wurde. Erst das nochmalige Aufrollen aller Konsiliaruntersuchungen einschließlich erneuter Kernspinaufnahmen deckte schließlich einen Hirnstammtumor auf, der sich in einer Position befand, in der er fälschlicherweise als Artefakt gedeutet worden war. Gerade noch rechtzeitig konnte der gutartige Tumor operiert werden. Bereits wenig später hätte es zu einer eventuell tödlichen Hirnstammeinklemmung kommen können.

Solche Verläufe sind keine Einzelfälle. Es wird daran deutlich, welche Gratwanderung geleistet werden muss, wenn wir den Beschwerden unserer Patienten ernsthaft und angemessen gerecht werden wollen. Unser diagnostisches Auge muss immer wach und offen bleiben, doch wenn gründlich und aufmerksam abgeklärt wurde und keine Unstimmigkeiten zurückbleiben oder neu auftauchen, dann müssen wir unseren Patienten zuliebe in der Lage sein, ihrem Druck standzuhalten und die körperliche Diagnostik für abgeschlossen erklären.

Behandlung

> Die psychovegetativen Beschwerden zählen zu den Erkrankungen, die homöopathisch im Allgemeinen sehr gut behandelt werden können. Wenn wir uns vor Augen halten, welch hohen Prozentsatz sie in einer üblichen Allgemeinpraxis ausmachen und wie mäßig die Möglichkeiten der Schulmedizin hier sind, wird deutlich, welcher hohe Stellenwert der Homöopathie in der medizinischen Grundversorgung eigentlich eingeräumt werden müsste.

Gegenüber dem rein schulmedizinischen körperorientierten Ansatz hat die Homöopathie mehrere Vorteile. Der Hausarzt im üblichen Sinne hat normalerweise nicht die Zeit, die Rahmenbedingungen der Beschwerden und die psychosoziale Vorgeschichte und aktuelle Situation des Patienten mit zu erfassen. Schnell fühlt sich der Kranke abgewiesen und unverstanden.

Erkennt der Hausarzt, dass er dem Patienten mit weiterer Diagnostik und „Symptomkosmetik" nicht mehr wirklich helfen kann, sondern ihn eigentlich zum Psychotherapeuten überweisen müsste, dann hat er die oft unangenehme Aufgabe, das dem Patienten nahe bringen zu müssen. Nicht selten fühlt sich dieser dann brüskiert und in die Schublade eines Simulanten gesteckt. Wer somatisiert, hat ja gerade oft Probleme damit, zu seinen **Schwächen** und **Ängsten** zu stehen. Sich die Blöße einer psychischen Erkrankung geben zu müssen, wirkt für einen solchen Menschen wie eine besondere Demütigung.

Der Homöopath dagegen widmet sich den Beschwerden des Patienten mit **minutiöser Aufmerksamkeit**. Er muss tatsächlich, um gut arbeiten zu können, die Bedingungen für jede Verschlechterung oder Verbesserung detailliert geschildert bekommen, was dem Bedürfnis des Patienten nach **Zuwendung** ohnehin entgegenkommt. Unter diesen Umständen ist der Druck, den manche Patienten verspüren, immer noch mehr und noch mehr zu untersuchen, sehr oft nicht mehr so drängend.

Ein geschickter Homöopath kann dabei sozusagen nebenbei genügend Information über die **psychosoziale Situation** des Patienten erhalten, um auch auf diese Seite ein wenig eingehen zu können. Der Homöopath hat dadurch weitaus bessere Möglichkeiten als der Hausarzt, dem Patienten in einem Gespräch einen ersten Zugang zu seinen **konflikthaften Erlebnisweisen** zu verschaffen und ihn gleichzeitig vor unzweckmäßigen Untersuchungen und Behandlungen zu bewahren.

Mit den **homöopathischen, individuell verschriebenen Medikamenten** bietet die Homöopathie Behandlungsmöglichkeiten, die näher an die **Wurzel des Übels** herangehen und nicht nur oberflächlich symptomatisch und vorübergehend kaschieren, wie Schmerzmittel oder kortikoidhaltige Medikamente. Im glücklichsten Falle ermöglichen wir dem Patienten eine **seelische Entwicklung**, die ihn befähigt, seine Beschwerden loszulassen. Ein gut gewähltes Arzneimittel zusammen mit einem geschickt und einfühlsam geführten Gespräch kann auf diese Weise durchaus den Gang zum Psychotherapeuten erübrigen. Sollte eine Psychotherapie doch unausweichlich sein, ist es auf der Basis vorausgegangener homöopathischer Gespräche wesentlich leichter, das anzusprechen, denn solche Gespräche haben ja bereits einen sehr vertraulichen, persönlichen Charakter.

> Bei der homöopathischen Behandlung von psychovegetativen Syndromen ist es unerlässlich, die typischen Symptombilder zu kennen. Sonst besteht die Gefahr, aus der Fülle an Symptomen, die diese Patienten im Allgemeinen bieten, ein pathognomonisches (für diese Erkrankung typisches) Symptom nach dem anderen in die Gesamtauswertung miteinzubeziehen. Das Medikament, das sich aus einer solchen Auswertung ergeben wird, ist dann nicht individuell gewählt und wird dem Patienten wenig nützen.

Hierzu ein Fallbeispiel:

Fall 42

Eine 31-Jährige klagt über Schwindel mit Übelkeit, der vor mehr als zehn Jahren zum ersten Mal aufgetreten sei und schlimmer würde, wenn sie den Kopf nach hinten lege. Gleichzeitig bestünden zumeist Angst und Panikattacken. Damals sei sie dadurch depressiv geworden, habe aufgehört zu essen und wäre dann suizidgefährdet gewesen. Daraufhin habe sie zunächst Antidepressiva und Beruhigungsmittel bekommen und sei schließlich für mehrere Wochen auf einer psychosomatischen Abteilung stationär behandelt worden. Es folgte eine ambulante Verhaltenstherapie über mehrere Jahre. Sie könne inzwischen wieder arbeiten, doch habe sie immer wieder Angst und Panik, fühle sich permanent zerschlagen und müde, sei weinerlich, habe einen Kloß im Hals und häufig Schwindelattacken. Oft habe sie dann das Gefühl, dass alles um sie herum unwirklich sei.

Auch leide sie häufig an Kopfschmerzen, die vom Hinterkopf in die Schläfen ausstrahlten, manchmal fünf Wochen lang am Stück.

Insgesamt schlechter gehe es ihr vor der Menstruation, durch Genuss von Alkohol und von Kaffee. Helfen würden ihr frische Luft, Bewegung und Ablenkung.

Sie schlafe sehr viel, nach Möglichkeit zehn Stunden am Tag, fühle sich aber dennoch nicht erfrischt.

Sie mag salziges, deftiges warmes Essen, hat eine Abneigung gegen süße Mittagessen und Meeresfrüchte.

Die Verdauung ist unregelmäßig. Sie sei öfter verstopft oder habe Blähungen.

Enge Kleidung vermeidet sie.

Von Mai bis Ende Juni habe sie Heuschnupfen mit Asthma.

Als Kind habe sie viermal Scharlach und insgesamt sehr häufig Angina gehabt, meist gefolgt von Asthma, einmal von einer Lungenentzündung.

Der rechte Eierstock sei ihr wegen einer großen Zyste entfernt worden, auch der andere Eierstock neige zu Zysten.

Seit der Geburt ihres Kindes vor 7 Jahren habe sie eine Blasenschwäche mit häufigen, nach unten drängenden Schmerzen.

(Von vorbehandelnden homöopathisch arbeitenden Kollegen habe sie *Sepia* und *Nux vomica* bekommen.)

An der Schilddrüse habe sie links eine Zyste. Häufig verspüre sie einen Druck am Hals mit dem Gefühl, als ob sie jemand würge.

Hin und wieder habe sie Magenweh.

Ihr Menstruationszyklus sei etwas verlängert, aber sonst normal. In der Schwangerschaft sei es ihr gut gegangen, die Geburt sei eher langsam vonstatten gegangen.

In der Sonne ist sie nicht so gerne.

Biographie:

Ihren Vater habe sie in der Kindheit vermisst, da er oft monatelang aus beruflichen Gründen von der Familie entfernt gewesen sei. Die Mutter, die sich alleingelassen gefühlt habe, habe in der Zwischenzeit ein Verhältnis mit einem anderen Mann begonnen, was sie vor den Kindern nicht verborgen habe. Dadurch geriet die Patientin in einen starken Loyalitätskonflik, und begann, die Mutter abzulehnen.

Der Bruder sei früh besorgniserregend chronisch erkrankt und sei deshalb sehr im Mittelpunkt der Familie gestanden. Auf ihn sei sie oft eifersüchtig gewesen.

Beruflich habe sie mehrere Ausbildungen hinter sich und ist noch auf der Suche nach dem, was zu ihr passt.

Zurzeit habe sie einen Beruf, in dem sie nicht glücklich sei. Sie sei alleinerziehende Mutter und unglückliche Männerbeziehungen spielen in ihrem Leben eine große Rolle. Dabei hat sie die Tendenz, sich eher exotische, schmückende Männer zu suchen, die sie anfangs sehr idealisiert und für die sie kämpfen muss, um sie zu bekommen, doch die dann nach einiger Zeit an Attraktivität für sie verlieren. Allerdings habe sie sich selbst auch schon in ähnlicher Weise mehrmals benützt und abgelehnt gefühlt. Sie habe ziemlich starke Bindungsängste.

Die vorherrschenden Ängste sind Zukunftsängste (in ihrer Situation nachvollziehbare) und Prüfungsangst. Wenn sie zornig ist, versuche sie das eher zu unterdrücken, habe aber dann viele Hassgefühle und Rachegelüste.

Seit Jahren wird sie immer wieder von dem unbändigen Wunsch heimgesucht, alles liegen zu lassen und ins Ausland zu fliegen, wo sie schon einmal einige Zeit gelebt hat, und das sie mit dem Gefühl von Freiheit verbindet.

Auslösende Situationen:

Ihre erste Schwindelattacke habe sie mit 21 Jahren gehabt. Da habe sie, um eine Prüfung zu bestehen, drei Tage lang durchgearbeitet und habe, um wach zu bleiben, Koffeintabletten eingenommen. In der Zeit sei ihre Beziehung in einer Krise gewesen. Sie habe ihren damaligen Freund verlassen wollen, aber es nicht recht geschafft.

Fallauswertung:

Die detaillierte Aufnahme der Schwindelsymptome, der Panikattacken, des Druckes in der Halsgegend und der Kopfschmerzen in die Gesamtauswertung dieses Falles führt unweigerlich aufs Glatteis, obwohl es ihre Hauptsymptomatik ist. Die Mittel, die sich daraus ergaben (*Sepia*, *Nux vomica*, *Pulsatilla*, *Belladonna*), waren wenig hilfreich, obwohl gleichzeitig eine tiefenpsychologische Psychotherapie durchgeführt wurde. Um den Kern des Falles zu begreifen, müssen wir bei denjenigen Patienten, bei denen psychosomatische, psychovegetative Beschwerden im Vordergrund stehen, drei Dinge tun:

- Die **psychosomatischen Hauptbeschwerden** (in diesem Fall: Angst, Schwindel, Kopfweh, Halsdruck, Ohnmachtstendenz) **nicht** mit auswerten, weil pathognomonisch.
- **Manifeste Körpersymptome** und gute, **deutliche Allgemeinsymptome** aufspüren und in die Fallauswertung aufnehmen:
  - Druck der Kleidung verschlimmert,
  - Schilddrüsenschwellung,
  - Blähungen am Abend (spezifischer wegen der zeitlichen Eingrenzung),
  - Unverträglichkeit von Zwiebeln, Knoblauch, Kaffee, Alkohol,
  - allgemeine Verschlimmerung vor der Menstruation,
  - chronischer Schnupfen,
  - Stirnfalte zwischen den Augen,
  - Neigung zu Zysten,
  - häufiger Harndrang mit bearing-down,
  - Schwangerschaft verbessert,
  - rezidivierende Mandelentzündungen.
- **Individuelle seelische „Symptome"** oder besser die hinter den Beschwerden stehenden Gefühle der Patientin begreifen und in die Fallauswertung aufnehmen:
  - Feigheit (flieht vor Verantwortung),
  - Neid,
  - Eifersucht.

Warum diese letzteren Symptome? Die Begriffe Feigheit, Neid und Eifersucht haben für sich betrachtet leider eine stark wertende Seite, die dieser sehr sympathischen Patientin eigentlich gar nicht gerecht werden.

Verständlich werden sie erst, wenn man ihre Lebenssituation zum Zeitpunkt des Ausbruchs der Krankheit betrachtet:

Als alleinstehende, sehr junge Mutter ohne abgeschlossene Berufsausbildung und mit beschränkten finanziellen Mitteln musste sie in der Tat sehr viel früher als andere Verantwortung übernehmen und sich enorm einschränken und organisieren. Gleichzeitig pflegte sie Kontakt zu Gleichaltrigen, die meist noch in der Ausbildung waren, studierten oder sich bezüglich ihres Lebensziels noch nicht festgelegt hatten, bzw. festlegen mussten. Die Partner, die sie hatte, waren alle ebenfalls jung und an Verantwortung nicht gewöhnt. Statt sie zu unterstützen und sie zu entlasten, wurden sie eher noch eifersüchtig auf die viele Zeit, die ein Kind nun mal von der Mutter benötigt und begannen, mehr von ihr zu fordern. Auf diese Weise wurden sie zu einer zusätzlichen Belastung für sie. Gleichzeitig musste sie permanent ertragen, wie ihre Freunde Freiheiten genießen durften, die ihr verwehrt waren und wurde dadurch immer wieder mit der Nase in ihre eigene begrenzte Lebenssituation hineingestoßen.

Natürlich löst so etwas Neidgefühle aus. Natürlich hatte sie häufig Träume, einfach alles hinter sich zu lassen und zu gehen. Selbstverständlich fühlte sie sich dieser großen Verantwortung oft nicht gewachsen.

Hinzu kam, dass sie schon früh mit Neid- und Eifersuchtsgefühlen unliebsame Bekanntschaft gemacht hatte: Sie hatte bitter erleben müssen, wie ihr kleiner, kränklicher Bruder die Hauptaufmerksamkeit der Mutter auf sich zog. Dabei war die Mutter ohnehin schon überfordert durch das Alleingelassensein mit Haushalt und kleinen Kindern und hatte nicht viel Energie für die Kinder übrig. Der Vater, der im Normalfall durch liebende Aufmerksamkeit das Selbstbewusstsein seiner kleinen Tochter stärkt, war meist nicht da, sodass sie keinen Ausgleich für den Mangel fand, ihr Selbstbewusstsein als Frau lange unterentwickelt blieb und sie in einer idealisierenden Sehnsucht nach dem Traumprinzen gefangen blieb. Als schließlich der Liebhaber der Mutter ins Spiel kam, war sie einerseits erbost über den Vertrauensbruch, in den sie mit hineingezogen wurde, idealisierte den betrogenen Vater nun noch mehr und bekam andererseits noch weniger Aufmerksamkeit von der Mutter, weil der Liebhaber nun auch noch Zeit von dieser forderte.

Sie entwickelte auf diese Weise zwei Männerbilder:

- der idealisierte, ferne, unerreichbare Mann (Vater),
- der Mann, der fordert, ihr wegnimmt, mit ihr konkurriert (Bruder, Liebhaber der Mutter).

Paradoxerweise war ihre Lebenssituation so, dass sie ganz automatisch immer wieder genau diese zwei Erfahrungen mit Männern machte: zuerst Sehnsucht, Verlangen, Idealisieren, dann, wenn eine festere Beziehung entstanden war, Gefühle des Eingeengtwerdens, Begrenzt- und Beschnittenwerdens, die eigenen Bedürfnisse ganz weit Zurückstellenmüssens, so lange, bis Neidgefühle aufkommen.

Gleichzeitig darf man sich das „offiziell" noch nicht einmal zugestehen, denn Neidgefühle gelten als niedrig und schlecht und schließlich hatte sie ja dieses süße kleine Mädchen, für das sie dankbar und glücklich sein sollte. Das war sie natürlich auch. Sie liebte ihr Kind sehr und versorgte es zuverlässig. Wenn sie Neidgefühle hatte, bekam sie auf der Stelle ein schlechtes Gewissen gegenüber ihrem Kind, fühlte sich nicht in Ordnung und bemühte sich, das so schnell wie möglich zu unterdrücken. Scham- und Schuldgefühle, das Gefühl, nicht in Ordnung zu sein, führen aber nur allzu häufig zur Entstehung von Symptomen. Das können psychische Symptome sein, psychosomatische Symptome, aber auch manifeste körperliche Erkrankungen kommen viel leichter zum Ausbruch, wenn wir uns seelisch nicht im Einklang befinden.

Dieser unterdrückte Konflikt: „Ich möchte dazugehören zu meinen gleichaltrigen Freunden, deren Freiheiten auch genießen und von ihnen respektiert werden einerseits, aber ich habe Verantwortung gegenüber meinem Kind, darf es nicht vernachlässigen, muss meine Bedürfnisse zurückstellen und darf mich nicht beklagen, andererseits", arbeitete auf diese Weise aus dem Hintergrund weiter und bescherte ihr Symptome wie Schwindel, Kopfschmerzen und Mattigkeit.

Die Patientin bekam *Lycopodium* in aufsteigenden Potenzen, beginnend mit der C 200. Die anfänglichen Verbesserungen auf das Mittel hielten sich noch in Grenzen, doch waren zuvor so viele homöopathische Arzneien ausprobiert worden, dass es ratsam schien, eine Zeit lang kontinuierlich bei einem Mittel zu bleiben. Durch diese Vorgehensweise kann man entweder nach und nach doch eine Verbesserung erzielen, wenn man das passende Mittel hat, oder aber, es tauchen unter dieser Behandlung neue Symptome auf, die auf das tatsächliche Konstitutionsmittel verweisen. In diesem Fall bestätigte sich die Richtigkeit der Mittelwahl im Verlauf immer mehr.

Auffallend war, dass es der Patientin unter *Lycopodium* vom Energiezustand her schon bald wirklich besser zu gehen schien, die Übelkeit und die Blähungen schienen aber anfangs eher zuzunehmen.

Nach und nach besserte sich ihr Gesamtzustand immer mehr. Sie trennte sich von ihrem damaligen Freund, von dem sie sich sehr unter Druck gesetzt fühlte, entschied sich für eine neue Berufsausbildung und gönnte sich im Rahmen der Ausbildung auch einen längerfristigen Auslandsaufenthalt, bei dem sie ihre Tochter mitnahm. Nach einiger Zeit konnte sie eine stabilere Beziehung eingehen, zu einem Mann, der ihr viel Ruhe, Unterstützung und Sicherheit gab. Nach zweieinhalb Jahren brauchte sie abgesehen von gelegentlichen Wiederholungen von *Lycopodium* keine ständigen Termine zur „Katastrophenabwendung" mehr, so wie es zuvor der Fall gewesen war, und hatte ihre Symptome weitestgehend überwunden.

16 Zwangsneurosen

Überblick

Zwänge sind sich aufdrängende Gedanken, Impulse und Handlungen, die vom Betroffenen nicht unterdrückt werden können, obwohl er sie als unsinnig erkennt. Zwangsneurosen, bei denen die neurotischen Symptome überwiegend durch Zwänge geprägt sind, treten in erster Linie bei zwanghaften Persönlichkeiten auf.

Zugrunde liegt ein unbewältigbar scheinender Konflikt zwischen Gewissen und Moral auf der einen Seite, Trieben und Bedürfnissen auf der anderen.

Die Psychotherapie allein und ganz besonders die schulmedizinische Pharmakotherapie von Zwangsneurosen ist überwiegend unbefriedigend. Am besten ist die Prognose von noch nicht chronifizierten Zwangsneurosen bei Patienten auf hohem Strukturniveau.

Mit möglichst früher, gleichzeitiger homöopathischer und psychotherapeutischer Behandlung dieser Patienten wurden dagegen sehr gute Erfahrungen gemacht.

Als Zwänge bezeichnet man **quälende Gedanken, Impulse** und **Handlungen**, die sich dem Betroffenen aufdrängen. Er kann sie nicht unterdrücken, obwohl er sie als unsinnig erkennt und darunter leidet.

Eher selten kommen Zwangsneurosen bei Störungen auf niedrigem Strukturniveau wie Borderlinestörungen vor. Wesentlich häufiger sind sie bei den so genannten reifen Störungen, deren Ursache in der späteren frühkindlichen Entwicklung liegt.

Viele Menschen können sich **zwanghaft verhalten**, beispielsweise kontrollieren oder zählen, einen „Ohrwurm" haben oder magisch denken (z.B. auf Holz klopfen u.Ä.), ebenso wie zwanghaft ordnungsliebend und pedantisch sein. Kinder haben meist eine zwanghafte Phase in ihrer Entwicklung: „Wenn ich auf die Striche zwischen den Bodenplatten trete, falle ich tot um."

Anders äußern sich klinische Symptome der Zwangsneurose:

- **Zwangsgedanken und -vorstellungen:** Diese sind wiederkehrende Gedanken und Vorstellungen, denen man sich nicht willentlich entziehen kann, die aber als krankhaft erlebt werden. Oft haben sie sadistische oder obszöne sexuelle Inhalte oder es bestehen auch nur immer wiederkehrende Worteinfälle, meist anale Schimpfworte (*Anacardium*, *Nux vomica*). Häufig auftretende Zwangsvorstellungen sind zum Beispiel: sich an der Türklinke oder beim Händedruck infiziert zu haben (*Syphilinum*), den Herd nicht abgeschaltet zu haben oder in einer Situation, in der es keine Möglichkeit gibt, auf die Toilette zu müssen.
- **Zwangsimpulse:** Dies sind Zwangsvorstellungen, die zur Handlung drängen, beispielsweise, sich ein Messer in den Bauch zu stoßen (*Alumina*) oder beim Überqueren einer Brücke herabzuspringen (*Argentum nitricum*).
- **Zwangshandlungen:** Diese sind dranghaft erlebte, ursprünglich zweckmäßige Handlungen, die jedoch in der durchgeführten Art unsinnig, übertrieben und zum Teil absurd wirken.

Eine relativ verbreitete Zwangshandlung ist der Waschzwang (beständiges Händewaschen), Kontrollzwang (Nachschauenmüssen, ob der Gashahn, das Licht, das Wasser abgeschaltet sind, die Tür verschlossen ist: Causticum), Zählzwang (Schritte oder Gehsteigplatten oder beim Fahren vorbeihuschende Oberleitungsmasten zählen müssen).

Unterdrücken des Zwanges führt bei dem Kranken dazu, dass er in eine Angstspannung gerät, die sich bis zur Panik steigern kann. Gibt er dem Zwang nach, verschafft ihm das eine nur vorübergehende Beruhigung, bis die Spannung von Neuem wächst. Anfangs treten Zwänge einzeln auf, später in Kombination. Im weiteren Verlauf können sie das ganze Leben bestimmen. Die Rituale und zwanghaften Handlungen müssen immer wieder minutiös durchgeführt werden, sodass der Kranke überall zu spät kommt oder immer früher aufstehen muss, um Zeit dafür zu haben.

In der Regel entstehen Zwangssymptome auf dem Boden einer **zwanghaften Persönlichkeit**, also bei Personen mit bestimmten Charaktersymptomen:

- **Magisches Denken**: Das Gefühl, durch Einhalten bestimmter Handlungs- und Denkrituale (z.B. Einhalten bestimmter Reihenfolgen usw.) könne Unheil abgewandt werden.
- **Zweifelsucht**: Jeder Möglichkeit steht eine Alternative entgegen, sodass sich der Betroffene nicht festlegen kann. Daraus resultiert eine oft quälende Unentschlossenheit.
- **Ordentlichkeit**, Pünktlichkeit, Gewissenhaftigkeit, Sparsamkeit und Eigensinn.
- **Pedanterie**, Übergefügigkeit und eine moralisierende Grundhaltung (*Kalium carbonicum*).

16.1 Entstehung

Besonders in auf **Anpassung** bedachten Familienmilieus mit einer dressurartigen Sauberkeitserziehung, vor allem aber durch **Beeinträchtigung von Selbstständigkeit, Spontaneität und Selbstvertrauen** mittels der Familienatmosphäre oder durch **aufgezwungenen Gehorsam** kann die Entstehung dieser Charaktereigenschaften gefördert werden.

Auch der **Unterdrückung von aggressiven Impulsen** kommt bei der Entstehung von Zwängen eine nicht geringe Bedeutung zu.

Zwangsneurotiker erleben ihr Über-Ich als fremd und gegen sich gerichtet, anstatt als schützend und bewahrend und liegen ständig mit ihm in unbewusstem Zwiespalt.

Wenn sie es sich erlauben, ihre eigenen Bedürfnisse (z.B. nach Selbstständigkeit, Sichauflehnen, Spaß haben, Faulenzen, sexuelle Bedürfnisse, ganz besonders, wenn sie nicht der Norm entsprechen, wie homosexuelle oder sadistische Impulse) auszuleben, geraten sie in einen großen Gewissenskonflikt. Wenn sie andererseits diese Bedürfnisse verdrängen, entsteht ein unerträglicher Druck.

Dieser Gewissenskonflikt erscheint so unlösbar, dass als eine Scheinlösung Zwangssymptome gebildet werden, die von dem zugrunde liegenden Konflikt ablenken, aber häufig eine Art Symbolcharakter haben.

16.2 Prognose

Eine Zwangssymptomatik in einem Frühstadium ist prognostisch noch einigermaßen aussichtsreich.

Bei einer voll ausgebildeten Zwangsneurose ist die Prognose im Allgemeinen aber recht ungünstig. Die psychotherapeutische Behandlung schwerer, chronifizierter Zwangsneurosen gilt als aufwändig und wenig erfolgreich.

Ganz besonders bei **Borderlinepatienten**, die die Zwangssymptome durch ihre ständige Wiederholung und Konstanz in gewisser Weise auch zur Strukturierung und Stabilisierung benötigen, ist die psychotherapeutische, aber auch homöopathische Behandlung der Zwänge weniger erfolgversprechend. Es empfiehlt sich deshalb für den Behandler, sich gegebenenfalls Klarheit darüber zu verschaffen, ob sich der Patient auf einem reifen oder niedrigeren Strukturniveau bewegt (s. S. 43), um eine prognostische Einschätzung zu bekommen. Die überwiegende Mehrheit der Zwangsneurotiker zählt nicht zu den Borderlinepatienten.

16.3 Therapie

In der Verhaltenspsychotherapie von Zwangsneurosen ist es ein wichtiger Aspekt, den Patienten dazu zu bringen, dass er die **angstauslösende Situation nicht vermeidet**, sondern –

im Gegenteil – wie bereits bei den Phobien beschrieben, bewusst konfrontiert. Bei Zwangsgedanken geschieht dies in der Phantasie, indem die jeweilige Situation in Gedanken durchgespielt wird.

Ist es bereits zu Zwangshandlungen gekommen, sollte der Patient von deren Durchführung abgehalten werden.

In der psychoanalytisch orientierten Psychotherapie von Zwangsneurosen steht die **Klärung von psychodynamischen Aspekten**, von unbewussten Konflikten und Schuldgefühlen im Vordergrund.

Eine hilfreiche Umdeutung für sehr pflichtbewusste Patienten ist es, ihnen deutlich zu machen, dass jeder Mensch dazu **verpflichtet** ist, seine Bedürfnisse bis zu einem gewissen Grad ernst zu nehmen und zu leben.

Wenn wir dies vernachlässigen, leidet auf lange Sicht unser Selbstwertgefühl und unsere innere Stabilität, so lange, bis es zum Zusammenbruch kommt. Deshalb sollten wir uns gegen **zerstörerische Sichtweisen**, die wir in unserer Erziehung mitbekommen haben, in denen Spaß, Freiheit und Sichausleben als wertlose Zerstreuung dargestellt werden, ganz bewusst wehren.

> Medikamentös: Die schulmedizinische Pharmakotherapie von Zwangsstörungen ist so unbefriedigend, dass sie keine wirkliche Option ist. Umso erfreulicher sind die Ergebnisse homöopathischer Behandlung kombiniert mit guter Psychotherapie. Selbst bei länger bestehenden Zwangsstörungen haben wir hier noch gute Heilungschancen. Zwangsneurosen sollten deshalb unbedingt homöopathisch behandelt werden, und zwar so früh wie möglich und am besten von Anfang an kombiniert mit Psychotherapie.

16.4 Persönlichkeitsstörungen am Beispiel zwanghafter Charaktere

Persönlichkeitsstörungen sind Auffälligkeiten in der Grundhaltung zur eigenen Person, in zwischenmenschlichen Beziehungen, gegenüber dem Leben und der Welt, die subjektiv als Beeinträchtigung erlebt werden.

Charaktereigenschaften eines Menschen wie Mut, Unternehmungsgeist, Ehrgeiz, Eifersucht, Geiz, Misstrauen, Pedanterie, Ängstlichkeit, Klagsamkeit und vieles andere mehr sind außer durch Vererbung auch das Ergebnis der **Konfliktlösungen**, die ein Mensch für sich gefunden hat.

Hat ein Mensch auffällige, unangepasste Verhaltensmuster, durch die er immer wieder mit sich und seiner Umwelt in Konflikt gerät, und leidet daran, ohne etwas ändern zu können, spricht man von einer **Persönlichkeitsstörung**. Der Leidensdruck entsteht dabei nicht durch die Symptome selbst, sondern durch die **Folgen des Verhaltens**, die dadurch entstehen. Diese können sein: Unzufriedenheit und Ziellosigkeit, fortwährende Beziehungskrisen, Scheitern in Beziehungen und Beruf, soziale Probleme durch Unbeherrschtheit, Unzuverlässigkeit, exzessives Verhalten usw. Subjektiv besteht das Gefühl, mit dem Leben und den Menschen und sich selbst nicht zurechtzukommen, wodurch der Behandlungswunsch solcher Menschen ausgelöst wird.

Die Prognose ist allerdings nicht sehr günstig und mittels Psychotherapie nur bei langer Behandlungsdauer mit häufigen Stunden erreichbar.

Ein Mensch mit zwanghaftem Charakter fällt auf durch Pedanterie, Unentschlossenheit, Sparsamkeit und Zweifelsucht, die so ausgeprägt sind, dass sie ihm Leidensdruck verursachen.

> Homöopathische Rubriken, die eine zwanghafte Veranlagung beschreiben, sind:
> - Ideen, fixe/ideas, fixed
> - zwanghaftes Verhalten/compulsive behaviour
> - fortwährende Gedanken/thoughts, persistent

17 Konversionsneurosen

Überblick

Konversionsneurosen entstehen durch ins Unterbewusste verdrängte Konflikte, häufig zwischen Moral und eigenen, oft körperlich-sexuellen Bedürfnissen. Sie betreffen meist die Willkürmotorik und das Sensorium und verleiten zu ausufernder medizinischer Diagnostik. Durch die moralisch geforderte Unterdrückung der Sexualität unverheirateter Frauen waren diese so genannten „hysterischen" Störungen bei den Zeitgenossinnen von Freud und Charcot die häufigsten neurotischen Erkrankungen, anhand derer die Psychoanalyse und die Neurosenpsychologie entwickelt wurde. Heutzutage sind sie nicht mehr ganz so häufig anzutreffen. Das Hauptmittel der Konversionsneurosen ist *Platinum*.

Hysterie ist ein alter Begriff, der aus den Anfangszeiten der Psychoanalyse stammt. Man glaubte, dass die seelischen Beschwerden der betroffenen Frauen durch eine **Überreizung des weiblichen Genitales** (griech. hystera = Gebärmutter) ausgelöst seien. So ist das auch noch in vielen homöopathischen Materiae medicae dargestellt.

Freud und seine Vorgänger (z. B. Charcot in Paris) behandelten zunächst speziell diese Patientinnen anfänglich durch **Hypnose**, später mittels **Psychoanalyse**.Tatsächlich ist das klassische Krankheitsbild der Hysterie mit den spektakulären, damals beschriebenen großen **hysterischen Anfällen** in Deutschland nahezu verschwunden. Diese sind tonische Anfälle und ein so genannter „Arc de cercle", eine abnorme bogenartige, überstreckte Versteifung des Rückens im Liegen mit vorgestrecktem Unterleib, in der sich nach landläufiger Auffassung unbewusste Koitusphantasien zeigten. In Südosteuropa und den islamischen Ländern dagegen kommen solche Krankheitsbilder durchaus noch gehäuft vor.

Das Aussterben der großen hysterischen Anfälle in Deutschland hängt damit zusammen, dass die eigentliche Entstehungsursache der **Zwang zur Unterdrückung der Sexualität** bei unverheirateten Frauen war, der zu einem Konflikt zwischen körperlich-sexuellen Bedürfnissen und moralisch/spirituell/intellektuellen (Über-Ich-) Ansprüchen führte. Damals stellte die Gruppe der Hysterikerinnen das Gros der psychischen Erkrankungen, während heutzutage eindeutig die depressiven Neurosen und die Angststörungen im Vordergrund stehen.

Durch die **sexuelle Befreiung** in unserer Kultur in den sechziger Jahren wurde ein starker gesellschaftlicher Wandel vollzogen. Junge, unverheiratete Frauen müssen heutzutage ihre sexuellen Bedürfnisse nicht mehr in dem Ausmaß unterdrücken, wie es damals der Fall war.

Auch heute noch begegnen wir jedoch immer wieder so genannten konversionsneurotischen Symptomen, nicht nur bei Frauen. Hierbei werden **Körpersymptome** zu körpersprachlichen Symbolen für unbewusste Konflikte, Bedürfnisse, Affekte oder Phantasien. Häufig sind die Symptome **motorischer Art**: Gehstörungen, Bewegungs- und Schluckstörungen, Sprechstörungen und schlaffe Lähmungen. Hierzu gehören auch der psychogene Schiefhals und der Schreibkrampf.

Ebenso häufig sind Konversionssymptome mit **sensorischen Störungen**: Schwindel-, Seh-, Riech-, Hör- und Fühlstörungen wie Anästhesien und Parästhesien. Oft kommt es auch zu psychogenen Anfällen: Synkopen und Absencen oder vegetativen Störungen wie psychogenem Erbrechen.

Eine weitere Gruppe stellt der **Konversionsschmerz** dar: Herzschmerzen, Bauchschmerzen, Gliederschmerzen oder Konversionskopfschmerz.

Meist betreffen die Konversionsneurosen jedoch die Willkürmotorik und das Sensorium, weshalb sie in erster Linie **neurologischen Erkrankungen ähneln**.

Psychodynamischer Hintergrund ist wie so oft, dass Bedürfnisse mit Moral und Über-Ich in Konflikt geraten. Auf diesem Boden wird dann ein konversionsneurotisches Symptom als vordergründige Lösung gebildet, wobei der Konflikt im Unbewussten verborgen bleibt, also nicht bereitwillig geschildert werden kann.

Bekanntestes Beispiel: Eine Beinlähmung, die daran hindert, den Mann zu verlassen. Der Wunsch, zu gehen, kann aber nicht offen wahrgenommen werden, weil er viel zu schuld- und schambesetzt ist.

Der Umgang mit konversionsneurotischen Patienten ist insofern schwierig, als sie den Arzt zu wiederholter und invasiver, rational oft unbegründeter Diagnostik herausfordern.

Die Konversionsneurosen sind von Simulanten unbedingt abzugrenzen, deren Symptomatik willkürlich und zum persönlichen Vorteil wie z. B. vorzeitiger Berentung erzeugt wird.

Konversionsneurosen sind die **Domäne der analytischen Psychotherapie**, wobei die starke Tendenz zur Verdrängung ins Unbewusste oft ein Hindernis darstellt. Die Kombination von Homöopathie und Psychotherapie ist besonders erfolgversprechend. Das Hauptmittel für Konversionsneurosen ist *Platinum*.

18 Fallbeispiel: Von Paula, die vor ihrer Weltreise nach innen reiste

Homöopathie und Psychotherapie reichen einander die Hand. Ohne psychotherapeutisches Handwerkszeug ist es oft nicht leicht, homöopathisch zu arbeiten. Die Homöopathie unterstützt die Psychotherapie und ergänzt sie da, wo diese ins Stocken gerät.

Der Fall von Paula zeugt von diesem Zusammenspiel.

> Anhand von Paulas Fallbeschreibung werden alle in diesem Buch genannten Strategien der homöopathischen Behandlung neurotischer Patienten in ihrer praktischen Anwendung dargestellt.

27. Mai: Paulas erster Besuch in der Praxis. Sie ist neunzehn und hat gerade problemlos ihr Abitur gemacht. Im Sommer möchte sie für ein halbes Jahr mit ihrem Freund auf Weltreise gehen. Sie ist ein hübsches junges Ding und das Leben liegt vor ihr.

Trotzdem geht es Paula nicht gut.

Sie sitzt weinend und verzweifelt da und braucht ein Taschentuch nach dem anderen. Vor einem Jahr habe sie zum ersten Mal Angst bekommen, den Herd angelassen zu haben. Da sei sie nachts aufgestanden, um nachzusehen. Gleichzeitig habe sie hypochondrische Ängste gehabt, sie könnte einen Hirntumor haben.

Dann sei es wieder etwas besser gegangen, als sie aufs Abitur lernen musste. Das habe abgelenkt. Doch seit die Prüfungen hinter ihr lägen, „spinne" sie total.

Sie habe zum Beispiel das Gefühl, ihren Freund betrogen zu haben, obwohl sie das niemals wirklich täte. Vor allem aber habe sie Angst, beim Autofahren jemanden angefahren zu haben. Sie müsse alle Strecken, die sie gefahren sei, nochmals nachfahren, um zu überprüfen, ob jemand auf der Straße liegt. Sie habe Angst, nachts aufzustehen und Mutter und Vater etwas anzutun oder aber den Nachbarskindern etwas zu tun. Solche Gedanken würden sie dann für den Rest des Tages verfolgen. Nachts habe sie manchmal Angst, dass jemand in ihrem Zimmer sei.

Sie könne gegen all diese Gedanken nichts zun. Sie würden sich ihr aufdrängen und sie so lange beschäftigen, bis sie sich Vergewisserung verschafft habe. Inzwischen würde sie am liebsten nur noch zu Hause sein und gar nichts mehr tun, um keine Situationen zu schaffen, in denen sie jemandem zur Gefahr werden könne.

Dabei sei doch eigentlich alles „super": Das Abi sei vorbei, die Beziehung zu den Eltern sei gut, mit dem Freund sei alles bestens ... Sie freue sich darauf, von zu Hause auszuziehen. Später wolle sie wahrscheinlich Psychologie studieren.

Beim Erstkontakt ist Paula so durcheinander und entsetzt über ihren eigenen, nicht mehr kontrollierbaren Zustand, dass die psychischen Themen sich vollkommen in den Vordergrund schieben und kein Platz ist für eine komplette homöopathische Erstanamnese. Wichtiger ist es hier aber ohnehin, zunächst den Akutzustand zu klären und sich dazu einige Fragen zu beantworten: Was ist Paulas Diagnose?

Leidet Paula an einer Neurose oder einer Psychose? Zugegebenermaßen wirken Paulas Symptome von außen betrachtet schon recht „verrückt". Sie erschrecken nicht nur sie selbst, sondern auch ihr ganzes Umfeld, weil sie einen fast wahnhaften Charakter zu haben scheinen.

Doch Paula hat **keine Denkstörungen**, kann sich **verbal problemlos** und **logisch zusammenhängend** äußern und ist **vollkommen orientiert**. Die „Verrücktheit" ihrer Symptomatik ist ihr absolut **bewusst**. Im direkten Kontakt mit ihr würde man derart heftige psychische Beschwerden niemals vermuten. Ihre Symptome sind nach und nach aufgetreten und es ist – wie wir nachher noch sehen werden – eine Auslösesituation, ebenso wie eine zur Neurosenentwicklung prädestinierende Lebensgeschichte vorhanden.

Wir können also davon ausgehen, dass Paula an einer Neurose leidet.

Es handelt sich um eine inzwischen recht ausgeprägte, akute **Zwangsneurose** mit Kontrollzwängen und multiplen Ängsten. Begonnen hat die Symptomatik schon im sehr frühen Kindesalter in Form von Ängsten. An Paulas Beispiel ist gut erkennnbar, wie sich die klassischen neurotischen Symptome wie Ängste, Depressionen, psychosomatische Störungen und Zwangssymptome vermischen, steigern oder einander ablösen können. Zwangsneurosen haben bekanntermaßen keine besonders gute Prognose. Paulas Fall ist etwas günstiger, weil die Behandlung einsetzen konnte, bevor es zu einer Chronifizierung kam.

Ist Paula selbst- oder fremdgefährdend? Im Gegensatz zu Paulas eigener Meinung: nein. Es besteht keine reelle Gefahr, dass sie wirklich jemandem schadet. Suzidgefahr kann in ihrem Fall ebenfalls ausgeschlossen werden.

Ist eine Klinikeinweisung erforderlich? Paulas Zustand ist äußerst quälend und desolat und bedarf intensiver und sofortiger Behandlung, darüber besteht kein Zweifel. Natürlich stellt sich die Frage, ob ein so ausgeprägter Zustand noch ambulant behandelt werden kann. Allerdings wäre eine Akuteinweisung hierzulande nur auf eine psychiatrisch orientierte Abteilung möglich gewesen. Das hätte Paula in ihrem Gefühl, die Kontrolle über sich verloren zu haben und „übergeschnappt" zu sein, nur noch bestärkt und es ist sehr wichtig, dass sie in diesem Punkt eher beruhigt anstatt noch mehr verängstigt wird. In eine Klinik möchte sie selbst natürlich ohnehin nicht gerne. Wenn irgend möglich, ist eine ambulante Behandlung für sie besser, womit als Nahziel zunächst die Vermeidung eines Klinikaufenthalts formuliert werden kann.

Auf jeden Fall ist hier aber eine **Akutmedikation** und **rasche Wiedereinbestellung** angezeigt, um möglichst schnell Entlastung zu schaffen.

Genügt homöopathische Behandlung allein? Vor dem Aspekt, dass ein Klinikaufenthalt nach Möglichkeit vermieden werden soll, ist es sicherer, sich nicht absolut darauf zu verlassen, dass auf Anhieb das wirksame homöopathische **Akutmittel** gewählt wurde. In Ermangelung anderer Symptome kann das Mittel nur als eine Art „Hüftschuss", basierend auf den einseitig im Vordergrund stehenden, zwar neurotischen aber dennoch im Sinne des § 153 außergewöhnlichen psychischen Symptomen gewählt werden.

- Gemüt, Wahnidee ermordet, hat jemanden/MIND; DELUSIONS, imaginations; murdered; someone, he has
- Gemüt, Angst, zu töten/MIND; FEAR; killing, of

Diese sind so auffallend, dass sie in die Fallauswertung einbezogen werden können. *Arsenicum* ist das Mittel, das beide Rubriken deckt und gleichzeitig eines der herausragendsten Mittel bei Zwangsneurosen ist.

Sie bekommt *Arsenicum* in der C 1000, das sie einmal direkt und danach im Glas verquirlt nach Bedarf bis zum nächsten Termin in drei Tagen einnimmt. In Reserve bekommt sie sieben Tabletten des **Tranquilizers** Bromazepan 6 mg, nicht ohne den Hinweis, dass es sich um ein stark wirksames Beruhigungsmittel mit nach relativ kurzer Dauer Abhängigkeit erzeugenden Eigenschaften handelt.

30. Mai: Drei Tage später geht es Paula besser. Sie hat beides gebraucht: *Arsenicum* und Bromazepan. Das sei „ganz gut" gegangen. Von beidem meint sie, deutliche Wirkung zu verspüren. Ihr Zustand sei von Stärke 10 auf Stärke 7 gebessert. Dennoch drängt sich ihr, sobald sie Leute sieht, das Wort „umbringen!" auf. Neu ist die Wahnidee, dass sie jemanden (vornehmlich ein Kind) in einem Haus gefangen halten wolle.

Sie bekommt *Arsenicum* XM direkt und danach nach Bedarf aus dem Glas verquirlt. Bromazepan soll sie auszuschleichen beginnen.

Der erste **intuitive Eindruck**, den Paula hinterlässt: süß, vertrauensselig und kindlich, teilweise etwas gespielt naiv. Darunter spürbar eine gescheite, sortierte junge Frau, die nicht so recht aus sich heraus darf.

Die **Gegenübertragung**: Zunächst spricht Paula Mutter- und Beschützerinstinkte an. Sie löst den Wunsch aus, sie zu trösten. Man möchte ihr sagen, dass alles nicht so schlimm ist und dass sie nicht „böse" ist. Doch ist da auch ein Teil, der ungehalten werden könnte über dieses Benehmen, das für eine Vierjährige angemessen wäre, nicht aber für eine knapp Zwanzigjährige. Man läuft Gefahr, über besonders kindische Momente immer schnell hinwegzugehen, weil sie leicht als unangenehm empfunden werden können. Was heißt das? Ist da eine Ungehaltenheit, ein Zorn von Paula, den sie nicht offen ausdrücken kann?

Erscheinung, Aufmachung, Körpersprache, Stimme: Blonder Pferdeschwanz, rundes Gesicht, eine hübsche, volle Figur, altersentsprechend und gepflegt gekleidet. Sie übt betont den Unschuldsblick aus großen blauen Augen. Manchmal streckt sie die Stirn vor wie ein kleiner Stier: ein körpersprachliches Zeichen für unterdrückten Zorn. In einem Moment legt sie den Kopf schräg, schaut kokett von unten nach oben und sagt mit einer Kinderstimme: „Ich habe aber niemandem wirklich etwas getan, oder?" Man mag an *Pulsatilla* denken, wenn man sie so erlebt.

Sichtbare Körpersymptome gibt es keine. Sie sieht gesund und munter aus.

Fremdanamnestische Hinweise durch die Eltern wurden nicht erhoben, weil sie es nicht wollte, wohl um die Eltern zu schonen.

Was gibt uns Hinweise auf Paulas **inneren Konflikt**?

Paulas **Biographie**: Paula ist Einzelkind und schon immer ängstlich gewesen. Mit drei Jahren hat sie so viel Angst vor Feuer, dass sie in psychologische Behandlung muss. Sie hat auch schon als Kind Ängste, dass die Eltern sterben könnten oder sie selbst, oder dass sie schwer krank sei. Immer, wenn etwas Neues kommt, wie zum Beispiel die Einschulung, bekommt sie diese Angst.

Zu ihren Eltern hat sie ein „super Verhältnis". Der Mutter könne sie alles erzählen, die sei wie eine Freundin. Bei ihrer Geburt ist die Mutter fast gestorben. Wäre das nicht gewesen, hätte die Familie noch mehr Kinder gehabt. Allerdings hat die Mutter schwer wiegende Rückenprobleme und arbeitet dennoch, ohne sich jemals zu schonen. Zum Beispiel ist die Großmutter seit einiger Zeit pflegebedürftig und die Mutter setzt sich aufopferungsvoll ein, ohne Rücksicht auf ihre Gesundheit. Sie lässt sich ausnützen und sorgt nicht für sich. Deshalb macht Paula sich Sorgen um sie.

Der Vater ist sehr ängstlich. Deshalb behütet er Paula zu sehr, wenn auch liebevoll. Als sie 16 Jahre alt war, starb sein Bruder plötzlich an einem Herzinfarkt. Daraufhin bekam der Vater ausgeprägte Ängste um die Gesundheit und wurde depressiv. Über ein Jahr lang war sein Zustand desolat, aber durch eine Psychotherapie habe er wieder weitgehend zu sich gefunden.

Die Beziehung der Eltern ist gut. Es gebe nie Streit, höchstens wegen Kleinigkeiten. Die Eltern lieben sich, machen alles zusammen, sind sehr aufeinander fixiert und haben kaum Freunde.

Bei den Pfadfindern übernimmt Paula schon länger leitende Funktionen. Ohne Eltern unterwegs im europäischen Ausland war sie bisher nur mit Pfadfindergruppen.

Dennoch habe sie keine Angst vor der Weltreise, nein, sie freue sich nur darauf.

Zu ihrem Freund, mit dem sie auf Reisen gehen will, habe sie eine „super Beziehung". Vor ihm sei sie lange in einen anderen verliebt gewesen, das sei aber jetzt vorbei. Sie habe viele Freunde und Freundinnen und das viele Abschiednehmen nach der Abiturszeit falle ihr schon recht schwer.

Mehrere Aspekte fallen an dieser Familiengeschichte auf:

- Der gestörte Umgang mit Aggressionen in dieser Familie: **Konflikte werden ganz offensichtlich vermieden.** Aggressionen scheinen als etwas Gefährliches in dieser Familie empfunden zu werden. Der Vater äußert seine Aggression passiv über eine Opferhaltung. Er klagt, jammert, sorgt sich um dies und das, vor allem aber um sich selbst und seine Gesundheit.
  Allein dieses Verhalten könnte ein Gegenüber ja bereits wütend machen. Doch anstatt sich abzugrenzen reagiert die Mutter mit (scheinbarem?) Verständnis und Selbstaufopferung. Sie überfordert sich permanent in autoaggressiver Art und Weise und macht damit genau das Gegenteil vom Vater, der sich ständig wehleidig schont.
  Paula selbst bemüht sich sehr, alles als „super" darzustellen. Auch sie hat den **Glaubens-**

satz übernommen: „Wut ist ein abzulehnendes Gefühl. Wenn ich Wut zeige, riskiere ich es, die Anerkennung meiner Eltern zu verlieren."

- Paula ist ein **überbehütetes Einzelkind.** Liebe und Zuwendung hat sie auf jeden Fall mehr als genug bekommen, sodass sie die frühen Phasen der Kindheit mit der Entwicklung des Ich und des Selbst gut abschließen konnte. Mit einem so ängstlichen, überbehütenden Vater werden die ersten Probleme in der analen Phase aufgetreten sein: In dieser Phase geht es darum, den eigenen Willen, die eigene Selbstständigkeit in der Gewissheit elterlicher Zuwendung ausprobieren zu dürfen. Das Kind muss selbstständige Schritte gehen dürfen und dabei sicher sein, dass die Eltern das gutheißen und dass es jederzeit wieder in die elterliche Geborgenheit zurückdarf. Verbieten die Eltern aus Ängstlichkeit zu viel, entsteht das Gefühl, dass die Welt zu gefährlich sei, um eigene Wege gehen zu können. Tut man es dennoch, dann nur unter Angst und Schuldgefühlen, etwas zu tun, was die Eltern in Sorge stürzt. So kann der **Autonomiekonflikt** nicht gelöst werden.
- Paula empfindet ihren Vater als schwach. Um den auf die anale Phase folgenden **ödipalen Konflikt** angemessen zu lösen, hätte sie sich von einem starken Vater in ihrer Weiblichkeit bestätigt und beachtet fühlen müssen. Um sich danach vom Vater lösen zu können und zu ihrer eigenen Geschlechtsidentität zu finden, hätte sie sich mit ihrer Mutter identifizieren müssen. Doch die Rollen kehrten sich schon vorher um: Anstatt selbst vom Vater bestätigt und gestärkt zu werden, spürte sie bald, dass vielmehr sie den Vater stützen und streckenweise eigene Bedürfnisse zurückstecken musste. So blieb sie in einer Rollenumkehr über Schuldgefühle, den „armen Vater ja nicht verlassen oder enttäuschen zu dürfen" weiter an ihn gebunden und identifizierte sich zunächst mit ihm: die ängstliche, kleine Paula. Je älter sie wurde, und vor allem durch die belastende psychische Erkrankung des Vaters, als sie 15 Jahre alt war, wurde ihr die Schwäche des Vaters immer mehr bewusst. Sie begann, sich mehr und mehr von ihm abzugrenzen und sich mit der Rolle der helfenden, sozial engagierten, scheinbar starken Mutter zu identifizieren. Auch die Mutter glaubt Paula nicht wirklich allein lassen zu können, da diese sich permanent überfordert, sodass man „auf sie aufpassen muss".

Auslösende Situation: Paula nähert sich mit Beginn der Beschwerden immer mehr einer für sie sicherlich sehr schwierigen Schwellensituation: dem **Auszug aus dem Elternhaus**, dem Verlassen ihrer gewohnten Umgebung und dem Antritt einer Weltreise.

Zwei ihr unbewusste Konflikte werden dadurch aktiviert: Dem Wunsch, sich von dem zwar liebevollen, aber einengenden Elternhaus endlich zu befreien, steht die Angst gegenüber, den Gefahren dieser Welt ohne elterliche Unterstützung vielleicht doch nicht gewachsen zu sein. – Ein typischer **Autonomiekonflikt**, dessen Entstehung sich schon in der frühen Kindheit abzeichnete.

Verdrängt ist in diesem Fall Paulas Angst vor der Reise und der Selbstständigkeit. („Bloß nicht so ängstlich und schwach sein wie der Vater.")

Für einen ängstlichen und unerfahrenen jungen Menschen wie Paula ist ausgerechnet eine Weltreise eine fast zu große Herausforderung. Dieser Plan muss als **kontraphobische Haltung** angesehen werden: Paula macht genau das, wovor sie sich unbewusst am meisten fürchtet. Die Wahrscheinlichkeit des Scheiterns ist durchaus vorhanden. Andererseits wird diese Reise, auch wenn sie ihr nur zum Teil gelingt, wie ein **Befreiungsschlag** aus ihrer überbehütenden und verpflichtenden Familie wirken. Dann könnte sie zurückkehren, in dem Bewusstsein, den Schritt in die Fremde gewagt zu haben. Deshalb wird ihr der Traum nicht ausgeredet, auch wenn es vielleicht vernünftiger gewesen wäre.

Der zweite Konflikt besteht zwischen der Wut auf die aggressionsgehemmten bzw. passiv aggressiven Eltern, auf der Gegenseite stehen Schuldgefühle, die (schwachen und überforderten) Eltern zu enttäuschen und im Stich zu lassen. – Ein klassischer **Schuldkonflikt**.

Verdrängt ist hier vor allem die Aggression („Aggressionen sind schlimm"), aber auch die Schuldgefühle spürt Paula nur zum Teil.

Beide Konflikte vermischen sich natürlich auch miteinander: Befreien kann man sich meist nur mit Wut.

Unterdrückt sind also: die Angst vor der Selbstständigkeit und die Bedürftigkeit, die Wut auf die Eltern und zum Teil die Schuldgefühle gegenüber den Eltern.

Wie wehrt Paula diese ihr unangenehmen Gefühle ab? In erster Linie **regrediert** Paula. Sie entwickelt sich zurück zu einem kleinen Mädchen. „Kleine Mädchen sind unschuldig und müssen nicht selbstständig sein." In zweiter Linie **bildet Paula neurotische Symptome**, nämlich Ängste und Zwangssymptome.

Wie wir wissen, dienen auch neurotische Symptome der **Konfliktabwehr**. Deshalb werden sie immer dann verstärkt, wenn im Leben etwas geschieht, das den Konflikt aktiviert.

Wichtigstes Nahziel in der Behandlung von Paula ist, ihr diese unterdrückten Gefühle und deren Zusammenhang mit ihren Symptomen **bewusst zu machen**, sodass sie sich vor ihren neurotischen Symptomen weniger fürchten muss und sie besser verstehen kann. Auf diese Weise wird es vielleicht trotz allem möglich sein, dass Paula ihren großen Befreiungsschlag in die Tat umsetzen kann. Vielleicht wird sie es aber auch gar nicht mehr in dieser extremen Form brauchen. Glücklicherweise ist Paula in diesem Moment zeitlich völlig ungebunden, sodass sie jeden freiwerdenden Termin in der Praxis annehmen kann. So ist eine zwar etwas unstete, aber doch engmaschige therapeutische Arbeit mit ihr möglich.

2. Juni: Die Lage hat sich etwas stabilisiert. Symptomstärke ist weiterhin 7. Ein zentraler Zwangsgedanke von Paula ist jetzt: die Oma umbringen.

Die Großmutter belastet mit ihrer Pflegebedürftigkeit die Mutter, deren Gesundheit bereits angeschlagen ist... "Ich muss für Mutter sorgen und kann sie nicht allein lassen."

Hier ist der Abwehrmechanismus der **Projektion** wirksam: Paula will selbst umsorgt und nicht alleingelassen werden. Die Oma „konkurriert" mit ihr um die Aufmerksamkeit der Mutter, ebenso wie früher der Vater während seiner Depression.

Paula projiziert ihre eigene Bedürftigkeit, die sie ebenso wie ihre Mutter nicht spüren kann, auf die Großmutter. In ihren Zwangsgedanken, sie könne kleinen Kindern etwas antun, projiziert sie ihre eigene kindliche Schutzbedürftigkeit auf Kinder. Gleichzeitig drücken diese Zwangssymptome eine ungeheure Brutalität und Wut aus, die irgendwo in Paula schlummern müssen.

6. Juni: Einzelne, richtig gute Phasen kamen vor, doch dann ging es wieder schlechter. Warum?

Sie kaufte das Abiballkleid zusammen mit der Mutter: Endzeitstimmung.

Auf der Straße lag ein Kinderhandschuh: Angst, dem „dazugehörigen" Kind etwas getan zu haben. Hat sie Angst, dem eigenen inneren, bedürftigen Kind etwas zu tun, indem sie abreist?

Traum: War mit ganz vielen Leuten joggen. Auf der Strecke gab es einen Giftgasanschlag. Wie im Katastrophenfilm. Zu wenig Ärzte.

Wieder geht es um Paulas eigene Verletzlichkeit und Bedürftigkeit, aber auch um ihre explosive Aggression.

9. Juni: Angst, sie könne Amok laufen. Mit der Symptomatik erreicht sie, dass sie nicht mehr allein sein muss. Gleichzeitig kann sie sich die Angst vor der Reise langsam doch eingestehen.

Immer noch *Arsenicum* XM aus dem Glas. Bromazepan ist gestoppt.

14. Juni: Endlich ist sie stabil genug für eine Erstanamnese: Dass *Arsenicum* nicht ihr dauerhaftes Mittel sein kann, zeigt sich immer mehr.

Welche psychischen Themen fallen an ihr auf? Versuchen wir, die einzelnen Themen abzusuchen:

- Selbstwert,
- Aggression,
- Kontaktaufnahme,
- Angst,
- Aktivität,
- Verantwortung,
- Lebensgenuss,

- Spiritualität,
- Psychostatus.

Selbstwert: Wie versucht sie, ihren Selbstwert zu stabilisieren?

Paulas Selbstwertgefühl ist nicht maßgeblich beeinträchtigt. Sie hat mehrere verschiedene Bereiche, über die sie sich im Gleichgewicht zu halten weiß: Schulleistungen, Pfadfinder, Attraktivität, Hilfsbereitschaft, Freunde, ein stabiles familiäres und soziales Netz, Lebenspläne.

Das Selbstwertgefühl ist gestützt durch zahlreiche, gut verteilte „Anker".

Aggression: Wie setzt sie sich durch oder grenzt sich ab?

Paulas hat nicht gelernt, wie Aggressionen in konstruktiver Weise ausgetragen werden. In ihrer Familie wurden sie vermieden. Sie unterdrückt Aggressionen massiv und entwickelt dabei gewaltsame Zwangsvorstellungen und -impulse.

Auf der Tafel Aggression/Gewalt finden wir ihren unterdrückten, aber symptomauslösenden Zustand in folgenden Rubriken gut ausgedrückt:
- Zerstörerisch/DESTRUCTIVENESS
- Töten, Verlangen, zu/KILL, desire to

Kontaktaufnahme: Wie viel Kontakt nimmt sie zu anderen auf?

Paula ist gesellig und zieht sich nicht zurück. Sie ist aber auch nicht aufdringlich und distanzlos.

Angst: Wie geht sie mit ihrer Angst um?

Paula ist primär sehr ängstlich, unterdrückt diese Seite ihrer Person im Moment aber ebenfalls: Sie plant eine Weltreise, ohne jegliche Angst zu verspüren. Ihre Verlassenheitsängste drücken sich aber darin aus, dass sie (vordergründig wegen des Symptoms) nicht alleingelassen werden kann.

Tafel Angst/Verlassenheit:
- Gesellschaft, Verlangen nach, agg. wenn allein/COMPANY; desire for; alone, while, agg.

Aktivität: Wie aktiv ist sie?

Auch hier ist Paula unauffällig.

Verantwortung: Wie geht sie mit Schuld und Verantwortung um?

Paula ist sehr verantwortungsbewusst, und zwar bis zur Überforderung. Ihre Zwangssymptome sind auch ein Ausdruck hiervon: Sie haben viel mit der Sorge um andere zu tun.

Ihre Symptomatik bewegt sich im Spannungsfeld zwischen Tafel Verantwortung/Nächstenliebe, Tafel Verantwortung/Kindlichkeit und Tafel Verantwortung/übertriebene Verantwortung. Die treffendsten Rubriken sind:
- Gewissensangst/ANXIETY; conscience, of
- mitfühlend/SYMPATHETIC, compassionate
- liebevoll, herzlich/AFFECTIONATE
- kindisches Verhalten/CHILDISH behaviour

Weitere Grundfragen: Bei den Punkten Lebensgenuss, Spiritualität sowie beim Psychostatus gibt es keine besonderen Auffälligkeiten.

Körperliche und Allgemeinsymptome:
- schläft viel und „überall",
- Schlaf bessert,
- Frieren seit *Arsenicum*, vorher immer warme Hände,
- Verlangen nach salzig und Eis,
- bei Stress anfallartiges leises Aufstoßen,
- Zystenneigung an den Ovarien,
- Periode sehr stark,
- Herpes an der Oberlippe vor der Menstruation oder bei Erkältungen,
- nach Weisheitszahnextraktion außergewöhnlich viel Bluten,
- oft Halsweh und empfindliche Ohren.

Die **Übersicht** zeigt Paulas Symptome zusammen mit den entsprechenden homöopathischen Arzneimitteln: (s. S. 232):

Paula erhält jetzt ein Komplementärmittel zu *Arsenicum*: *Phosphorus* in der Potenz LM 3, Einnahme zunächst täglich und nach Stabilisierung nach Bedarf. *Arsenicum* ist gestoppt.

Phosphorus mit seinem **kindlichen, anlehnungsbedürftigen Arzneimittelbild** ergibt sich nicht nur aus der Gesamtheit der Symptome, sondern auch aus der Art Paulas, nonverbal zu kommunizieren. Bewusst zugeben könnte sie ihre Bedürftigkeit niemals.

16. Juni: Es geht ganz gut. Langsam gelingt es, die **Symptomatik als Freund** zu betrachten, der lediglich anzeigt, dass etwas noch nicht ganz in Ordnung ist. Die Symptome erschrecken nicht mehr so sehr.

Lachend berichtet sie, sie habe ein neues Symptom: Sie glaube, andere zu vergiften, indem sie Tabletten verteile.

In 7 Wochen geht sie auf Weltreise. Sie ist am Vorbereiten.

21. Juni: Sie muss **üben**, wieder mehr allein zu unternehmen. Sie hat in den letzten Wochen immer einen „Aufpasser" dabei gehabt.

In Angstsituationen lernt sie, zu visualisieren, wie sie ihr inneres Kind als Mutter versorgt: „sich die eigene Mutter sein."

23. Juni: **Der Abschiedsschmerz kommt jetzt richtig hoch**. Tagebuch schreiben, um die Gefühle besser zu fassen.

28. Juni: Angst, während sie auf Reisen ist, könnte zu Hause etwas passieren. Wieder die auf andere projizierte Bedürftigkeit, aber schon realistischer.

30. Juni: *Phosphorus* helfe richtig gut. Es geht viel besser.

Die Symptome gehen jetzt wieder rückwärts: Wenn sie Alkohol getrunken hat, bekommt sie wieder Angst, sich „an jemanden ranzuwerfen". Angst, jemand sei nachts in ihrem Zimmer, ist auch wieder da. Die Angst, jemandem etwas anzutun, nimmt ab.

Sie wird immer witziger, gelöster.

4. Juli: Der Umgang der Familie mit Aggressionen kann jetzt thematisiert werden.

Wut auf den manipulativen Vater kann sie äußern. Auch Wut über die stoische Duldsamkeit der Mutter.

Die Mutter spielt ihren Zustand herunter und vertuscht ihn vor dem Vater, weil der geschont werden soll. Das ärgert sie.

7. Juli: Die Angst ist oft noch da, aber sie geht viel besser damit um. Befinden ist inzwischen auf ca. 4 gebessert. Die Welt wird wieder größer.

15. Juli: Die Ängste bekommen einen realeren Bezug: z. B. Angst, auf der Weltreise einem Missbrauch zum Opfer zu fallen.

Sie übt es, wieder allein etwas zu unternehmen.

21. Juli: **Enttäuschungswut** darüber, dass Vater und Oma von der Mutter „immer in Watte gepackt" wurden, während sie immer stark sein musste. Warum muss der Vater noch immer so geschont werden? Sie braucht das Symptom auch, um die Zuwendung zu bekommen, die sie anders nicht erhält. Und, nein, sie möchte nicht, dass die Eltern mit zur Therapiestunde kommen. (Sehr gut, Paula, erledige das ruhig selbst!)

28. Juli: Vier „total gute Tage", nachdem sie sich getraut hatte, mit der Mutter über das Thema der letzten Stunde zu sprechen. Akzeptieren lernen, dass der Vater wohl immer schwach bleiben wird. Wo ist ihre eigene abgewehrte Opferseite?

2. August: Sie ist wieder fröhlicher, nicht mehr so von Angst bestimmt. Es fällt ihr schwer, ihren Vater so zu akzeptieren, wie er ist. Sie wird jetzt öfter wütend mit ihm.

3. August: Der letzte Termin vor ihrer Reise. Sie ist entschlossen, zu gehen. Umstellung von *Phosphorus* in LM-Potenzen auf die Kentsche Reihe in transportfähigeren Globuli. Sie will mir hin und wieder eine Mail schicken.

7. August: Paula ist auf Weltreise.

2. September: Paula mailt aus Thailand: Manchmal kommen die Ängste, aber sie kann damit umgehen. Das Leben ist spannend!

Das Nahziel ist erreicht. Paula ist in der weiten Welt unterwegs. Es ist ihr Befreiungsschlag und ihre große Mutprobe. Noch vor wenigen Wochen hätte keiner geglaubt, dass sie sich tatsächlich auf den Weg machen wird.

Sie hat zwei Monate intensive psychotherapeutische und homöopathische Behandlung mit großem Engagement hinter sich. In dieser Zeit hat sie eine **innere Reise** begonnen, die sie an einige Orte ihrer Psyche führte, die sie bisher vermieden hatte. Sie lernte in dieser kurzen Zeit, sich sowohl ihrer **verdrängten Angst** und Bedürftigkeit als auch ihrer **verdrängten Wut** zu stellen. Vor allem die bewusster werdenden Aggressionen weckten schließlich das Potenzial in ihr, sich kraftvoll und energisch zu befreien.

Die Reise ist nun eine große Herausforderung für sie, nicht nur wegen der Gefahren der Fremde, sondern auch, weil sie so lange so eng mit ihrem Freund zusammen sein wird. Doch Paula weiß das und wird die dadurch möglicherweise ausgelösten Emotionen deshalb zumindest im Nachhinein einordnen und verstehen und im günstigsten Fall Lösungen finden können. Sie ist abgereist als eine selbstbewusstere junge Frau, nachsichtiger und liebevoller ihren eigenen Stärken und Schwächen gegenüber.

Februar: Paula ist wieder zurück. Es war ein tolles Erlebnis, auch wenn sie sich darüber ärgert, zwar weniger Zwänge, aber doch immer wieder Ängste auf der Reise gehabt zu haben. Fast hätte sie die Reise am Ende aber noch verlängert, weil es so schön war. Viele Gedanken und Erinnerungen sind auf der Reise aufgetaucht, unter anderem diese: Die Mutter habe vor Paulas Geburt ein Kind gehabt, das kurz nach seiner Geburt verstorben sei. Die Mutter habe das nur einmal in einem Nebensatz erwähnt, ansonsten würde das Thema in der Familie totgeschwiegen. Paula habe sich nie getraut, nachzufragen und habe es praktisch selbst verdrängt.

Nun wird vieles noch deutlicher: Paula hat das **Familiengeheimnis** immer gespürt. Die Angst, die Sorge und die Bedürftigkeit der Eltern nach einem solchen Ereignis werden verständlich und das Zwangssymptom (Kinder umbringen) wird fast plastisch. Die Erinnerung an das Kind musste in der Familie „abgetötet" werden, sonst wäre der ganze Schmerz der Mutter hervorgebrochen und davor fürchten sich alle. Wäre das tote Kind nicht gewesen, wäre es wesentlich leichter für Paula gewesen, ihr Elternhaus zu verlassen.

Sie erhält nun höhere Potenzen von *Phosphorus*, deren positive Wirkung sie deutlich spürt.

März: Paula hat einen heilsamen Traum: sie zeigt stolz ein engelhaftes Baby überall herum und stellt es als ihren Bruder vor.

April: Paula hat kaum mehr Symptome, obwohl ihre Situation (Berufsweg noch nicht geklärt, keinen Studienplatz bekommen) schwierig ist.

Paula ist dennoch noch nicht endgültig geheilt. Aus homöopathischer Sicht wird sie vermutlich zur Vervollständigung ihrer Therapie auch einmal *Syphilinum* als miasmatische Verordnung benötigen. *Syphilinum* deckt die zerstörerische Seite der Zwangsgedanken ab.

Aber auch dann: In Situationen extremer Verunsicherung oder Bedrohung ist es möglich, dass Paulas Symptome wieder hervortreten werden. Doch sie weiß das und wird sich von kleinen oder größeren Rückfällen nicht verunsichern lassen, sondern nach Lösungen suchen.

In weniger als einem Jahr hat sie nicht nur eine Weltreise, sondern auch eine enorme innere Reise hinter sich gebracht.

There's a deep hole in the sidewalk

I.
I walk down the street.
There's a deep hole in the sidewalk
I fall in.
I am lost ... I am helpless;
It isn't my fault.
It takes forever to find a way out.

II.
I walk down the same street.
There's a deep hole in the sidewalk.
I pretend I don't see it.
I fall in again.
I can't believe I'm in the same place;
but it isn't my fault.
It still takes a long time to get out.

III.
I walk down the same street.
There's a deep hole in the sidewalk.
I see it is there.
I still fall in ... it's a habit.
My eyes are open.
I know where I am.
It is my fault.
I get out immediately.

IV.
I walk down the same street.
There's a deep hole in the sidewalk.
I walk around it.

V.
I walk down another street.

(Autobiography in five short chapters by Portia Nelson /© 1993, aus dem Buch „There's a Hole in my Sidewalk", Beyond Words Publishing, Hillsboro, Oregon, USA)

	Phos.	Ars.	Nux-v.	Calc.	Sulph.	Carc.	Sil.
Totalität	**32**	**23**	**23**	**18**	**17**	**15**	**15**
Rubriken	**16**	**12**	**12**	**12**	**12**	**11**	**11**
Gewissensangst anxiety, conscience, of	1	3	2	1	3	2	2
mitfühlend sympathetic, compassionate	3		2	1		2	
liebevoll, herzlich affectionate	2	2	2			1	1
kindisches Verhalten childish behavior	1	1	1	1	1		1
zerstörerisch destructiveness	1		1	1	1	1	
töten, Verlangen zu kill, desire to	2	2	2	1	1		1
Wahnidee, hat jemanden getötet delusions, imaginations, murdered, someone, he has	1	1					
Furcht zu töten fear, killing, of		2	2		1		1
Gesellschaft, Verlangen nach company, desire for	4	3	2	2	1	1	1
Schlaf, besser nach sleep, amel. after	3	2	2	1		1	
Verlangen nach Fett fats and rich food, desires	1	1	2	1	2	2	1
Verlangen nach Milch milk, desires	2	2	2	2	1	2	2
Abneigung Eier eggs, aversion	1			2	1	1	
Verlangen Eiscreme ice-cream, desires	3			2	1	1	2
Blutungsneigung hemorrhage tendency	3	2	3	3	3	1	2
Hautausschläge, Bläschen, Oberlippe eruptions, vesicles, lips, upper	1	2					1
Aufstoßen, anfallsartig eructations, general, paroxysmal	3				1		

Nat-m.	Lach.	Arg-n.	Puls.	Bell.	Stram.	Ign.	Nit-ac.	Sep.	Agar.	Verat.
17	**13**	**14**	**14**	**13**	**16**	**13**	**13**	**12**	**11**	**11**
10	**10**	**9**	**9**	**9**	**8**	**8**	**8**	**8**	**8**	**8**
2	2		2	2	2	2	1			2
2	1	1	1	1	1	2	2	1		
2	1		2		1	2	1			1
	1	2	1	1	2	2		1	2	1
	1		2	4	1				1	2
	1	1		1	2				1	
		1						1		
1	1	3	2	1	2	2	1	2	1	1
	1		1			1	1	2	1	
1		1					3			
2	1									2
			1	1			2		1	
1		1	1							1
3	3	2	3	3	2	1	2	3	2	1
1								1	2	
2		2		1				1		

Anhang

Repertorisationstafeln

(Anwendung der Tafeln s. S. 141)

Selbstwert: Wie versucht dieser Mensch, seinen Selbstwert zu stabilisieren?

- Macht, Verachtung, Unterdrückung (Tafel 1)
- Arroganz, Selbstüberhebung, Eitelkeit (Tafel 2)
- Mangel an Selbstvertrauen, Selbsterniedrigung (Tafel 3)
- Kränkungsgefühle und Opferrolle (Tafel 4)
- Geiz, Neid, Eifersucht (Tafel 5)
- Erotik (Tafel 6)

Aggression: Wie setzt sich dieser Mensch durch oder grenzt sich ab?

- Wut, Zorn (Tafel 7)
- Gewalt (Tafel 8)
- Autoaggression, Suizidalität (Tafel 9)
- Rückzug (s. Zurückhaltung, Kontaktscheu)

Kontaktaufnahme: Wie nimmt dieser Mensch zu anderen Kontakt auf?

- Zurückhaltung, Kontaktscheu, Ruhebedürfnis, Eigenbrötlerei (Tafel 10)
- Verlassenheitsgefühle (Tafel 11)
- Distanzlosigkeit (Tafel 12)

Angst: Wie geht dieser Mensch mit seiner Angst um?

- Ängstlichkeit (Tafel 13)
- Leichtsinn (verdrängte Angst) (Tafel 14)

Aktivität: Wie aktiv ist dieser Mensch?

- übertriebene Aktivität, Leistungsbereitschaft (Tafel 15)
- Passivität (Tafel 16)

Verantwortung: Wie geht dieser Mensch mit Schuld und Verantwortung um?

- übertriebenes Verantwortungsgefühl, Pedanterie, Perfektionismus, Kontrolle, starkes Über-Ich, (Tafel 17)
- Nächstenliebe, Mitgefühl, Helfersyndrom (Tafel 18)
- Vermeiden von Verantwortung: Unentschlossenheit und Ambivalenz (Tafel 19)
- Vermeiden von Verantwortung: Kindlichkeit (Tafel 20)
- Gewissenlosigkeit (Tafel 21)

Lebensgenuss: Wie viel Glück gesteht sich dieser Mensch zu?

- Trauer, Versagung , Kummer (Tafel 22)
- übertriebener Optimismus (Tafel 23)
- Reizbarkeit, Unzufriedenheit, Auflehnung (Tafel 24)
- Suizidalität (s. Aggression)

Spiritualität und Lebensideale: Wie geht dieser Mensch mit Spiritualität und Lebensidealen um?

- Atheismus, Ablehnung von Spiritualität (Tafel 25)
- übertriebene Religiosität (Tafel 26)
- Idealismus, starre Überzeugungen (Tafel 27)

Psychostatus (= psychiatrische Einschätzung)

- Affektlage:
- starke Affekte (Tafel 28)
- Affektarmut, Rationalisieren (Tafel 29)
- Bewusstseinslage (Tafel 30)
- Denken, Konzentration, Orientierung:
- Konzentrations- und Denkstörungen, Verwirrung (Tafel 31)
- Geistesklarheit, Ideenreichtum (Tafel 32)
- Intellekt (mangelnd) (Tafel 33)
- Gedächtnis (Tafel 34)
- Suizidalität (s. Kapitel Aggression)

Selbstwert

Macht, Verachtung, Unterdrückung (Tafel 1)

	Lach.	Ars.	Nux-v.	Lyc.	Sulph.	Nat-m.	Nit-ac.	Cham.	Plat.	Chin.
Totalität	**27**	**26**	**27**	**25**	**21**	**23**	**19**	**18**	**18**	**16**
Rubriken	**18**	**17**	**15**	**13**	**13**	**12**	**12**	**12**	**12**	**12**
beleidigend insulting	1	1	2	3	1	1	1	3	1	1
Bestimmtheit, Rechthaberei positiveness	2	1	1							
boshaft, tückisch malicious, vindictive	2	3	3	2	1	3	2	1	1	1
boshaft, tückisch, Zorn, mit malicious,vindictive, anger, during				2		2				2
Empfindung, Mangel an sensitiveness, want of				2						1
diktatorisch, herrisch dictatorial, domineering	1	1	1	2	1			1	1	1
gefühllos, hartherzig unfeeling, hard-hearted	2	1			2					
Gleichgültigkeit gegenüber dem Wohlergehen anderer indifference to the welfare of others	1	1	2		3	1			1	
Grausamkeit, Unmenschlichkeit cruelty, inhumanity	2	2	1		1		2		2	1
Hänseln teasing			1							
Hass hatred	2		3	1	1	4	2	2	1	

	Lach.	Ars.	Nux-v.	Lyc.	Sulph.	Nat-m.	Nit-ac.	Cham.	Plat.	Chin.
Totalität	27	26	27	25	21	23	19	18	18	16
Rubriken	18	17	15	13	13	12	12	12	12	12
Hass, Person, die ihn beleidigt haben, auf hatred, persons who had offended him	1		1		1	2	1			
Hass, ungerührt durch Entschuldigungen Hatred, unmoved by apologies							3			
mutwillig, boshaft mischievous	2	2	3					3		
Rache und Hass hatred and revenge	1				3	3	3			
Spaßen, boshaftes jesting, malicious		1								
spricht diktatorisch, Befehlston talking dictatorial				2						
Spotten mocking	2	1	2	1			1	1	1	1
tadelt andere reproaches others	2	3	2	2	1	2		1		3
tadelsüchtig censorious	2	3	2	2	3	1		1	2	1
uneinfühlsam, skrupellos unsympathetic, scrupulous		1				1	1	2	2	1
Unduldsamkeit intolerance	1	1						1		
verächtlich contemptuous	1	2	2	2		1	1	1	3	2
verächtlich, hart zu Untergebenen, freundlich zu Vorgesetzten contemptuous, hard to inferiors, kind to superiors	1			1					1	

	Lach.	Ars.	Nux-v.	Lyc.	Sulph.	Nat-m.	Nit-ac.	Cham.	Plat.	Chin.
Totalität	**27**	**26**	**27**	**25**	**21**	**23**	**19**	**18**	**18**	**16**
Rubriken	**18**	**17**	**15**	**13**	**13**	**12**	**12**	**12**	**12**	**12**
verbittert embittered		1			1		1			
Widerspruch, verträgt keinen contradiction,	1	1	1	3	2	2	1	1	2	1

Arroganz, Eitelkeit (Tafel 2)

	Plat.	Lyc.	Sulph.	Verat.	Calc.	Bell.	Stram.	Nux-v.	Merc.	Lach
Totalität	**22**	**18**	**16**	**16**	**12**	**16**	**11**	**11**	**11**	**12**
Rubriken	**13**	**12**	**12**	**11**	**11**	**10**	**10**	**9**	**8**	**7**
anmaßend presumptous	1	2			1					
Eitelkeit, vanity	1	1	1	2		2		1	2	
exklusiv, zu exclusive, too	1				1					
Extravaganz extravagance	1		1	1	1	2	1	1	1	1
hochmütig, arrogant haughty	4	4	3	3	1	1	2	1	1	2
hochmütig, arrogant, dumm und haughty, stupid and	1	1		1	1	1	1			
Exzentrizität, Überspanntheit eccentricity		1	1	1	1	2	1	1	1	3
kapriziös capriciousness	2	1	2	1	1	2	1	1	1	1
pompös, wichtigtuerisch importance feels his, pompous	3	2	1	2	1	1	1			

	Plat.	Lyc.	Sulph.	Verat.	Calc.	Bell.	Stram.	Nux-v.	Merc.	Lach
Totalität	22	18	16	16	12	16	11	11	11	12
Rubriken	13	12	12	11	11	10	10	9	8	7
Prahler, Aufschneider, Großsprecher boaster, braggart	1	1	1	1	1	1	1	1	1	1
Schmeicheleien, verlangt flattery, desires										
Schmeicheleien, verlangt, gibt alles, wenn man ihm schmeichelt flattery, desires, gives everything, when flattered		1	1							
Selbstüberhebung egotism	3	2	2	2	2		1	1	1	2
verschwenderisch squanders	1	1	1	1	1	2	1	2	3	
wählerisch, anspruchsvoll fastidious	1		1					2		
Wahnidee, ist eine hochgestellte Persönlichkeit delusions, great person	2	1	1	1		1	1			2

Mangel an Selbstvertrauen, Selbsterniedrigung (Tafel 3)

	Sulph.	Nux-v.	Lyc.	Puls.	Ars.	Aur.	Staph.	Bell.	Sil.	Lac-c.
Totalität	12	7	8	10	7	7	6	5	7	6
Rubriken	6	7	6	5	5	5	5	5	4	4
Beschwerden durch lange Unterdrückung durch andere ailments from a long history of domination			1							
entmutigt discouraged	2	1	2	2	2	1	1	1	2	

	Sulph.	Nux-v.	Lyc.	Puls.	Ars.	Aur.	Staph.	Bell.	Sil.	Lac-c.
Totalität	12	7	8	10	7	7	6	5	7	6
Rubriken	6	7	6	5	5	5	5	5	4	4
erfolgreich, nie succeeds, never		1				1				
Selbstvertrauen, Mangel an confidence, want of self	1	1	2	2	1	2	1	1	3	2
Selbstvertrauen, Mangel an, Versager, hält sich für einen confidence, want of self, failure, feels himself servil	1									
unterwürfig servile	1		1	3					1	
unzufrieden mit sich selbst discontented with himself	2	1	1	2	2	1	1	1		
verächtlich, sich selbst, gegen contemptuous self, of						2				1
verehrt seine Umgebung reference for those around him	1	1		1					1	
Wahnidee, ist verachtet delusions, is despised										1
Wahnidee, es wird auf sie herabgesehen Delusions, looked down upon										2
Zorn über sich selbst anger with himself	2	1	1		1		1	1		
Zorn über sich selbst, seine Fehler anger with himself, his mistakes	2	1			1		2	1		

Kränkungsgefühle und Opferrolle (Tafel 4)

	Staph.	Nat-m.	Ign.	Nux-v.	Puls.	Plat.	Carc.	Lyc.	Calc.	Cocc.
Totalität	37	31	22	19	19	17	14	20	16	14
Rubriken	16	16	12	12	11	10	10	9	9	9
beleidigt, leicht, nimmt alles übel offended easily	3	2	1	3	2	2	4	3	3	2
Beschwerden durch Entrüstung ailments from, indignation	4	2	1	2	3	1				
Beschwerden durch Beleidigung ailments from insults, offences	2	2	2						1	1
Beschwerden durch Enttäuschung ailments from, disap-pointment, deception	4	3	4	2	3	1	1	3		2
Beschwerden durch Kränkung ailments from, mortification	4	3	3	2	2	1		3	2	2
Beschwerden durch Bestrafung ailments from, punish-ment	1	1	1							
Beschwerden durch gekränkte Ehre ailments from, honor, wounded (egotism)	2	2	1	1		1	1			
Beschwerden durch Vorwürfe ailments from, reproaches	2	3	2	1		2	1			
Beschwerden durch Grobheit anderer ailments from rudeness of others	3	1		1	1		1	2	2	1
empfindlich, über-empfindlich gegen Verweise sensitive, oversensitive, reprimands, to	1	1	1	1	1		2		1	

	Staph.	Nat-m.	Ign.	Nux-v.	Puls.	Plat.	Carc.	Lyc.	Calc.	Cocc.
Totalität	**37**	**31**	**22**	**19**	**19**	**17**	**14**	**20**	**16**	**14**
Rubriken	**16**	**16**	**12**	**12**	**11**	**10**	**10**	**9**	**9**	**9**
empfindlich, überempfindlich Grobheit, gegen sensitive, oversensitive, rudeness, to	3	1		1	1		1		2	1
Mitgefühl, Verlangen nach sympathy, desire for		1			1		1			
(schmollen morose, sulky)	2	3	1	3	3	2		2	3	1
unglücklich, bedauernswert, fühlt sich unfortunate, feels	2						1	2		
undankbar ungrateful	1	1		1	1	3		1	1	
verweilt bei vergangenen, unangenehmen Ereignissen dwells on past occurences	1	3	2			2		1	1	2
Widerspruch, verträgt keinen contradiction, is intolerant of	2	2	3	1	1	2	1	3		2

Geiz, Neid, Eifersucht (Tafel 5)

	Puls.	Nux-v.	Ph-ac.	Ars.	Cench.	Hyos.	Calc.	Lyc.	Lap-mar-c.	Lach.
Totalität	**21**	**15**	**9**	**15**	**7**	**13**	**10**	**14**	**4**	**13**
Rubriken	**10**	**9**	**7**	**8**	**4**	**6**	**9**	**8**	**4**	**7**
argwöhnisch, misstrauisch suspiciousness, mistrustfulness	3	2	1	3	3	2	1	4	1	3
Beschwerden durch Eifersucht ailments from jealousy	3	3	2			3				2
Egoismus selfishness	2	1		1	1		2	1	1	1
Eifersucht jealousy	2	4	1	1	2	4	1	2		4
Eifersucht, sexueller Erregung, mit jealousy, sexual excitement, with		1				1	1			
Geiz avarice	3	1	2	4		1	1	2	1	1
Gier, Habsucht greed, cupidity	2	1	1	2		2	1	2		
Neid envy	2	1	1	1	1		1	1	1	1
Neid, Eigenschaften anderer, auf envy, qualities of others, at	1			1			1	1		1
Neid, Habgier, und envy, avidity, and	2	1	1	2				1		
Neid, Hass, und envy, hate, and	1						1			

Erotik (Tafel 6)

	Phos.	Hyos.	Stram.	Plat.	Nux-v.	Verat.	Bell.	Canth.	Calc.	Lyc.
Totalität	29	27	23	27	22	19	15	22	18	18
Rubriken	12	12	12	11	11	11	11	10	10	10
Ausschweifung, sexuelle libertinism	2	1	1	2	2	1	1	2	1	1
Gedanken, sexuelle thoughts, sexual	2	1	2	2			1	1	1	
kokett, allzu coquettish, too much					1		1			1
lasziv lascivious	3	3	2	3	1	2	1	2	2	1
Nymphomanie nymphomania	2	3	3	3	2	2	2	2	1	2
obszön lewdness	2	2	1	2	1	1	1	2	1	1
reden, obszön lewdness, lascivious, talk	1	2	2	1	2	1	2		2	
Satyriasis satyriasis	3	1	2	3	3	2		3		3
schamlos shameless	3	4	2	2	1	2	1	1	1	1
schamlos, Zurschaustellen der eigenen Person shameless, exposes the person	2	3	1			1				
verliebt amorous	3	2	3	3	3	3	2	3	3	3
(männliche Genitale: sexuelles Verlangen erhöht male: sexual desire, increased)	3	2	2	3	3	1	1	3	3	3
(weibliche Genitale: sexuelles Verlangen erhöht female: sexual desire, increased)	3	3	2	3	3	3	2	3	3	2

Aggression

Wut, Zorn (Tafel 7)

	Nux-v.	Cham.	Nat-m.	Cocc.	Lyc	Aur.	Ign.	Ars.	Bell.	Tub.
Totalität	26	18	16	12	17	15	15	13	13	8
Rubriken	12	10	10	10	9	9	9	8	8	8
(streitsüchtig quarrelsome)	3	2	2	1	2	3	3	2	2	1
(Wut, Raserei, rage, fury)	2	1	2	1	3	1	1	2	3	1
Wut, Raserei, boshaft rage, fury, malicious				1	1				2	
Wut, Raserei, mit Fluchen rage, fury, with cursing										1
Wut, Raserei, mit Schreien rage, fury, with shrieking									2	
Wut, Raserei, Trost, von rage, fury, from consolation			2							
Wut, Raserei, von Widerspruch rage, fury, from contradiction	1				1	1	2			
Zorn, Jähzorn wechselnd mit Frohsinn anger, irascibility, cheerfulness			1	1		1	1			
Zorn, Jähzorn, angeschaut, wenn anger, irascibility, looked at	2	2								
Zorn, Jähzorn, antworten, wenn gezwungen zu anger, irascibility, answer, when obliged to	3		1					1		
Zorn, Jähzorn, zu getröstet wenn anger, irascibility, consoled, when	1	1	2				1	1		

	Nux-v.	Cham.	Nat-m.	Cocc.	Lyc	Aur.	Ign.	Ars.	Bell.	Tub.
Totalität	**26**	**18**	**16**	**12**	**17**	**15**	**15**	**13**	**13**	**8**
Rubriken	**12**	**10**	**10**	**10**	**9**	**9**	**9**	**8**	**8**	**8**
Zorn, Jähzorn, heftiger anger, irascibility, violent	3	3	2	1	2	3	1	2	1	1
Zorn, Jähzorn, Kleinigkeiten, über anger, irascibility, trifles, at	2	2	2	2	1	1	2	3	1	1
Zorn, Jähzorn, leicht in, gerät anger, irascibility, easily	3	3	1	2	3	1	1	1	1	
Zorn, Jähzorn, plötzlich anger, irascibility, sudden					1					1
Zorn, Jähzorn, unterbricht, wenn man ihn anger, irascibility, interruption, from	2	2		1						
Zorn, Jähzorn, Widerspruch, durch anger, irascibility, contradiction, from	2			1	3	3	3	1		
Zorn, Jähzorn, wirft Gegenstände weg anger, irascibility, throws things away		1								1
Zorn, Jähzorn, Wutanfall anger, irascibility, temper tantrums	2	1	1	1		1			1	1

Gewalt (Tafel 8)

	Nux-v.	Stram.	Bell.	Plat.	Hep.	Hyos.	Ars.	Merc.	Tarent.	Verat.
Totalität	31	30	27	21	22	22	16	15	16	13
Rubriken	18	15	15	13	12	12	12	11	11	7
Gesicht, Ausdruck, wild face, expression, fierce			3							
Beißen, Menschen biting, people	1	1	1							
Gewalttätigkeit, Wut führt zu violence, rage leading to	2	1	2	1	2	1	1		1	2
Grausamkeit cruelty	1	2	1	2	3	2	2		1	1
Manie, Raserei führt zu Gewalttaten mania with deeds of violence		1	2	2		1	1			
schlagen striking	2	2	3	1	1	3	1		3	2
spucken, Drang zu spit, desire to	2	1	2			1	1	1		2
stößt mit den Füßen, kicks	1	2	2			1			1	
töten, Verlangen zu kill, desire to	2	2	1	2	3	3	2	1	1	
töten, Verlangen zu, geliebte Personen kill, desire to, beloved ones	2			2	1		1	1		
töten, Verlangen zu, Kind das eigene kill, desire to, child, the own				2				1		
töten, Verlangen zu, plötzlicher Impuls zu töten, Mann zu töten, Impuls, ihren geliebten husband, impulse to kill her beloved	2			2				2		

	Nux-v.	Stram.	Bell.	Plat.	Hep.	Hyos.	Ars.	Merc.	Tarent.	Verat.
Totalität	31	30	27	21	22	22	16	15	16	13
Rubriken	18	15	15	13	12	12	12	11	11	7
töten, Verlangen zu, Messer, jemanden mit einem kill, desire to, knife, with a	2	2		1	2	2	1	2		
töten, Verlangen zu, beim Anblick eines Messers kill, desire to, at sight of a knife	1			1			1	2		
töten, Verlangen zu, Beleidigung zu töten, plötzlicher Impuls, wegen einer kleinen kill, desire to, sudden impulse to, offense, sudden impulse to kill, from a slight	2				2			2		
töten, Verlangen, zu, vergiften, Impuls jemanden zu kill, desire to, poison, impulse to	1						1			
töten, Verlangen zu, plötzlicher Impuls zu töten kill, desire to, sudden impulse to kill	2			2	2		2	1	1	
Wut, könnte jemand erstechen anger, so that he could have stabbed anyone	1				3			1		
zerreißt Sachen tears things	2	4	3			1		1	1	2
Zerstörungssucht destructiveness	1	4	2	1	1	2			2	2
Zorn mit Beißen rage, with biting		2	1							2

	Nux-v.	Stram.	Bell.	Plat.	Hep.	Hyos.	Ars.	Merc.	Tarent.	Verat.
Totalität	**31**	**30**	**27**	**21**	**22**	**22**	**16**	**15**	**16**	**13**
Rubriken	**18**	**15**	**15**	**13**	**12**	**12**	**12**	**11**	**11**	**7**
(Zorn, gewalttätig rage, violent)	3	1	1	2	3	2	2		3	
Zorn mit Kratzen rage, with scratching		1	1						1	
Zorn mit Schlagen rage, with striking		2	2						1	
Zorn, töten, versucht zu rage, tries to kill people		2			1	3				

Autoaggression, Suizid (Tafel 9)

	Aur.	Alum.	Chin.	Hep.	Ars.	Merc.	Nat-s.	Nux.-v.	Rhus-t.	Plat.
Totalität	**26**	**12**	**13**	**14**	**18**	**16**	**20**	**15**	**14**	**11**
Rubriken	**11**	**11**	**10**	**10**	**9**	**9**	**9**	**9**	**9**	**9**
Abscheu, Leben vor dem loathing, life, at	3	1	3	1	3	3	2	2	2	2
Angst mit Neigung zum Selbstmord anxiety with suicidal disposition	2		1	1		2		1	2	1
getötet zu werden, Verlangen zu killed, desires to be					2					1
Hypochondrie, zu Selbstmord führend hypochondriasis, leading to suicide	1	1	1	1						
Lebensüberdruss, gleichgültig, Leben, gegen sein weary of life	3	1	3	1	3	1	3	2	2	1

	Aur.	Alum.	Chin.	Hep.	Ars.	Merc.	Nat-s.	Nux.-v.	Rhus-t.	Plat.
Totalität	**26**	**12**	**13**	**14**	**18**	**16**	**20**	**15**	**14**	**11**
Rubriken	**11**	**11**	**10**	**10**	**9**	**9**	**9**	**9**	**9**	**9**
Leid anzutun, fürchtet, wenn allein gelassen, sich ein injure himself, fears to be left alone, lest he should		1			1	2	2			
quält sich selbst torments, himself					1					
(Selbstmord, Neigung zum suicidal disposition)	3	2	2	2	2	2	3	2	1	1
Selbstmord, Neigung zum, Mut fehlt, aber der suicidal disposition, courage, but lacks		1	3					3	1	1
Selbstmord, Neigung zum, Todesfurcht, mit suicidal disposition, fear of death, with	1	1	2	1	3			1	1	2
Selbstmordgedanken, thoughts, suicidal	3	1		2		2	3		2	
Traurigkeit, Selbstmord, mit Neigung zum sadness, thoughts, suicidal disposition, with	3	1	1	2			2			
Tod, wünscht sich den death, desires	3	1	2	1	1	2	1	1	2	1
Todesgedanken death, thoughts of	1				2	1		1	1	1
Verlangen, sich selbst zu töten, plötzlicher Impuls kill herself, sudden impulse to						1	2	2		

Kontaktaufnahme

Zurückhaltung, Kontaktscheu, Ruhebedürfnis, Eigenbrötelei (Tafel 10)

	Sep.	Nat-m.	Nux-v.	Sulph.	Calc.	Lyc.	Ars.	Phos.	Bell.	Con.
Totalität	35	31	31	29	28	27	26	27	22	21
Rubriken	21	20	20	19	19	18	19	17	17	17
Abneigung, gegen Annäherung aversion being approached				1		2				
Abneigung, Kinder children, aversion to	1		1			1		1		
Abneigung gegen Kinder, die eigenen, aversion to, children, her own	1		1			2		1		
Abneigung gegen alles aversion to, everything	2		1	1	1	1	1	2		
Abneigung, Ehemann, gegen aversion, husband, to	3	1								
Abneigung, Familienmitglieder, gegen aversion, family members, to	2	1			2	1		2		1
Abneigung, Personen, gegen alle aversion, to all persons	1		2	2	1			1		
Abneigung gegen, angefasst werden, will nicht aversion of, touched being	1	1	1	1	1	1	1	1	2	1
angesehen zu werden, verträgt nicht aversion, looked at, cannot bear to be		2	1	1	1		3			
angesprochen zu werden, will nicht spoken to, averse of being	1	1	1	2		1	2			1

	Sep.	Nat-m.	Nux-v.	Sulph.	Calc.	Lyc.	Ars.	Phos.	Bell.	Con.
Totalität	35	31	31	29	28	27	26	27	22	21
Rubriken	21	20	20	19	19	18	19	17	17	17
Abneigung zu antworten answer, aversion to		2	3	2			1	2	1	1
entfremdet ihrer Familie estranged from her family	2	2	1				1	1		1
Furcht, angesehen zu werden fear being looked at					1		1			
Furcht, dass ihr Zustand beobachtet wird fear, her condition being observed					3					
(Gesellschaft, Abneigung gegen, company, aversion to)	2	4	3	2	1	2	1	1	2	2
Anwesenheit Fremder, Abneigung gegen aversion to company, presence of, strangers	2					1				2
Gesellschaft, Abneigung gegen, besser wenn alleine company, aversion, ameliorated when alone	3	2		1		2		1	1	1
Gesellschaft, Abneigung gegen, ertragen, kann niemanden um sich company, aversion to bear anybody, cannot			1	2						
Gesellschaft, Abneigung gegen, Furcht vor Alleinsein, doch company, aversion to dreads being alone, yet	2	1				1	1			2
Gesellschaft, Abneigung gegen, Freunden, von besten company, aversion to, friends, of intimate							1		1	

	Sep.	Nat-m.	Nux-v.	Sulph.	Calc.	Lyc.	Ars.	Phos.	Bell.	Con.
Totalität	35	31	31	29	28	27	26	27	22	21
Rubriken	21	20	20	19	19	18	19	17	17	17
Gesellschaft, Abneigung gegen, liebt die Einsamkeit company, aversion, fond of solitude	1	2	2	1	1	1	2		2	1
Gesellschaft, Abneigung, vermeidet den Anblick von Menschen company, aversion avoids the sight of people	2				1		1			
gestört sein, will nicht disturbed, averse of being		2	2	1				1	1	
Menschenfeindlichkeit misanthropy	1	1		1	2	2	1	2	1	1
redet, sich selbst, zu talks, himself, to			1		1				1	
Ruhe haben, will seine quiet, wants to be			1	1			1		1	1
(reden, Abneigung zu talks, indisposed to)	1	2	4	3	2	2	2	3	2	1
schamhaft bashful		1	1	2	2			1	1	1
(Schüchternheit timidity)	3	2	2	3	3	3	2	3	1	2
sonderbar, Sonderling strang, crank		1		1	1				1	
stilles Wesen quiet disposition	1	1	1		1	1	1		2	1
Unterhaltung, Abneigung gegen conversation, aversion to					1		2		1	
verschwiegen secretive	2	1				2		1		
zurückhaltend reserved	1	1	1	1	2	1	1	3	1	1

Verlassenheitsgefühle (Tafel 11)

	Puls.	Arg-n.	Stram.	Camph.	Sep.	Ars.	Calc.	Hyos.	Lyc.	Pall.
Totalität	11	15	11	9	8	12	6	10	10	9
Rubriken	7	6	6	6	6	5	5	5	5	5
Furcht, alleine zu sein fear of being alone	2	3	2	2	2	3	1	3	3	
(Gesellschaft, Verlangen nach company, desire for)	2	3	2	2	2	3	2	3	3	2
Gesellschaft, Verlangen nach, Alleinsein agg., beim company, desire for, alone, while, agg.	1		2	2	1	3	1	2	2	2
Verlassenheit, Gefühl der forsaken feeling	3	2	2	1	1	1	1		1	1
Verlassenheit, geliebt von seinen Eltern, Freunden, Gatten, glaubt sich nicht forsaken, beloved by his parents, wife, friends, feels if not being					1	2	1		1	
Verlassenheit, Vereinsamung, Gefühl der forsaken feeling, isolation, sensation of	1	2	1	1						
Wahnidee, vernachlässigt delusions, neglected	1	2			1					3
Wahnidee, verlassen delusions, deserted	1	3	2	1				1		1
Wahnidee, hat die Zuneigung der Freunde verloren delusions, has lost affection of his friends								1		

Distanzlosigkeit (Tafel 12)

	Hyos.	Lach.	Stram.	Par.	Verat.	Agar.	Alum.	Ars.	Calc.	Lyc.
Totalität	9	11	7	5	5	4	4	4	4	4
Rubriken	6	5	5	4	4	4	4	4	4	4
(Geschwätzigkeit loquacity)	3	4	3	2	2	1	1	1	1	1
Geschwätzigkeit, wechselt schnell von einem Thema zum anderen loquacity, changing quickly from one subject to the other		3	1	1		1				1
Indiskretion, indiscretion	1		1		1		1		1	
mitteilsam communicative, expansive		2					1			
neugierig inquisitive	1	1			1	1			1	1
Reden, Freude am eigenen talking, pleasure in his own talking			1	1						
tratschen gossiping	2	1	1	1	1			1	1	
Unterhaltung, Verlangen nach Conversation, desire for								1		
verrät Geheimnisse reveals secrets	1					1		1		
zudringlich, meddlesome	1						1			1

Angst

Ängstlichkeit (Tafel 13)

	Lyc.	Calc.	Acon.	Puls.	Ars.	Stram.	Ign.	Nat-c.	Cupr.	Nux-v.
Totalität	27	23	26	23	24	21	18	16	15	15
Rubriken	13	12	11	11	10	10	10	10	10	10
Gesicht, Ausdruck, ängstlich face, expression, anxious	2	2	3		3	2			2	2
Gesicht, Ausdruck, bestürzt expression, bewildered	2					2				
Gesicht, Ausdruck, erschreckt face, expression, frightened			3		1	3			1	
(Angst, mit Furcht anxiety with fear)	2	2	3	2	3		3	1	2	1
Angst, übertriebene anxiety, exaggerated	1	1		1						1
(erschreckt, leicht frightened easily)	3	2	2	2	3	3	2	3	1	2
Erwartungsspannung anticipation	3	3	2	3	3		3	1	1	1
Feigheit cowardice	3	1	2	2		3	1		1	2
Furcht vor allem, ständige fear everything, constant	2	2	1	2		1		1		
Furcht, Kleinigkeiten, über fear, trifles at	2	1			2		1	2		
Furcht, ständige fear, constant				2		1	1			
(Panik mit Unruhe anguish, restlessness, with)			3		2					
(Schüchternheit timidity)	3	3	2	4	2	2	2	3	2	2

	Lyc.	Calc.	Acon.	Puls.	Ars.	Stram.	Ign.	Nat-c.	Cupr.	Nux-v.
Totalität	27	23	26	23	24	21	18	16	15	15
Rubriken	13	12	11	11	10	10	10	10	10	10
Schüchternheit schamhaft timidity, bashful		2		3		2	2	2	2	1
vorsichtig cautious	1	1	1	1	1	1	2	1	1	1
qualvolle Angst anguish	3	3	4	1	4	2	1	1	2	2

Leichtsinn (verdrängte Angst) (Tafel 14)

	Sulph.	Puls.	Arn.	Merc.	Alum.	Ign.	Caust.	Op.	Sep.	Calad.
Totalität	7	9	8	8	6	8	7	6	6	5
Rubriken	6	5	5	5	5	4	4	4	4	4
herausfordernd defiant	1	1	2	1	1	2	3		1	
kühn high-spirited								1		
leichtsinnig, frivol frivolous	1	3	2	3					1	1
mutig courageous	1	2		1	1	2		2		2
unbesonnen, sorglos heedless, carelss	1	1	1	2	2	1	2	2	1	1
ungestüm impetuous	2		1				1		3	
unvorsichtig improvident					1		1			
Verwegenheit audacity	1	2	2	1	1	3		1		1

Aktivität

Übertriebene Aktivität, Leistungsbereitschaft (Tafel 15)

	Lach.	Ign.	Bell.	Acon.	Verat.	Ars.	Aur.	Nux-v.	Sulph.	Tarent.
Totalität	28	26	23	22	21	22	21	21	23	22
Rubriken	17	15	15	15	15	14	14	13	12	12
Ehrgeiz ambition	2			1	2	1	1	2	1	
(fleißig, Arbeitswut industrious mania for work)	2	2	1	1	1	1	3	1	1	3
geschäftig busy	2	1	1	1	2	1	1	1	2	2
(Hast, große Eile hurry, haste)	2	2	2	2	1	2	1	2	3	3
Hast, große Eile, Bewegungen, in seine hurry, haste, movements, in his			2	1		1	1		2	3
Hast, große Eile, Beruf, im, will mehrere Dinge gleichzeitig tun hurry, haste, occupation, in his							1			
(lebhaft, munter vivacious)	3	3	2	1	1	1	3	1	2	2
leidenschaftlich passionate		1	3			1	2	3	3	1
(Ruhelosigkeit, ängstliche restlessness, anxious)	1	2	2	4	2	3	2	1	2	3
Ruhelosigkeit, bewegen, muss sich ständig restlessness move, must constantly		1	2			2				
Ruhelosigkeit, geschäftige restlessness, busy	2	2	1	1	1	1	2	1		
Ruhelosigkeit, innere restlessness, internal				2		3			1	

	Lach.	Ign.	Bell.	Acon.	Verat.	Ars.	Aur.	Nux-v.	Sulph.	Tarent.
Totalität	28	26	23	22	21	22	21	21	23	22
Rubriken	17	15	15	15	15	14	14	13	12	12
Ruhelosigkeit, umhertreibende restlessness, driving about	2		2	1	1	2	1	1		1
Reisen, Verlangen zu travel, desire to	1	2	1		1		1			
Schnelles Handeln quick to act	2	1								
Trieb, krankhafter, laufen, zu impulse morbid, run, zu	1		1	1	3			2		1
übergeschäftig activity, hyper active (15)	1	1			1					1
Unbeständigkeit inconstancy	1	3	1	1	1	1		1		
(Ungeduld impatience)	2	3	1	2		2	1	3	3	1
Ungeduld, Kleinig-keiten, um impatience, trifles, about	2	3	1	2		2	1	3	3	1
unternimmt vieles, beharrt bei nichts undertakes many things, perseveres in nothing	2	1		2	1				1	
Wandern, umher-streifen will wander, desires to	1				1					
Wechsel, Verände-rung, Verlangen nach Change, desires for										
Wildheit wildness		1	1	1	2		1			1
Zeit, vergeht zu langsam, time passes too slowly	1							2		

Passivität (Tafel 16)

	Sulph.	Lach.	Nux-v.	Lyc.	Sep.	Stann.	Nat-c.	Chin.	Nat-m.	Ign.
Totalität	21	18	15	13	18	11	10	15	14	13
Rubriken	11	10	10	10	9	9	9	8	8	8
(Arbeit geistige, Abneigung gegen mental work, aversion to)	2	2	3	2	2	1	1	3	2	1
Faulheit, Indolenz, Abneigung gegen Arbeit, Müßiggang indolence, aversion to work	3	3	3	2	3	1	1	3	3	1
Faulheit, Indolenz, Abneigung gegen Arbeit, Müssiggang, körperliche indolence, aversion to work, physical	2		1	1	1		1	1	1	
stilles Wesen quiet disposition		2	1	1	1	1			1	2
Geschäft, Abneigung gegen business, averse to	2	2	1	1	3	1	1	2	3	
Geschäft, vernachlässigt sein business, neglects his	2									
Initiative, Unternehmungsgeist, Mangel an initiative, lack of	1	1		1						1
Introspektion introspection	2		1	1	2	1	1	2		3
Meditation meditation	2	2			1		1	1		1
Ruhebedürfnis rest, desire for		1	1	1		2				
(Seelenruhe, Gelassenheit tranquillity)	1	1		1	3	1	1	2	1	1

	Sulph.	Lach.	Nux-v.	Lyc.	Sep.	Stann.	Nat-c.	Chin.	Nat-m.	Ign.
Totalität	21	18	15	13	18	11	10	15	14	13
Rubriken	11	10	10	10	9	9	9	8	8	8
(Unentschlossenheit irresolution)	2	3	2	2	2	2	1	1	2	3
unternimmt nichts, um nicht zu scheitern undertakes nothing, lest he fail			1							
Zeit, vertrödelt, die time, fritters away his	2	1	1			1	2		1	

Verantwortung

Übertriebenes Verantwortungsgefühl, Pedanterie, Perfektionismus, Kontrolle, starkes Über-Ich (Tafel 17)

	Ars.	Ign.	Nux-v.	Sulph.	Puls.	Aur.	Sil.	Thuj.	Cocc.	Graph.
Totalität	38	29	24	23	21	22	18	16	16	19
Rubriken	20	16	16	14	14	13	13	12	12	11
Angst um Kleinigkeiten anxiety about trifles	2	2	1	1		1	2	1	1	1
Ärger, Fehler über seine anger, mistakes, over his	1		1	2						
Ärger, mit sich selbst anger, with himself	1	1	1	2						
Beschwerden von, Ermahnung agg. ailments from, admonition		2	2							
Gewissensangst anxiety of conscience	3	2	2	3	2	4	2	2	2	2
Gewissensqual remorse	2	2	1	1	2	2	2		2	1
Kleinigkeiten erscheinen wichtig trifles seem important	1	1	2				1	1		3

	Ars.	Ign.	Nux-v.	Sulph.	Puls.	Aur.	Sil.	Thuj.	Cocc.	Graph.
Totalität	**38**	**29**	**24**	**23**	**21**	**22**	**18**	**16**	**16**	**19**
Rubriken	**20**	**16**	**16**	**14**	**14**	**13**	**13**	**12**	**12**	**11**
gewissenhaft in Kleinigkeiten conscientious about trifles	4	3	2	2	2	1	3	3	1	1
Kleinigkeiten, beschäftigt sich intensiv mit conscientious trifles, occupied with	1		1					1	1	2
peinlich genau fastidious	2		2	1	3	1	1	1		2
peinlich, gewissenhaft in Kleinigkeiten conscientious about trifles	4	3	2	2	2	1	3	3		1
ruhen, kann nicht, solange nicht alles an seinem Platz ist rest, cannot, when things are not	2			1						
selbstquälerisch self-torture	2									
Sorgfalt, Sorgsamkeit carefulness	2	2	2	3	1	2	1	1	1	3
tadelsüchtig censorious	3	1	2	3	1	1	1		1	2
tadelt sich selbst, Selbstvorwürfe reproaches, himself	2	2		1	2	2	1	2		
unzufrieden mit sich selbst discontented with himself	2		1	2		1			1	
vorsichtig cautious	1	2	1	1	1	1	1	1		1
Wahnideen, falsch gemacht, er hat etwas delusions, wrong, he has done	2	2		1	1	2	1	1	1	
Wahnideen, Verbrechen begangen delusions crime, committed	1	2	1		1				1	

	Ars.	Ign.	Nux-v.	Sulph.	Puls.	Aur.	Sil.	Thuj.	Cocc.	Graph.
Totalität	38	29	24	23	21	22	18	16	16	19
Rubriken	20	16	16	14	14	13	13	12	12	11
Wahnideen, glaubt seine Pflichten vernachlässigt zu haben delusions neglected his duty	1	1			1	3				
Wahnidee, Verbrecher zu sein delusions, criminal, he is a	1	2	1	1	1		1	1		1

Nächstenliebe, Mitgefühl, Helfersyndrom (Tafel 18)

	Nux-v.	Phos.	Ign.	Puls.	Nat-m.	Carc.	Cocc.	Caust.	Sulph.	Staph.
Totalität	12	11	10	10	9	8	8	7	7	6
Rubriken	7	6	6	5	5	5	5	5	5	5
Selbstlosigkeit selflessness				1						
Nachgiebigkeit yielding disposition	2	1	1	3	1	1	2			1
Wohlwollen, Güte benevolence	1	1	1		1				1	
freigebig, zu generous, too much	1								1	1
Milde mildness	2	2	2	3	3	3	3	1	2	1
Angst um andere anxiety others, for	2	2				1	1	1	2	2
Mitgefühl sympathy	2	3	2	1	2	2	1	2		
liebevoll, herzlich affectionate	2	2	2	2	2	1		1		1
Sorgen, voller, um andere cares, worries, full of, for others			2				1	2	1	

Vermeiden von Verantwortung: Unentschlossenheit und Ambivalenz (Tafel 19)

	Bar-c.	Sil.	Op.	Anac.	Lach.	Kali-c.	Lyc.	Anh.	Sep.	Sulph.
Totalität	23	14	12	15	14	10	10	9	9	7
Rubriken	11	9	8	7	7	7	7	7	6	6
Feigheit cowardice	2	2	3	1	1	1	3		1	1
Gedankenrichtungen, zwei entgegengesetzte thoughts, two trains of thoughts	1	2	1	3	2	2		1	2	
(Unentschlossenheit irresolution)	4	2	3	2	3	1	2	1	2	2
Unentschlossenheit, Handlungen, in seinen irresolution, acts, in	3						1			
Unentschlossenheit, wankelmütige irresolution, changeable		1	1							
Unentschlossenheit, Gedanken, in seinen irresolution, ideas, in										1
Unentschlossenheit, Kleinigkeiten, in irresolution, trifles, about	3						1			
Unentschlossenheit, Planen, im irresolution, projects, in	3									
Widerstreit mit sich selbst antagonism with herself	1	2	1	3	2	2		1	2	
Wille, widersprüchlicher will, contradiction of	1	2	1	3	2	2		1	1	
Wille, Verlust des Willen will, loss of	1	1	1	1			1	2		1
Wille, Willensschwäche will, weakness of	3	1	1	2	2	1	1	2		1
zweifelnd, skeptisch doubtful	1	1			2	1	1	1	1	1

Vermeiden von Verantwortung: Kindlichkeit (Tafel 20)

	Puls.	Calc.	Bell.	Ars.	Sulph.	Lyc.	Verat.	Stram.	Phos.	Bar.c.
Totalität	8	8	7	6	6	7	6	5	4	6
Rubriken	6	5	5	5	5	4	4	4	4	3
beeindruckbar, impressionable	1	1					2		1	1
getragen zu werden, verlangt carried, desires to be	1	1	1	2	1	2	2	1		
Hilflosigkeit, Gefühl der helplessness, feeling of	1			1		3		1	1	
kindisches Verhalten childish behavior	1	1	1	1	1	1	1	2	1	4
naiv naive			2		1		1	1		
Pflicht, kein Pflicht-gefühl duty, no sense of		3		1	1					
Selbstsucht, Egoismus selfishness, egoism	2	2	1	1	2	1			1	
vertrauensvoll confiding	2		2							1

Gewissenlosigkeit (Tafel 21)

	Lyc.	Bell.	Anac.	Ars.	Nux-v.	Sulph.	Merc.	Verat.	Nat-m.	Puls.
Totalität	7	10	8	7	7	7	6	12	6	6
Rubriken	7	6	6	6	6	6	6	5	5	5
Gleichgültigkeit gegenüber moralischem Empfinden indifference to the dictates of conscience										
Heuchelei hypocrisy	1				1	2	1			2
Lügner liar	1	1			1	1	1	3	1	1
moralischem Empfinden, Mangel an moral feeling, want of	1	3	2	1	1			2	1	
moralischem Empfinden, Mangel an antisozial moral feeling, want of antisocial			1							
moralischem Empfinden, Mangel an pervers moral feeling, want of perversions		3	2		1			3		
Pflichtgefühl, Mangel an, duty, want of sense of			1	1		1	1		1	
trügerisch, hinterlistig, bestechlich, käuflich deceitful, sly, corrupt, intrigant	1			1		1				1
moralischem Empfinden, Mangel an, Verbrecher ohne Gewissensbisse moral feeling, want of, criminal without remorse		1		1			1			

	Lyc.	Bell.	Anac.	Ars.	Nux-v.	Sulph.	Merc.	Verat.	Nat-m.	Puls.
Totalität	7	10	8	7	7	7	6	12	6	6
Rubriken	7	6	6	6	6	6	6	5	5	5
Verleumden, Neigung zum slander, disposition to	1	1	1	1	2		1	3	1	
Wucherer usurer	1					1				1
trügerisch, hinterlistig, unehrlich deceitful, sly, dishonest	1	1	1	2	1	1	1	1	2	1

Lebensgenuss

Trauer, Versagung, Kummer, Pessimismus (Tafel 22)

	Puls.	Sulph.	Nat-m.	Lyc.	Ign.	Nux-v.	Ars.	Calc.	Lach.	Sep.
Totalität	44	37	48	34	46	29	46	32	32	29
Rubriken	25	25	24	24	23	22	20	20	20	20
Gesicht, Ausdruck, abgehärmt face, expression, haggard, full of cares			2				3		2	
Gesicht, Ausdruck, besorgt face, expression, distressed					1	1	3		1	
Gesicht, Ausdruck, leidend face, expression, suffering	2	3	1				3		2	
Abscheu loathing	2	1		1		1	1	2	1	1
Beschwerden von Kummer ailments from grief	2	1	3	1	3	2	1	2	3	2
brütet, sieht alles schwarz brooding		1		1	3	1		1	1	1

	Puls.	**Sulph.**	**Nat-m.**	**Lyc.**	**Ign.**	**Nux-v.**	**Ars.**	**Calc.**	**Lach.**	**Sep.**
Totalität	**44**	**37**	**48**	**34**	**46**	**29**	**46**	**32**	**32**	**29**
Rubriken	**25**	**25**	**24**	**24**	**23**	**22**	**20**	**20**	**20**	**20**
ernst serious	1	1	1	1	1	1	3	1	1	2
(entmutigt discouraged)	2	2	1	2	1	1	2	2	2	2
entmutigt, Angst, mit disouraged, anxiety with	1									
entmutigt, weinen, mit discouraged, weeping, with				2		1				
entmutigt, Resignation, mit discouraged, resignation, with		1	1	1						
Gedanken, gedankenvoll thoughts, thoughtful	2	1		1	2	1		1	2	2
Gedanken, hartnäckige thoughts persistent	2	2	3		2	2	2	2	1	1
Gedanken, schreckliche thoughts frightful								1		
Gedanken, unangenehme thoughts, disagreeable		1	3	1				1		1
(Kummer grief)	3	2	3	2	3	2	2	1	2	2
Kummer, Enttäuschung, von grief, deception, from	1		4	3	4	2			1	1
Kummer, stiller grief, silent	2		4	1	3	1			1	
Lachen, Abneigung zu laughing, averse to										

	Puls.	Sulph.	Nat-m.	Lyc.	Ign.	Nux-v.	Ars.	Calc.	Lach.	Sep.
Totalität	**44**	**37**	**48**	**34**	**46**	**29**	**46**	**32**	**32**	**29**
Rubriken	**25**	**25**	**24**	**24**	**23**	**22**	**20**	**20**	**20**	**20**
Lachen, niemals laughing, never		1					3			
Pessimist pessimist			1			2	1	1	1	1
Sorgen, voller worries, full of	2	2	1	1	2	1	3	2	1	1
Spaßen, abgeneigt sein jesting, aversion to	1	1	1			1	1			
Spaßen, Spaß, verträgt keinen jesting, joke, cannot take a	1	1	1	1		1				
(Traurigkeit, sadness)	3	3	3	3	3	2	3	3	3	3
Traurigkeit, ängstliche sadness, anxious	1		1	1	1			1		1
Traurigkeit, grundlose sadness, causeless		1	1					1		1
Traurigkeit, reden, Abneigung gegen sadness, talk, indisposed to	2				1		2			
Traurigkeit, weinen, kann nicht sadness, weep cannot	2		4	1	3	1			1	
Traurigkeit, Zorn, nach sadness, anger, after	1					1	1			1
Traurigkeit, Zorn, von sadness, anger, from	2			1	1					
untröstlich inconsolable	2	1	2	1	1	2	2			
Vergnügen, Abneigung gegen amusement, averse to		1			2					

	Puls.	Sulph.	Nat-m.	Lyc.	Ign.	Nux-v.	Ars.	Calc.	Lach.	Sep.
Totalität	44	37	48	34	46	29	46	32	32	29
Rubriken	25	25	24	24	23	22	20	20	20	20
verweilt bei vergangenen, unangenehmen Ereignissen dwells on, past disagreeable occurences		2	3	1	2			1		2
(Verzweiflung despair)	2	3	2	3	3	1	3	3	2	1
Verzweiflung, Genesung, an der despair , recovery, of										
Verzweiflung, religiöse Verzweiflung an der ewigen Seeligkeit despair , religious despair of salvation	3	2	1	2	1		3	2	3	
Verzweiflung, gesellschaftliche Stellung, über seine despair, social position of	1	1			1			1		1

Übertriebener Optimismus (Tafel 23)

	Stram.	Lach.	Cann-i.	Nat-m.	Plat.	Sulph.	Cocc.	Lyc.	Caust.	Op.
Totalität	11	13	10	8	8	8	7	7	6	11
Rubriken	7	6	6	6	6	6	6	6	6	5
Ausgelassenheit exuberance	1				1			1	1	
Euphorie euphoria										
froh, guten Mutes, glücklich, mit Lachen, Singen und Tanzen cheerful, with dancing, laughing, singing, with	2			2	1					

	Stram.	Lach.	Cann-i.	Nat-m.	Plat.	Sulph.	Cocc.	Lyc.	Caust.	Op.
Totalität	11	13	10	8	8	8	7	7	6	11
Rubriken	7	6	6	6	6	6	6	6	6	5
(Heiterkeit exhilaration)	2	3	3		1	1	1			3
hoffnungsvoll hopeful	1	1		1		1	1	1	1	
Lachen, über ernste Angelegen-heiten laughing, about serious matters			1	2	2	1		1	1	
(Lustigkeit, Ausgelassenheit, Lebhaftigkeit cheerfulness, mirth, hilarity)	2	3	3	1	2	2	1	2	1	3
Optimist optimistic						2		1		
Spaßen jesting	2	2	1	1	1	1	2	1		1
Unterhaltung, Verlangen nach amusement, desire for		2	1							
witzig witty	1	2	1				1			2
zufrieden contented				1			1		1	2
zufrieden sich selbst, mit contented, himself, with									1	

Reizbarkeit, Unzufriedenheit, Auflehnung (Tafel 24)

	Lyc.	Merc.	Sulph.	Nux-v.	Lach.	Phos.	Ars.	Nit-ac.	Arn.	Petr.
Totalität	**25**	**28**	**24**	**23**	**20**	**16**	**19**	**16**	**15**	**14**
Rubriken	**15**	**14**	**14**	**14**	**14**	**14**	**13**	**13**	**13**	**13**
antwortet schnippisch answers snappishly										
eigensinnig, starrköpfig obstinate, headstrong	2	1	2	3	1	1	2	2	1	1
Ekel, Widerwillen, disgust		2	3	1		1	1		1	1
Frechheit, Unverschämtheit insolence, impertinence	3		1	2	1	1	1	1	1	2
Grobheit rudeness	3	1		2	1	1		1	1	1
lästig, auf die Nerven gehen wearisome	1	1	1	1	1	1	1	1	1	1
Langeweile ennui, tedium	2	3	1	2	1	1	1	1		1
Launenhaftigkeit capriciousness	1	1	2	1	1	2	2	1	1	
mürrisch, missmutig morose, sulky	2	2	2	3	3	2	2	1	2	1
Stimmung, abstoßend mood, repulsive	1	2	1	1	1	1	1	1	1	1
Unbehagen, Unpässlichkeit discomfort	1		2		1		1			1
unhöflich impolite	1	2								
ungehorsam disobedience	2	3	1	1	1	1		1	1	1
(unzufrieden discontented)	2	3	3	2	1	1	2	2	1	1

	Lyc.	Merc.	Sulph.	Nux-v.	Lach.	Phos.	Ars.	Nit-ac.	Arn.	Petr.
Totalität	**25**	**28**	**24**	**23**	**20**	**16**	**19**	**16**	**15**	**14**
Rubriken	**15**	**14**	**14**	**14**	**14**	**14**	**13**	**13**	**13**	**13**
unzufrieden mit allem discontented with everything	1	3	2	1	1	1	1	1	1	1
widerspenstig contrary	1	2	2	2	3	1	2	2	2	1
Widerspruch, Neigung zum contradict, disposition to	2	2	1	1	3	1	2	1	1	

Spiritualität, Lebensgenuss

Atheismus, Ablehnung von Spiritualität (Tafel 25)

	Sil.	Lach.	Anac.	Calc.	Coloc.	Merc.	Plat.	Lyc.	Sulph.	Alum.
Totalität	**3**	**4**	**3**	**2**	**2**	**2**	**2**	**2**	**2**	**1**
Rubriken	**3**	**2**	**3**	**2**	**2**	**2**	**2**	**1**	**1**	**1**
Gleichgültigkeit, Religion, indifference, religion	1		1		1					
Religiosität, Mangel an religiösem Gefühl religious, want of religious feeling	1	3	2	1	1	1	1	2	2	
sachlich, nüchtern objective, reasonable	1	1		1		1	1			1

Übertriebene Religiosität (Tafel 26)

	Stram.	Puls.	Sulph.	Plat.	Verat.	Lach.	Aur.	Bell.	Lyc.	Plb.
Totalität	**13**	**10**	**10**	**10**	**10**	**9**	**5**	**5**	**5**	**4**
Rubriken	**6**	**6**	**6**	**5**	**4**	**4**	**4**	**4**	**4**	**4**
abergläubisch superstitious	1							1		
Psychose, religiöse insanity, madness, religious	3	2	2	2	2	2	1	1	1	
Religiosität, auffallende religious affections	4	2	3	2	3	3	2	2	2	1
Religiosität, auffallende, Abscheu vor dem anderen Geschlecht religious affections, horror of the opposite sex		2	1	2					1	
Religiosität, auffallende, Fanatismus religious affections, fanaticism	1	1	1							1
Religiosität, auffallende, Manie religious affections, mania	2	2	1	2	3	2	1			1
Religiosität, auffallende, Schwermut, religiöse religious affections, melancholia, sadness	2	1	2	2	2	2	1	1	1	1

Idealismus, starre Überzeugung (Tafel 27)

	Caust.	Merc.	Kali-c.	Sep.	Sulph.	Carc.	Cupr.	Nux-v.	Arg-n.	Staph.
Totalität	6	7	3	3	3	2	2	2	2	2
Rubriken	6	4	3	3	3	2	2	2	1	1
Anarchist anarchist	1	2	1	1					2	
Anarchist, revolutionär anarchist, revolutionary	1	3	1	1						
dogmatisch dogmatic	1	1	1							
Fanatismus fanaticism	1				1	1	1			
hitzig, feurig ardent	1				1			1		
Ungerechtigkeit, nicht ertragen, kann injustice, cannot support	1	1		1	1	1	1	1		2

Psychostatus

Starke Affekte (Tafel 28)

	Ign.	Nat-m.	Puls.	Sep.	Lyc.	Phos.	Nux-v.	Calc.	Plat.	Sulf.
Totalität	39	35	36	37	21	28	26	22	23	24
Rubriken	21	18	17	18	17	16	14	14	13	12
Außer-sich-Sein beside oneself, being	3	1	3	1	1	1	3	1		1
Beschwerden, von Mitgefühl ailments from, sympathy	3	2		1				2	2	1
Erregung, Aufregung verschlimmern excitement agg.	3	1	3	1	1	3	3	1	1	

	Ign.	Nat-m.	Puls.	Sep.	Lyc.	Phos.	Nux-v.	Calc.	Plat.	Sulf.
Totalität	39	35	36	37	21	28	26	22	23	24
Rubriken	21	18	17	18	17	16	14	14	13	12
Erregung, Aufregung, wechselnd mit Traurigkeit excitement, alternating with sadness										
Erregung, Aufregung, Hören schrecklicher Dinge, nach dem excitement, hearing horrible things, after	1						1	2		2
Erregung, Aufregung, Kleinigkeiten, über excitement, trifles, over				1		1				
Erregung, Aufregung, nach schlechten Nachrichten excitement, after bad news	2	1	1			1		2		2
Erregnung, Aufregung, nervöse excitement, nervous	2		1	2	1	1	2	1		
fassungslos disconcerted	1									
Gesten, macht, während des Sprechens gestures, make, while talking			1	1	1		1			1
(Hysterie hysteria)	3	3	3	3	2	2	3	2	3	2
Lachen, weinen, zugleich laughing, weeping at same time	2				1	2				
Lachen, über Kleinigkeiten laughing, about trifles	1				1				2	
leidenschaftlich passionate	1	1		3		1	3	1	1	3

	Ign.	Nat-m.	Puls.	Sep.	Lyc.	Phos.	Nux-v.	Calc.	Plat.	Sulf.
Totalität	39	35	36	37	21	28	26	22	23	24
Rubriken	21	18	17	18	17	16	14	14	13	12
mitfühlend sympathetic, compassionate	2	2	1	1	1	3	2	1		
Mitgefühl, verlangt nach sympathy, desire for		1	1	2		4				
sentimental, schwärmerisch sentimental	3	2	1	2	1	2	1	1	1	2
Weinen, grundlos weeping, causeless	1	2	3	2	2	1	1			3
Weinen, Trost agg. weeping, consolation agg.	1	3		3	1		1	1	2	1
Weinen, möchte unaufhörlich weeping, incessantly, desire to weep			2		2					
Weinen, leicht weeping, easily		2	3	2	1			2	1	
Weinen, Gemütsbewegung, nach leichter weeping, emotions, after slight					1					
Weinen, unwillkürlich weeping, involuntary	3	3	3	3		1			3	
Weinen, angesprochen, wenn weeping, spoken to, when	1	2							2	
Weinen, erzählt wenn sie von ihrer Krankheit weeping, telling of her illness	1	2	3	3						
schreckliche Dinge, traurige Geschichten ergreifen sie tief horrible things, sad stories affect her profoundly	1	1	2	2	2	2	2	4	1	2
Trost am. consolation, amel.			3			2			2	

	Ign.	Nat-m.	Puls.	Sep.	Lyc.	Phos.	Nux-v.	Calc.	Plat.	Sulf.
Totalität	**39**	**35**	**36**	**37**	**21**	**28**	**26**	**22**	**23**	**24**
Rubriken	**21**	**18**	**17**	**18**	**17**	**16**	**14**	**14**	**13**	**12**
Trost, freundliche Worte agg. consolation, kind words agg.	3	4		4	1		1	1	2	2
untröstlich inconsolable	1	2	2		1	1	2			1

Affektarmut, Rationalisieren (Tafel 29)

	Sep.	Hell.	Op.	Puls.	Plat.	Lyc.	Nat-c.	Phos.	Anac.	Sulph.
Totalität	**30**	**24**	**23**	**16**	**15**	**14**	**13**	**24**	**12**	**14**
Rubriken	**11**	**11**	**11**	**9**	**9**	**9**	**9**	**8**	**8**	**7**
intellektuell intellectual	3	3	3	2	2	3	2	3	2	1
(Gleichgültigkeit, Apathie indifference, apathy)	3	3	3	3	3	2	3	3	4	2
Gleichgültigkeit, Apathie, äußerliche Dinge indifference, apathy, external things		2	1		1	1				3
Gleichgültigkeit, Apathie, ärgerliche, unangenehme Dinge indifference, apathy, irritating, disagreeable things			1						1	
Gleichgültigkeit, Apathie, Abneigung zu arbeiten indifference, apathy, work, aversion to, with										
Gleichgültigkeit, Apathie, alles gegen indifference, apathy, everything, to	2	2	2	2	2	2	1	2	1	1

	Sep.	Hell.	Op.	Puls.	Plat.	Lyc.	Nat-c.	Phos.	Anac.	Sulph.
Totalität	30	24	23	16	15	14	13	24	12	14
Rubriken	11	11	11	9	9	9	9	8	8	7
Gleichgültigkeit, Apathie, angenehme Dinge, gegen indifference, apathy, agreeable things, to			1						1	
Gleichgültigkeit, Apathie, geliebte Personen gegen indifference, apathy, loved ones, to	3	3			1			3		
Gleichgültigkeit, Apathie, Familie, gegen seine indifference, apathy, family, to his	4	2						4		
Gleichgültigkeit, Apathie, Freude gegen indifference, apathy, joy, to		1	2	2		1			1	
Gleichgültigkeit, Apathie, Freude und Leid gegen indifference, apathy, joy, and suffering to		1	2	1					1	
Gleichgültigkeit, Apathie, geschäftliche Angelegenheiten, gegen seine indifference, apathy, business affairs, to	2			2						2
Gleichgültigkeit, Apathie, Gesellschaft, in indifference, apathy, company, while in					3	1	1			
Gleichgültigkeit, Apathie, Kinder, gegen ihre indifference, apathy, children, to her	4					2	1	4		
Gleichgültigkeit, Apathie, klagt nicht indifference, apathy, complain, does not			4							

	Sep.	Hell.	Op.	Puls.	Plat.	Lyc.	Nat-c.	Phos.	Anac.	Sulph.
Totalität	30	24	23	16	15	14	13	24	12	14
Rubriken	11	11	11	9	9	9	9	8	8	7
Gleichgültigkeit, Apathie, Langeweile, mit indifference, apathy, ennui, with						1	2			
Gleichgültigkeit, Apathie, Umgebung, gegen die indifference, apathy, surroundings, to the								1		
Gleichgültigkeit, Apathie, Vergnügen gegen jedes indifference, apathy, pleasure, to	2	3	3	2			1		1	3
Gleichgültigkeit, Apathie, Verwandten, gegen seine indifference, apathy, relations, to	4	3			1		1	4		
Gleichgültigkeit, Apathie, wortkarge indifference, apathy, taciturn		2			1					
sachlich, nüchtern objective, reasonable	1			1	1					
Theorien aufstellen theorizing	2		1	1		1	1			2

Bewusstseinslage (Tafel 30)

	Cann-i.	Nux-m.	Hell.	Hyos.	Op.	Ign.	Phos.	Stram.	Bufo	Nat-m.
Totalität	18	24	18	18	18	14	15	13	10	19
Rubriken	11	9	9	9	9	8	9	9	9	8
Gesicht, Ausdruck, müde face, expression, tired	1		1					1		
Gesicht, Ausdruck, schläfrig face, expression, sleepy	3	2			3		1			
antwortet richtig, aber Stupor kehrt sofort danach zurück answering correctly, stupor returns quickly after			2	3	1		1			
Erstarrung torpor	1	3		2	3	1		2		3
(Bewusstlosigkeit, Koma unconsciousness)	3	3	3	3	3	3	2	2	1	2
Bewusstlosigkeit, Dämmerzustand unconsciousness, semi-consciousness						1		2		
Bewusstlosigkeit, geistige Empfindungslosigkeit unconsciousness, mental insensibility		2	1	2	1		1	1	1	
Bewusstlosigkeit, plötzliche unconsciousness, sudden	1					1			1	
Bewusstlosigkeit, schnell vorübergehende unconsciousness, transient	1					3			1	2

	Cann-i.	Nux-m.	Hell.	Hyos.	Op.	Ign.	Phos.	Stram.	Bufo	Nat-m.
Totalität	18	24	18	18	18	14	15	13	10	19
Rubriken	11	9	9	9	9	8	9	9	9	8
Bewusstlosigkeit, Verhalten, automatenhaftes unconsciousness, conduct, automatic	1	2	1	1			2		1	2
Gedanken, versunken in absorbed, buried in thoughts	1	3	3	1	2	1	1	1	1	2
geistesabwesend abstraction of mind	2	3	2	2	1	2	2	1	1	2
(Stupor stupor)	1	3	2	2	2	2	3	2	1	3
(zerstreut absent-mindedness)	3	3	3	2	2		2	1	2	3

Konzentrations- und Denkstörung, Verwirrung (Tafel 31)

	Phos.	Hyos.	Lach.	Nux-m.	Nux-v.	Ph-ac.	Lyc.	Stram.	Bell.	Op.
Totalität	57	51	51	49	49	45	44	44	42	41
Rubriken	28	28	26	24	24	24	24	24	23	23
Gesicht, Ausdruck, leer face, expression, vacant	1	1	2		1	2	1	2	2	1
Gesicht, Ausdruck, verwirrt face, expression, confused	1	1					3	1		
Gesicht, Ausdruck, betrunken, töricht, wie face, expression, besotted			2	2				2	1	1
(Anstrengung, agg. durch geistige extertion, agg., from mental)	2	3	3	2	3	2	3	2	1	2

	Phos.	Hyos.	Lach.	Nux-m.	Nux-v.	Ph-ac.	Lyc.	Stram.	Bell.	Op.
Totalität	57	51	51	49	49	45	44	44	42	41
Rubriken	28	28	26	24	24	24	24	24	23	23
Arbeit, geistige, Abneigung gegen work mental, aversion to	3	1	2		3	2	2		1	1
Arbeit, geistige, ermüdet work mental, fatigues		1	1		2		1			
(Arbeit, geistige, unmöglich work, mental impossible)	2	1	2	2	2	1	1		1	1
(Betäubung, wie im Rausch stupefaction, as if intoxicated)	3	3	1	2	3	3	2	3	3	3
chaotisches, wirres Verhalten chaotic, confused behavior	2		1		3	2		1	2	
Ekstase ecstacy	3	1	2	1		1		1	1	2
erkennt, niemanden recognizes, anyone		2								
(Erschöpfung, geistige prostration of mind)	3	3	3	2	3	3	3	1	3	1
(Gedanken, Schwinden der thoughts, vanishing of)	3	1	2	3	1	1	2	1	1	1
Gedanken, unzusammenhängende thoughts, disconnected		1		2	2	1	1		2	
Gedanken, wandernde, abschweifende Thoughts, wandering	1	1	1	1		1	1		1	1
(Konzentration, schwierige concentration, difficult)	3	2	3	3	4	3	3	2	1	1

	Phos.	Hyos.	Lach.	Nux-m.	Nux-v.	Ph-ac.	Lyc.	Stram.	Bell.	Op.
Totalität	**57**	**51**	**51**	**49**	**49**	**45**	**44**	**44**	**42**	**41**
Rubriken	**28**	**28**	**26**	**24**	**24**	**24**	**24**	**24**	**23**	**23**
(Verwirrung des Geistes confusion of mind)	3	3	3	3	3	2	2	3	3	3
Verwirrung des Geistes, konzentrieren, beim Versuch, sich zu confusion of mind, concentrate the mind, on attempting to										
Verwirrung des Geistes, Traum, wie im confusion of mind, dream, as if in	2			1					1	
Verwirrung des Geistes, betrunken, wie confusion of mind, intoxicated, as if		1	1	2	1	2	1		1	1
Verwirrung des Geistes, geistige Anstrenung durch confusion of mind, mental exertion, from	2			2	2	2	2			
Verwirrung des Geistes, verwechselt Subjektives mit Objektivem confusion of mind, mixes subjective and objective		1			1					
Verwirrung des Geistes, Reden, beim confusion of mind, talking, while										
(Sinne, abgestumpft senses dull)	2	2	1	3	1	2	2	1	2	3

	Phos.	Hyos.	Lach.	Nux-m.	Nux-v.	Ph-ac.	Lyc.	Stram.	Bell.	Op.
Totalität	57	51	51	49	49	45	44	44	42	41
Rubriken	28	28	26	24	24	24	24	24	23	23
Stumpfheit, Geistesträgheit, Denk- und Verständnisschwierigkeiten, denken, unfähig, lange zu dullness, sluggishness, difficulty of thinking, long, unable to	3					2		1		
Stumpfheit, Geistesträgheit, Denk- und Verständnisschwierigkeiten, geistige Anstrengung, durch dullness, sluggishness, difficulty of thinking, mental exertion, from			1	1	2	1	1			
Stumpfheit, Geistesträgheit, Denk- und Verständnisschwierigkeiten, Gemütsbewegungen durch dullness, sluggishness, difficulty of thinking, emotions, from						1				1
Stumpfheit, Geistesträgheit, Denk- und Verständnisschwierigkeiten, Schläfrigkeit, mit dullness, sluggishness, difficulty of thinking, sleepiness, with	2	2		1			1			
Stumpfheit, Geistesträgheit, Denk- und Verständnisschwierigkeiten, versteht Fragen erst nach Wiederholung dullness, sluggishness, difficulty of thinking, understands, questions only after repetition	2									

	Phos.	Hyos.	Lach.	Nux-m.	Nux-v.	Ph-ac.	Lyc.	Stram.	Bell.	Op.
Totalität	**57**	**51**	**51**	**49**	**49**	**45**	**44**	**44**	**42**	**41**
Rubriken	**28**	**28**	**26**	**24**	**24**	**24**	**24**	**24**	**23**	**23**
Trancezustand trance			3	1				1		1
Traum, wie im dream, as if in a	2	2	2	3	1	2		3	2	3
versunken in seine Phantasien fancies, absorbed in								1		
versunken in seine Phantasien, angenehme fancies, pleasant			1					1		3
versunken in seine Phantasien, lebhafte fancies, vivid, lively	1	1	2		1		2	3	1	1
(verstärkte Phantasietätigkeit, fancies, exaltation of)	2	3	3	2	1	1	2	3	3	2
versunken in seine Phantasien, verwirrte fancies, confused	1	3						3		
Unsicherheit, geistige insecurity, mental										

Geistesklarheit, Ideenreichtum (Tafel 32)

	Lach.	Op.	Phos.	Verat.	Anh.	Calc.	Cann-i.	Coff.	Bell-	Valer.
Totalität	22	22	23	12	11	11	10	21	15	12
Rubriken	12	11	10	10	9	9	9	8	8	8
Auffassungsvermögen, leichtes comprehension, easy	3	3	3	1	1	1	1	3	1	2
Arbeit, geistige, Verlangen nach work, desire for mental	1	1		1		1				
Gedächtnis, aktiv memory, active	3	3	2	1	1	1	1	3	3	1
Gedanken, Klarheit, der thoughts, clearness, of	3	3	3	1	1	2	1	3	2	1
Gedanken, drängen sich auf, schwirren durcheinander thoughts, intrude and crowd around each other	1		1				2			
Gedanken, schnell, lebhafte thoughts, rapid, quick	2	2	2	1	1	1	1	2	1	1
(Gedanken, Andrang, Flut der thoughts, rush, flow of)	3	2	3	2	1	2	1	3	3	3
Geisteskraft, gesteigerte, strength, increased, mental	1	1		1	1	1	1			
Hellsehen clairvoyance	1	1	2		1	1	1			1
(Ideen, Einfälle, Reichtum an, Geistesklarheit ideas, abundant, clearness of mind)	3	3	3	1	1	2	1	3	2	1
Konzentriertheit, aktive concentration active	1	1	2	1	2	1		1	1	
Sinne, geschärft senses, acute	1	3	3	1	2		1	3	3	2

Intellekt, mangelnder (Tafel 33)

	Stram.	Bar-c.	Plb.	Lyc.	Phos.	Nux-m.	Bufo	Hyos.	Lach.	Op.
Totalität	13	14	10	13	12	11	10	11	10	10
Rubriken	7	8	7	6	6	6	5	5	5	5
Gesicht, Ausdruck, dumm, dämlich face, expression, foolish	2	2		2	2	2	3			
Gesicht, Ausdruck, einfältig face, expression, stupid	2	1	1		1	2		2		2
Gesicht, Ausdruck, idiotisch face, expression, idiotic	1		1	2					2	
albernes Verhalten foolish behaviour	3	2	2	2	2	1	1	3	1	1
Beschränktheit narrow-minded		1								
(Ideen, Einfälle, Mangel an ideas, deficiency of)	1	1	2	3	3	2		2	2	3
(Imbezillität imbecillity)	3	3	2	3	2	3	3	3	3	3
Idiotie idiocy	1	2	1	1	2	1	1	1	2	1
Kretinismus cretinism		2	1				2			

Gedächtnis (-störungen) (Tafel 34)

	Lach.	Nat-m.	Sulph.	Med.	Cann-i.	Nux-m.	Calc.	Rhus.-t.	Stram.	Hydr.
Totalität	**16**	**16**	**14**	**15**	**14**	**14**	**13**	**11**	**11**	**10**
Rubriken	**11**	**10**	**10**	**9**	**9**	**9**	**8**	**8**	**8**	**8**
(Gedächtnisschwäche, Gedächtnisverlust memory, weakness, loss of)	3	2	2	3	2	3	2	2	2	2
Gedächtnisschwäche, Gedächtnisverlust, sich auszudrücken memory, weakness, loss of, expressing ones self, for	1	2		1	1				2	
Gedächtnisschwäche, Gedächtnisverlust, Eigennamen, für memory, weakness, loss of, names, for proper	1	1	2	2	1		2	2	1	
Gedächtnisschwäche, Gedächtnisverlust, ereignet hat für das was sich memory, weakness, loss of, happened, for what has	2	2	1		1	2		1		1
Gedächtnisschwäche, Gedächtnisverlust, Ereignisse, für memory, weakness, loss of, facts, for	1	1	1	1		1	3	1		1

	Lach.	Nat-m.	Sulph.	Med.	Cann-i.	Nux-m.	Calc.	Rhus.-t.	Stram.	Hydr.
Totalität	16	16	14	15	14	14	13	11	11	10
Rubriken	11	10	10	9	9	9	8	8	8	8
Gedächtnisschwäche, Gedächtnisverlust, Ereignisse, frühere, für memory, weakness, loss of, facts, for past	1		1			1	1			
Gedächtnisschwäche, Gedächtnisverlust, Ereignisse, neue, für memory, weakness, loss of, facts, for recent	1	1	1			1	1			1
Gedächtnisschwäche, Gedächtnisverlust, gehört hat, für das, was er memory, weakness, loss of, heard, for what has	2	1	1	2	1	2	1		1	1
Gedächtnisschwäche, Gedächtnisverlust gesagt hat, für das, was er memory, weakness, loss of, said, for what has	1		1	2	2	1	1		1	2
Gedächtnisschwäche, Gedächtnisverlust sagen wollte, für das, was er memory, weakness, loss of, say, for what he is about to		2	2	2	2	1			1	1

	Lach.	Nat-m.	Sulph.	Med.	Cann-i.	Nux-m.	Calc.	Rhus.-t.	Stram.	Hydr.
Totalität	**16**	**16**	**14**	**15**	**14**	**14**	**13**	**11**	**11**	**10**
Rubriken	**11**	**10**	**10**	**9**	**9**	**9**	**8**	**8**	**8**	**8**
Gedächtnisschwäche, Gedächtnisverlust schreiben wollte, für das, was er memory, weakness, loss of, write, for what is about to	1	2		1	3	2				
(vergesslich forgetful)	2	2	2	1	1	1	2		1	1
Gedächtnisverwirrung memory confused									2	

In der Praxissituation wahrnehmbare „Zeichen"-Rubriken

Lebensphase

ALT/OLD; Personen, Beschwerden/people, complaints in
- Altern, vorzeitiges/age, premature

KINDERN, Beschwerden bei/CHILDREN, complaints in

MENOPAUSE

PUBERTÄT/PUBERTY; während, Beschwerden/during, ailments
- Mädchen, bei/girls, in

Körperbau, Typus, Physiognomie

Kopf/Head

HAARE/HAIR
- grau, werden/grey, become
- fettig/greasy

Gesicht/Face

BEHAARUNG/HAIRY, Oberlippe, bei Frauen/lip, upper, in women

FALTIG, runzlig/WRINKLED
- Stirn/forehead
- Augen, zwischen den, vertikal/eyes, between, vertical

HIPPOKRATISCH/HIPPOCRATIC (ABMAGERUNG/EMACIATION)

SOMMERSPROSSEN/FRECKLES

Allgemeines/Generalities;

ABMAGERUNG/EMACIATION; allgemein/general
- erstreckt sich abwärts/extending downwards
- älteren Menschen, bei/old people
- Kindern, bei/children, in

ADIPOSITAS, Fettleibigkeit/OBESITY
- Kindern, bei/children, in

AUSSEHEN/COMPLEXION; (rothaarig, hell, dunkel/red hair,blonde,dark) (schlaffes oder straffes Gewebe/lax or rigid fiber)

BEHAARUNG/HAIRY; an ungewöhnlichen Stellen/in unusual parts

MAGER/LEAN people

ZWERGENHAFT/dwarfishness

Gepflegtheit, Aufmachung

Gemüt/Mind:

Eleganz, Mangel an/Elegance, want of

Extravaganz/extravagance

Exzentrizität, Überspanntheit/eccentricity

Geschmacklosigkeit in ihrer Kleidung/tastelessness in dressing

Unreinlichkeit/dirtiness

vermännlichte Mädchen/mannish habits of girls

weibisch/effeminate

Mimik, Gesten, Bewegungen, Verhalten

Gemüt/Mind:

BEISSEN/BITING; Fingernägel/nails

ERSCHRECKEN, Auffahren, leichtes /starting easily

GESTEN, macht/GESTURES, makes
- automatische/automatic
- bedeckt Mund mit Händen/covers mouth with hands
- fährt in der Luft umher/waving in the air
- Finger in den Mund, Kinder stecken/fingers in the mouth, children put
- greifen; nach etwas/grasping or reaching at something
- heftige/violent
- klatscht mit den Händen/clapping of the hands
- krampfhafte/convulsive
- lächerliche/ridiculous or foolish
- langsame/slow
- ringt die Hände/wringing the hands

- seltsame Stellungen und Lagen/strange attitudes and position
- spielt mit den Fingern/plays with his fingers
- stampft mit den Füßen/stamps the feet
- unbeholfen beim/awkward in
- unfreiwillige Handbewegungen/involontary motions of the hands
- unsicher/uncertain
- wirft die Hände umher/throwing about
- zupft (an der Bettdecke)/picks at bedclothes

GRIMASSEN/GRIMACES

HAST, große Eile/HURRY, haste
- Bewegungen, in seinen/movements, in his
- Gehen, beim/walking, while

KLAMMERN/CLINGING; Kinder/children, of
- gehalten werden, möchte/held, wants to be
- Mutter, an die/mother, to
- faßt immer die Mutter an der Hand/take the hand of mother, will always

KÜSST/kisses

LANGSAMKEIT/SLOWNESS; Bewegung, bei/motion, in

LACHEN/LAUGHING;
- ernste Angelegenheiten, über/serious matters, over
- unfreiwillig/involontarily

LÄCHELN/SMILING; allgemein/general

RENNT umher/RUNS about

RUHELOSIGKEIT, Nervosität/RESTLESSNESS, nervousness;
- umhertreibende/driving about (bewegen muß sich ständig/move, must constantly)

SCHAMLOSIGKEIT/SHAMELESS; Exhibitionismus/exposes the person (NACKT, möchte sein/NAKED wants to be)

SPÄT, immer zu/late, always too

STARREN, gedankenverloren/staring, thoughtless

STIRNRUNZELN, Neigung zum/FROWN, disposed to

STÖSST mit Füßen, tritt/kicks

VERLANGEN, Wünsche, Begehren, Drang, Trieb, Bedürfnis/DESIRES; zahlreiche, verschiedene Dinge/numerous, various things
- abgelehnt, wenn sie angeboten werden/refused when offered
- da sind, Dinge, die nicht/present, things not

WEINEN/WEEPING, tearful mood; allgemein/general
- abwechselnd mit Lachen/alternating with laughter
- angesehen, wenn/looked at, when
- angesprochen, wenn/spoken to, when
- Berührung, bei/touched, when
- Ermahnung, durch/admonition, from
- erzählt, wenn sie von ihrer Krankheit/telling about her illness, when
- Kindern, bei/children, in
- ständig/constant (unaufhörlich/incessantly)
- Trost verschlimmert/consolation; agg.
- Widerspruch, durch/contradiction, from

ZERBRECHEN, Verlangen Dinge zu/BREAK things, desire to

ZERREIẞT Dinge/tears things

Kopf/head

HÄNDEN/HANDS;hält den Kopf mit/holds head with (HOCHHALTEN, Kopf/HOLD up head; kann nicht/unable to)

Augen/Eyes

SCHLIESSEN/CLOSE; unwillkürlich/involuntary (ZUFALLEN der Lider/FALLING of lids)

STARREN/STARING; allgemein/general

Nase/Nose

BOHREN, in der Nase mit dem Finger/BORING in, with fingers; muss/must

Gesicht/Face

FALLEN/DROPPING; Kiefer/jaw

Mund/mouth

OFFEN/OPEN; allgemein/general)

ZUSAMMENGEBISSENE Kiefer/CLENCHED jaw (ZUSAMMENGEBISSENE Zähne/CLINCHED teeth)

Männliche Genitalien/Male

ANFASSEN der Genitalien, Neigung zum/ HANDLES genitals
- Kinder/children

Rücken/Back

HÄNGESCHULTERN/STOOP shouldered

VERKRÜMMUNG der Wirbelsäule/CURVATURE of spine: Brustwirbelregion/dorsal region: Kyphose, kyphosis

Extremitäten/Extremities

BALLT die Faust/CLENCHING fingers

GEHT/WALKING; träge, langsam/sluggish, slow

UNRUHE/restlessness, Füße/Feet

Allgemeines/Generalities

STRECKEN, sich recken, muss sich/STRETCHING, must stretch; Gähnen, mit/ yawning,with

Lautäußerungen, Kommunikationsstile, Sprechweisen

ANTWORTEN/ANSWER, answering, answers (s. auch SPRACHE/SPEECH)
- Abneigung zu/aversion to (weigert sich zu antworten/refuses to)
- einsilbig/monosyllabic
- hastig/hastily
- inkohärent/incoherently (unrichtig/ incorrectly)
- zusammenhanglos/disconnected (irrelevant, ohne Bezug zur Frage/irrelevantly)
- langsam/slowly
- Schwierigkeit, mit/difficult
- überlegt lange/reflects long
- unverständlich/unintelligible

FEHLER/MISTAKES; Sprechen, beim/ speaking, in
- stellt Worte falsch/misplacing words
- benutzt falsche Worte/words, using wrong

FLUCHEN/CURSING, swearing

GESCHWÄTZIGKEIT/LOQUACITY

HEULEN, lautes Wehklagen/HOWLING

HEULEN/LAMENTING

LACHEN/LAUGHING; allgemein/general
- laut/loudly
- unmäßig/immoderately

MURREN/MUTTERING; unverständlich/ unintelligible

PFEIFEN/WHISTLING

REDEN, redet/TALK, talking, talks; allgemein/general
- hastig/hasty
- sich selbst, zu/talks, himself, to

SCHREIEN, Kreischen/SHRIEKING, screaming, shouting; allgemein/general
- Berührung, bei/touched, when
- Schmerzen, vor/pain, with the
- Kindern, bei/children, in

SEUFZEN/SIGHING

SINGEN/SINGING; allgemein/general

SPRACHE/SPEECH (s. auch ANTWORTET...)
- langsam/slow
- murmeln/murmuring (unverständlich/ unintelligible)
- schwerer Zunge, mit/heavy tongue, with
- schwierig/difficult
- stotternd/stammering
- Unsinn, redet/nonsense (albern/foolish)
- zögerlich/hesitating
- zusammenhanglos/incoherent

STIMME/VOICE
- flüsternd/whispering
- schwach/weak
- zittrig/tremulous

STÖHNEN/MOANING

VERSE, macht/Verses, makes

WEINEN/WEEPING, tearful mood; allgemein/general
- krampfhaft/spasmodic
- schluchzend/sobbing
- laut/aloud

WIMMERN/WHIMPERING

Literatur

Appell R: Homöopathie, Psychotherapie & Psychotherapie. Heidelberg: Haug; 1993.

Appell R: Homöopathie 150 Jahre nach Hahnemann. Heidelberg: Haug; 1994.

Appell R: Der verwundete Heiler. Heidelberg: Haug; 1995.

Appell R. Homöopathie zwischen Heilkunde und Heilkunst. Heidelberg: Haug; 1997

Balint M: Fokaltherapie. Frankfurt: Suhrkamp; 1973.

Bauer M: Neurobiologie und Therapie depressiver Erkrankungen. Bremen: Uni-Med; 2004.

Barthel H: Synthetic Repertory. Vol. I–III. Heidelberg: Haug; 1974.

Benedetti G: Botschaft der Träume. Göttingen: Vandenhoeck & Ruprecht; 1998.

Boericke W: Homoeopathic Materia Medica with Repertory. Homoeopathic Book Service; 1993.

Bräutigam W, Christian P: Psychosomatische Medizin. Stuttgart: Thieme; 1981.

Brüdern A: Seelisch gesund werden mit Homöopathie. München: Kösel; 2000.

Buddeberg C: Sexualberatung. Stuttgart: Enke; 1987.

Castrian W: Lehrbuch der Psycho-Physiognomik. Stuttgart: Haug; 2002.

Coulter C: Portraits homöopathischer Arzneimittel. Bd. I. Heidelberg: Haug; 2001.

Coulter C: Portraits homöopathischer Arzneimittel. Bd. II. Heidelberg: Haug; 1998.

Coulter C: Portraits homöopathischer Arzneimittel. Bd. III. Stuttgart: Haug; 2002.

Czikszentmihalyi M: Finding Flow. Stuttgart: Klett-Cotta; 1990.

Detinis L, Appell R: Gemütssymptome in der Homöopathie. Stuttgart: Sonntag; 1996.

Dührssen A: Die biographische Anamnese unter tiefenpsychologischem Aspekt. Göttingen: Vandenhoeck & Ruprecht; 1986.

Ermann M: Psychotherapeutische und psychosomatische Medizin. Stuttgart: Kohlhammer; 1997.

Freud A: Einige Bemerkungen zur Säuglingsbeobachtung. In: Die Schriften der Anna Freud. Bd. 5. München: Kindler; 1952.

Gaisbauer M: Homöotherapie psychiatrischer und psychosomatischer Erkrankungen. Stuttgart: Sonntag; 1992.

Gallavardin J P: Homöopathische Beeinflussung von Charakter, Trunksucht und Sexualtrieb. Heidelberg: Haug; 1958.

Groddeck G: Das Buch vom Es. Berlin: Ullstein; 1988.

Hahnemann S: Chronische Krankheiten. Berg am Starnberger See: Organon; 1983.

Hahnemann S: Organon der Heilkunst. Heidelberg: Haug; 1999.

Hartmann H: Ich-Psychologie. Stuttgart: Klett-Cotta; 1972.

Haubl R, Molt W, Weidenfekker G, Wimmer P: Struktur und Dynamik der Person. Einführung in die Persönlichkeitspsychologie. Opladen: Westdeutscher Verlag; 1986.

Heits E: Kent's Arzneimittelbilder. Stuttgart: Haug; 1958.

Hellinger B: Ordnungen der Liebe. Heidelberg: Drömer Knaur; 2002.

Hoffmann S, Hochapfel G: Einführung in die Neurosenlehre und psychosomatische Medizin. Stuttgart: Schattauer; 1987.

Jacobi J: Einführung in die Psychologie von C. G. Jung. Olten: Walter; 1972.

Jacobson E: Das Selbst und die Welt der Objekte. Frankfurt/M.: Suhrkamp; 1973.

Jahr G H G: Homöopathische Therapie der Geisteskrankheiten. Schäftlarn: Barthel und Barthel Verlag; 1994.

Jellouschek H: Warum hast du mir das angetan? München: Piper; 1997.

Jellouschek H: Wie Partnerschaft gelingt – Spielregeln der Liebe. Freiburg/Br.: Herder; 2001.

Jung C G: Der Mensch und seine Symbole. Olten: Walter; 1999.

Kaplan B: Die Kunst der Fallaufnahme – das homöopathische Gespräch. Stuttgart: Haug; 2004.

Kast V: Paare. Stuttgart: Kreuz; 1984.

Kast V: Abschied von der Opferrolle. Freiburg: Herder; 1998.

Kind H: Psychiatrische Untersuchung. Berlin: Springer; 1990.

Kohler U: Hilfe zu Samuel Hahnemanns Organon der Heilkunst. Greifenberg: Hahnemann; 1999.

Kohut H: Narzissmus. Frankfurt/M.: Suhrkamp; 1973.

Korte S: Der Christusmeister. Eggenstein-Leopoldshafen: May; 2004.

Laborde Y, Risch G: Die hereditären chronischen Krankheiten. München: Müller und Steinicke; 1998.

Mahler M: Symbiose und Individuation. Stuttgart: Klett-Cotta; 1972.

Mentzos S: Neurotische Konfliktverarbeitung. Frankfurt/M.: Fischer; 1982.

Mertens W: Einführung in die psychoanalytische Therapie. 3 Bde. 3. Aufl. Stuttgart: Kohlhammer; 1997.

Mezger J: Gesichtete Homöopathische Arzneimittellehre. Bd. 1 und 2. Heidelberg: Haug; 1951.

Michaels A: Fluchtstücke. Reinbek bei Hamburg: Rowohlt; 2001.

Mirilli J A: Thematic Repertory. Leidschendam: Irhis; 1998.

Molcho S: Körpersprache. München: Mosaik; 1983.

Möller M L: Gelegenheit macht Liebe. Reinbek bei Hamburg: Rowohlt; 2000a.

Möller M L: Die Wahrheit beginnt zu zweit. Das Paar im Gespräch. Reinbek bei Hamburg: Rowohlt; 2000b.

Möller M L: Worte der Liebe. Reinbek bei Hamburg: Rowohlt; 2000c.

Morrison R: Desktop Guide. Albany: Hahnemann Clinic Publishing; 1993.

Nash E B: Leitsymptome in der homöopathischen Therapie. Heidelberg: Haug; 1959.

Peseschkian N: Psychosomatik und Positive Psychotherapie. Frankfurt/M.: Fischer; 2000.

Pöldinger W, Wider F: Die Therapie der Depressionen. Köln: Deutscher Ärzte-Verlag; 1986.

Prädel J: Die Sehgal-Methode. München: Müller& Steinicke; 1995.

Richter H E: Eltern, Kind, Neurose. Stuttgart: Klett; 1967.

Riemann F: Grundformen der Angst. München: Reinhardt; 1961.

Rogers C F: Partnerschule. Frankfurt/M.: Fischer; 1985.

Rogers C R: Die nicht-direktive Beratung. Frankfurt/M.: Fischer; 1994.

Saine A: The Method. Den Haag: C.I.P.; 1999.

Saine A: Psychiatric Patients. Den Haag: C.I.P.; 1999.

Sankaran R: Die Substanz der Homöopathie. Mumbai: Homoeopathic Medical Publishers; 1996.

Sankaran R: Das geistige Prinzip der Homöopathie. Mumbai: Homoeopathic Medical Publishers; 1998.

Sankaran R: Die Seele der Heilmittel. Mumbai: Homoeopathic Medical Publishers; 2000.

Schäfer T: Was die Seele krank macht und was sie heilt. München: Knaur; 1997.

Schmidbauer W: Liebeserklärung an die Psychoanalyse. Reinbek bei Hamburg: Rowohlt; 1988.

Schmid J M: Taschenatlas Homöopathie in Bild und Wort. Heidelberg: Haug; 2001.

Schmitz M: Strömungen der Homöopathie. Essen: KVC; 2000.

Scholten J: Homoeopathy and Minerals. Den Haag: C.I.P; 1993.

Sehgal M L: Rediscovery of Homoeopathy. New Delhi: Sehgal Brother´s; 1991.

Seideneder A: Mitteldetails der homöopathischen Arzneimittel. Bd. 1–3. Ruppichteroth: Simillimum; 1997.

Selvini-Palazzoli M: Die psychotischen Spiele in der Familie. Stuttgart: Klett-Cotta; 1992.

Siegrist J: Die Bedeutung von Lebensereignissen für die Entstehung körperlicher und psychosomatischer Erkrankungen. Nervenarzt. 1980; 51: 313–320.

Sigusch V: Therapie sexueller Störungen. Stuttgart: Thieme; 1975.

Spitz R: Vom Säugling zum Kleinkind. Stuttgart: Klett; 1967.

Spring B: Der psychische Aspekt bei der Arzneiwahl. Göttingen: Burgdorf; 1993.

Stern D: Die Lebenserfahrung des Säuglings. Stuttgart: Klett-Cotta; 1992.

Stierlin H, Wirsching M: Das erste Familiengespräch. Stuttgart: Klett-Cotta; 1977.

Tölle R: Psychiatrie. Berlin: Springer; 1985.

Trenkle B: Das Ha-Ha-Handbuch der Psychotherapie. Heidelberg: Carl-Auer-Systeme Verlag; 2000.

Uexküll von T: Psychosomatische Medizin. München: Urban & Schwarzenberg; 1990.

Vermeulen F: Concordant Materia Medica. Den Haag: C.I.P; 1997.

Vithoulkas G.: Die Praxis homöopathischen Heilens. München: Urban und Fischer; 2003.

Watzlawick P: Anleitung zum Unglücklichsein. München: Piper; 2003.

Welter-Enderlin R: Paare – Leidenschaft und Langeweile. München: Piper; 1992.

Whitmont E: Psyche und Substanz. Göttingen: Burgdorf; 1987.

Whitmont E: Der Traum in der homöopathischen Praxis. Göttingen: Burgdorf; 1997.

Willi J: Die Zweierbeziehung. Reinbek bei Hamburg: Rowohlt; 1985.

Willi J: Was hält Paare zusammen? Reinbek bei Hamburg: Rowohlt; 1993.

Winston J: The Faces of Homoeopathy. Tawa (New Zealand): Great Auk; 1999.

Wüthrich H, Winter W, Philipp A: Die Rückkehr des Hofnarren. München: Gellius Edition; 2001.

Zandvoort van R: The Complete Repertory. Leidschendam: Irhis; 1996.

Sachverzeichnis